住院医师规范化培训推荐教材

专科医师继续教育教材

临床医学专业见习和实习指导用书

医学生临床技能操作规范 （第二版）

Clinical Skills Operating Procedure of
Medical Students

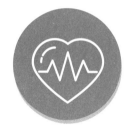

主　编　方向明　陈周闻

副主编　王海宏　刘有恃

ZHEJIANG UNIVERSITY PRESS
浙江大学出版社
·杭州·

图书在版编目（CIP）数据

医学生临床技能操作规范 / 方向明，陈周闻主编.
2版. -- 杭州：浙江大学出版社，2025. 2. -- ISBN
978-7-308-25890-6

Ⅰ. R4-65

中国国家版本馆 CIP 数据核字第 20256NR168 号

医学生临床技能操作规范(第二版)

方向明　陈周闻　主编

策　　划	黄娟琴	
责任编辑	阮海潮	
责任校对	王元新	
封面设计	续设计	
出版发行	浙江大学出版社	
	（杭州市天目山路 148 号　邮政编码 310007）	
	（网址：http://www.zjupress.com）	
排　　版	杭州星云光电图文制作有限公司	
印　　刷	杭州高腾印务有限公司	
开　　本	787mm×1092mm　1/16	
印　　张	28.25	
字　　数	653 千	
版 印 次	2025 年 2 月第 2 版　2025 年 2 月第 1 次印刷	
书　　号	ISBN 978-7-308-25890-6	
定　　价	85.00 元	

《医学生临床技能操作规范(第二版)》

编 委 会

主　　编　　方向明　　陈周闻

副 主 编　　王海宏　　刘有恃

主　　审　　耿晓北　　阮恒超

编　　委　　（按姓氏笔画排序）

王　权	王　莉	王一红	王海宏	王筝扬
方向明	方益锋	方海云	艾则麦提如斯坦木	
石淑文	叶　盛	付　勇	刘　佳	刘　笑
汤霞靖	孙雅逊	杜华平	李　旋	杨　瑾
杨伟历	杨晓燕	杨蓓蓓	余松峰	沈　波
张　浩	张力三	张启逸	张悦怡	陆　琛
陈　力	陈一芳	陈乃云	陈希婧	陈周闻
林　玲	周　萍	周小莉	周建娅	郑祥义
赵炎波	胡春燕	俞黎铭	姚　丹	夏伟良
徐　佳	徐小微	徐文斌	徐伟英	徐向荣
徐培峰	徐彩娟	黄　嚚	董　枫	韩春茂
程晓东	童剑萍	温　洁	谢小洁	詹　宏
慕心力	潘佳容	戴利波		

编写秘书　　郑柳娟　　杨静玉　　郑　强

前　言

　　坚持教育优先发展战略,加快推进教育现代化。教材建设是高质量教育体系建设的重要组成部分,教材担负着立德树人、推进思想政治教育一体化建设的作用,要"用心打造培根铸魂、启智增慧的精品教材,为培养德智体美劳全面发展的社会主义建设者和接班人、建设教育强国作出新的更大贡献"。

　　临床技能教学是保证医疗高质量发展、筑牢人民群众健康防线的根本,是临床医师和临床科学家培养的基础,是塑造医学生正确职业道德观的关键,是医学生从学校教育走向临床工作的必备素养和技能。在临床技能教学中应该引导医学生树立正确的价值观和"服务生命全周期、呵护健康全过程"的大健康理念,实现德智双馨、知行合一的融合,培植依法行医、敬佑生命、仁心仁术、大爱无疆的医者精神,从而使医学生成为德智体美劳全面发展的医学人才。

　　因此,在此次《医学生临床技能操作规范》教材修订中,我们增加了党的二十大精神指导下的医学职业素养内容,课程教学过程中将体现党的二十大精神指导下的家国情怀、责任担当、救死扶伤、人文素养、团队合作和创新能力等。本教材涵盖内科、外科、妇产科、儿科、急救、眼科、耳鼻咽喉科、护理常见操作技能以及医患沟通技巧。作为医学院校临床实践标准的教材,本书将基础理论、临床技能和职业素养有机融合,以培养学生科学的临床思维、标准的临床技能以及良好的人文素养。同时,鉴于医学教育的改革发展和各专业学科的细化,本书更新了部分教学内容、评价模式,新增了部分教学章节、教学图片、英语操作视频等。

　　本教材既可供临床医学专业学生见习和实习使用,也可供广大住院医师参考借鉴,希望为临床技能培训这一课程的时代化、规范化、精细化教学提供优质载体。

方向明

于浙江大学

微课视频二维码索引

目　录

第一章 内科常用操作

第一节 胸腔穿刺术 Thoracentesis

一、临床案例

患者,男性,25岁,因"发热、活动后气促1周"入院。既往体健。查体:体温38.5℃,脉搏95次/min,呼吸24次/min,血压130/80mmHg。急性病容,无发绀。胸廓无畸形,右侧语音震颤减低;右中下肺叩诊实音,呼吸音消失;左肺叩诊清音,呼吸音正常;双肺未闻及干湿啰音。心率95次/min,律齐,各瓣膜听诊区未闻及病理性杂音。腹平坦,无压痛、反跳痛,肝脾肋下未触及,移动性浊音阴性。双下肢无水肿。胸片提示右侧大量胸腔积液。

思考题

1. 为进一步明确诊断及治疗,下一步需进行哪项操作?

2. 操作前需进行哪些评估?

3. 该项操作应如何进行?操作过程中需注意哪些要点?

4. 该项操作有哪些并发症?应该如何预防?

二、胸腔穿刺术操作指南

(一)目 的

胸腔穿刺术常用于明确胸腔积液的性质、抽液减压或胸腔内局部注射给药等。

1-1 胸腔穿刺术
(中、英文)

(二)适应证

1. 诊断性穿刺

原因未明的胸腔积液:胸腔积液检验可以协助鉴别渗出液和漏出液,明确病因等。

2. 治疗性穿刺

(1)大量胸腔积液压迫,导致呼吸循环功能障碍。

（2）结核性胸膜炎合并胸腔积液。

（3）脓胸、脓气胸。

（4）肺炎旁胸腔积液。

（5）外伤性血气胸。

（6）脓胸或恶性胸腔积液需胸腔内注入药物者。

（三）禁忌证

1.绝对禁忌证

无绝对禁忌证。

2.相对禁忌证

（1）有明显出血倾向的患者，如严重的血小板减少症和凝血功能异常。对严重血小板减少症患者行胸腔穿刺术前，需输注血小板；对凝血功能严重异常者，需输注新鲜冰冻血浆。待上述指标纠正后方可行胸腔穿刺术。

（2）患者穿刺部位的皮肤有感染病灶，如有可能，应更换穿刺部位。

（3）胸腔积液量少的患者，应慎重选择胸腔穿刺。

（4）严重脏器功能衰竭的患者。

（5）剧烈咳嗽或其他原因不能配合操作的患者。

（四）操作前准备

1.患者准备

（1）核对患者信息，向患者及其家属解释操作的目的及必要性、可能的风险和需配合的事项（避免剧烈咳嗽，保持体位，如有头晕、心悸和气促等不适，及时报告），安慰患者，消除其紧张情绪。

（2）对有严重血小板减少或凝血功能异常的患者，需输注血小板或新鲜冰冻血浆后再行穿刺。

（3）签署手术知情同意书。

（4）穿刺前测量患者生命体征。

2.操作者准备

（1）了解患者病情、穿刺目的和胸部影像学情况。

（2）戴口罩、帽子，规范洗手。

（3）助手协助患者摆放体位，观察穿刺过程中患者的情况。

3.物品准备

胸腔穿刺包、无菌手套、5ml及50ml注射器、治疗盘、2%利多卡因、0.5%碘伏、0.1%肾上腺素、棉签或无菌棉球、纱布、胶带和标本容器。

（五）操作步骤

1.体　位

（1）常规取直立坐位，患者上身略前倾，双上臂合抱或将前胸靠在床头桌上，使肋间隙充分暴露（见图1-1）。

（2）无法取坐位的患者可取半仰卧位，穿刺侧上臂可上举抱于枕部，以充分暴露肋间隙（见图1-2）。

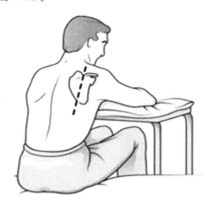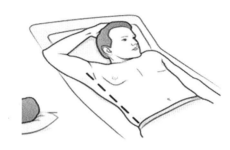

图1-1　胸腔穿刺体位（直立坐位）　　图1-2　胸腔穿刺体位（半仰卧位）

2.选择适宜穿刺点

（1）操作前再次核对患者信息，进行胸部叩诊，以核实胸腔积液部位。

（2）一般情况下，穿刺点选在胸部叩诊实音最明显的部位，通常选择肩胛下角线或腋后线第7、8肋间，亦可选择腋前线第5肋间或腋中线第6、7肋间，确定后标记穿刺点。

（3）目前多通过B超检查定位胸腔穿刺点及穿刺深度，亦可通过叩诊结合胸部X线片确定穿刺点。

3.消毒、铺巾

穿刺部位建议用碘伏常规消毒3次，范围以穿刺点为中心，直径15cm；戴无菌手套，铺消毒洞巾。

4.麻　醉

使用2%利多卡因进行局部麻醉。先在穿刺点皮下注射形成皮丘，如穿刺点选择肩胛下角线或腋后线，则沿下一肋前上缘垂直进针；如穿刺点选择腋中线或腋前线，则取两肋之间垂直进针。缓慢刺入，自皮肤至胸膜壁层，逐层回抽后进行局部浸润麻醉。如有液体吸出，则提示针已进入胸腔，记录进针深度，用于判断下一步穿刺大概需要进针的深度；如有鲜血吸出，且体外凝集，则提示损伤血管，应拔针、压迫出血点，平稳后更换穿刺点或进针方向。

5.穿　刺

（1）检查穿刺针的通畅性和乳胶管的气密性。

（2）用血管钳夹闭穿刺针乳胶管，比对麻醉时记录的进针深度，在胸穿针上估算留在胸壁皮肤外的穿刺针长度。

（3）左手绷紧穿刺点局部皮肤，右手执穿刺针，针尖与皮肤垂直（见图1-3），沿麻醉路径缓慢进针，参考麻醉时的进针深度，有突破感时停止穿刺，回抽可见有液体吸出。如无液体吸出，则应改变穿刺角度或深度再次穿刺，直至有液体吸出。

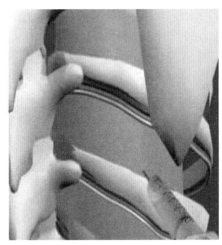

图 1-3　穿刺进针点

6．抽　液

(1)在抽液过程中,助手用血管钳紧贴皮肤固定穿刺针针头,用 50ml 注射器连接乳胶管,松开夹闭乳胶管的血管钳,抽液。第 1 次抽得的液体应先留取送检标本,分别装入各个标本小瓶内。

(2)在每次注射器吸满时,助手需先用血管钳夹闭乳胶管,摘下注射器,排空,再连接乳胶管,打开血管钳,循环操作,抽吸液体,防止漏气而发生气胸。初次穿刺引流液体不得超过 600ml,此后每次不超过 1000ml。如行诊断性穿刺,则抽取 50～100ml 即可。对于脓胸,应尽量抽尽或采取进一步引流措施。

7．拔　针

结束后拔出穿刺针,局部消毒,并用无菌辅料覆盖,压迫片刻,用胶布固定。

8．术后工作

(1)术后复查生命体征,观察有无不适反应;对患者进行宣教,嘱平卧休息;术后至少24h 穿刺部位保持干燥和清洁。

(2)及时送检胸腔积液标本。

(3)整理器械,书写胸腔穿刺操作记录。

(六)注意事项

1．术中、术后应密切观察患者情况,如发现患者出现头晕、恶心、心悸、气促、脉快、面色苍白、多汗,应立即停止操作,并给予适当处理。

2．胸腔抽液不宜过快、过多,初次穿刺不得超过 600ml,此后每次不超过 1000ml,以免引起复张性肺水肿。

3．麻醉时需记录进针深度。穿刺针进针深度可略超过麻醉进针深度或已有突破感后即停止穿刺,试回抽观察有无液体吸出。必要时改行 B 超引导下穿刺。

4．注意无菌操作,以防发生胸腔感染。

(七)并发症及处理

1.创口感染

创口感染多由无菌操作不规范引起。预防:严格执行无菌操作,穿刺部位有感染时应更换。处理:感染发生后应根据病情适当使用抗菌药物。

2.肋间血管、神经损伤

肋间血管、神经损伤多由在肩胛下角线或腋后线穿刺时未沿肋骨上缘进针、在腋前线腋中线穿刺时未在两肋之间进针造成。一般情况下,穿刺过程中损伤的肋间血管多数可自行止血,不需要特殊处理。但偶有膈肌血管或较大血管损伤、凝血功能差的患者可发生大量失血、休克,如怀疑此类情况,需监测血压、血常规,必要时采取输血、输液和闭式胸腔引流治疗,甚至开胸探查止血。

3.胸膜反应

胸膜反应多由个体生理心理因素、麻醉欠充分、操作粗暴和反复穿刺引起,表现为穿刺过程中出现头晕、心悸、多汗、气促、面色苍白、血压下降等。预防:术前与患者做好沟通,解释胸腔穿刺的目的,介绍操作方法及过程,以消除患者的思想顾虑和紧张情绪;麻醉充分,动作轻柔,尽量避免反复穿刺。处理:停止操作,平卧,如仍无法缓解,可皮下注射 0.1% 肾上腺素 $0.3\sim0.5ml$。

4.复张性肺水肿

复张性肺水肿由胸腔积液引流速度过快、引流量过大,导致受压肺泡快速复张而引起,表现为气促、咳白色或粉红色泡沫痰。预防:初次穿刺引流液体不得超过 $600ml$,此后每次不超过 $1000ml$;同时避免抽液速度过快。处理:吸氧,限制液体入量,利尿治疗。

5.气 胸

气胸可能由穿刺过程中脏层胸膜损伤(穿刺过深,抽液过程中患者咳嗽)、胸腔外气体进入(穿刺针各连接处漏气、拔下注射器时乳胶管未夹闭)引起,表现为抽液过程中抽出气体,患者可能出现呼吸困难。预防:穿刺前嘱患者尽量避免咳嗽和深吸气,严格控制穿刺针进入的深度;检查穿刺针及乳胶管的气密性,拔下注射器前及时夹闭乳胶管。处理:对于少量气胸,观察即可,若为大量气胸有症状,则需行闭式胸腔引流。

6.腹腔脏器损伤

腹腔脏器损伤的原因是穿刺部位选择过低。预防:尽量避免在肩胛下角线第9肋间和腋后线第8肋间以下穿刺,术前可行B超定位。

(八)相关知识

胸腔积液各指标理化性质及意义见表1-1。

表 1-1　胸腔积液各指标理化性质及意义

指　标	性　质	意　义
颜色	草黄色	结核性胸腔积液
	血性	肺炎旁胸腔积液、恶性胸腔积液、肺梗死、石棉接触、创伤性（胸腔积液中血红蛋白大于血液中血红蛋白的50%，提示血胸）
	浑浊或牛奶样	乳糜胸、假性乳糜胸、脓胸（根据离心后是否分层可鉴别）
	红棕色	阿米巴肝脓肿
	黑色	曲菌感染
细胞成分	淋巴细胞为主	结核性胸腔积液、结节病、乳糜胸、类风湿关节炎、恶性胸腔积液
	中性粒细胞为主	肺炎旁胸腔积液、肺梗死、结核性胸腔积液早期、石棉接触
蛋白质	大于30g/L或与血清总蛋白比值大于0.5	渗出液（Light标准之一，满足任意一条即可考虑为渗出液）
	血清胸腔积液白蛋白梯度大于12g/L	漏出液（是Light标准的次要标准，常用于心力衰竭患者使用利尿剂后，主要在标注无法判断时参考）
pH	偏酸性	脓胸（常小于7.3）、食管破裂、类风湿关节炎、恶性胸腔积液
LDH	与血清LDH的比值大于0.6或大于血清正常值高限的2/3	渗出液（Light标准之一，满足任意一条即可考虑为渗出液）
	升高	淋巴瘤、结核性胸腔积液、脓胸（可大于1000U/L）
葡萄糖	小于1.6mmol/L	类风湿关节炎、脓胸、SLE、食管破裂、结核性胸腔积液、恶性胸腔积液
ADA	升高	结核性胸腔积液（常大于40U/L）、脓胸、类风湿关节炎ADA可有升高
肿瘤标志物	CEA、CA15-3、CA549	乳腺癌
	CYFRA21-1、CEA	肺癌
	CA125、HER-2/neu	卵巢癌、子宫内膜癌、乳腺癌
补体C4	降低	类风湿关节炎
胆固醇及甘油三酯	升高	乳糜胸、假性乳糜胸
NT-proBNP	升高	心力衰竭
淀粉酶	升高	胰腺炎、食管破裂

三、胸腔穿刺术流程

胸腔穿刺术流程见表1-2。

表 1-2　胸腔穿刺术流程

操作内容	完　成	未完成	备　注
1.洗手，佩戴口罩、帽子。			
2.自我介绍。			
3.核对患者信息，如姓名、病历号、操作相关信息等。			
4.明确适应证，排除禁忌证。（测量生命体征，询问过敏史，监测血常规、凝血功能等）			
5.签署知情同意书，告知患者操作目的。			

操作内容	完　成	未完成	备　注
6.告知患者操作中的配合事项(放松,避免剧烈咳嗽)。			
7.环境准备:拉好帘子,保护患者隐私,调好室温。			
8.备物:准备操作用物并检查物品有效期。			消毒物品,消毒手套,消毒胸腔穿刺包,麻醉药(2%利多卡因),抢救药品(0.1%肾上腺素及注射器),敷贴,听诊器,数只无菌试管。
9.体位:患者反向坐于靠背椅上,双手臂平置于椅背上缘,头伏于前臂。			重症患者可在病床上取半卧位,患侧手上举,枕于头下,或伸过头顶,以张大肋间。
10.定位:查阅胸片,肺部叩诊、听诊来确定穿刺点。穿刺部位宜取胸部叩诊实音处。一般在肩胛下角线或腋后线第7、8肋间,也可选择腋中线第6、7肋间或腋前线第5肋间穿刺。			包裹性积液,宜根据 X 线片或超声检查所见确定穿刺部位。
11.常规消毒。			以穿刺点为中心由内向外消毒,建议 3 次,直径约 15cm,消毒区域不露白,范围逐次缩小。
12.打开并检查胸腔穿刺包,打入注射器等用物。			
13.戴无菌手套。			
14.检查穿刺针的通畅性及密闭性。			
15.铺洞巾。			
16.2%利多卡因局部麻醉。			双人核对麻醉药品,选择肩胛下角线、腋后线穿刺于定位点下一肋骨之上缘进针,选择腋中线或腋前线穿刺于定位点上下肋缘间隙中间进针,先打一皮丘再垂直缓慢刺入,先回抽再注射;逐层浸润达壁层胸膜。
17.穿刺及抽液:根据麻醉时进针的深度比对穿刺针。用血管钳夹闭穿刺针尾的乳胶管,左手示指与中指固定穿刺处皮肤,右手将穿刺针沿下一肋骨之上缘(或两肋间隙中间)垂直缓慢刺入,当穿过壁层胸膜时,针尖抵抗感突然消失(突空感)后停止。连接 50ml 注射器,放开血管钳交给助手协助固定穿刺针,缓慢抽液,将抽出液注入试管和专备容器。			抽液过程中关注患者生命体征及表现;注意进针、断开连接注射器、拔针前必须夹闭橡胶管,以免造成气胸。

续表

操作内容	完成	未完成	备注
18.抽液完毕,夹闭橡胶管,拔出穿刺针,局部按压片刻,再次消毒穿刺点,用纱布覆盖,用胶布固定。			抽液不可过多过快,以防复张性肺水肿发生。以诊断为目的者,抽液 50～100ml;以减压为目的者,第一次不超过600ml,以后每次不超过 1000ml。
19.协助患者恢复体位和整理衣物,再次评估患者,交代注意事项。			抽液后应常规听诊,注意呼吸音,必要时重复 X 线检查,以排除气胸,并了解被压缩肺的情况。告知患者卧床休息,保持穿刺点干燥至少24h。
20.胸腔积液标本做好标识并送检。			
21.垃圾分类处理,整理用物。			
22.书写操作记录。			

注意:在操作过程中认真仔细,动作规范、熟练,无菌观念强,关爱患者。

练习题

1.下列患者中,不适合行胸腔穿刺术的是 （　　）

A.大量胸腔积液,并引发呼吸困难、胸闷、气促,患者难以忍受

B.包裹性胸腔积液

C.体质虚弱,无法取坐位

D.COPD、肺大疱患者

E.血小板严重下降患者

2.下列胸腔穿刺术穿刺点的选择中,不正确的是 （　　）

A.肩胛下角线第 8 肋间　　B.腋前线第 5 肋间　　　　C.腋中线第 6 肋间

D.腋后线第 7 肋间　　　　E.肩胛下角线第 10 肋间

3.在胸腔穿刺过程中,如果患者出现头晕、恶心、心悸、气促、脉快、面色苍白,应首先考虑哪种并发症 （　　）

A.气胸　　　　　　　　B.胸膜反应　　　　　　　C.复张性肺水肿

D.肋间血管损伤　　　　E.失血性休克

4.在胸腔穿刺过程中,如果患者出现呼吸困难加重,注射器中抽出气体,应首选哪种检查以明确病情 （　　）

A.胸片　　B.胸腔 B 超　　　C.胸部 CT　　　D.胸部 MRI　　　E.血气分析

5.对于大量胸腔积液患者的胸腔穿刺放液,第 1 次放液量不超过 （　　）

A.1000ml　　B.600ml　　　C.1500ml　　　D.500ml　　　E.2000ml

练习题参考答案:1.E　2.E　3.B　4.A　5.B

（周建娅、王筝扬）

第二节　腹腔穿刺术 Abdominocentesis

一、临床案例

患者,女性,50 岁,因"腹痛、发热 2 周,腹胀伴呼吸急促 4 天"入院。患者 12 年前有 "肝炎"病史。查体:体温 37.8℃,血压 130/80mmHg,呼吸 27 次/min,脉搏 90 次/min, 面色晦暗,可见肝掌和蜘蛛痣。两肺呼吸音略粗,未闻及干湿啰音。心率 90 次/min,律 齐,各瓣膜区未闻及明显杂音。全腹膨隆,下腹轻度压痛,无明显反跳痛,肝肋下未触及, 脾左肋下 3cm,移动性浊音阳性。腹部 B 超提示大量腹腔积液。

思考题

1. 为进一步明确诊断及治疗,下一步需进行哪项操作?
2. 操作前需进行哪些评估?
3. 该项操作应如何进行? 操作过程中需注意什么?
4. 该项操作有哪些并发症? 应该如何预防?

二、腹腔穿刺术操作指南

(一)目　的

腹腔穿刺术是通过穿刺针或导管穿刺进入腹膜腔,抽取腹腔积 液,用以协助诊断和治疗疾病。

1-2　腹腔穿刺术 （中、英文）

(二)适应证

1. 诊断性穿刺

(1)新发腹腔积液:腹腔积液检验可以协助明确病因,鉴别渗出液和漏出液,检测癌 细胞等。

(2)怀疑自发性或继发性细菌性腹膜炎。

2. 治疗性穿刺

(1)大量腹腔积液引发的严重腹胀、呼吸困难、少尿等症状。

(2)腹腔内注射药物,如注射抗生素及化疗药物等,以协助治疗疾病。

(3)拟行腹腔积液回输。

(三)禁忌证

(1)有明显出血倾向者,如严重的血小板减少症(血小板计数<20×10⁹/L)、凝血功 能异常(INR>2.0)。对严重的血小板减少症患者行腹腔穿刺术前,需输注血小板;对于 凝血功能严重异常者需输注新鲜冰冻血浆,待上述指标纠正后方可行腹腔穿刺术。

（2）有肝性脑病先兆者。

（3）妊娠中后期。

（4）尿潴留，未行导尿者。

（5）严重肠管扩张，如肠麻痹。

（6）腹壁蜂窝织炎。

（7）腹腔内广泛粘连。

（8）巨大卵巢肿瘤、棘球蚴病。

（9）电解质严重紊乱。

（四）操作前准备

1.患者准备

（1）核对患者信息，向患者及其家属解释操作的目的、必要性、可能的风险和需配合的事项，安慰患者，消除其紧张情绪。

（2）对于有严重血小板减少或凝血功能异常的患者，需输注血小板或新鲜血浆，纠正后再行穿刺。

（3）签署手术知情同意书。

（4）穿刺前嘱患者排尿，以免损伤膀胱。

2.操作者准备

规范洗手，戴口罩、帽子。

3.物品准备

腹腔穿刺包、无菌手套、5ml及50ml注射器、治疗盘、2％利多卡因、0.5％碘伏、棉签或无菌棉球、纱布、胶带、皮尺、腹带、标本容器。

（五）操作步骤

1.测量患者生命体征，叩诊移动性浊音，测量腹围，以确认有无腹腔积液。

2.体位：根据病情可选用平卧位、半卧位、稍左侧卧位（大量腹腔积液者，一般取仰卧位；中等量腹腔积液者，一般取侧卧位；对于急腹症行腹腔穿刺者，穿刺前患者取侧卧位，有利于腹腔渗液积聚在穿刺处）。

3.选择适宜穿刺点：腹腔穿刺点见图1-4。

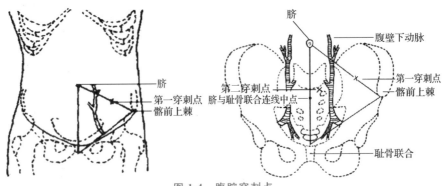

图1-4　腹腔穿刺点

(1)位置 1:通常选取左下腹部脐与髂前上棘连线中、外 1/3 交点处,此处不易损伤腹壁动脉及较游离的肠管。

(2)位置 2:取脐与耻骨联合连线中点上 1cm,偏左或右 1.5cm 处,此处无重要器官且易愈合。

(3)位置 3:少量腹腔积液患者取侧卧位,取脐水平线与腋前线或腋中线的交点,此处常用于诊断性穿刺。

(4)对少量或包裹性腹腔积液患者,常需在 B 超定位下穿刺。

4.消毒、铺巾

穿刺部位建议用碘伏常规消毒 3 次;对以穿刺点为中心、直径 15cm 的范围进行消毒,区域不留白,范围逐次缩小;戴无菌手套,铺消毒洞巾。

5.麻　醉

核对麻醉药,自皮肤至腹膜壁层,用 2% 利多卡因逐层进行局部浸润麻醉。先在皮下打皮丘,再沿皮下、肌肉、腹膜逐层麻醉。注入麻醉药时,先回抽判断针是否进入血管,回抽出腹腔积液说明针已进入腹腔。

6.穿　刺

(1)检查穿刺针的通畅性和乳胶管的气密性。

(2)用血管钳夹闭穿刺针后的乳胶管。

(3)术者左手固定穿刺处皮肤,右手持穿刺针经麻醉处逐步刺入腹壁,穿刺过程中先垂直进针,刺入皮肤后斜向下 45°~60° 进针 1~2cm 再垂直进针,待感到突破感、阻力突然消失,表示针尖已穿过腹膜壁层进入腹腔,调整并固定穿刺针后抽取和引流积液。

7.抽　液

穿刺针的乳胶管尾部接 50ml 注射器,松开血管钳,缓慢匀速抽吸。在抽液过程中,助手用血管钳固定针头;注射器抽液后,用血管钳夹闭乳胶管,取下注射器,留取送检标本。诊断性穿刺可直接用 20ml 或 50ml 无菌注射器和 7 号针进行穿刺。大量放液时可用针尾连接乳胶管的 8 号或 9 号针头,助手用无菌血管钳固定针尖并夹持乳胶管(一次性腹腔穿刺包的乳胶管末端带夹子,可替代血管钳夹持乳胶管),将腹腔积液引流入容器中,记录量并送检。在抽液时如流出不畅,可将穿刺针稍作移动或嘱患者变换体位。

8.拔　针

放液结束后,夹闭乳胶管,拔出穿刺针,盖上消毒纱布,以手指压迫数分钟,再次消毒穿刺点,取纱布覆盖,再用胶布固定,并用腹带将腹部加压包扎。

9.术后工作

(1)术后测量患者腹围、血压和脉搏,观察有无不适反应;对患者做好宣教工作,嘱其平卧休息;术后至少 24h 保持穿刺部位干燥和清洁,尽量保持穿刺点朝上的体位。

(2)腹腔积液标本及时送检。

(3)整理物品,书写穿刺记录。

(六)注意事项

1.术中密切观察患者,如发现患者出现头晕、恶心、心悸、气促、脉速、面色苍白,应立即停止操作,并给予适当处理。

2.腹腔放液不宜过快、过多。腹腔积液不断流出时,应将预先绑在腹部的多头绷带逐步收紧,以防腹压骤降、内脏血管扩张而发生血压下降甚至休克等情况。一般每次抽取腹腔积液的量不超过 3000ml,首次抽取的腹腔积液不超过 1000ml,若抽取过多可诱发肝性脑病和电解质紊乱。

3.对于大量腹腔积液患者,为防止腹腔穿刺后腹腔积液渗漏,在穿刺时注意勿使皮肤至腹膜壁层位于同一直线上,应采用移行进针法,即针尖通过皮肤到达皮下后,在另一只手的协助下稍向周围移动一下穿刺针尖,然后向腹腔刺入。

4.注意无菌操作,以防发生腹腔感染。

5.肉眼见血性腹腔积液时,仅留取标本送检,不宜多放。

6.标本的收集:舍弃抽取的第 1 管腹腔积液,再采集腹腔积液送检。腹腔积液送检量:腹腔积液常规检查,需要 4ml 以上;腹腔积液生化检验需 2ml 以上。腹腔积液细菌培养:无菌操作下,抽取 5ml 注入细菌培养瓶。腹腔积液病理:需收集 250ml 以上。

（七）并发症及处理

1.肝性脑病

（1）术前了解患者有无穿刺禁忌证。

（2）抽液速度不宜过快;要控制抽液量,一般首次不超过 1000ml,以后每次不超过 3000ml。

（3）出现症状时,立即停止操作,按肝性脑病处理,维持酸碱及电解质平衡。

2.电解质紊乱（如低钾血症、稀释性低钠血症）

（1）注意控制抽液的量和速度。

（2）注意监测电解质,维持酸碱及电解质平衡。

3.穿刺点持续性漏液

（1）对于大量腹腔积液患者,穿刺时采取移行进针法,当针尖通过皮肤到达皮下后,稍向周围移动一下穿刺针尖,然后向腹腔刺入（勿使皮肤至腹膜壁层位于同一直线上）。

（2）对于持续性渗漏患者,可用蝶形胶布或涂上火棉胶封闭,无效时可缝合创口。

4.创口感染

（1）严格执行无菌操作原则,穿刺点部位有感染时应更换。

（2）感染发生后根据病情适当使用抗生素。

5.腹膜反应、休克

（1）注意控制抽液速度。

（2）出现症状时,应立即停止操作,给予适当处理（如补液、吸氧、使用肾上腺素等）。

6.刺破空腔脏器、血管

（1）操作规范,动作轻柔,熟悉穿刺点,避开腹部血管。

（2）术前嘱患者排尿。对于无法自主排尿者,术前需导尿。

7.穿刺后低血压

低血压是腹腔穿刺的迟发性并发症,大量放腹腔积液 12h 后仍可发生。控制抽液的速度和量,术前输注胶体溶液(如白蛋白),以减少术后低血压的发生。

8.出血(如腹壁血肿、腹腔内出血)

术前查看患者的凝血功能、血小板,对于有严重血小板减少或凝血功能异常的患者,需输血小板或新鲜血浆,纠正后再行穿刺。

(八)相关知识

1.渗出液和漏出液分类

传统上,腹腔积液被分为渗出液和漏出液,以区分腹腔积液产生的原因,如恶性肿瘤常产生渗出液,而肝硬化则常产生漏出液。渗出液与漏出液的鉴别要点见表1-3。

表1-3 渗出液与漏出液的鉴别要点

项 目	漏出液	渗出液
原 因	炎症、肿瘤、化学性刺激	门静脉高压、低蛋白血症等非炎症性原因
外 观	黄色、血性、脓性或乳糜性	淡黄色,透明或微混
比 重	>1.018	<1.018
凝 固	易凝固	不易凝固
李凡他试验	阳性	阴性
蛋白定量	>30g/L	<25g/L
葡萄糖定量	常低于血糖水平	与血糖相近
蛋白电泳	电泳图谱近似血浆	以白蛋白为主,球蛋白比例低于血浆
细胞分类	急性感染以中性粒细胞为主,慢性感染以淋巴细胞为主	以淋巴细胞、间皮细胞为主
细胞计数	常>$500×10^6$/L	常<$100×10^6$/L

2.血清-腹腔积液蛋白梯度分类

在临床实践中,用渗出液和漏出液的分类来区分腹腔积液产生的原因常会出现错误。血清-腹腔积液蛋白梯度(SA-AG)分类则优于上述分类方法。采用 SA-AG 分类可将腹腔积液分为两类:当 SA-AG≥11g/L 时,提示腹腔积液与门静脉高压有关;当 SA-AG<11g/L 时,提示腹腔积液由其他因素引起,详见表1-4。

表1-4 血清-腹腔积液蛋白梯度分类

SA-AG≥11g/L	SA-AG<11g/L
肝硬化	恶性肿瘤
心力衰竭	胰腺炎
肾病综合征	结核

3.渗出液诊断的 Light 标准

以下三条符合一条即可诊断为渗出液:腹腔积液 LDH/血清 LDH 大于0.6;或腹腔积液 LDH 大于 200U/L;或腹腔积液蛋白/血清蛋白大于0.5。

三、腹腔穿刺术流程

腹腔穿刺术流程详见表1-5。

表 1-5　腹腔穿刺术流程

操作内容	完　成	未完成	备　注
1.洗手,佩戴口罩、帽子。			
2.自我介绍。			
3.核对患者信息,如姓名、病历号、操作相关信息等。			
4.明确适应证,排除禁忌证。（测量生命体征,询问过敏史,监测凝血功能等）			
5.签署知情同意书,告知患者操作目的。			
6.告知患者操作中的配合事项,待其排尿后进行操作。			
7.环境准备:拉好帘子,保护患者隐私,调好室温。			
8.备物:准备操作用物并检查物品有效期。			
9.体位:患者一般取平卧位。			积液量少时可以取侧卧位或半卧位。
10.定位:测量腹围,行腹部体检,确定并标记穿刺点。常用左下腹脐与左髂前上棘连线中、外 1/3 交点(反麦氏点)处;或脐与耻骨联合中点上方 1cm,偏左或偏右 1.5cm 处;或脐水平线与腋前线或腋中线交点处;包裹性积液建议超声定位。			大量腹腔积液需预置腹带,反麦氏点穿刺操作者在患者左侧。
11.常规消毒。			以穿刺点为中心由内向外消毒,建议 3 次,直径约 15cm;消毒区域不露白,范围逐次缩小。
12.打开并检查腹腔穿刺包,打入注射器等用物。			
13.戴无菌手套。			
14.检查穿刺针的通畅性及密闭性。			
15.铺洞巾。			
16.2%利多卡因局部麻醉。			双人核对麻醉药品,先回抽,若无血再注药。
17.穿刺及抽液:根据麻醉时进针的深度比对穿刺针,用血管钳夹闭穿刺针尾的橡胶管,左手固定穿刺处皮肤,右手进行穿刺(大量腹腔积液患者用移行进针法),穿刺针进入腹腔后可有突空感。连接 50ml 注射器,松开血管钳,缓慢均匀抽取腹腔积液。			抽液过程中关注患者生命体征及表现。

续表

操作内容	完 成	未完成	备 注
18.夹闭橡胶管后取下注射器,留取标本。			首次抽液量不超过 1000ml。
19.抽液完毕,夹闭橡胶管,拔出穿刺针,局部按压片刻,再次消毒穿刺点,取纱布覆盖,用胶带固定。			
20.协助患者恢复体位和整理衣物,术后再次评估患者(复测生命体征、腹围),交代患者注意事项。			保持穿刺点干燥至少 24h。对于大量腹腔积液者,穿刺后用腹带包扎,建议患者在操作后仰卧。
21.腹腔积液标本做好标识并送检。			
22.垃圾分类处理,整理用物。			
23.书写操作记录。			

注意:操作过程中认真、仔细,动作规范、熟练,无菌观念强,关爱患者。

练习题

1.下列哪项不是腹腔穿刺术的适应证 （　）

A.大量腹腔积液引发呼吸困难、胸闷、气促,患者难以忍受

B.腹腔内注入药物,如抗生素及化疗药物等,以协助治疗疾病

C.新发腹腔积液,进行诊断性穿刺,协助明确病因

D.结核性腹膜炎广泛粘连

E.怀疑自发性或继发性细菌性腹膜炎

2.下列腹腔穿刺术穿刺点的选择中,不正确的是 （　）

A.一般选取左下腹部脐与髂前上棘连线中、外 1/3 交点处,此处不易损伤腹壁动脉

B.取脐与耻骨联合连线中点上 1cm,偏左或右 1.5cm 处,此处无重要器官且易愈合

C.少量腹腔积液患者取侧卧位,取脐水平线与腋前线或腋中线的交点,此处常用于诊断性穿刺

D.包裹性积液,不需 B 超定位下穿刺

E.腹壁手术瘢痕 2cm 内不宜穿刺

3.以下哪项不是腹腔穿刺术的禁忌证 （　）

A.妊娠　　　　　B.新发腹腔积液且原因不明

C.肝性脑病先兆　　D.电解质严重紊乱,如低钾血症

E.巨大卵巢囊肿

4.下列哪项不是腹腔穿刺术的并发症 （　）

A.肝性脑病　　　B.出血　　　　　C.胸膜反应

D.感染　　　　　E.电解质紊乱

5.以下有关大量腹腔积液抽液操作的要点,不正确的是　　　　　　　（　　）

A.操作前预置腹带,操作后用腹带将腹部加压包扎

B.穿刺时宜采用移行进针法进针

C.为缓解腹胀,尽可能抽尽腹腔积液

D.术前、术后需要评估生命体征,测量腹围等腹部查体

E.术后尽量保持穿刺点朝上的体位,以防腹腔积液渗漏

练习题参考答案:1.D　2.D　3.B　4.C　5.C

（陈周闻、胡春燕）

第三节　骨髓穿刺术 Bone marrow puncture

一、临床案例

患者,男性,16 岁,因"发热、头晕、皮肤瘀斑 1 周"入院。既往体健。查体:体温 38.3℃,血压 120/70mmHg,呼吸 20 次/min,脉搏 90 次/min,面色苍白,睑结膜苍白,下肢皮肤散在瘀点、瘀斑。浅表淋巴结未及肿大,两肺呼吸音略粗,未闻及干湿啰音。心率 90 次/min,律齐,各瓣膜区未闻及明显杂音。胸骨压痛阳性,腹部平坦,全腹无明显压痛、反跳痛,肝肋下未触及,脾左肋下 3cm,移动性浊音阳性。血常规:白细胞计数 15.6×10^9/L,幼稚细胞占比 45%,血红蛋白 78g/L,血小板计数 60×10^9/L。

 思考题

1.为进一步明确诊断及治疗,下一步需进行哪项操作?

2.操作前需进行哪些评估?

3.该项操作应如何进行?操作过程中需注意些什么?

4.该项操作有哪些并发症?应该如何预防?

二、骨髓穿刺术操作指南

(一)目　的

1.诊断作用

骨髓细胞增生程度、细胞组成及其形态学变化、细胞遗传学检查

1-3　骨髓穿刺术
（中、英文）

(染色体)、造血干细胞培养、寄生虫和细胞学检查等以协助临床诊断。

2.治疗作用

观察疗效,判断预后,也可以为骨髓移植提供骨髓。

(二)适应证

1.各类血液病的诊断和全身肿瘤性疾病是否有骨髓侵犯或转移。

2.原因不明的肝、脾、淋巴结肿大及某些发热原因未明者。

3.某些传染病或寄生虫病需要骨髓细菌培养或涂片寻找病原体,如伤寒杆菌的骨髓培养及骨髓涂片寻找疟原虫和利朵小体。

4.诊断某些代谢性疾病,如戈谢(Gaucher)病,只有骨髓找到 Gaucher 细胞,才能最后确定诊断。

5.观察血液病及其他骨髓侵犯疾病的治疗反应和预后判断。

6.为骨髓移植提供足量的骨髓。

(三)禁忌证

1.由于凝血因子缺乏而有严重凝血功能障碍,如血友病患者。

2.骨髓穿刺局部皮肤有感染者。

(四)操作前准备

1.患者准备

(1)核对患者信息,向患者及家属解释操作的目的及必要性,可能的风险和需配合的事项(固定体位,穿刺后至少 24h 穿刺部位不要着水,保持清洁等),安慰患者,消除其紧张情绪。

(2)对怀疑有凝血功能障碍者,在骨髓穿刺前应做凝血功能方面的检查,以决定是否适合行此检查。

(3)签署骨髓穿刺知情同意书。

2.操作者准备

(1)操作者指导患者摆好合适体位,选择好穿刺点并标记。

(2)戴口罩、帽子,规范洗手。

(3)操作者或助手做好骨髓制片相关准备。

3.物品准备

骨髓穿刺包、无菌手套、5ml 注射器 1 个、10ml 或 20ml 注射器数个、2％利多卡因、0.5％碘伏、棉签或无菌棉球、纱布、胶带、干净玻片 6～8 张和 1 张好的推片、抗凝管数个(EDTA 抗凝管,用于融合基因、预后基因等检测;肝素抗凝管,用于染色体、FISH 等检测)。

(五)操作步骤

1.体　位

骨髓穿刺的体位因穿刺点的选择部位不同而异。

(1)俯卧位或侧卧位:适于选择髂后上棘穿刺点。侧卧位时,双腿弯曲,尽量使腰骶部向后突出,但躯干不可向前倾斜。

（2）仰卧位:适于选择髂前上棘和胸骨穿刺点。

（3）坐位或侧卧位:适于选择腰椎棘突穿刺点。

2.选择适宜穿刺点

（1）髂后上棘穿刺点:位于腰5和骶1水平旁开约3cm一圆钝的突起处,此处穿刺容易成功,而且安全,患者无法看到操作部位,减少了恐惧感,是最常用的穿刺点,特别是为骨髓移植提供大量骨髓时,常首先将此部位作为穿刺点。

（2）髂前上棘穿刺点:位于髂前上棘后1～2cm较平的骨面,此处易于固定,操作方便,无危险性,但此处骨髓成分次于髂后上棘,且骨质硬,骨髓腔小,不如髂后上棘容易成功。此点常用于翻身困难、需多部位穿刺的患者。

（3）胸骨穿刺点:胸骨柄,相当于第2肋间隙的位置,此处骨髓液含量丰富,但不作为常规穿刺点,当其他部位穿刺失败或仍不能明确诊断时,可选用。

（4）腰椎棘突穿刺点:位于腰椎棘突突起处,此处骨髓成分好,但穿刺难度较大,不常用。

3.消毒、铺巾

穿刺部位建议用碘伏常规消毒3次,范围以穿刺点为中心直径15cm,戴无菌手套,铺消毒洞巾。

4.麻　醉

用2%利多卡因逐层做局部浸润麻醉。先在穿刺点皮下打皮丘,然后垂直皮肤缓慢进针,间断负压回抽,如无鲜血吸出,则注射麻药,逐层浸润麻醉至骨膜;骨膜处应以穿刺点为轴心,取前后左右4～5个点进行推注。表皮和骨膜推注量应多,皮下脂肪组织不推注或少量推注。

5.穿　刺

检查骨髓穿刺针是否通畅,并固定于适当长度（髂骨穿刺约1.5cm,胸骨穿刺约1.0cm）;操作者用左手两指固定穿刺部位皮肤,右手持穿刺针垂直皮肤旋转、缓慢进针（若为胸骨,则应将穿刺针向患者头侧偏斜,与骨面成30°～40°夹角刺入）,待穿刺阻力消失且穿刺针在无须握持的情况下保持固定不动,提示穿刺针已进入骨髓腔。穿刺深度自针尖达骨膜后进入1cm左右即可。

6.抽吸骨髓

取出穿刺针针芯,放于无菌盘内,接上干燥的10ml或20ml注射器,抽吸0.1～0.2ml骨髓（当红色骨髓进入注射器针栓时即可停止抽吸）。若未能抽取到骨髓,则可能是由于穿刺深度或方向不合适、针腔被组织块堵塞等,此时应重新插上针芯,稍加旋转穿刺针或再刺入少许,而后再行抽吸,以取得红色骨髓。若仍未能抽取到骨髓或只有少许稀薄血液,称为"干抽",其原因可能是患者骨髓纤维化等病情所致,应进行骨髓活检。

7.制　片

取下注射器,插回针芯,迅速将注射器内的骨髓滴在载玻片上,助手配合立即制备骨髓涂片5～6张,送细胞形态学及细胞化学染色检查。注意:推片与载玻片成30°～45°夹角,稍用力推开,制备的骨髓片应头体尾分明并有一定长度,使骨髓小粒均匀分布。若需做染色体基因等检测,则换取新的注射器,缓慢抽吸数毫升骨髓液,置入相应的试管中送检。

8.拔　针

抽吸骨髓结束,拔出插入针芯的穿刺针,局部消毒,以无菌纱布盖于穿刺处,按压数分钟(若血小板计数少或凝血功能异常,则适当延长时间)后,用胶带固定。

9.术后工作

(1)复查生命体征,观察患者有无不适反应,向患者做好宣教工作,术后保持穿刺部位干燥和清洁至少24h。

(2)将骨髓标本及时送检。

(3)整理物品,书写操作记录。

(六)注意事项

1.严格遵守无菌操作原则。

2.骨髓穿刺针和注射器必须干燥,以免发生溶血。

3.对骨质疏松和多发性骨髓瘤患者,穿刺应小心,动作轻柔,尤其在穿刺胸骨部位时不能垂直进针,不可用力过猛,以防穿透内侧骨板。

4.抽吸骨髓量不宜过多,以少于0.2ml为宜,以免影响骨髓增生程度的判断、细胞计数和分类结果。

5.推片时,可将骨髓滴在倾斜的玻片上,骨髓流动部分流下后留在玻片上的骨髓小粒较多。

6.穿刺抽取的骨髓应立即涂片,以免发生凝固而影响涂片。血膜自然干燥后,在血膜的头部注明患者姓名,以免出错。

7.多次出现干抽时应进行骨髓活检。

8.对有出血倾向的患者,穿刺后局部压迫的时间要长,以免术后出血不止。

9.同时做细菌培养时,应在留取骨髓细胞计数和涂片标本后再抽取1~2ml骨髓,以用于细菌培养。

(七)并发症及处理

1.麻醉药过敏(较少发生)

麻醉药过敏可表现为荨麻疹、咽喉水肿、支气管痉挛、低血压及血管神经性水肿等。预防:术前详细询问药物过敏史,必要时在使用局麻药前做皮试。处理:立即注射肾上腺素0.2~0.5mg,然后使用糖皮质激素和抗组胺药物。

2.血管及神经损伤(较少发生)

血管及神经损伤表现为穿刺点周围血肿,损伤神经支配区域,感觉异常。预防:选取常规的穿刺部位,排除穿刺禁忌(如凝血功能严重障碍者)。

3.感　染

感染可表现为发热、穿刺部位脓肿。预防:严格遵守无菌操作原则。处理:抗感染治疗,必要时脓肿局部切开引流。

4.出血或渗血

血小板减少或凝血功能异常者较易发生出血或渗血。预防:可在输注血小板或新鲜冰冻血浆后操作,术后按压时间延长。处理:长时间按压止血,必要时输注血小板或血浆。

三、骨髓穿刺术流程

骨髓穿刺术流程详见表1-6。

表 1-6　骨髓穿刺术流程

操作内容	完　成	未完成	备　注
1.洗手,佩戴口罩、帽子。			
2.自我介绍。			
3.核对患者信息,如姓名、病历号、操作相关信息等。			
4.明确适应证,排除禁忌证。(测量生命体征,询问过敏史、血友病病史,监测凝血功能等)			
5.签署知情同意书,告知患者操作目的。			
6.告知患者操作中的配合事项(摆好体位后,勿随意改变体位)。			
7.环境准备:拉好帘子,保护患者隐私,调好室温。			
8.准备操作用物,并检查物品有效日期。			
9.体位:根据病情和需要选择体位。髂后上棘穿刺取俯卧位或侧卧位;胸骨、髂前上棘穿刺取仰卧位;腰椎棘突穿刺取坐位或侧卧位。			
10.定位:确定穿刺点定位,并做标记。髂后上棘(最常用穿刺点):骶椎两侧,臀部上方突出的部位。髂前上棘:髂前上棘后1～2cm。胸骨:胸骨柄或体,相当于第1、2肋间隙的位置。腰椎棘突:腰椎棘突突出部位			
11.常规消毒。			以穿刺点为中心由内向外消毒,建议3次,直径约15cm,消毒区域不露白,范围逐次缩小。
12.准备玻片(标记患者姓名),检查并打开骨穿包,打入注射器等用物。			

续表

操作内容	完　成	未完成	备　注
13.戴无菌手套。			
14.选择合适型号的骨穿针,检查穿刺针是否通畅、锐利、干燥,针芯与针管是否匹配。调整穿刺深度,髂骨穿刺深度约1.5cm,胸骨穿刺深度约1.0cm。			
15.铺无菌洞巾。			
16.2%利多卡因局部麻醉。			双人核对麻醉药品。在穿刺点处打一皮丘后垂直进针,先回抽,无血再注药分层麻醉至骨膜,并在骨膜多点麻醉。
17.左手示指与拇指固定穿刺部位,右手持骨髓穿刺针与骨面垂直刺入,若为胸骨穿刺则应与骨面成30°～40°夹角刺入。当穿刺针针尖接触骨质后,左右旋转穿刺针缓慢刺入骨质内直至阻力消失、骨穿针固定于骨内时,表明穿刺针已进入骨髓腔。			
18.抽取骨髓液:拔出穿刺针针芯,接上干燥的注射器,用适当的力度抽取骨髓液。抽取的骨髓液一般应为0.1～0.2ml。			
19.插上针芯,将骨髓液滴在玻片上,用正确手法涂片,制片5～7张,涂片应头体尾分明,可见骨髓小粒。 若需要留取其他标本,再次拔出针芯取适量骨髓液,置入相应标本管。			双人操作,可请助手协助涂片;若单人操作,涂片后需更换无菌手套再继续操作。
20.插上针芯,拔出穿刺针,局部按压片刻,再次消毒穿刺点后取纱布覆盖,用胶带固定。			
21.协助患者恢复体位和整理衣物,再次评估患者,复测生命体征,询问患者感受,交代患者及其家属注意事项。			保持穿刺点干燥至少24h。
22.标本做好标记,并及时送检,必要时结合病情送检其他项目,可同时送检外周血涂片。			
23.垃圾分类处理,整理用物。			
24.书写操作记录。			

注意:操作过程中认真仔细,动作规范、熟练,无菌观念强,关爱患者。

练习题

1. 下列哪项不是骨髓穿刺术的禁忌证　　　　　　　　　　　　　　　（　　）

A. 血友病患者　　　　　　　　　　B. 有严重凝血功能障碍者

C. 血小板减少患者　　　　　　　　D. 穿刺部位皮肤感染者

2. 下列骨髓穿刺术穿刺点的选择中,不正确的是　　　　　　　　　　（　　）

A. 髂前上棘后 1～2cm　　　　　　B. 髂后上棘

C. 胸骨柄或体,相当于第 1、2 肋间隙的位置

D. 腰椎棘突突出部位　　　　　　　E. 髌骨

3. 以下哪项不是骨髓穿刺抽液失败的原因　　　　　　　　　　　　　（　　）

A. 穿刺部位不佳,未达到骨髓腔

B. 针管被皮下组织或骨块阻塞

C. 急性白血病患者

D. 骨髓纤维化患者

E. 恶性肿瘤浸润骨髓

4. 以下哪项不是判断骨髓取材质量优劣的指标　　　　　　　　　　　（　　）

A. 抽吸时,患者感觉到瞬间尖锐酸痛

B. 抽取的骨髓内含有骨髓小粒

C. 显微镜下可见骨髓特有的细胞,如巨核细胞、浆细胞、组织细胞、原始及幼稚粒细胞、原始及幼稚红细胞

D. 骨髓细胞分类计数中,杆状核细胞与分叶核细胞之比大于血涂片细胞分类计数中的杆状核细胞与分叶核细胞之比

E. 抽取的骨髓快速凝集

5. 下列哪项不是骨髓穿刺的并发症　　　　　　　　　　　　　　　　（　　）

A. 皮下血肿　　　　　　　B. 感染　　　　　　　C. 骨膜反应

D. 麻醉意外　　　　　　　E. 神经损伤

练习题参考答案:1.C　2.E　3.C　4.E　5.C

（杜华平、张浩）

第四节　腰椎穿刺术 Lumbar puncture

一、临床案例

患者,男性,45 岁,因"发热、头痛半月余"来医院急诊。患者半月前出现发热、头痛,

自测体温为 38.1℃,头痛为整个头部胀痛,伴恶心、呕吐数次,头痛持续存在,曾有 3 个晚上是在睡眠中痛醒的。否认意识障碍,否认肢体瘫痪,否认咳嗽咳痰。曾去当地诊所就诊,给予输液治疗,自诉输注"头孢",具体不详,输液 3 天后症状未缓解。去当地县级人民医院就诊,查头颅 CT 未见异常。为求进一步诊治来我院。查体:神清,精神软,颈抵抗,颏下三指,Kernig 征和 Brudzinski 征均阳性。双侧瞳孔等大,直径 4mm,对光反射灵敏,眼球运动不受限。额纹鼻唇沟对称,伸舌居中。四肢肌力 V 级,双侧 Babinski 征阴性。两肺听诊呼吸音粗,未闻及啰音。

思考题

1.为进一步明确诊断及治疗,下一步需进行哪项操作?

2.操作前需进行哪些评估?

3.该项操作应如何进行?操作过程中需注意些什么?

4.该项操作有哪些并发症?应该如何预防?

二、腰椎穿刺术操作指南

(一)目 的

腰椎穿刺常用于检查脑脊液的性质,对诊断脑膜炎、脑炎、脑血管疾病、脑膜癌症等神经系统疾病有重要意义,也可用于测定颅内压力和了解蛛网膜下腔是否阻塞等,有时也可用于鞘内药物注射治疗。

1-4 腰椎穿刺术
(中、英文)

(二)适应证

1.获得脑脊液标本,通过对脑脊液的分析,诊断多种疾病,如感染性疾病(脑膜炎、脑炎、脊髓炎等)、炎症性疾病(多发性硬化、吉兰-巴雷综合征等)、肿瘤性疾病(脑膜癌症、淋巴瘤、白血病等)和脑血管病(蛛网膜下腔出血)等。

2.测定颅内压,判断蛛网膜下腔是否阻塞。

3.往蛛网膜下腔注射造影剂进行脊髓造影,有助于判断自发性低颅压患者脑脊液漏的位置,观察脊髓形态,辅助诊断脊髓蛛网膜炎等。

4.往蛛网膜下腔注射药物,如对于鞘内化疗治疗中枢神经系统肿瘤,注射镇痛药物治疗疼痛性疾病,注射抗生素治疗隐球菌脑膜炎等。

5.引流脑脊液,如对蛛网膜下腔出血患者通过腰穿引流脑脊液,可降低颅内压,减少血液对脑膜的刺激,降低脑积水的发生率。

6.用于麻醉,如腰麻、硬膜外麻醉等。

(三)禁忌证

1.颅内压增高伴视乳头水肿且有脑疝形成征兆者。

2.怀疑后颅窝占位性病变者。

3.血小板计数明显减少,少于 $50×10^9/L$ 者。

4.有明显凝血功能障碍者,如INR大于1.5,或正在使用肝素等抗凝药物者。

5.生命体征不平稳,处于休克、衰竭或濒危状态的患者。

6.穿刺点局部有感染者。

7.开放性颅脑损伤者。

8.脊髓压迫症,脊髓功能处于临界状态者。

（四）操作前准备

1.患者准备

(1)核对患者信息,向患者或其法定监护人解释腰椎穿刺的目的、操作过程和可能的风险。

(2)对患者进行神经系统查体,注意是否存在局灶性体征。重点检查患者眼底,明确是否存在视乳头水肿。

(3)测量患者生命体征,判断患者是否处于休克、衰竭或濒危状态。

(4)询问患者是否有腰椎手术史或强直性脊柱炎病史。

(5)仔细检查穿刺部位附近有无脓肿、感染或压疮等。

(6)阅读患者的化验报告,注意有无血小板明显减少、有无凝血功能显著异常,近期有无使用抗凝药物等,如有上述情况者,需输血小板或新鲜血浆纠正后再行穿刺。

(7)阅读患者头颅CT或MR摄片,查看患者是否存在颅内占位性病变,特别注意是否存在后颅窝占位性病变。

(8)签署腰椎穿刺术知情同意书。

2.操作者准备

(1)戴口罩、帽子,规范洗手。

(2)了解患者病情、穿刺目的和脑部影像学等。

(3)助手协助患者摆放体位,观察穿刺过程中患者的情况。

3.物品准备

腰椎穿刺包(弯盘、腰椎穿刺针、洞巾、血管钳、小消毒杯、纱布、棉球、脑脊液测压管、标本容器)、棉球或棉签、无菌手套、治疗盘、5ml注射器、2％利多卡因、聚维酮碘溶液、纱布和胶布。

（五）操作步骤

1.体 位

可以采用左侧卧位和坐位两种体位。左侧卧位是常规体位,患者左侧卧,背部靠近床沿,头向前胸部屈曲,双手抱膝,使膝部尽量贴向腹部。这样的体位能使脊柱尽量后突,以增宽椎间隙,便于穿刺针进入。对于一些特殊患者,如过度肥胖、关节炎以及脊柱侧弯患者,可以采用坐位进行穿刺。

2.定 位

穿刺位置通常选择$L_3 \sim L_4$椎间隙和$L_4 \sim L_5$椎间隙,必要时还可选择$L_2 \sim L_3$椎间隙。如图1-5所示,双侧髂嵴的最高点连线与后正中线交汇点通常为L_4棘突,向上为L_3

～L₄ 椎间隙,向下为 L_4～L_5 椎间隙。

3.消毒、铺巾

打开腰椎穿刺包,戴上合适型号的无菌手套,用聚维酮碘消毒穿刺区,建议以穿刺点为中心向外常规消毒 3 次,消毒区域直径在 15cm 或覆盖数个椎间隙。消毒完毕后,盖上无菌洞巾。

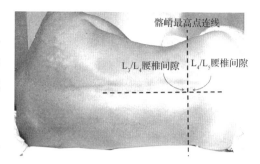

图 1-5　腰椎穿刺定位

4.麻　醉

抽取 2% 利多卡因(与助手一起核对药物),在穿刺点做一皮丘,然后逐层局部浸润麻醉。

5.穿　刺

检查确定穿刺针无缺陷后,左手固定穿刺点皮肤,右手持穿刺针垂直于皮肤进针。破皮后针头略向头侧倾斜,针尖斜面向上,缓慢向里推进。在这一过程中,穿刺针依次穿过皮肤、皮下组织、棘上韧带、棘间韧带、黄韧带、硬脊膜和蛛网膜,其中穿过硬脊膜和蛛网膜时均可感受阻力突然下降的过程。二次落空感后,缓慢取下针芯,观察有无脑脊液流出。当确定穿刺针已进入蛛网膜下腔,但无脑脊液流出时可轻轻转动穿刺针,使斜面朝向患者头部。注意:在推进或者调整穿刺针的过程中必须保证针芯到位。

6.测定颅内压

脑脊液流出后,立即接上测压管,测定颅内压。嘱患者放松,缓慢略伸直下肢。在正常情况下,颅内压为 80～180mmH₂O。轻度压力升高可见于患者情绪紧张;颅内压高于 200mmH₂O 提示颅内压增高;颅内压低于 70mmH₂O 提示颅内压降低。如果测压管的脑脊液水平上升缓慢,可行压腹试验和压颈试验,判断穿刺针的头部是否进入蛛网膜下腔或是否存在椎管梗阻。

7.标本送检

留取脑脊液观察其性状并送检。送检标本的留取顺序一般如下。

第 1 管:进行细菌学检查,如革兰染色、抗酸染色、墨汁染色;细菌培养,包括抗酸培养和真菌培养。

第 2 管:测定脑脊液生化,包括葡萄糖、蛋白质、氯、潘氏试验、腺苷脱氨酶等。

第 3 管:行脑脊液常规检查,主要测定脑脊液的红细胞计数、白细胞计数及分类;有条件的单位还可测定脑脊液细胞学。

第 4 管:根据患者的具体情况进行一些特殊检查,如对于怀疑多发性硬化者测定寡克隆带及 IgG 指数等。

若脑脊液为血性,则要判断是否穿刺损伤或蛛网膜下腔出血,可连续留取 3 管,测定红细胞数量的变化。

8.术后工作

(1)留取标本后插入针芯拔出穿刺针,再次消毒穿刺点,取无菌纱布覆盖,用胶带固定。

（2）术后复查生命体征，观察有无不适反应，向患者做好宣教工作，嘱其去枕平卧4～6h，术后保持穿刺部位干燥和清洁至少24h。

（3）脑脊液标本及时送检。

（4）整理物品，书写穿刺记录。

（六）注意事项

1. 严格掌握禁忌证，凡怀疑有颅内压升高者，伴视乳头水肿且有脑疝形成先兆者，禁止腰椎穿刺检查。

2. 操作过程中，如果患者出现呼吸、脉搏异常或面色苍白等，则应立即停止操作，并做适当处理。

3. 当颅内压升高、脑脊液流出太快时，宜用干净的针芯控制流速。

4. 鞘内给药时，必须先放出等量的脑脊液，然后将等量置换的药液注入。

5. 严格无菌操作，避免医源性感染。

（七）并发症及其处理

1. 腰椎穿刺后头痛

头痛是最常见的腰椎穿刺并发症，多由放出过多的脑脊液或穿刺口持续保持脑脊液渗漏导致颅内低压，牵拉三叉神经感觉支支配的脑膜和血管组织所致。大多于穿刺后24h发生，可持续5～8天。头痛通常位于前额或后枕部，呈胀痛或跳痛，可伴耳鸣或耳闷、视力模糊，严重时出现恶心、呕吐。头痛于站立时加重，平躺时缓解。处理：嘱患者平躺，鼓励患者大量饮水，必要时可静脉输注大量生理盐水。

2. 脑　疝

脑疝是腰椎穿刺最严重的并发症，甚至可危及患者生命。只要严格掌握适应证，脑疝的发生率就很低。如果颅高压者必须进行腰椎穿刺检查，宜用甘露醇降颅压后再进行腰椎穿刺。

3. 出　血

腰椎穿刺出血大多数为损伤蛛网膜或硬脊膜的静脉所致，出血量通常较少，且一般不引起临床症状。预防方法是穿刺前保证患者凝血功能正常，血小板计数正常。如出血量多，需与原发性蛛网膜下腔出血鉴别。

4. 感　染

感染可为颅内感染、局部皮肤感染。预防方法为严格无菌操作，穿刺局部有感染时避免腰椎穿刺。

（八）相关知识点

1. 压腹试验

压腹试验（puncture-abdominal compression）可协助确定穿刺针是否进入蛛网膜下腔。具体操作方法如下：将测压管与穿刺针相接，然后检查者用拳头持续压迫患者腹部20s。如果压腹后脑脊液在测压管内迅速上升，解除压迫后脑脊液在测压管中迅速下降至原来水平，说明穿刺针已进入蛛网膜下腔；如果压腹试验时脑脊液在测压管中不上升或上升十分缓慢,说明穿刺针未进入蛛网膜下腔。

2.压颈试验

压颈试验(queckenstedt test)的操作方法如下:先行压腹试验,确定穿刺针已进入蛛网膜下腔。压颈试验分指压法和压力计法,前者是用手指压迫颈静脉10~15s后放松,观察压力变化。再把血压计的气囊缠于患者颈部,迅速把血压计气囊的压力加至20mmHg并维持脑脊液压力不再增加,然后迅速撤除血压计气囊的压力,直至脑脊液压力恢复至初压,整个过程每5s记录一次脑脊液压力。然后分别将血压计气囊的压力增加至40mmHg和60mmHg,重复上述过程。结果判读如下:①如果压颈后,脑脊液压力迅速增高,上升幅度一般可达到100~200mmH$_2$O;去除颈部压力后,脑脊液压力迅速回复到初压水平,说明椎管通畅。②如果压颈后,脑脊液水平缓慢上升,上升幅度低于正常;去除颈部压力后,脑脊液回落缓慢,且不能回复到初压水平,说明椎管部分梗阻。③如果做压颈试验时脑脊液压力完全不上升,说明椎管完全梗阻。④如果压迫一侧颈静脉,脑脊液压力不上升,而压迫另一侧颈静脉,脑脊液压力上升,常提示梗阻侧横窦闭塞。需要注意的是,如果怀疑颅内压显著增高或后颅窝占位性病变,则禁止行压颈试验,以免诱发脑疝。

3.血性脑脊液的鉴别

当脑脊液中的红细胞计数超过10000/μl时,脑脊液呈血性。血性脑脊液可由穿刺损伤引起,也可由蛛网膜下腔出血引起,两者的鉴别在临床上非常有意义,方法如下。①三管试验法:连续留取3管脑脊液,如果3管脑脊液的颜色一致,提示为蛛网膜下腔出血;如果颜色逐渐变淡,提示为穿刺损伤出血。②脑脊液离心法:正常脑脊液为清亮无色液体。血性脑脊液离心后如果上清液较清,提示红细胞尚未崩解,为新近出血或损伤出血;如果上清液黄变,提示已有红细胞崩解,提示为蛛网膜下腔出血(见图1-6)。

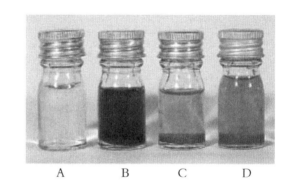

图1-6　脑脊液颜色

(A)正常脑脊液;(B)离心前的血性脑脊液;(C)离心后的血性脑脊液,上清液接近无色;(D)离心后的血性脑脊液,上清液有黄变(引自 Forbes CD, Jackson WD. Color Atlas and Text of Clinical Medicine. 3rd ed. London: Mosby, 2003)

4.Froin 综合征

如果脑脊液中蛋白含量过高,会呈现黄色,留取后不久会自动凝固成胶冻样,称为Froin综合征,常见于椎管梗阻。

三、腰椎穿刺术流程

腰椎穿刺术流程见表1-7。

表 1-7　腰椎穿刺术流程

操作内容	完　成	未完成	备　注
1.洗手,佩戴口罩、帽子。			
2.自我介绍。			
3.核对患者信息,如姓名、病历号、操作相关信息等。			
4.明确适应证,排除禁忌证。(测量生命体征,询问过敏史,监测血常规、凝血功能等,查看有无视乳头水肿、后颅窝占位)			
5.签署知情同意书,告知患者操作目的。			
6.告知患者操作中的配合事项,嘱其排尿后进行操作。			
7.环境准备:拉好帘子,保护患者隐私,调好室温。			
8.备物:准备操作用物并检查物品有效日期。			
9.体位:患者一般取左侧卧位,低头屈髋屈膝。			
10.定位:选择适宜穿刺点:以髂嵴最高点连线与后正中线的交点处向上或向下一腰椎间隙为穿刺点。			相当于腰3~4或腰4~5椎间隙。
11.常规消毒。			以穿刺点为中心由内向外消毒,建议3次,直径约15cm,消毒区域不露白,范围逐次缩小。
12.打开并检查腰椎穿刺包,打入注射器等。			
13.戴无菌手套。			
14.检查包内物品是否完善,检查穿刺针的通畅性及针芯与针管是否匹配。			
15.铺无菌洞巾。			
16.2%利多卡因局部麻醉。			双人核对局麻药,在穿刺点自皮肤至椎间韧带进行局部浸润麻醉,先回抽无血再注射。
17.穿刺:左手固定穿刺部皮肤,右手持穿刺针以垂直背部的方向缓慢刺入,针尖斜面必须向上。可稍倾向头部方向,当感觉两次突破感后可将针芯慢慢抽出,见脑脊液流出。			成人一般进针深度4~6cm。穿刺过程中注意观察患者反应。

操作内容	完 成	未完成	备 注
18.嘱患者放松双腿,测颅内压,请助手协助做压腹及压颈试验。			严重颅内压升高的患者禁止做压腹及压颈试验。
19.留取脑脊液标本。回套针芯,拔出穿刺针,局部按压片刻,再次消毒穿刺部位,取纱布覆盖,用胶布固定。			
20.协助患者恢复体位和整理衣物,再次评估患者,交代患者去枕平卧4～6h等注意事项。			嘱患者多饮水,保持穿刺点干燥至少24h。
21.脑脊液标本做好标记并送检。			
22.垃圾分类处理,整理用物。			
23.书写操作记录。			

注意:操作过程中认真仔细,动作规范、熟练,无菌观念强,关爱患者。

练习题

1.正常颅内压的范围是 （ ）

A.50～100mmH₂O   B.80～180mmH₂O   C.120～220mmH₂O

D.60～160mmH₂O   E.100～200mmH₂O

2.最常见的腰椎穿刺并发症是 （ ）

A.脑疝   B.脑膜炎   C.出血

D.穿刺后头痛   E.马尾损伤

3.下列哪项检查有助于判断椎管梗阻 （ ）

A.潘氏试验   B.压腹试验   C.压颈试验

D.连续留取3管脑脊液测红细胞计数

E.脑脊液流出过快

4.下列哪种情况不适宜进行腰椎穿刺检查 （ ）

A.格林-巴利综合征   B.多发性硬化   C.颅内感染

D.蛛网膜下腔出血   E.后颅窝巨大占位性病变

5.最危险的腰椎穿刺并发症是 （ ）

A.脑疝   B.脑膜炎   C.出血

D.穿刺后头痛   E.马尾损伤

练习题参考答案:1.B 2.D 3.C 4.E 5.A

（张力三、王莉）

第五节　心包穿刺术 Pericardiocentesis

一、临床案例

患者,男性,65 岁,因"进行性胸闷气促半月"入院,查体:体温 36.4℃,血压 158/90mmHg,心率 70 次/min。既往有尿毒症病史 8 年,维持性血液透析治疗中。半小时前血透后突发头晕、恶心、出汗,面色苍白,皮肤湿冷,血压 90/65mmHg,心音遥远,心率 110 次/min,律齐,神经系统查体(一)。

思考题

1. 低血压的原因是什么? 诱因是什么? 需要与哪些其他原因相鉴别?

2. 为进一步明确诊断及治疗,需进行哪些检查,可能需要哪些操作?

3. 操作过程中需注意什么? 如操作不成功,应如何处理?

二、心包穿刺术操作指南

(一)目　的

心包穿刺术常用于心脏压塞、未能明确病因的渗出性心包炎,穿刺抽取一定量的心包积液,以明确心包积液的病因、解除心脏压塞症状,或注入抗菌药物或化疗药物。

(二)适应证

1. 明确心包积液的性质与病因。

2. 心脏压塞时,穿刺抽液以缓解症状。

3. 化脓性心包炎时,穿刺排脓和心包腔内注射治疗药物。

(三)禁忌证

1. 有出血倾向或正在服用抗凝药物的患者。

2. 局部穿刺周围皮肤感染或败血症患者。

3. 剧烈咳嗽或不能很好配合者。

4. 以心脏扩大为主而积液量少的患者。

(四)操作前准备

1. 患者准备

(1)测量生命体征(心率、血压、呼吸、体温);如无特殊情况,应予以心电监护及指氧饱和度监测。

（2）向患者解释心包穿刺的目的、操作过程和可能的风险,消除患者紧张情绪,利于配合,并嘱其在穿刺过程中切勿咳嗽或深呼吸。术前半小时可口服地西泮 10mg 或可待因 0.03g。

（3）告知需要配合的事项(操作过程中需保持的体位,如有胸闷、气促等及时报告)。

（4）签署知情同意书。

2.操作者准备

（1）需两个人操作。

（2）操作者戴口罩、帽子,规范洗手(快速六步法),保护隐私(拉帘子)。

（3）了解病史,确认麻醉药物过敏史,并详细进行胸部检查,结合影像学检查结果确定心包积液大致的量(中、大量)。

（4）掌握心包穿刺操作的相关知识和并发症的诊断与处理。

3.物品准备

（1）戴口罩、帽子。

（2）听诊器 1 个,记号笔 1 支。

（3）消毒物品(聚维酮碘),无菌棉球,消毒弯盘,消毒镊子 2 把。

（4）无菌手套 2 副。

（5）心包穿刺包 1 个(洞巾、带胶管 7 号穿刺针、血管钳 2 把、纱布);如穿刺置管,可应用双腔胸引管。

（6）2％利多卡因 1 支,0.1％肾上腺素 1 支,0.5mg 阿托品 2 支。

（7）5ml、50ml 注射器各 1 个。

（8）胶布,盛心包液的容器,送检试管若干并标记。

（9）锐器容器。

（10）心电监护仪,自动体外除颤仪(automated external defibrillator,AED)。

（五）操作步骤

1.体 位

患者取半卧位,穿刺前需抬高左侧上肢置于枕后,以增大肋间隙。

2.穿刺点选择

（1）操作前再次核对患者信息。

（2）心脏叩诊并用记号笔标记,结合影像学资料,选择合适肋间,标记穿刺点。

（3）穿刺点一般选择剑突下与左肋缘相交的夹角处;或者左侧第 5 肋间,心（相对）浊音界内侧 1～2cm 处;在可能的情况下,尽量应用B超定位确定穿刺位置(见图1-7)。

3.消毒、铺巾

做好消毒工作,操作部位铺好无菌巾。

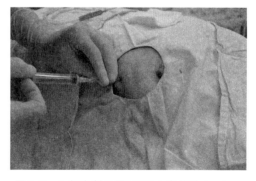

图 1-7　心包穿刺位置(位于心尖偏外 1cm)

4. 局　麻

核对麻药,用5ml注射器抽取麻药,在穿刺点进针,注射皮丘,垂直进针,然后逐层进针并回抽探查,局麻至心包壁层,注意疼痛反应。如在心前区穿刺,应确定在下一肋上缘进针;如选择在肋剑角处穿刺,穿刺针方向指向左侧肩峰处,与胸壁成30°～45°夹角(或与 X、Y、Z 轴各成45°夹角)。确认抽到心包积液时,即注入麻药麻醉心包膜壁层,注意心包膜壁层应充分麻醉,避免疼痛引起神经反射。拔针时注意进针深度和方向。

5. 穿　刺

(1)先将穿刺针后的乳胶管用血管钳夹闭,左手示指和拇指绷紧固定穿刺处皮肤。

(2)右手握针在穿刺点进针。缓慢进针,不得粗暴。当刺入心包腔时,感到阻力突然消失,并可能有心脏搏动感,固定针头。

(3)进入心包腔后接50ml注射器,连接注射器抽负压后,再松开夹闭乳胶管的血管钳,心包积液即自动流出,缓慢匀速抽取心包积液,注意液体减少后针尖可能损伤心脏(见图1-8)。

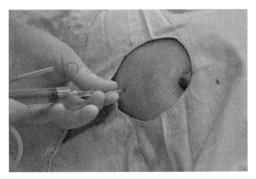

图1-8　心尖部穿刺回抽淡红色心包积液

(4)先夹闭乳胶管,取下注射器,计量并留取标本。注意抽液量:诊断性用量30～50ml,首次不超过100ml,之后每次不超过400ml。

6. 拔　针

告知患者,拔针后局部消毒,取无菌纱布覆盖伤口,用胶布固定。

7. 术　毕

(1)整理患者衣物,嘱患者平卧休息。

(2)再次测量患者生命体征,听诊心音,交代注意事项(有再次心脏压塞等风险)。

(3)整理物品,处理污物。

8. 穿刺后的观察

(1)应注意有无胸痛、气促、咳嗽、咳痰、头晕和心悸等症状。

(2)注意有无血压下降、心率增快、颈静脉怒张和心尖搏动减弱等体征。

(六)并发症及处理

1. 气胸、血胸

气胸是由于采用剑突以外途径穿刺时误穿肺组织所致。术前精确定位并确定穿刺方向是预防气胸的关键。

血胸往往是因穿刺出血或血性心包积液污染胸腔所致。对血胸应及时评估病情,并根据情况密切观察,必要时置管引流。

2. 心肌或冠状血管损伤

将穿刺针与心电图机 V_1 导联相连(心电图机须良好接地)。当出现ST段明显抬高时,提示穿刺针触及心室肌,应立即停止抽吸,并密切观察有无心脏压塞症状出现。

3.肝脏或腹部脏器损伤

肝脏或腹部脏器损伤的并发症主要见于经剑突下途径穿刺时,若患者体型肥胖或操作者经验不足,可能误伤肝脏或腹部器官。应避免暴力操作,术前进行心脏超声检查,确定心包分离宽度,选择心包分离最宽、距体表最近的点作为穿刺部位,或在超声显像指导下进行穿刺抽液更为准确、安全。

4.心律失常

心包穿刺本身诱发心律失常的机会很少。严重心律失常常由于穿刺损伤心肌或冠脉所致。采用 Seldinger 技术置管引流可避免损伤心肌或冠状动脉。尽量缩短操作过程,可减少或避免高危患者发生严重心律失常或猝死。

5.其他并发症

其他并发症包括迷走反射、局部感染、肿瘤转移及麻醉意外等。

(七)相关知识

1.上述所介绍的为传统心包穿刺方法,也可以选用 Seldinger 技术,将带针芯的穿刺针接注射器自穿刺点在负压状态下缓慢进针,一旦有突破感,积液涌入注射器内,立即停止进针,将"J"形引导钢丝循穿刺针芯插入约 15cm,退出穿刺针,沿引导钢丝用配套的扩皮鞘轻度扩张皮肤和软组织,退出扩张管,再沿引导钢丝将导管送入心包腔内约 10cm,退出引导钢丝,固定引流管,抽液留取标本送检,末端连接无菌引流袋引流。应注意以下情况:壁层心包在正常心搏情况下有一定的活动度,当心包积液较少时,进针应较浅,但可能在送入"J"形引导钢丝时出现穿刺针针尖脱出心包腔而位于纵隔内的情况。此时,进钢丝并无阻力,但如沿钢丝送入双腔引流管,可能将双腔管送入纵隔内。此时,可能出现胸痛、气急等情况,必要时可行超声、胸部 X 线平片或胸部 CT 检查以明确引流管位置。

2.心包积液在心包腔内并不总是均匀分布的,有 1/3 的非创伤性心包积液呈区域性分布,并且一旦心包积液快速积累,很容易就超过引起心脏压塞的临界体积。但应注意心脏偏后位置的积液较难穿刺,穿刺时可能出现气胸、血胸等情况。有条件时可行全程超声引导下穿刺。

三、心包穿刺术流程

心包穿刺术流程详见表 1-8。

表 1-8 心包穿刺术流程

操作内容	完 成	未完成	备 注
1.洗手,佩戴口罩、帽子。			
2.自我介绍。			
3.核对患者信息,如姓名、病历号、操作相关信息等。			
4.明确适应证,排除禁忌证。(测量生命体征,心脏叩诊、听诊,询问过敏史,监测血常规、凝血功能等)。			

续表

操作内容	完 成	未完成	备 注
5.签署知情同意书,告知患者操作目的。			
6.告知患者操作中的配合事项,嘱其排尿后进行操作。			
7.予以心电监护及指氧饱和度监测。			
8.环境准备:拉好帘子,保护患者隐私,调好室温。			
9.备物:准备操作用物并检查物品有效日期。			心包穿刺包,心电监护仪、除颤仪、2%利多卡因、0.1%肾上腺素、碘伏、注射器、无菌棉签、无菌手套、胶带、试管及试管架、记号笔等。
10.体位:半卧位,穿刺前需抬高左侧上肢置于枕后。			
11.定位:多以心脏超声定位,决定穿刺点进针方向和进针距离。常用穿刺点为剑突与左肋弓缘夹角处或心尖部内侧缘。标记穿刺点。			
12.常规消毒。			以穿刺点为中心由内向外消毒,建议3次,直径约15cm,消毒区域不露白,范围逐次缩小。
13.打开并检查穿刺包,打入注射器等用物。			
14.戴无菌手套。			
15.检查穿刺针的通畅性及密闭性。			
16.铺洞巾。			
17.2%利多卡因局部麻醉,正确排气。			双人核对麻醉药品,先回抽无血再注药,直至心包壁层(有针尖抵触感)。
18.穿刺抽液: ①左手固定穿刺处皮肤,右手进行穿刺。穿刺过程中感觉针尖抵触感突然消失,提示穿刺针穿过心包壁层。如针尖感到心脏搏动,应退针少许,以免划伤心脏。 ②助手用血管钳夹住针体并固定其深度,沿穿刺针腔送入导丝,退出穿刺针。沿导丝置入扩张管,捻转前行,扩张穿刺部位皮肤和皮下组织后,退出扩张管。 ③沿导丝置入引流管,退出导丝,根据引流效果,适当调整引流管角度及深度,确保引流通畅。 ④固定引流管,局部消毒,取无菌敷贴或纱布覆盖。接引流袋,缓慢引流。			若选择剑突下穿刺点,进针时应使针体与腹壁成30°~40°夹角,向上、向后并稍向左刺入心包后下部。若选择心尖部穿刺点,根据横膈位置高低,一般在左侧第5或6肋间心浊音界内2.0cm左右进针,应使针自下而上,向脊柱方向缓慢刺入。 首次抽液量不宜超过100~200ml,重复抽液可逐渐增加至300~500ml。

续表

操作内容	完 成	未完成	备 注
19.留样送检:留取一定量的标本送检,包括常规、生化、细菌培养、脱落细胞学等。			
20.协助患者恢复体位和整理衣物,术后再次评估患者(复测生命体征),交代患者注意事项。			
21.垃圾分类处理,整理用物。			
22.书写操作记录,并记录引流量。			

注意:操作过程中认真仔细,动作规范、熟练,无菌观念强,关爱患者。

练习题

1.心脏压塞时,最有效的缓解症状的方法为 （ ）
A.病因治疗 B.使用镇静剂
C.心包穿刺抽液 D.心包切除术

2.出现心脏压塞症状时,下列哪项措施对改善症状无效 （ ）
A.快速补液 B.应用升压药物
C.采取头高脚低体位 D.心包穿刺抽液

3.以下哪项不是心脏压塞体征 （ ）
A.心包摩擦音 B.发绀
C.脉速,脉压小 D.颈静脉怒张而搏动不明显
E.肝大,双下肢水肿

4.心包穿刺抽液操作时,哪种药物不需要常规备用? （ ）
A.异丙肾上腺素 B.阿托品
C.肾上腺素 D.利多卡因

5.心包穿刺过程中出现血压降低,心率减慢,伴恶心、出汗时,以下哪种操作是错误的 （ ）
A.停止操作 B.1mg阿托品静脉注射
C.生命体征好转后,充分麻醉并再次穿刺 D.立即胸外按压

6.心包穿刺的最严重并发症是 （ ）
A.气胸 B.肝脏损伤 C.迷走反射 D.冠脉损伤

练习题参考答案:1.C 2.C 3.A 4.A 5.D 6.D

（谢小洁、孙雅逊）

第六节　插胃管 Gastric tube insertion

一、临床案例

患者,女性,34 岁,因"暴饮暴食后腹痛、呕吐 1 天"入院,血常规:白细胞计数 $15.6 \times 10^9/L$,中性粒细胞 89％,血淀粉酶 1200U/L,腹部 CT 检查提示"急性胰腺炎"。

思考题

1.为进一步治疗,下一步需进行哪项操作?

2.该项操作应如何进行? 操作过程中需注意些什么?

3.该项操作有哪些并发症? 应该如何预防?

二、插胃管操作指南

1-5　插胃管
（中、英文）

(一)目　的

1.胃内容物的抽吸或清洗。

2.胃内灌食及给药。

(二)适应证

1.胃肠减压(急性胃扩张、胃肠道梗阻等)。

2.上消化道穿孔。

3.上消化道出血患者的观察和治疗。

4.腹部手术术前准备。

5.昏迷或不能经口进食。

6.危重患者抢救。

(三)禁忌证

1.头面部严重创伤,疑有颅底、骨折、需经口插管者。

2.有严重的腐蚀性食管炎、胃炎。

3.食管静脉曲张。

4.食管或幽门狭窄或梗阻。

5.鼻咽部肿瘤或急性炎症鼻腔阻塞。

6.严重呼吸困难。

7.精神异常极度不合作患者。

（四）操作前准备

1. 患者准备

核对患者信息，向患者及其家属解释操作的目的及必要性，交代可能的风险和需配合的事项，安慰患者，消除紧张情绪。

2. 操作者准备

戴口罩、帽子，规范洗手，戴手套。

3. 物品准备

手电筒、治疗巾、弯盘、压舌板、血管钳、消毒棉签、污物盒、听诊器、胶布、手套、胃管、20ml 注射器、液体石蜡、治疗碗、生理盐水、负压装置、别针和纱布，并检查各类物品的有效日期。

（五）操作步骤

胃管插入示意见图 1-9。

1. 患者取半卧位或坐位，颌下铺治疗巾，弯盘置于口角旁，昏迷患者取去枕平卧位，头向后仰，中毒患者可取左侧卧位或仰卧位。

2. 询问鼻腔病史，检查鼻腔；选择通气顺利一侧的鼻孔并用棉签清洁鼻腔。

3. 戴手套，检查胃管通畅性，测量胃管插入长度，测量从前额发际至剑突的距离或鼻尖至耳垂再到胸骨剑突的距离，做一标记，一般成人为 45～60cm。

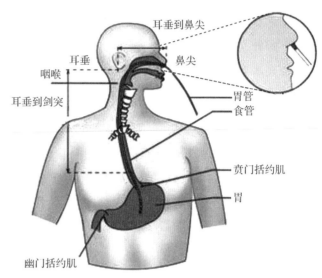

图 1-9　胃管插入示意

4. 用液体石蜡润滑胃管前端，封闭胃管远端。

5. 左手持纱布托住胃管，右手持血管钳或镊子夹持胃管前端，经选定鼻孔缓缓插入，当胃管到达咽喉时（14～16cm），嘱患者做吞咽动作，伴随吞咽活动逐步插入胃管至 45～60cm。

6. 嘱患者张口确认有无盘绕。

7. 判断胃管是否位于胃内：抽吸胃液，若能抽出胃液，表明胃管已置入胃内；用无菌注射器注入 10～20ml 空气于胃管内，将听诊器置于患者上腹部听诊，如有气过水声，表明胃管已置入胃内；将胃管末端放入水中，如无气泡逸出，可排除误入气管，但不能单独确定是否在胃内；必要时可拍摄腹部平片。

8. 确定胃管在胃内后，用胶布将胃管固定在鼻翼及颊部，可将胃管末端反折，用纱布包裹夹紧备用或连接负压装置，固定于患者枕旁。

9. 嘱咐患者如无不适，不可自行拔管。

10.整理物品并记录。

（六）注意事项

1.插管全程应动作轻柔稳重。

2.操作过程中注意患者情况，适当与患者交流。

3.鼻腔插入不畅时，可采取的措施有：换另一侧鼻孔插入；更换小一型号的胃管；经口插入；局部使用血管收缩药物，减轻鼻腔充血；鼻腔和咽喉部位使用局麻药，减轻患者的不适反应。

4.若胃管插入困难或插入后抽不出胃液，则可能为胃管盘曲在口腔内，需嘱患者张口观察，可将胃管拔出少许后再插入。

5.对有严重心肺疾病的患者进行操作时，须备好急救设备，以防万一。

6.拔管时，应先嘱患者深吸气，在患者呼气时轻柔拔管。

（七）并发症及处理

1.误入气管

插管过程中患者出现咳嗽、呼吸困难、发绀等，提示胃管可能插入气管，应立即拔出胃管，休息片刻后重插。

2.鼻腔出血

插管粗暴或留置胃管时间过长可引起鼻腔出血，插管时应充分润滑胃管，动作轻柔，出血症状轻时可局部应用缩血管药物，必要时请耳鼻咽喉科医师协助处理。如一侧插管阻力过大，可考虑更换对侧鼻腔，避免强行插入。定期观察鼻腔情况，如有黏膜糜烂，及时处理。

3.胃食管反流和误吸

胃管留置时间过长可导致食管下端括约肌松弛，引起胃酸反流，同时插管患者多为仰卧位，不能吞咽，易导致反流的胃内容物误吸入呼吸道，引起肺部感染。对于胃食管反流患者，可抬高床头，应用抑制胃酸药及促胃动力药；对长期卧床患者，应积极排痰；对发生吸入性肺炎患者，可使用抗生素治疗。

4.恶心、呕吐

鼻腔、咽喉部分布的神经纤维对刺激较为敏感，插入胃管时患者常可出现流泪、恶心、呕吐及咳嗽等症状。对此可予1‰丁卡因喷雾麻醉3～5min后再插管，同时注意在拔出胃管时动作要轻柔，速度过快动作过猛也可引起反射性呕吐。

（八）相关知识

昏迷患者插管的注意事项：昏迷患者吞咽和咳嗽反射消失，不能合作，插管前使患者头后仰，胃管插入14～16cm至咽喉部时，以左手托起头部，使下颌靠近胸骨柄，以增大咽喉部通道的弧度，继续插管，胃管即可沿咽喉壁滑行至胃内。

三、插胃管流程

插胃管流程详见表1-9。

表 1-9 插胃管流程

操作内容	完 成	未完成	备 注
1.洗手,佩戴口罩、帽子。			
2.自我介绍。			
3.核对患者信息,如姓名、病历号、操作相关信息等。			
4.明确适应证,排除禁忌证(测量生命体征)。			
5.告知患者或家属操作目的。			
6.告知患者操作中的配合事项。			
7.环境准备:拉好帘子,保护患者隐私,调好室温。			
8.备物:准备操作用物并检查物品有效日期。			
9.取合适体位,通常半卧位,适当暴露上腹部(以利于观察剑突)。			昏迷患者取去枕平卧位,头向后仰;中毒患者取左侧卧位或仰卧位。
10.戴操作手套进行操作,患者颌下铺治疗巾,弯盘置于口角旁。			
11.询问患者或家属有无鼻腔病史。			
12.用手电筒检查鼻腔,选择通气顺利一侧的鼻孔,并用湿润棉签清洁鼻腔。			
13.检查胃管通畅性,封闭胃管备用。			
14.测量胃管插入长度并做一标记,成人约45~60cm。			从前额发际到胸骨剑突或由鼻尖至耳垂再到胸骨剑突的距离。
15.用液体石蜡润滑胃管前端。			胃管前端10~15cm。
16.将胃管经选定鼻孔插入鼻腔,进管14~16cm时嘱患者做吞咽动作,配合吞咽继续插入胃管,至预定的测量长度(一般45~60cm)。			昏迷患者,进管14~16cm时嘱助手或家属将患者头部稍抬起,使下颌靠近前胸,以增大咽喉部通道的弧度,使胃管顺利进入食管。
17.检查胃管有无盘绕在口腔。			
18.判断胃管是否位于胃内。			方法1:注射器接于胃管末端抽得胃液。方法2:注射器快速注入空气于胃管内,听诊器在上腹部听到气过水声。方法3:将胃管末端放入盛有生理盐水的治疗碗中,观察,若无气泡溢出,可排除误入气管,但不能单独判断胃管是否进入消化道。方法4:必要时拍摄腹部平片。

续表

操作内容	完成	未完成	备注
19.确定胃管在位后,撤去治疗巾,清洁患者口鼻部,脱去手套。			
20.用胶布把胃管固定于鼻翼及面颊部,用别针把胃管固定于患者枕旁。			
21.胃管末端连接负压装置(胃肠减压),或末端反折,用纱布包裹夹紧备用(鼻饲)。			
22.洗手,协助患者恢复体位,询问感受,交代患者或家属相关注意事项。			
23.垃圾分类处理,整理用物。			
24.书写操作记录。			

注意:操作过程中认真仔细,动作规范、熟练,无菌观念强,关爱患者。

练习题

1.下列哪项不是插胃管的适应证 （　　）
A.急性胃扩张　　　B.腹部手术　　　C.肠梗阻
D.消化道穿孔　　　E.慢性胆囊炎

2.成人胃管插入的长度一般为 （　　）
A.45～60cm　　　B.60～65cm　　　C.30～35cm
D.35～40cm　　　E.40～45cm

3.以下哪项不是插胃管的禁忌证 （　　）
A.食管梗阻　　　B.肠梗阻　　　C.食管静脉曲张
D.鼻咽部肿瘤　　　E.腐蚀性食管炎

4.下列哪项不是胃管置入的并发症 （　　）
A.误入气管　　　B.鼻腔出血　　　C.吸入性肺炎
D.胃食管反流　　　E.电解质紊乱

5.患者在插胃管过程中出现咳嗽、呼吸困难、口唇发绀,最可能的原因是 （　　）
A.气胸　　　B.胸膜反应　　　C.误入气管
D.食管穿孔　　　E.胃穿孔

练习题参考答案:1.E　2.A　3.B　4.E　5.C

（胡春燕、郑柳娟）

第七节　三腔二囊管止血

Sengstaken-blakemore tube hemostasis

一、临床案例

患者,男性,48岁,因"反复呕血、黑便1年,再发1天"入院。患者有"肝硬化"病史3年,今呕血累计量超过1000ml。入院后已给予多通道快速补液,奥美拉唑抑酸、止血,生长抑素降低门脉压治疗。目前查体:体温36.2℃,血压85/55mmHg,呼吸29次/min,脉搏112次/min,神志清,烦躁,面色晦暗,可见肝掌和蜘蛛痣,两肺呼吸音清,未闻及干湿啰音。心音低钝,心率112次/min,心律齐,各瓣膜区未闻及明显杂音。腹略膨隆,无压痛、反跳痛,肝肋下未触及,脾左肋下4cm,移动性浊音可疑。

思考题

1.为及时抢救患者,下一步需进行哪项操作?

2.操作前需进行哪些评估?

3.该项操作应如何进行? 操作过程中需注意些什么?

4.该项操作有哪些并发症? 应该如何预防?

二、三腔二囊管止血法操作指南

(一)目　的

三腔二囊管止血法用于食管、胃底静脉曲张破裂大出血患者的局部压迫止血。

(二)适应证

三腔二囊管止血法适用于一般止血措施难以控制的门静脉高压合并食管、胃底静脉曲张破裂出血。

1-6　三腔二囊管止血法（中文）

(三)禁忌证

1.咽喉食管肿瘤病变或曾经手术者。

2.胸腹主动脉瘤患者。

3.严重冠心病、原发性高血压和心功能不全者。

4.病情危重或深昏迷不合作者。

（四）操作前准备

1.患者准备

（1）核对患者的姓名、住院号及相关疾病信息（B超、X线、胃镜等检查报告）。了解有无鼻咽部病史。

（2）测量患者生命体征，评价其意识状态。

（3）向患者或家属解释操作的目的，告知需要配合的事项（操作过程中应配合进行吞咽动作；如出现呕血，则应将头偏向一侧，防止窒息；如有头晕、心悸、呼吸急促等不适应及时报告）。

（4）签署知情同意书。

2.操作者准备

戴口罩、帽子，规范洗手，戴手套。

3.物品准备

三腔二囊管（见图1-10）、手套、血压计、听诊器、电筒、压舌板、50ml注射器2个、治疗弯盘2个、血管钳3把、镊子2个、无菌纱布、棉签、胶布、液体石蜡、0.5kg重沙袋（或盐水瓶）、绷带、治疗巾若干、冰冻生理盐水、牵引架、绳子和别针。

检查三腔二囊管的两个气囊是否漏气，导管腔是否通畅。

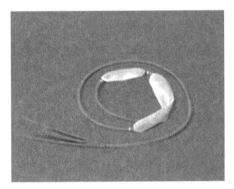

图1-10　三腔二囊管

（五）操作步骤

1.体　位

协助患者采取平卧位、头偏向一侧或取侧卧位。

2.检查三腔二囊管

（1）戴手套，打胃气囊200～300ml、食管气囊100～150ml，夹闭尾端，置水中检查胃气囊、食管气囊是否漏气，并检查导管腔是否通畅，气囊胶皮是否有老化。

（2）分别标记三个腔的通道。

（3）进行长度标记。

3.润　滑

用注射器抽尽囊内残气，用液体石蜡涂抹三腔二囊管的前50～60cm长度范围，并置于弯盘中。

4.床边插管前准备

至患者床边，患者颌下铺治疗巾，放弯盘，检查并清洁、润滑鼻腔。

5.插　管

三腔二囊管插管示意见图1-11。

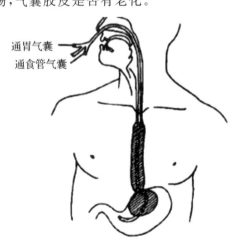

通胃气囊
通食管气囊

图1-11　三腔二囊管插入示意

（1）经选定一侧鼻腔缓缓插入三腔二囊管，入管 12～15cm 时检查口腔，以防插管折返，到达咽部时嘱患者做吞咽动作，注意勿插入气管。

（2）当插至 65cm 处时确认三腔二囊管头端是否已至胃腔[可抽吸胃液，听诊气过水声；或将末端置于水中观察有无气泡。详见第 37 页（五）操作步骤]。

6. 胃气囊注气

（1）用 50ml 注射器向胃气囊内注入 200～300ml 空气，使胃气囊膨胀。用血压计测定囊内压力，使压力保持在 40～50mmHg。

（2）用血管钳将胃气囊管口夹闭，以防气体外漏。

（3）将三腔二囊管向外牵引，使已膨胀的胃气囊压在胃底部，以牵引时感到有中等阻力感为止。

（4）用胶布将三腔二囊管固定于患者的面部，用 0.5kg 重物牵拉于床前的牵引架上，重物距地面 10～15cm。

7. 抽吸胃内容物及护理

（1）用注射器经胃管吸出全部胃内容物后，将胃管连接胃肠减压器，观察止血是否有效。

（2）也可以每隔 15～30min 用注射器抽一次胃液以了解出血是否停止。

（3）每隔 12～24h 放气 15～30min，避免压迫过久引起黏膜糜烂。

8. 食管气囊注气

必要时再向食管气囊充气 100～150ml，测气囊压力保持在 30～40mmHg 为宜。每隔 8～12h 放气 15～30min，防止黏膜糜烂。

9. 观察和记录

观察有无活动性出血，撤治疗巾，完成相应记录。

10. 后续监护和观察

每隔 8～12h 放气 30～60min，以避免压迫过久引起黏膜糜烂。

11. 拔　管

（1）出血停止后 24h，先放出食管气囊气体，然后放松牵引，再放出胃气囊气体，继续观察有无出血。

（2）对于观察 24h 仍无出血者，先口服液体石蜡 20～30ml，抽尽食管气囊和胃气囊气体，缓缓拔出三腔二囊管。

（3）观察囊壁上的血迹，了解出血的大概部位。

（六）注意事项

1. 插管尽量选择在呕血的间隙进行。

2. 插管时应将气囊空气抽尽，先向胃气囊注气，再向食管气囊注气。

3. 操作应尽量轻柔平稳，避免诱发呕血。

4. 牵引重物的绳结应系于三腔二囊管的三管交汇处，而不要将某管扎闭。

5. 应保证牵引绳牵拉后与地面成 45°夹角。

6. 确定插管是否插入胃内的方法有 3 种。

（1）回抽胃管有无胃内容物。

（2）快速注入 50ml 气体,用听诊器听诊是否存在气过水音,如有,表明胃管已置入胃内。

（3）置胃管口于水中,如有气泡缓缓逸出,可能错入气管。

7. 一般情况下,仅使用胃气囊即可达到止血的目的,如效果不佳,可向食管气囊注气。

8. 胃气囊充气不够、牵拉不紧,是压迫止血失败的常见原因;如胃气囊充气量不足且牵拉过猛,可使胃气囊进入食管下段,挤压心脏,甚至将胃气囊拉至喉部而引起窒息。

9. 出现重物掉落,该如何处理?

（1）若患者体位出现改变,如人向下移动,应先恢复原先躺床的高度,并保证双脚不触及床脚、床板。

（2）若怀疑气囊破裂,应先口服 20ml 液体石蜡,再抽气拔管,检查气囊有无破裂。

10. 插管过程中,若出现并明确意识丧失,该如何处理?

如明确意识丧失,应立即停止插管,拔管,行心肺复苏术。

11. 若插管后数小时出现血压进行性下降,该如何处理?

（1）检查气囊是否有破裂,患者体位是否有改变使气囊失去压迫作用。

（2）立即行血型、血常规及血交叉检查,给予补液、输血。

（3）请消化内科、普外科会诊,明确有无进一步处理(急诊内镜或手术)指征。

（七）并发症及处理

1. 鼻咽部和食管黏膜损伤、狭窄乃至梗阻

由于大出血时患者常烦躁不安,不能配合操作,食管又处于痉挛状态,此时若操作者强行插管,易损伤食管黏膜、黏膜下层甚至肌层组织,造成食管瘢痕狭窄。此外,如在短期内反复多次插管,食管更易损伤。对食管气囊和胃气囊同时注气加压时,食管气囊对食管的压迫可引起组织水肿、炎症甚至坏死,严重者也可造成食管瘢痕狭窄。

为了防止上述并发症,三腔二囊管外应充分涂抹液体石蜡后再慢慢插入,操作者动作要轻柔、熟练,三腔二囊管放置妥当后,牵拉方向要与鼻孔成一直线,注意定时放气,每次充气前必须吞入液体石蜡 20ml,以润滑食管黏膜,防止囊壁与黏膜粘连。单用胃气囊充气压迫止血,也能达到满意效果时,食管气囊不充气,可避免损伤食管黏膜。拔管后应仔细检查鼻腔黏膜,如有破损、炎症等情况应及时处理,以免发生瘢痕狭窄。

2. 心律失常

应用三腔二囊管止血法所致的心律失常是由于充气的气囊压迫胃底,导致迷走神经张力突然升高。应立即抽出胃气囊内气体并予以吸氧,上述症状即可消失。气囊压迫期间,每 2 小时测压 1 次,若压力不够要随时注气补充,以防漏气后出现意外,但也要防止注气过多而引起心律失常。此外,应避免牵引物过重,导致贲门、膈肌过度牵拉上提,顶压心尖导致心律失常。成人牵引重量以 400～500g(250ml 盐水瓶内装 200～250ml 水)较为安全。

3. 呼吸困难

呼吸困难发生的主要原因是插管时三腔二囊管未完全通过贲门,使胃气囊嵌顿于贲门口或食管下端时即予以充气;其次,多由于气囊漏气后,致牵拉脱出,其阻塞喉部,出

现呼吸困难甚至窒息。主要临床表现为呼吸费力,重症患者可出现三凹征,可闻及高调吸气性哮鸣音。因此,插管前要按照插胃管法先量好长度,在管上做好标记,插管时尽量使置管长度超过标记处,给胃气囊充气后再慢慢往外拉,直到有阻力感为止。如因为插管深度不够而出现呼吸困难,则应立即将气囊放气;如为胃气囊破裂或漏气导致的食管气囊压迫咽喉部或气管引起的窒息,则应立即剪断导管,放尽囊内气体拔管,解除堵塞。如病情需要,可更换三腔二囊管重新插入。如为胃气囊充气不足引起的三腔二囊管外滑,致使食管气囊压迫咽喉部或气管,则应将囊内气体放尽,将管送入胃内,长度超过管身标记处,再重新充气。往胃气囊内注入空气 $200\sim300ml$,压力相当于 $40\sim50mmHg$;往食管气囊内注气不超过 $150ml$,压力相当于 $35\sim45mmHg$。

(八)相关知识

1.发现负压吸引时无血液流出,但血压呈进行性下降,可能的原因是什么?

(1)胃管被血块等堵塞。

(2)患者体位有变化,血液未积于胃底部,无法吸引出。

(3)血流进入肠道。

2.如何判断继续出血?

继续出血有以下表现:

(1)反复呕血或黑便次数增多,稀薄,伴肠鸣音亢进。

(2)经充分补液输血后,周围循环衰竭的表现未见明显改善,或暂时好转又恶化。

(3)Hb、RBC 与 Hct 继续下降,Ret 持续或再次升高。

(4)在补液与尿量足够的情况下,BUN 持续或再次升高。

三、三腔二囊管止血法流程

三腔二囊管止血法流程详见表1-10。

表 1-10 三腔二囊管止血法流程

操作内容	完 成	未完成	备 注
1.洗手,佩戴口罩、帽子。			
2.核对患者信息,如姓名、病历号、操作相关信息等。			
3.测量患者生命体征,评估意识状态,明确适应证,排除禁忌证。			
4.告知患者或家属操作目的及操作中的配合事项,签署知情同意。			
5.准备操作用物并检查物品有效日期。			
6.检查三腔二囊管的胃气囊、食管气囊是否漏气,检查导管腔是否通畅、气囊胶皮是否老化。			胃气囊注气 $200\sim300ml$、食管气囊注气 $100\sim150ml$,夹闭尾端置水中检查胃气囊、食管气囊是否漏气。

续表

操作内容	完成	未完成	备注
7.标记三个腔的通道，并进行长度标记。			自始端标记 65cm，自二囊衔接处标记 55cm。
8.抽尽囊内气体并夹闭管腔，用液体石蜡润滑三腔二囊管前 50～60cm，置于治疗盘中。			
9.协助患者摆好体位，采取平卧位头偏向一侧或侧卧位，颌下铺治疗巾，弯盘置于口角旁。			
10.询问患者或家属有无鼻腔病史，检查、清洁并润滑鼻腔。			
11.经选定侧鼻腔缓缓插入，入管约 12～15cm 检查口腔以防折返，到达咽部时嘱患者做吞咽动作。			
12.随吞咽动作进管插至 65cm 处抽吸胃内容物以确认三腔二囊管头端是否至胃腔。			
13.胃气囊内注入 250～300ml 空气，上血管钳夹闭此管腔，向外轻拉。			用血压计测定囊内压力，保持在 40～50mmHg。
14.用胶布固定三腔二囊管于患者的面部，0.5kg 重物牵引，牵拉方向与鼻孔成一直线。			重物距地面 10～15cm。
15.用注射器经胃管吸出全部胃内容物后，可将胃管连接胃肠减压器，了解止血是否有效。			
16.每隔 12～24h 放气 15～30min，避免压迫过久引起黏膜糜烂。			
17.必要时再向食管气囊充气 100～150ml。			如果胃气囊注气后仍有出血，再向食管气囊注气，测囊内压保持在 35～45mmHg。
18.每隔 8～12h 放气 15～30min，避免压迫过久引起黏膜糜烂。			
19.观察有无活动性出血，撤治疗巾，记录充气时间。			
20.出血停止后 24h，先放出食管气囊气体，然后放松牵引，再放出胃气囊气体，继续观察有无出血。			
21.观察 24h 仍无出血者，先口服液体石蜡 20～30ml，抽尽食管气囊和胃气囊气体，缓缓拔出三腔二囊管。			

续表

操作内容	完　成	未完成	备　注
22.洗手,协助患者恢复合适体位,询问感受,交代患者或家属相关注意事项。			
23.垃圾分类处理,整理用物。			
24.书写记录。			

注意:操作过程中认真仔细,动作规范、熟练,无菌观念强,关爱患者。

练习题

1.以下哪项不是三腔二囊管止血法的禁忌证　　　　　　　　　　　　　　(　)

A.深昏迷不合作者　　　　　B.食管肿瘤　　　　　C.胸腹主动脉瘤

D.急性心肌梗死　　　　　　E.慢性支气管炎

2.下列哪项不是三腔二囊管止血法的并发症　　　　　　　　　　　　　(　)

A.心律失常　　　　　　　　B.呼吸困难　　　　　C.食管炎

D.吸入性肺炎　　　　　　　E.电解质紊乱

3.胃气囊气体注入量一般为　　　　　　　　　　　　　　　　　　　　(　)

A.>500ml　　　　　　　　　B.400～500ml　　　　C.200～300ml

D.100～200ml　　　　　　　E.<100ml

4.食管气囊气体注入量一般为　　　　　　　　　　　　　　　　　　　(　)

A.100～150ml　　　　　　　B.100～200ml　　　　C.200～300ml

D.300～400ml　　　　　　　E.500ml

5.以下哪项不是消化道继续出血的表现　　　　　　　　　　　　　　　(　)

A.黑便次数增多,稀薄,伴肠鸣音亢进

B.经充分补液输血后,周围循环衰竭的表现未见明显改善,或暂时好转又恶化。

C.Hb、RBC与Hct继续下降,Ret持续或再次升高

D.补液与尿量足够的情况下,BUN持续或再次升高

E.腹痛

练习题参考答案:1.E　2.E　3.C　4.A　5.E

(胡春燕)

第八节　心电图操作
Electrocardiogram recording

一、临床案例

患者,男性,72 岁,因"持续性胸痛 1 小时"入院,既往有高血压、糖尿病病史。查体:体温36.8℃,血压 162/90mmHg,呼吸 22 次/min,脉搏 89 次/min。神清,精神软,面色苍白,痛苦面容,口唇无发绀,颈静脉无充盈,两肺呼吸音粗,未闻及明显干湿啰音。心率89 次/min,律齐,心脏各瓣膜区未闻及明显病理性杂音。腹软,未及压痛和反跳痛,肝、脾肋下未触及,移动性浊音阴性。双下肢无明显水肿。病理征未引出。

思考题

1. 为进一步明确诊断及治疗,下一步需进行哪项操作?

2. 操作前需进行哪些评估?

3. 该项操作应如何进行? 操作过程中需注意些什么?

二、心电图操作指南

（一）目　的

了解患者心电活动情况。

（二）适应证

1. 胸痛、胸闷、上腹不适等可疑急性心肌梗死或急性肺栓塞者。

2. 心律不齐可疑期前收缩(早搏)、心动过速或传导阻滞者。

3. 黑蒙、晕厥、头晕等可疑窦房结功能降低或病态窦房结综合征者。

4. 了解某些药物对心脏的影响,如洋地黄、奎尼丁等抗心律失常药物。

5. 了解某些电解质异常对心脏的影响,如血钾、血钙水平异常等。

6. 心肌梗死的演变与定位。

7. 心脏手术或大型手术的术前、术后检查及术中监测。

8. 心脏起搏器植入前、植入后及随访。

9. 各种心血管疾病的临床监测、随访。

10. 原发性高血压、先天性心脏病、风湿性心脏病、肺源性心脏病(简称肺心病)。

11. 心血管系统以外的其他系统危重症患者的临床监测。

12. 对心脏可能产生影响的疾病,如急性传染病、呼吸、血液、神经、内分泌及肾脏疾病等。

13. 运动医学及航天医学。

14. 正常人群体检。

（三）操作前准备

1. 患者准备

（1）向患者解释心电图检查的目的、方法、注意事项及配合要点。

（2）协助患者采取适宜的体位，充分暴露前胸、手腕及脚踝。

2. 操作者准备

戴口罩、帽子，规范洗手。

3. 物品准备

（1）室内温度不应低于18℃，以免因寒冷引起患者产生肌电干扰。

（2）诊察床的宽度应大于80cm，避免患者机体不能放松而引起肌电干扰。

（3）电源及地线。

（4）心电图机、外接电缆、导联电缆和探查电极（四肢及胸部）。

（5）心电图记录纸。

（6）导电糊或导电膏。

（四）操作步骤

1. 使用交流电的心电图机必须连接可靠的地线。

2. 接好电源，打开心电图机开关。

3. 检查记录用纸是否充足。

4. 使用无自动记录1mV定标方波的热笔式心电图机时，必须首先描记标定电压1mV＝10mm的方波，同时检查各导联记录的同步性、灵敏性、阻尼及热笔温度。

5. 了解患者病情、检查目的及要求。

6. 嘱患者平卧位，做好解释工作，消除患者的紧张心理。嘱患者放松肢体，解开上衣，露出胸前皮肤及两上肢腕关节和两下肢踝关节的皮肤，保持平稳呼吸。

7. 将导电糊（或导电膏）涂于放电极的皮肤上，以减少皮肤阻抗。应尽量避免使用生理盐水或自来水处理皮肤。肢体导联电极应选择两上肢内侧腕关节和两下肢内踝关节上方5～6cm处，因为内侧皮肤较外侧皮肤细腻、阻抗小。在心电图机操作中，应涂一个肢体或皮肤位置即放置一个电极，不能用蘸有"导电糊"的棉签将四肢皮肤先涂抹后再放置电极；胸导联也是如此，而且在行 V_3 导联放置时，应先确定 V_2 和 V_4 后再放置 V_3。

8. 严格按照估计统一标准，准确安放常规十二导联心电图探查电极。

（1）肢体导联：RA——右上肢（红色）；LA——左上肢（黄色）；RL——右下肢（黑色）；LL——左下肢（绿色）。

（2）胸前导联：C_1（V_1）——胸骨右缘第4肋间；C_2（V_2）——胸骨左缘第4肋间；C_3（V_3）——V_2 与 V_4 连线中点；C_4（V_4）——左锁骨中线与第5肋间交点；C_5（V_5）——左腋前线与 V_4 同一水平处；C_6（V_6）——左腋中线与 V_4 同一水平处（见图1-12）。

（3）若病情需要记录十八导联心电图，则需加

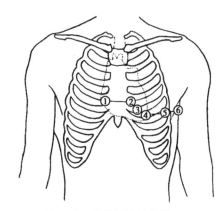

图1-12　胸前导联的位置

做如下导联：C_7(V_7)——左腋后线与 V_4 同一水平处；C_8(V_8)——左肩胛线与 V_4 同一水平处；C_9(V_9)——左脊柱旁线与 V_4 同一水平处；V_3R——右胸与 V_3 导联相对应处；V_4R——右胸与 V_4 导联相对应处；V_5R——右胸与 V_5 导联相对应处。

9.描记心电图。

(1)心电图纸走纸速度设置在 25mm/s。

(2)用手动方式记录时,必须在每个导联转换时记录定标方波。每个导联记录长度不少于 3～4 个完整的心动周期。

(3)对于疑似或已确诊急性心肌梗死患者的首次心电图检查必须加做后壁导联(V_7、V_8、V_9)和右胸导联(V_3R、V_4R、V_5R),并将胸前各导联放置部位用签字笔做标记定位,以便以后进行动态比较。

(4)记录的心电图必须标明患者姓名、性别、年龄、病案号、检查日期和时间。手动记录要标明导联。对于不能平卧位的患者应注明体位。

10.工作结束后,清洁电极,关闭开关,拔掉电源。避免心电图机日晒、高温,并注意防尘。对于交、直流电两用的心电图机,应定期充电,以延长电池使用寿命。

(五)注意事项

1.不能以导联线的颜色分辨上肢或下肢或左右,必须按照标记符号判识。

2.描记 V_7、V_8、V_9 导联时,患者必须采取平卧位,可选扁平电极或吸杯电极,不应取侧位进行描记。

3.遇有心律失常时,应做长程(常用 II 导联)记录,最好做多导联同步记录。

(六)并发症及处理

1.局部皮肤不良反应:可表现为局部皮肤出现小水疱或红、痒、皮疹,这是由于胸部探查电极吸附时间过长或对导电糊(导电膏)过敏所致。

2.预防及处理:一般无须特殊处理,去掉电极观察,对于严重者可予抗过敏治疗。

(七)相关知识

1.心脏传导系统见图 1-13。

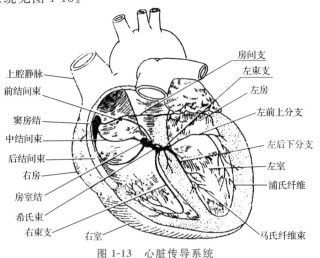

图 1-13　心脏传导系统

2. 心脏除极、复极与心电图的关系见图 1-14。

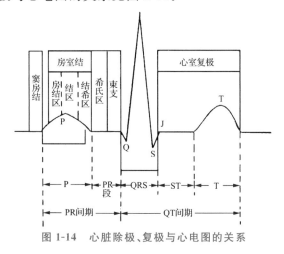

图 1-14　心脏除极、复极与心电图的关系

3. 急性心肌梗死的图形演变见图 1-15。

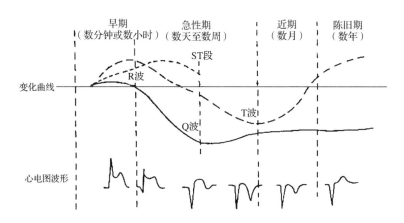

图 1-15　急性心肌梗死的图形演变

三、心电图操作流程

心电图操作流程详见表 1-11。

表 1-11　心电图操作流程

操作内容	完　成	未完成	备　注
1. 洗手,佩戴口罩、帽子。			
2. 自我介绍。			
3. 核对患者信息,如姓名、病历号、操作相关信息等。			
4. 告知患者操作目的及操作中的配合事项。			嘱其检查中制动,切勿咳嗽和深呼吸。

续表

操作内容	完成	未完成	备注
5.备物:心电图机、导联线、电插板(备)、乙醇棉球、污物杯、治疗车等。			
6.环境准备:关门窗,拉床帘或置屏风,调好室温和光线。			
7.体位:一般取平卧位。			
8.开机,输入受检者相关信息。			
9.暴露部位:两手腕内侧、两下肢内踝、前胸部。注意保护隐私,除去金属饰物等。			
10.皮肤准备:导联接触部位用乙醇棉球擦拭。			
11.连接导联: ①肢体导联的连接:红色——右上肢,黄色——左上肢,绿色——左下肢,黑色——右下肢。 ②胸前导联的连接:V_1(红)——胸骨右缘第4肋间,V_2(黄)——胸骨左缘第4肋间,V_3(绿)——V_2与V_4连线中点,V_4(褐)——左锁骨中线与第5肋间交点,V_5(黑)——左腋前线与V_4同一水平处,V_6(紫)——左腋中线与V_4同一水平处。 注意:放置V_3导联时,应先放置V_2和V_4再确定V_3。			对于疑似或已确诊急性心肌梗死患者的首次心电图检查必须记录十八导联心电图,需加做如下导联: V_7:左腋后线与V_4同一水平处; V_8:左肩胛线与V_4同一水平处; V_9:左脊柱旁线与V_4同一水平处; V_3R:右胸与V_3导联相对应处; V_4R:右胸与V_4导联相对应处; V_5R:右胸与V_5导联相对应处。
12.调节参数:定准电压及描记速度(一般每小格为0.1mV,25mm/s)。			
13.描记心电图:12个导联应连续描记至少3个完整波形。			
14.去除导联,整理导联线,关机。			
15.协助患者恢复体位和衣物,询问患者感受。			
16.标记心电图:标记各导联并署名,观察有无异常改变,根据结果做后续处理。			对于不能平卧位的患者应注明操作体位。
17.垃圾分类处理,整理用物。			

注意:操作过程中认真仔细,动作规范、熟练,关爱患者。

练习题

1.下列哪项不是做心电图检查的适应证 （ ）
A.急性心肌损伤　　　　　　　　　　B.心脏停搏
C.起搏器植入后的双下肢疼痛　　　　D.房室传导阻滞
E.心室率小于 45 次/min 的心动过缓

2.下列关于心电图操作的描述中,不正确的是 （ ）
A.操作前需了解患者病情、检查目的及要求
B.V_1 导联位于胸骨右缘第 4 肋间
C.V_5 导联位于左腋前线与 V_4 同一水平处
D.V_6 导联位于左腋后线与 V_4 同一水平处
E.记录的心电图必须标明患者姓名、性别、年龄、病案号、检查日期和时间

3.以下说法中,错误的是 （ ）
A.P 波代表心房肌除极的电位变化
B.QRS 波群代表心室肌除极的电位变化
C.R 峰时间代表 QRS 波群起点到 R 波顶端垂直线的间距
D.ST 段代表自 QRS 波群的终点至 T 波终点之间的线段,代表心室缓慢复极的过程
E.T 波代表心室快速复极时的电位变化

练习题参考答案:1.C　2.D　3.D

（谢小洁、赵炎波）

第九节　穿脱隔离衣
Don and remove isolation gown

一、临床案例

你将从潜在污染区进入污染区,为一位多重耐药菌感染患者进行吸痰操作,操作结束后返回清洁区。

要求:请穿脱隔离衣。

思考题

1.区分清洁区、潜在污染区和污染区?
2.叙述穿脱隔离衣的操作流程。
3.叙述从潜在污染区进入污染区,穿脱防护用品应遵循的程序。

二、穿脱隔离衣操作指南

1-7 穿脱
隔离衣（中文）

（一）目　的

避免交叉感染，保护医务人员或患者不受感染。

（二）适应证

1. 接触经接触传播的感染性疾病患者或其周围环境，如肠道传染病患者、多重耐药菌感染患者等时。

2. 可能受到患者体液（血液、组织液等）、分泌物、排泄物污染时。

3. 对实施保护性隔离的患者，如大面积烧伤、骨髓移植等患者进行诊疗、护理时穿无菌隔离衣。

（三）操作流程

1. 自身准备：衣帽整洁，卷袖过肘，修剪指甲，取下手表，规范洗手，戴口罩。

2. 用物准备：隔离衣（挂于衣架上）、手消净。

3. 环境准备：清洁、宽敞，光线明亮。

（四）操作步骤

1. **穿隔离衣**（见图 1-16）

（1）取隔离衣：手持衣领取下隔离衣，展开，清洁面朝向自己，污染面朝外，检查隔离衣是否完好，有无潮湿。

（2）穿衣袖：将衣领向外折一段，露出肩袖内口，一只手持衣领，另一只手伸入衣袖并举起手臂伸出袖口，换手持衣领；依上法穿好另一只衣袖。

（3）系衣领：双手持衣领，由领子中央顺着边缘向后系好领带或扣好领扣。

（4）系袖带或袖口（此时手已被污染）。

（5）系腰带：将隔离衣一侧（约腰下 5cm）由后向前拉，见到衣边缘处捏住，同法捏住另一侧衣边缘，双手在背后将边缘对齐，向一侧折叠，一只手按住折叠处，另一只手将腰带结拉到背后压住折叠处，交叉后绕到前面打一活结。

2. **脱隔离衣**（见图 1-17）

（1）松腰带：松开腰带，在腰前打一活结。

（2）松袖口：解开袖口，在肘部以上将部分衣袖塞入工作衣袖内，充分暴露双前臂。

（3）消毒双手：未被体液或血液污染者用手消净消毒，污染者用流动水洗手后擦干。

（4）松领口：双手解开衣领带或扣。

（5）脱衣袖：一只手伸入另一只手衣袖内，拉下衣袖过手；再用衣袖遮住的手在外面拉下另一只衣袖，两手在袖内使肩部对齐，双臂在袖内逐渐退出。

（6）挂隔离衣：双手持衣领，对齐衣边，挂于衣钩上。

（五）注意事项

1. 隔离衣的衣领和内面视为清洁面。

2. 隔离衣要长短合适，能将工作服全部遮住，有破损时不可以使用。

3.隔离衣应每天更换,如有潮湿应立即更换。

4.注意面部及口罩不能触及隔离衣外面。

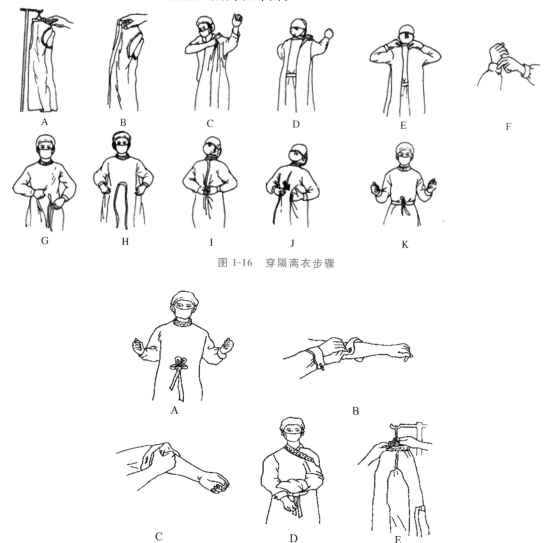

图 1-16 穿隔离衣步骤

图 1-17 脱隔离衣步骤

(六)相关知识

1.应根据传染性疾病的特性,采取相应的隔离与防护措施

(1)经接触传播疾病的防护措施

总体要求:接触经接触传播疾病的患者及其污染物,如肠道传染病、经血传播疾病、多重耐药菌感染、皮肤感染患者等,在标准预防的基础上,还应采取接触传播的隔离与预防措施。

医护人员的防护:接触隔离患者的体液(血液、组织液等)、分泌物、排泄物等物质时,应戴一次性使用医用橡胶检查手套,手上有伤口时应戴双层手套;接触污染物品后,离开隔离病室前应摘除手套,洗手和/或手消毒。进入隔离病室,从事可能污染工作服的操作时,应穿隔离衣;离开病室前,脱下隔离衣,按要求悬挂,每天更换清洗与消毒;或使用一次性隔离衣,用后按医疗废物管理要求进行处置。接触甲类或乙类按甲类管理的传染病患者应按要求穿脱医用一次性防护服,离开病室前,脱去医用一次性防护服,医用一次性防护服按医疗废物管理要求进行处置。

（2）经飞沫传播疾病的防护措施

总体要求:接触经飞沫传播疾病的患者及污染物,如百日咳、白喉、流行性感冒、病毒性腮腺炎等,在标准预防的基础上,还应采取经飞沫传播疾病的隔离与预防措施。

医务人员的防护:应根据诊疗的需要,穿戴合适的防护用品;一般诊疗护理操作佩戴医用外科口罩,严格手卫生。与患者近距离（≤1m）接触或进行产生气溶胶的操作时,应戴帽子、医用防护口罩;进行可能产生喷溅的诊疗操作时,应戴护目镜或防护面罩,穿隔离衣;当接触患者及其体液（血液、组织液等）、分泌物、排泄物等时应戴一次性使用医用橡胶检查手套,操作完成后严格手卫生。

（3）经空气传播疾病的防护措施

总体要求:接触肺结核等经空气传播的疾病时,在标准预防措施的基础上,还应采用经空气传播疾病的隔离与预防措施。

医务人员的防护:应严格按照区域医院感染预防与控制要求,在不同的区域,穿戴不同的防护用品,离开时按要求摘脱,并正确处理使用后物品。进入确诊或可疑传染病患者房间时,应戴帽子、医用防护口罩;进行可能产生喷溅的诊疗操作时,应戴护目镜或防护面罩,穿隔离衣;当接触患者及其体液（血液、组织液等）、分泌物、排泄物等时应戴一次性使用医用橡胶检查手套。

2. 隔离衣使用后的悬挂法

（1）使用后的隔离衣悬挂于清洁区时:须清洁面向外。

（2）使用后的隔离衣悬挂于污染区时:须污染面向外。

（3）使用后的隔离衣悬挂于半污染区时:须清洁面向外。

（4）若隔离衣不再使用,将脱下的隔离衣,污染面向内,卷成包裹状,放在回收袋中。

3. 在标准预防措施的基础上,医疗机构应根据疾病的传播途径（接触传播、飞沫传播、空气传播和其他途径传播,如虫媒传播）,结合本单位的实际情况,制定相应的隔离与预防措施。一种疾病可能有多种传播途径时,应在标准预防措施的基础上,采取针对相应传播途径的隔离与预防措施,根据所在环境的特点和条件,设置统一的符合规范的穿脱流程。

4. 医务人员防护用品穿脱流程

（1）穿戴防护用品应遵循的流程

清洁区进入潜在污染区:洗手→戴帽子→戴医用防护口罩→穿工作服→进入潜在污染区。若手部皮肤破损,应戴一次性使用医用橡胶检查手套。

潜在污染区进入污染区:穿隔离衣或医用一次性防护服→根据需要戴护目镜/防护面罩→戴手套→穿鞋套→进入污染区。

为患者进行吸痰、气管插管、气管切开等操作,可能被患者的分泌物及体内物质喷溅的诊疗护理工作前,应戴护目镜或防护面罩或全面型呼吸防护器。

（2）脱防护用品应遵循的流程

医务人员离开污染区进入潜在污染区前:摘手套、洗手和/或消毒双手→摘护目镜/防护面屏→脱隔离衣或医用一次性防护服→脱鞋套→洗手和/或手消毒→进入潜在污染区,洗手或手消毒。

从潜在污染区进入清洁区前:洗手和/或手消毒→脱工作服→摘医用防护口罩和帽子→洗手和/或手消毒后,进入清洁区。

离开清洁区:沐浴、更衣→离开清洁区。

三、穿脱隔离衣流程

穿脱隔离衣流程详见表1-12。

表1-12 穿脱隔离衣流程

操作步骤		操作内容	备 注	完 成	未完成
操作前准备		衣服整洁,取下手表等饰品,卷袖过肘,修剪指甲。			
		规范洗手,戴口罩、帽子。			
		环境清洁宽敞,关注隔离要求。			
		选择合适大小的隔离衣,注意包装完整性,检查隔离衣服有无破损。			
操作过程	穿隔离衣	右手提衣领,左手伸入袖内,右手将衣领向上拉,露出左手。			
		换左手持衣领,右手伸入袖内,露出右手。	勿触及面部。		
		两手持衣领,由领子中央顺着边缘向后系好颈带。			
		将隔离衣一边(约在腰下5cm处)渐向前拉,见到边缘捏住;同法捏住另一侧边缘。			
		双手在背后将一边对齐,向一侧折叠。	注意是否完全覆盖内层衣物,是否有隔离衣内面暴露在外,隔离衣下摆是否有反折及完全覆盖。		
	脱隔离衣	双侧腰带在背部交叉,前腰部正中打结。			
		松腰带,打活结。			
		松袖口,折叠部分衣袖(过肘)。			
		消毒双手及前臂。			
		解开颈后带子。	注意不污染领带。		

续表

操作步骤		操作内容	备　注	完　成	未完成
操作过程	脱隔离衣	右手伸入左手腕部袖内，拉下袖子过手；用遮盖着的左手握住右手隔离衣袖子的外面，拉下右侧袖子。	注意不污染前臂。		
		双手转换逐渐从袖管中退出，脱下隔离衣。			
		整理隔离衣，悬挂方式正确。	污染面向外悬挂污染区；污染面向里悬挂污染区外。		
操作后处理		不再使用时，将脱下的隔离衣丢至医疗废物容器内或放入回收袋中。	隔离衣污染面向内，卷成包裹状。		
		摘口罩、帽子。			
		再次洗手。			

练习题

1. 下列有关穿脱隔离衣注意点中，哪项是错误的　　　　　　　　（　　）

A. 隔离衣长短要合适，须全部遮盖工作服

B. 每日更换隔离衣，如有潮湿应立即更换

C. 穿脱隔离衣过程中，避免污染衣领袖口和清洁面

D. 穿好隔离衣后，双臂保持在腰部以上

E. 手部消毒时，不能沾湿隔离衣

2. 穿隔离衣的顺序为　　　　　　　　　　　　　　　　　　　（　　）

A. 扣领子——系腰带——穿袖子——系袖子

B. 穿袖子——系袖子——系腰带——扣领子

C. 穿袖子——扣领子——系腰带——系袖子

D. 穿袖子——扣领子——系袖子——系腰带

E. 扣领子——穿袖子——系袖子——系腰带

3. 脱隔离衣顺序为　　　　　　　　　　　　　　　　　　　　（　　）

A. 解腰带——解开袖扣——解开衣领——消毒双手

B. 解腰带——消毒双手——解开衣领——解开袖扣

C. 解开袖扣——解腰带——消毒双手——解开衣领

D. 解开袖扣——解腰带——解开衣领——消毒双手

E. 解腰带——解开袖扣——消毒双手——解开衣领

练习题参考答案：1. C　2. D　3. E

（徐小微、慕心力）

第二章　外科常用操作

第一节　洗手、穿脱手术衣、戴无菌手套
Surgical hand scrub, wearing and removing surgical gowns and surgical gloves

一、洗手、穿脱手术衣、戴无菌手套的操作指南

第一部分　外科洗手

(一)目　的

最大限度清除操作者皮肤表面的细菌,防止细菌移位而污染手术切口。

2-1　洗手(中文),戴口罩、帽子、洗手、穿脱手术衣、戴手套(英文)

(二)操作前准备

1.进手术室前在更衣室换穿手术室准备的清洁鞋和洗手衣裤,上衣的袖口须卷至肘上 10cm 以上。

2.戴好口罩及帽子,口罩要盖住鼻孔,帽子要盖住全部头发。

3.摘除手部饰物,剪短指甲,并除去甲缘下积垢。

4.材料准备:无菌小毛巾或清洁干手纸、皂液或洗手液、免洗手消毒剂(以葡萄糖酸氯己定和乙醇为主要有效成分的消毒液)。

(三)操作步骤(以当下最常用的免刷手消毒法为例)

1.清洁洗手。先用流动水将双手、前臂、肘部和肘上 10cm 冲洗一遍。取皂液或洗手液 4~5ml,均匀涂抹至整个手掌、手背、手指和指缝。按七步洗手法揉搓双手及腕部,每个动作至少重复 5 遍,不少于 15s。①掌心相对,手指并拢,相互揉搓;②手心对手背沿指缝相互揉搓,交换进行;③掌心相对,双手交叉指缝相互揉搓;④弯曲手指使关节在另一手掌心旋转揉搓,交换进行;⑤右手握住左手大拇指旋转揉搓,交换进行;⑥将五指尖并拢放在另一手掌心旋转揉搓,交换进行;⑦双手腕部交替揉搓。随后,从腕部开始螺旋用力逐渐向上揉搓前臂、上臂至肘上 10cm 或上臂下 1/3 处,交换进行。在流动水下彻底冲洗双手及双臂,并保持手指朝上,手肘朝下。总用时不少于 3min。

2.擦干。用无菌小毛巾或清洁干手纸,按照手、前臂、上臂的顺序擦干一侧;更换无菌小毛巾或清洁干手纸;按同样顺序擦干另一侧。

3.消毒。左(右)手掌朝上取适量(约 2ml)免洗手消毒剂于掌心,并拢右(左)手五指指尖在掌心的消毒剂中浸润至少 5s,左(右)手顺势将掌心的免洗手消毒剂依次均匀涂擦于右(左)手背、前臂和上臂至肘上 10cm 或上臂下 1/3 处,覆盖所有皮肤,注意肘上涂擦不要超过洗手范围。同法用另一只手再取适量(约 2ml)免洗手消毒剂于掌心,重复上述步骤,涂擦对侧手指、手背及手臂。最后,两手再取适量(约 2ml)免洗手消毒剂,按七步洗手法顺序将消毒剂均匀揉搓涂擦于双手至手腕。保持拱手姿势,等待自然晾干后再穿手术衣、佩戴手套。

4.如无免洗手消毒剂,也可采用传统的外科洗手法,如肥皂刷手法、碘伏刷手法等。这些方法因步骤烦琐,需要用无菌毛刷刷手和浸泡消毒等,长效抗菌效果并无显著差异,故目前大多数手术室已很少采用,本节不再详细介绍。

(四)注意事项

1.不得佩戴假指甲、装饰指甲,保持指甲和指甲周围组织的清洁。

2.手及手臂皮肤破损有化脓感染时,不能参加手术。

3.手臂上的洗手液必须冲净,并应保持双手位于胸前并高于肘部,手指朝上,使水顺指尖向肘部流下,不可由肘部再流向前臂及双手。

4.在擦干过程中,不可回擦。使用无菌小毛巾时,双手只可牵住毛巾两角,不可接触擦过手臂部的毛巾面,而且旋向上擦干时,手和毛巾都不可接触到未洗刷过的皮肤和衣裳。

5.免洗手消毒后,不需要再使用无菌小毛巾或干手纸进行干手,等待自然晾干即可。

6.洗手消毒完毕,保持拱手姿势,双手远离胸部 30cm 以外,向上不能高于肩部,向下不能低于腰部,手臂不应下垂,也不可再接触未经消毒的物品;否则,应重新洗手消毒。

7.若手部存在明显脏污,建议采用传统外科洗手法(如肥皂刷手法、碘伏刷手法等)。

第二部分　穿脱手术衣、戴无菌手套

(一)目　的

穿脱手术衣、戴无菌手套的目的是隔绝手术室医护人员皮肤及衣物上的细菌,防止细菌移位到手术切口引起污染。任何一种洗手方法都不能完全消灭皮肤深处的细菌,这些细菌在手术过程中逐渐移行到切口表面并迅速繁殖生长。因此,外科洗手之后仍不能直接接触无菌物品和手术切口,必须穿上无菌手术衣,戴上无菌手套,方可进行手术。

2-2　穿脱手术衣、戴手套(中文)、戴口罩、帽子、洗手、穿脱手术衣、戴手套(英文)

(二)操作前准备

1.在穿无菌手术衣与戴无菌手套前,手术人员必须进行外科洗手,并经消毒液刷手和晾干。

2.无菌手术衣包应事先由巡回护士打开,无菌手套亦由巡回护士备好。

(三)操作步骤

1.穿手术衣、戴无菌手套

(1)抓取一件折叠的手术衣,手不得触及下面的手术衣,远离胸前、手术台和其他人员,辨认手术衣的前后及上下,用双手分别提起衣领两端,轻轻抖开手术衣,内面朝向自己,有腰带的一面向外。

(2)将手术衣略向上抛起,顺势将双手同时插入袖筒,手伸向前,不可高举过肩,待巡回护士在后面协助穿衣,双手不伸出袖口(若为开放式戴手套,则双手伸出袖口,但不得用未戴手套的手拉衣袖或接触其他部位)。

(3)由巡回护士从背后系紧颈部和腰部的衣带。

(4)戴无菌手套。

①封闭式戴手套法:穿上无菌手术衣后,双手伸进袖管处,手不伸出袖口。左手在袖口内手掌朝上摊平,右手隔着衣袖取无菌手套放于左手手掌上,手套的手指指向自己,各手指相对。左手四指隔着衣袖抓住手套的侧翻双层折边,右手隔着衣袖将另一侧翻折边翻于袖口上,然后将单层折边向上提拉并包住左手。右手隔着衣袖向上提拉左手衣袖,左手伸出衣袖并迅速伸入手套内。用同样方法戴右手手套。

②开放式戴无菌手套法:选用与自己手尺码相一致的无菌手套一副,由巡回护士拆开外包,术者取出内层套袋。用左手自手套袋内捏住两只手套套口的翻折部一并取出。先将右手伸入右手手套内,再用已戴好手套的右手手指插入左手手套的翻折部,以助左手伸入手套内。先后整理两个手术衣袖口,将手套翻折部翻回盖住手术衣袖口。注意:在未戴手套前,手不能接触手套外面;在戴手套后,手套外面不能接触皮肤。

(5)解开并提起前襟的腰带,将右手的腰带递给已戴好手套的手术人员,或由巡回护士用无菌持物钳夹持,自身向左后旋转,使腰带绕穿衣者一周,穿衣者自行在左侧腰间系紧。

(6)穿好手术衣,戴好手套,在等待手术开始前,应将双手互握置于胸前。双手不可高举过肩、垂于腰下或交叉放于腋下。

2.传统后开襟手术衣穿法

前面介绍的是全遮盖式手术衣的穿法,此外还有传统后开襟手术衣的穿法,步骤如下:

(1)手臂消毒后,抓取手术衣,双手提起衣领两端,远离胸前、手术台和其他人员,认清手术衣里外及上下,双手分别提起手术衣的衣领两端,抖开手术衣,内面朝向自己。

(2)将手术衣向空中轻掷,两手臂顺势插入袖内,并略向前伸。

(3)由巡回护士在身后协助拉开衣领两角并系好背部衣带,穿衣者将手向前伸出衣袖。

(4)穿上手术衣后,稍弯腰,使腰带悬空,两手交叉提起腰带中段,腰带不要交叉,将手术衣带递于巡回护士。

(5)巡回护士从背后系好腰带,避免接触穿衣者的手指。

3.脱手术衣

(1)他人帮助脱衣法:自己双手向前微屈肘,由巡回护士将手术衣肩部向肘部翻转,然后向手的方向扯脱直至脱下手术衣,则手套腕部顺势翻转于手上。

(2)单人脱手术衣法:左手抓住右肩手术衣,自上拉下,使衣袖翻向外。用同法拉下左肩手术衣。脱下全部手术衣,使衣里外翻,保护手臂及洗手衣裤不被手术衣外面污染。最后脱下手术衣扔于污衣袋中,再脱手套。

4.脱手套法

(1)手套对手套法脱下第1只手套:先用戴手套的手提取另一只手的手套外面脱下

手套,不触及皮肤。

（2）皮肤对皮肤法脱下第 2 只手套:用已脱手套的拇指伸入另一只戴手套的手掌部以下,并用其他各指协助,提起手套翻转脱下,手部皮肤不接触手套的外面。

（四）注意事项

1.穿手术衣时,不得用未戴手套的手拉衣袖或接触他处,以免污染。

2.未戴手套的手不可接触手套外面。

3.穿上无菌手术衣和戴上无菌手套后,肩部以下、腰部以上、腋前线前及双上肢为无菌区。

4.脱手套时,手套的外面不能接触皮肤。

5.如果手术完毕手套未破,连续施行另一手术时,可不用重新刷手,仅需浸泡于乙醇或新洁尔灭溶液 5min,用消毒液涂擦双手和前臂,再穿无菌手术衣和戴手套。但应采用下列更衣方法:先将手术衣自背部向前反折脱去,使手套的腕部随之翻转于手上,然后用右手扯下左手手套至手掌部,再以左手手指脱去右手手套,最后用右手手指在左手掌部推下左手手套。若前一次手术为污染手术,则连续进行手术前应重新洗手。

二、外科洗手、穿脱手术衣、戴无菌手套操作流程

外科洗手、穿脱手术衣、戴无菌手套操作流程详见表 2-1 和表 2-2。

表 2-1　外科洗手(免刷手消毒法)流程

操作内容	完成	未完成	备注
一、操作前准备			
1.修剪指甲,刮除指甲内的污物,摘除手臂上饰物。			
2.更换洗手衣裤,袖子卷至肘上 10cm 以上,戴好口罩、帽子(口鼻、头发不能外露)。			
3.材料准备:无菌小毛巾或清洁干手纸、皂液或洗手液、免洗手消毒剂。			
二、清洁洗手(七步洗手法)			
1.用流动水冲洗双手、前臂、肘部和肘上 10cm,取皂液或洗手液 4~5ml。			用流动水冲洗双手及手臂时,保持双手位于胸前并高于肘部,手指朝上,使水顺指尖向肘部流下,不可倒流。七步洗手法每个动作至少重复 5 遍。总时长不少于 3min。
2.掌心相对,手指并拢,相互揉搓。(内)			
3.手心对手背沿指缝相互揉搓,交换进行。(外)			
4.掌心相对,双手交叉指缝相互揉搓。(夹)			
5.弯曲手指使关节在另一手掌心旋转揉搓,交换进行。(弓)			
6.右手握住左手大拇指旋转揉搓,交换进行。(大)			
7.将五指尖并拢放在另一手掌心旋转揉搓,交换进行。(立)			
8.双手腕部交替揉搓;螺旋用力依次向上揉搓前臂至肘上 10cm 或上臂下 1/3 处,不得回搓。(腕)			
9.用流动水冲洗双手及双臂(手指朝上,手肘朝下)。			
10.用无菌小毛巾或清洁干手纸,按照手、前臂、上臂的顺序擦干一侧(不得回擦)。更换无菌小毛巾或清洁干手纸,按同样顺序擦干另一侧。			

续表

操作内容	完　成	未完成	备　注
三、手消毒			
手消毒步骤一			
1.左(右)手取适量免洗手消毒剂于掌心,先将右(左)手指尖浸润其中至少5s,再将剩余消毒剂涂擦右(左)手,按照手背、前臂、上臂至肘上10cm或上臂下1/3处的顺序均匀涂擦,覆盖所有皮肤。			注意肘上消毒范围不超过洗手范围。
2.用同法另一只手取适量消毒剂,重复上述步骤,涂擦对侧手臂。			
手消毒步骤二(顺序同七步洗手法)			
1.再取适量消毒剂。			
2.掌心相对,手指并拢,相互揉搓。(内)			
3.手心对手背沿指缝相互揉搓,交换进行。(外)			
4.掌心相对,双手交叉指缝相互揉搓。(夹)			
5.弯曲手指使关节在另一手掌心旋转揉搓,交换进行。(弓)			七步洗手法每个动作至少重复5遍。
6.右手握住左手大拇指旋转揉搓,交换进行。(大)			
7.将五指尖并拢放在另一手掌心旋转揉搓,交换进行。(立)			
8.双手腕部交替揉搓。(腕)			
9.保持拱手姿势,等待自然晾干。			双手远离胸部至少30cm,向上不高于肩部,向下不低于腰部。

注意事项:
(1)双手如不小心接触未经消毒的物品,应重新洗手。
(2)若手部存在明显脏污,建议采用传统外科洗手法(如肥皂刷手法、碘伏刷手法等)。
(3)操作过程中认真仔细,动作规范、熟练,无菌观念强。

表 2-2　穿脱手术衣、戴无菌手套操作流程(含前交叉手术衣)

操作步骤	操作内容	完　成	未完成	备　注
操作前准备	1.戴好口罩、帽子,更换手术室衣裤、鞋。 2.完成外科洗手消毒。			
穿手术衣	1.用手抓取一件叠好的手术衣,不污染下面的手术衣。至较空旷的位置,远离胸前、手术台和其他人员。			
	2.辨认衣领,双手抓住衣领两角,将手术衣轻轻抖开,注意腰带侧向外,勿将衣服的外面面向自己或触碰其他物品。			
	3.将手术衣略向上抛起,两手顺势同时插入衣袖内,两臂平举前伸,不可高举过肩,上身微微前倾。双手伸出。			
	4.由护士或助手在身后协助穿上、系好颈部及腰部衣带(护士不得碰触手术衣的外侧)。			

续表

操作步骤	操作内容	完成	未完成	备注
戴无菌手套	1.选用与自己手尺码一致的无菌手套一副,置于无菌台上打开,取出手套时注意无菌操作。			
	2.无接触戴手套法:左手在袖口内手掌朝上摊平,右手隔着衣袖取左手手套放于左手手掌上,手套的手指指向自己,各手指相对。左手四指抓住手套的一侧双层翻折边,右手将另一侧翻折边翻于袖口上,然后将单层折边向上提拉并包住左手。右手隔着衣袖向上提拉左手衣袖,左手伸出衣袖并迅速伸入手套内。用同样方法戴右手手套。双手稍作调整使手套贴合双手。			
	3.开放式戴手套法:双手伸出衣袖,用左手捏住两只手套套口的翻折部一并取出。先将右手伸入右手手套内,再用已戴好手套的右手指插入左手手套的翻折部,以助左手伸入手套内。最后调整手套折边包裹手术衣袖口部分。			
完成穿手术衣	1.戴好手套后解开手术衣腰带,右手将腰带交于助手,向左后转身,接过腰带并系于左侧腰部。			助手需戴好无菌手套或用无菌持物钳夹持。
	2.如为前交叉手术衣,可在戴手套前术者稍弯腰前倾,使腰带悬空,两手交叉提起腰带中段,腰带不交叉,向两侧后方递送,由巡回护士在身后系好。			
脱手术衣	1.术者双手抱肘,巡回护士解开衣带和腰带。			自行解开前襟衣带。
	2.巡回护士随即站至术者对面,双手抓住手术衣领,将手术衣由肩部向肘部翻转,然后再向手的方向扯脱,腕部手套自然形成折边翻转于手上。			
脱手套	1.单手抓住另一只手的手套腕部折边外层,向手指方向牵拉脱下手套。			
	2.用已脱手套的拇指伸入另一只手的手套内侧,协助其余手指抓住翻转在腕部的另一手套内侧折边,向手指方向牵拉将手套翻转脱下。			

注意事项:

(1)未戴手套的手,不可接触手套外面,不得拉衣袖或接触其他处;戴好手套的手不能触碰皮肤。

(2)完成穿手术衣、戴手套后,注意保持拱手姿势,放在手术衣胸前夹层内或双手互握置于胸前。肩部以下、腰部以上、腋前线前、双上肢为无菌区。

(3)脱手套时,手套的外面不能接触皮肤。

(4)如果手术完毕手套未破,连续施行另一手术时,可不用重新刷手,仅需完成再次手消毒,再穿无菌手术衣和戴手套。若前一次手术为污染手术,则连续进行手术前应重新进行外科洗手。

练习题

1.关于免洗手消毒法,下列叙述正确的是　　　　　　　　　　　　　　　　（　　）

A.洗手范围应从手指尖到手肘上 5cm　　　　B.冲水时应将手指及肘均朝下

C.免洗手消毒剂涂擦范围应到肘上 3cm　　　　D.免洗手消毒后应将手及手臂擦干

E.免洗手消毒剂应涂擦到肘上 10cm,但不超过洗手范围

2.外科手消毒的范围是　　　　　　　　　　　　　　　　　　　　　　　　（　　）

A.双手　　　　　　　B.双手,前臂至上臂下 2/3　　　　C.双手,前臂至上臂下 1/3

D.双手,前臂　　　　E.双手,前臂、整个上臂

3.关于外科手消毒注意事项,下列叙述错误的是　　　　　　　　　　　　　（　　）

A.保持指甲和指甲周围组织的清洁

B.在整个手消毒过程中应保持双手位于胸前并低于肘部

C.若手及手臂皮肤破损有化脓感染,不能参加手术

D.免洗手消毒后不需要擦干,等待自然晾干即可

E.若手部存在明显脏污,建议采用传统外科刷手法

4.关于外科手消毒,下列叙述正确的是　　　　　　　　　　　　　　　　　（　　）

A.不同手术患者之间不建议重新外科手消毒,更换手套即可

B.手套破损不必重新进行外科手消毒

C.手被污染时应重新进行外科手消毒

D.流动水冲洗后不必擦干可直接用手消毒剂消毒

E.涂擦免洗手消毒剂后需要将手及手臂擦干

5.手术者穿上无菌手术衣、戴好无菌手套后的无菌区域是　　　　　　　　（　　）

A.肩以上　　　　　　　　B.背部　　　　　　　　　C.腰以下

D.腰以上、肩以下　　　　E.膝盖以上、肩以下

6.连续手术时,对于原有的手套及手术衣,手术者应如何处置?　　　　　　（　　）

A.不需更换　　　　　　B.先脱手术衣,再脱手套　　　　C.先脱手套,再脱手术衣

D.需洗手,另穿手术衣　　E.手部可随意接触

7.手术中如手套破损或接触到有菌区,应　　　　　　　　　　　　　　　　（　　）

A.重新洗手　　　　　　B.以碘酒、乙醇消毒　　　　　　C.终止手术

D.另换无菌手套　　　　E.再加戴一双手套

8.戴好手套后,下列双手位置和姿势中正确的是　　　　　　　　　　　　　（　　）

A.双手互握置于胸前　　　B.双手自然下垂　　　　　　　C.双手交叉放于腋下

D.双手可高举过肩　　　　E.双手交叉,自然下垂

9.关于无接触戴手套法,下列说法中错误的是　　　　　　　　　　　　　　（　　）

A.仅适用于穿好无菌手术衣后进行

B.穿好手术衣后戴手套前双手不伸出衣袖口

C.如双手已伸出衣袖口,将双手缩回衣袖内再开始戴手套

D.取手套置于手掌时,手套的手指指向自己,各手指相对

E.无接触戴手套可以完全避免手接触手套外面

10.穿无菌手术衣及戴手套时,下列哪项叙述是错误的　　　　　　（　　）

A.先穿无菌手术衣,后戴湿手套

B.先穿无菌手术衣,后戴干手套

C.先戴湿手套,后穿无菌手术衣

D.连台手术应先脱手术衣,后脱手套,再浸泡消毒,先穿手术衣,后戴手套

E.紧急抢救手术,来不及按常规洗手,用碘酊和乙醇消毒双手和前臂,应先戴手套,后穿手术衣,再戴一副手套

练习题参考答案:1.E　2.C　3.B　4.C　5.D　6.B　7.D　8.A　9.C　10.A

（陈力、余松峰）

第二节　外科常用手术器械
Common surgical instruments

（一）目　的

手术器械是外科手术操作必备物品,正确掌握各种手术器械的结构特点和基本性能,并能熟练运用是实施外科手术的基本要求和保证。

（二）外科常用手术器械辨识

1.手术刀

手术刀(scalpel)用来切开和解剖组织,刀柄还可以用来做钝性剥离。手术刀常由刀柄和可装卸的刀片两部分组成。刀柄一般根据其长短和大小来区分型号(见图2-1)。刀片的种类较多,按大小可分为大刀片、中刀片、小刀片;按形态可分为圆刀、弯刀、三角刀等(见图2-2)。使用手术刀时,刀片必须安装在刀柄上,一把刀柄可以安装几种不同型号的刀片。安装和卸载刀片应用持针器夹持,装载刀片时,右手拿持针器夹持刀片前端背部,左手拿刀柄,使刀片的缺口对准刀柄前部的刀楞,稍用力向后拉即可装上。取下刀片时,左手握持刀柄,右手用持针器夹持刀片尾端背部,稍用力提起刀片并向前推即可卸下(见图2-3)。在手术时需选择合适的刀柄和刀片进行操作。

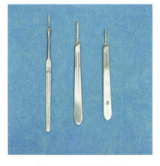

图 2-1　手术刀柄

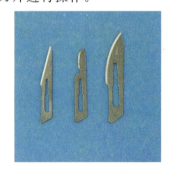

图 2-2　手术刀片

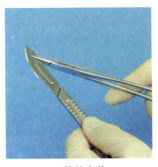
刀片的安装

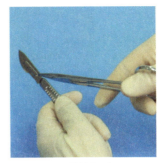
刀片的卸下

图 2-3 手术刀片装卸方法

(1)执刀方式(见图 2-4)

①执弓式:是最常用的一种执刀方式,用右手拇指、中指和无名指捏住刀柄,示指放在刀片的背缘上。此法动作范围广而灵活,切开平稳有力,用力涉及整个上肢,主要在腕部。用于较长的皮肤切口和腹直肌前鞘的切开等。

②执笔式:用力轻柔,操作灵活准确,便于控制刀的力量,动作和力量主要在指部。用于切开短小切口和精细手术,如解剖血管、神经和切开腹膜等。

③握持式:全手握持刀柄,拇指与示指紧捏刀柄的刻痕处,操作的主要活力点是肩关节。握持式控刀比较稳定,切割力量比较大,用于切割范围广、组织坚厚、用力较大的组织切开,如截肢、肌腱切开、较长的皮肤切口等。

④反挑式:是执笔式的一种转换形式,刀刃朝上。操作时先刺入,借手指动作和力量,将刀刃向上挑开,以避免损伤深部组织。多用于切开脓肿、血管、气管、胆管、输尿管等空腔脏器,切断钳夹的组织或扩大皮肤切口等。

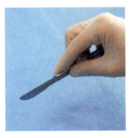
执弓式

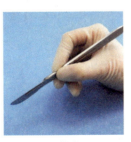
执笔式

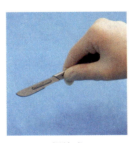
握持式

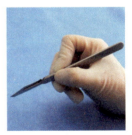
反挑式

图 2-4 执刀方式

无论哪种执刀法,都应将刀刃突出面与组织垂直,逐层切开组织,一般不要以刀尖部用力操作。执刀高度应适中,执刀高度过高容易控制不稳,过低会妨碍视线。

(2)手术刀的传递

传递手术刀时,应握住刀柄与刀片衔接处的背部,将刀柄尾端送至术者手里,不可将刀刃指着术者传递,以免造成损伤(见图 2-5)。

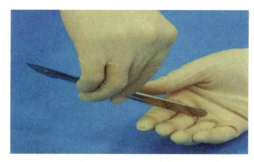

图 2-5 手术刀传递

目前电刀、激光刀、微波刀、离子刀等先进手术刀在临床上已经得到广泛的应用。这些先进的手术刀是通过热力等作用使组织炭化、气化，在切割组织的同时达到止血的效果，可以节省操作时间。

2. 手术剪

（1）手术剪分类及用途

手术剪（scissors）分为组织剪和线剪两大类（见图 2-6）。有直、弯、长、短、尖头及圆头等类型。

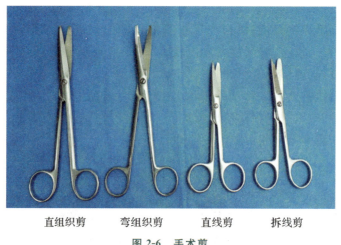

直组织剪　　　弯组织剪　　　直线剪　　　拆线剪

图 2-6 手术剪

①组织剪：尖端较为钝圆，刀刃较薄，锐利而精细，用来分离、解剖和剪开组织。分为直、弯两种，通常浅部手术操作用直组织剪，深部手术操作一般使用中号或长号弯组织剪。

②线剪：多为直剪，又分为剪线剪和拆线剪。剪线剪用于剪断缝线、敷料、引流物等。拆线剪主要用于拆除缝线，其结构特点是一页钝凹，一页直而尖。

组织剪和线剪的结构和用途不同，在结构上组织剪的刃锐薄，线剪的刃较钝厚，使用时不能用组织剪代替线剪，以避免刀刃的损坏，缩短使用寿命。

（2）执剪方式

正确持剪刀方式为拇指和无名指分别插入剪刀柄的两环，中指放在无名指环的剪刀柄上，示指压在轴节上可使动作准确、稳定（见图 2-7）。错误的握持方法是将中指扣入柄环（见

图2-8),这种错误的执剪方法不具有良好的三角形稳定作用,从而直接影响动作的稳定性。

剪割组织时,一般采用正剪法,也可采用反剪法,还可采用扶剪法以增加稳定性(见图 2-9),应根据操作部位的不同选择适合的方法进行剪割。

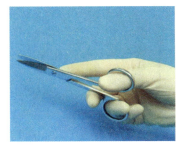
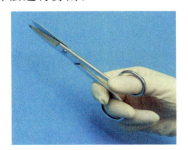

图 2-7 正确执剪姿势　　　　　图 2-8 错误执剪姿势

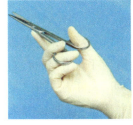
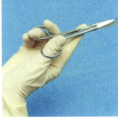
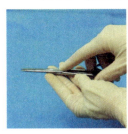
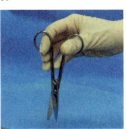

　　　正剪法　　　　　　　反剪法　　　　　　　扶剪法　　　　　　　垂剪法

图 2-9 手术剪使用方法

3.血管钳

血管钳(hemostat)又称止血钳,主要用于钳夹血管或出血点,以达到止血的目的。用于止血时必须用尖端夹住出血血管断端,尖端应与组织垂直,且尽量少夹附件组织。另外,血管钳还可以用以分离组织、解剖组织和夹持组织,也可以用于牵引缝线,拔出缝针,或代替镊子使用。代镊使用时不宜夹持皮肤、脏器及较脆弱的肠管组织,切不可扣紧钳柄上的轮齿,以免损伤组织。血管钳的结构特点是前端平滑,可分为弯、直、直角、弧形、有齿、无齿等,钳柄处均有扣锁钳的齿槽。直血管钳用于浅部手术的止血和组织分离,弯血管钳用于深部组织或内脏的止血。有齿血管钳主要用于强韧组织的止血或提拉切除的组织等,有齿血管钳不宜夹持血管、神经等组织。

(1)临床常用血管钳分类

临床上常用的血管钳有以下几种(见图 2-10):

蚊式血管钳(mosquito clamp)有弯、直两种,为细小精巧的血管钳,常用于微细解剖或钳夹小血管,用于脏器、面部及整形手术的止血,不宜用于大块组织的钳夹。

直血管钳(straight clamp)用以夹持皮下及浅层组织出血,协助拔针等。

弯血管钳(kelly clamp)用以夹持深部组织或内脏血管出血。

有齿血管钳(Kocher clamp)又称 Kocher 钳,用以夹持较厚组织及易滑脱组织内的血管出血,如子宫、大网膜等,也可用于切除组织的夹持牵引。前端钩齿可防止夹持组织脱落,但对组织的损伤较大,不能用于一般的止血。

直角血管钳（right angle clamp）用于游离和绕过重要血管或管道等组织的后壁，如胃左动脉、胆道、输尿管等。

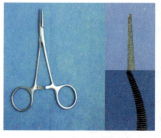
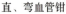
直、弯血管钳

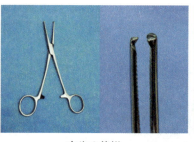
有齿血管钳

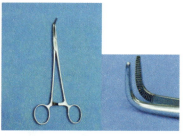
直角血管钳

图 2-10　血管钳

（2）血管钳的正确执法

血管钳的正确执法基本同手术剪，有时还可采用掌握法（见图 2-11）。关闭血管钳时，两手动作相同，注意止血时扣上钳柄上的一、二轮齿即可。但松钳两手动作不同，右手松开时，利用已套入钳圈内的拇指和无名指相对挤压，继而旋开即可；左手松开时（见图2-12），拇指和示指持住血管钳一个环口，中指和无名指持住另一个环口，将拇指和无名指轻轻用力对顶一下，即可放开。

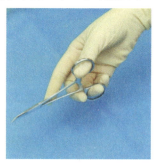
图 2-11　执钳方法

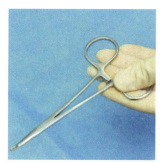
图 2-12　左手放开血管钳方法

3.手术镊

手术镊（forceps）用以夹持、稳住或提起组织，便于分离、剪开和缝合，也可以用来夹持敷料、夹取异物等。手术镊分为有齿镊和无齿镊两种（见图 2-13），可有长短、大小之分。

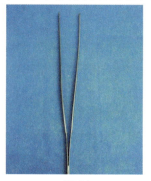
无齿镊

图 2-13　手术镊

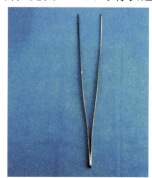
有齿镊

（1）临床常见手术镊分类

有齿镊（teeth forceps）又称外科镊，前端有齿，互相咬合，可以牢固夹持组织而不易滑脱。用于夹持、提起皮肤、皮下组织、筋膜等坚韧组织，但不用于夹持重要脏器或组织，以免造成损伤。

无齿镊（smooth forceps）也称为平镊，尖端无钩齿，分尖头和平头两种，用于夹持组织、脏器及敷料。浅部操作时用短镊，深部操作时用长镊。无齿镊对组织的损伤较轻，用于夹持脆弱组织、脏器。尖头平镊用于夹持神经、血管等精细组织。

（2）手术镊正确执法

正确的持镊姿势是拇指对示指与中指，把持两镊脚的中部，稳而适度地夹持组织（见图2-14）。在手术过程中常用左手持镊夹住组织，右手持手术刀或剪刀进行解剖或持针进行缝合。错误执镊（见图2-15）既影响操作的灵活性，又不易控制夹持力度。

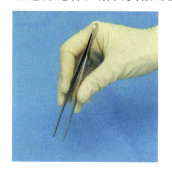 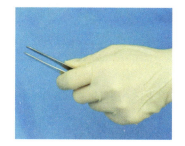 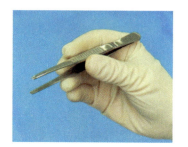

图 2-14　正确执镊方法

图 2-15　错误执镊方法

4. 持针钳

持针钳（needle holder）也叫持针器，持针器的前端齿槽床部短，柄长，钳叶内有交叉齿纹（见图2-16），用于夹持缝合针进行缝合或打结。使用时将持针器的尖端夹住缝针的中、后1/3交界处，并将缝线重叠部分也放于内侧针嘴内（见图2-17）。若夹在齿槽床的中部，则容易将针折断。

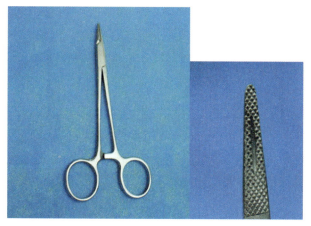 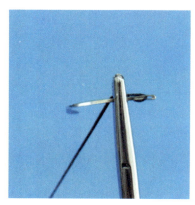

图 2-16　持针钳

图 2-17　持针钳夹针

持针钳的执握方法有以下几种（见图2-18）：

把抓式也叫掌握法，即用手掌握拿持针钳，钳环紧贴在大鱼际肌上，拇指、中指、无名指及小指分别压在钳柄上，示指压在持针钳中部近轴节处。利用拇指及大鱼际肌和掌指关节活动推展、张开持针钳柄环上的齿扣。

指扣式为传统执法，用拇指、无名指套入钳环内，以手指活动力量来控制持针关闭，并控制其张开与合拢时的动作范围。

掌指法，拇指套入钳环内，示指压在钳柄的前半部做支撑引导，其余三指压钳环固定于手掌中，拇指可上下开闭活动，控制持针钳的张开与合拢。

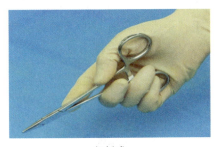
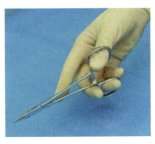
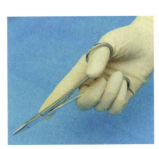

把抓式　　　　　　　　　　指扣式　　　　　　　　　　掌指法

图 2-18　持针钳执握方法

5.布巾钳

布巾钳（towel clips）简称巾钳，前端弯而尖，似蟹的大爪（见图2-19）。用于固定铺盖手术切口周围的手术巾或孔单，有时可做某些组织的牵引。

6.组织钳

组织钳又称鼠齿钳或Allis钳（Allis clamp），前端稍宽，有一排细齿似小耙，闭合时互相嵌合，弹性好（见图2-20）。对组织的压榨性较轻，故一般用于夹持皮下组织、筋膜等软组织，不易滑脱，或夹持牵引即将被切除的组织，以利于手术进行；钳夹纱布垫与切口边缘的皮下组织进行固定，避免切口内组织被污染。

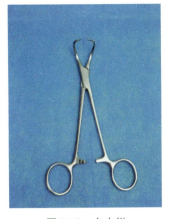
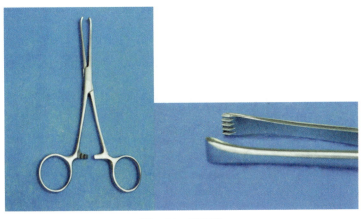

图 2-19　布巾钳　　　　　　　　　　图 2-20　组织钳

7.海绵钳

海绵钳（sponge forceps）又称持物钳或卵圆钳，钳的前部呈环状，分为有齿和无齿两种（见图 2-21）。有齿海绵钳主要用于夹持、传递已消毒的器械、缝线、缝合针及引流管等，或用于夹持敷料做手术皮肤的消毒，或用于手术深处拭血和协助暴露止血。无齿海绵钳主要用于夹提胃肠脏器或病变组织，协助暴露。夹持组织时，不要将钳扣关闭。

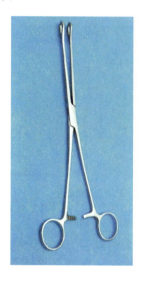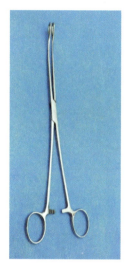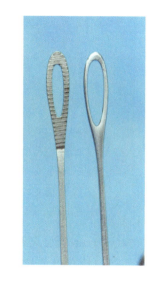

图 2-21 海绵钳

8.肠钳

肠钳（intestine clamp）有直、弯两种（见图 2-22），两臂薄而长，钳叶扁平有弹性，咬合面有细纹，无齿，轻夹时两钳叶间有一定空隙，钳夹的损伤很小。使用时可在一侧或两侧钳叶套上软橡皮管，以进一步减少对肠壁的损伤。肠钳主要用于肠吻合时夹持肠祥，以暂时阻止胃肠壁的血管出血和肠内容物流动。

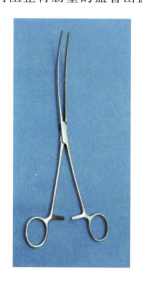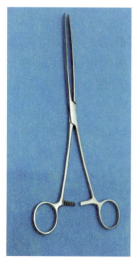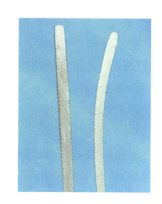

图 2-22 肠钳

9.阑尾钳

阑尾钳（appendix clamp）的前端膨大，形成一个中空的结构（见图2-23），刚好可以将管状的阑尾固定其中，常用于夹提、固定阑尾或输尿管等组织。

10.胃钳

胃钳（stomach clamp）有一个多关节轴，压榨力强，齿槽为横纹且较深，夹持组织不易滑脱（见图2-24）。用于钳夹胃或结肠。

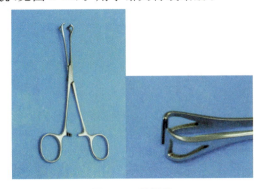

图2-23　阑尾钳

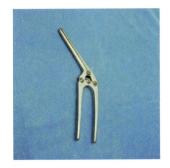

图2-24　胃钳

11.拉钩

拉钩（retractor）又名牵开器，用于牵开组织或器官，显露手术野，便于探查和操作，可分为手持拉钩和自动拉钩两类，也可分为单头拉钩和双头拉钩。根据其使用部位和显露深浅不同，有各种大小、长度、宽度及形状的拉钩。

（1）外科手术中常用的拉钩类型（见图2-25）

皮肤拉钩（rake retractor）也叫爪形拉钩，外形如耙状，用于浅表手术的皮肤牵开。

甲状腺拉钩（thyroid retractor）也叫直角拉钩，为平钩状，可牵开皮肤、皮下组织、肌肉和筋膜等。拉钩两头深浅不同，可根据情况进行选择。常用于甲状腺部位的牵拉暴露，也常用于腹壁切开时牵拉皮肤肌肉或用于其他手术部位的牵拉。

腹腔平头拉钩也叫方钩，为较宽大的平滑钩状，可分为单头和双头，有不同型号和大小。用于腹腔较大的手术。

S形拉钩也叫弯钩，是一种"S"状腹腔深部拉钩。用于胸腹腔深部手术，有大、中、小、宽、窄之分。注意S形拉钩的正确使用方法（见图2-26），使用时应用纱垫将拉钩与组织隔开，根据身体的支撑点和发力点，掌心向上握住钩柄，这样会比手掌向下握住钩柄更加稳定和轻松。

自动拉钩也称自持性拉钩，为自行固定的牵开器，如二叶式、三叶式自动牵开器，腹腔、盆腔、胸腔、腰部、颅脑等部位手术均可使用，优点是可以大大节省使用者体力，暴露手术视野更充分。

（2）拉钩的使用方法

使用拉钩时，应以湿纱布或湿治疗巾垫置于拉钩与组织之间，以免滑动和预防对组织的损伤；牵拉时间较长时，应短时间放松、调整，以免使组织因长时间受压而缺血；还应注意不要压伤重要神经或脏器。

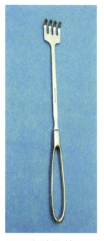 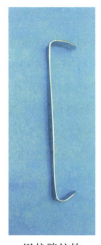 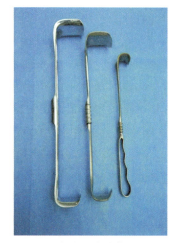

皮肤拉钩　　　　甲状腺拉钩　　　　腹腔平头拉钩

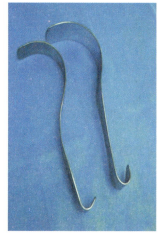 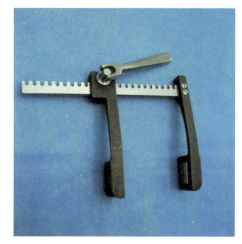

S形拉钩　　　　　　自动拉钩

图 2-25　常用拉钩

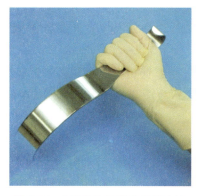

图 2-26　S形拉钩的正确使用方法

12.缝合针和手术用线

(1)缝合针

缝合针(needle)简称缝针,是用于各种组织缝合的器械,它由针尖、针体和针眼三个基本部分组成(见图2-27)。针尖按形状分为圆头、三角头及铲头三种,铲头针目前临床上很少使用。一般针体前半部分为三角形或圆形,后半部分为扁形,以便于持针钳夹持。针尾的针眼是可供引线的孔,分为普通孔和弹机孔。目前医院常采用针线一体的无损伤缝合针(见图2-28),其针嵌有与针体粗细相似的线,这种针线对组织所造成的损伤较小,并可防止在缝合时缝线脱针。按针尖横断面的形状,缝合针分为三角针和圆针;按针尖与针眼两点间有无弧度,缝合针分为直针、半弯针和弯针。

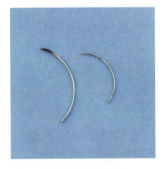
图 2-27　缝合针

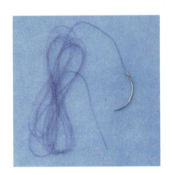
图 2-28　无损伤缝合针

①直针:适用于宽敞或浅部操作时的缝合,如皮肤及胃肠道黏膜的缝合,有时也用于肝脏的缝合,现在临床已经很少应用。

②弯针:临床应用最广,适用于狭小或深部组织的缝合。根据弧度不同分为1/2、3/8弧度等。几乎所有组织和器官均可选用不同大小、弧度的弯针进行缝合。

③无损伤缝合针:主要用于小血管、神经外膜等纤细组织的吻合。

④三角针:针尖横截面呈三角形(三菱形),能穿透较坚硬的组织,用于皮肤、韧带、软骨和瘢痕等坚韧组织的缝合,因损伤非常大不宜用于颜面部皮肤和脆弱组织的缝合。

⑤圆针:针尖及针体的截面均为圆形,用于缝合一般软组织,如胃肠壁、血管、筋膜、腹膜和神经等。

临床上应根据需要合理选择缝针,原则上应选用针径较细、损伤较小者;但有时组织韧性较大,针径过细易于折断,故应合理选用。此外,在使用弯针缝合时,应顺弯针弧度从组织拔出,否则易折断。

(2)手术用线

手术用线(suture)也称缝线,用于外科手术时缝合组织和结扎血管。手术所用的线为手术专用线,应符合下列要求:有一定的张力,易打结,组织反应小,无毒,不致敏,无致癌性,易灭菌和保存。根据缝线是否能被人体组织分解,可以把缝线分为可吸收线和不可吸收线两大类。

①可吸收性指的是随时间延长能够被人体分解的能力。可吸收线（absorbable suture）常用来指在进入人体 60～90 天可被人体吸收的缝线。缝线的吸收是通过组织对缝线的反应实现的。需埋进人体内部、伤口深部的缝线一般选择可吸收线。以前使用肠线，现在常用合成纤维线。

肠线：由羊的小肠黏膜下层制成。因属于异种蛋白，在人体内可引起较明显的组织反应，因此使用过多、过粗的肠线时，创口炎性反应较重。肠线有普通和铬制两种。普通肠线在体内经 1 周左右开始吸收，多用于结扎及缝合皮肤。铬制肠线约于 2～3 周后开始吸收，用于缝合深部组织。肠线的粗细通过编号来表示，正号数越大的线越粗，"0"数越多的线越细。

合成纤维线：均为高分子化合物。其优点有：组织反应轻，抗张力较强，吸收时间长，有抗菌作用。这类线因富有弹性，打结时要求用四重或更多重的打结法。

②不可吸收线（non-absorbable suture）用来缝合伤口外层并最终会被拆除，在极少数情况下，如需在深部组织维持较长时间抗张强度时，也会使用不可吸收线。常见的有桑蚕丝线、棉线、不锈钢丝、尼龙线、钽丝、银丝、亚麻线等数十种。根据缝线张力强度及粗细的不同亦分为不同型号，正号数越大表示缝线越粗，张力强度越大，"0"数越多的线越细。

丝线和棉线由天然纤维纺成，表面常涂有蜡或树脂。丝线是目前临床上最常用的手术用线，其优点是组织反应轻，质软，易打结而不易滑脱，抗张力较强，能耐高温灭菌，价格低。缺点是为组织内永久性异物，伤口感染后易形成窦道；胆道、泌尿道缝合可致结石形成。棉线的用处和抗张力均不及丝线，但组织反应较轻，抗张力保持较久，用法与丝线相同，根据需要选用。

金属线由合金制成，有不锈钢丝和钽丝，具备灭菌简易、刺激较小、抗张力强等优点，但不易打结。常用于骨、肌腱、筋膜的缝合以及减张缝合或口腔内牙齿固定。

不可吸收合成纤维线，如尼龙、锦纶、涤纶、普罗伦（prolene）等，优点是光滑、不吸收、组织反应轻、抗拉力强，可制成很细的丝，多用于微小血管缝合及整形手术。用于微小血管缝合时，常制成无损伤缝合针线。其缺点是质地稍硬，线结易于松脱，结扎过紧时易在线结处折断，因此不适用于有张力的深部组织的缝合。

（3）医用黏合剂

医用黏合剂是代替缝针用的新兴医用产品，医用黏合剂的主要成分是 α-氰基丙烯酸酯，其在生物体组织内的聚合速度很快。医用黏合剂在创面血液和组织液中阴离子的作用下，能快速聚合固化成膜并与创面镶嵌紧密，可牢固地保持伤口的对合状态，且胶膜可阻止血细胞、血小板通过，在凝血酶和纤维蛋白原的共同作用下，可以封闭创面断裂的小血管，从而有效止血，同时胶膜将组织与细菌隔离，还具有抗感染和保护创面的作用。聚合物中的醚链还具有止痛作用，因此医用黏合剂具有黏合、止血、止痛、消炎、护创、促进愈合等综合功效。

医用胶黏合法与传统的缝合法相比具有以下优点：①快速止血，黏合过程没有痛苦，不需要麻醉。②伤口呈线性愈合，无缝针缝线等异物对皮肤的刺激，减少炎症的发生,形成的瘢痕很小,具有良好的美容效果。③不用拆线,大大缩短就医时间,节省就医费用。④在腹股沟疝平片无张力修补术中,应用化学性医用胶黏合固定补片和创面止血的效果良好,不增加术后复发率,可节省手术时间和减轻术后疼痛,还可减少术后慢性疼痛和局部血肿的发生。

基于以上优点,医用胶黏合法特别适用于儿童和年轻女性,尤其是头面部的伤口。医用黏合剂使用也有缺点,如抗冲击能力差、降解速度慢、黏结力强度不够等。

（4）外科拉链

外科拉链结构是由两条涂有低变应原粘胶的多层微孔泡沫支撑带组成,中间是一条拉链,两边的串带缝合在支撑条内。在使用时必须仔细缝合伤口皮下组织层,将两边的串带分别粘贴于伤口两侧的皮肤上,最后收紧拉链并盖以无菌干纱布。优点是无创、无痛操作,伤口自然愈合,减少伤口异物和新鲜创伤造成感染的风险,无缝线和闭合钉的痕迹,无须拆线,伤口愈合更加美观。通常适用于较整齐的撕裂伤口或手术切口的闭合,但不适用于身体毛发多、自然分泌物多以及皮肤组织损失过多的伤口。

（5）外科吻合器

吻合器是医学上使用的替代传统手工缝合的设备,由于现代科技的发展和制作技术的改进,目前临床上使用的吻合器质量可靠,使用方便,松紧合适,尤其是其具有缝合快速、操作简便、副作用小和手术并发症少等优点,并且使得过去无法切除的肿瘤得以切除,很受国内外临床外科医生的青睐和推崇。

吻合器主要工作原理是利用钛钉对组织进行离断或吻合,类似于订书机。根据适用范围不同,吻合器主要可分为皮肤吻合器（皮钉）、消化道（食管、胃肠等）圆形吻合器、直肠吻合器、圆形痔吻合器、包皮环切吻合器、血管吻合器、疝气吻合切割缝合器等。

相对于传统的手工缝合,器械缝合有以下优势:①操作简单方便,节省手术时间。②一次性使用,避免交叉感染。③利用钛钉或不锈钢钉（皮肤缝合器）缝合严密、松紧适中,有的需用专用起钉器拆除缝合钉。④副作用小,有效减少手术并发症等。

在外科手术中使用吻合器虽然快捷方便、对合较为整齐、金属钉的反应较轻,但是因为解剖层次和手术部位等因素,各种吻合器不能混用,操作起来需要一定技巧和熟练度,而且价格较为昂贵,所以学生在学习过程中切不可因为使用吻合器而忽视传统缝合方法的学习。外科手术基本技能操作是成为一名合格外科医生的基础,只有熟练外科手术基本操作技能,才能举一反三,掌握更多先进的手术方法。

13. 探针

探针(probe)又称探子(见图2-29),主要用于探查窦道、瘘管的方向和深浅,并可用于窦道及瘘管的切除或切开。此外,还有其他特殊用途的探针,如胆道探针、尿道探针等。

14. 刮匙

刮匙(curette)(见图2-30)主要用于刮除组织上的碎片、残渣、肉芽组织和囊肿等。

15. 吸引器

吸引器(suction)用于吸除手术中出血、渗出物、脓液、空腔脏器内容物、冲洗液等,使手术野清楚,减少污染机会。吸引头的结构和外形有多种(见图 2-31),金属或一次性硬塑料双套管、单管。双套管的外管有多个孔眼,内管在外套管内,多孔的外套管可以防止吸引时周围组织堵塞吸引器头,以保持吸引通畅。

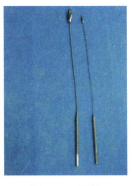

图 2-29 探针

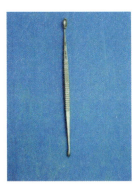

图 2-30 刮匙

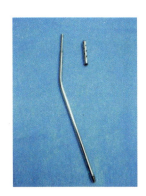

图 2-31 吸引器头

(韩春茂、周小莉)

第三节 切口消毒、铺巾
Disinfection of the operative site skin

一、临床案例

患者,男,32 岁,因"反复上腹饥饿痛 3 年,加重 10 小时"入院。既往体健。查体:体温 37.8℃,脉搏 100 次/min,血压 90/60mmHg,急性痛苦貌,巩膜无黄染,全腹肌紧张,压痛、反跳痛明显,以上腹部为著。

思考题

1. 该患者最可能的诊断是什么?下一步该如何处理?
2. 如需急诊开放手术,手术切口如何选取?
3. 如何进行脐部的消毒?
4. 穿手术衣后,4 块无菌巾的铺巾顺序如何?

二、切口消毒和铺巾操作指南

第一部分 切口消毒

(一)目 的

杀灭手术切口处及其周围皮肤上的细菌,防止皮肤细菌移

2-3 切口消毒(中文),
手术区域消毒铺巾(英文)

位进入切口内,预防术后切口感染。

(二)适应证

凡是需通过皮肤或黏膜进入手术区域进行操作的任何手术,均需要对手术切口区域进行消毒。

(三)操作前准备

1.患者准备

择期手术患者,手术前应对手术区域进行清洗和备皮。常规皮肤准备需进行范围较广的剃毛,但在具有强有效的消毒条件或美容手术时可免剃毛。对于头部手术应剃除一部分或全部头发。儿科手术除头部手术外不必去毛。剃毛时间以接近手术为佳。与口腔相通的大手术,特别是需植骨或植皮者,应先做口腔清洁、龋齿充填和残根拔除,并用1∶5000高锰酸钾液或1∶1000氯己定溶液含漱;取皮及取骨区域应在术前1日彻底清洁、备皮,以75％乙醇消毒后用无菌敷料包扎。

2.操作者准备

操作者应剪短指甲,戴好口罩和帽子,完成双手及手臂消毒,了解患者拟行手术方案及主刀者的切口设计。

3.物品准备

需准备的物品包括消毒棉球或方纱若干,消毒剂,托盘1个,卵圆钳3把。

手术区常用的消毒药物包括以下几种。①碘酊:杀菌力强,但刺激性大,故在不同部位的使用浓度不同(消毒颌面颈部为2％,口腔内为1％,头皮部为3％)。使用后应予以脱碘。碘过敏者禁用。②氯己定溶液:为广谱消毒剂,刺激性小,故使用广泛。皮肤消毒浓度为0.5％,以0.5％氯己定-乙醇(75％乙醇)消毒效果更佳;口腔内及创口消毒浓度为0.1％。③碘伏:含有效碘0.5％的碘伏水溶液常用于皮肤和手的消毒,同时也可用于口腔黏膜的术前消毒,其作用优于碘酊,具有消毒彻底、刺激性小、无须脱碘、着色浅的优点。④75％乙醇:目前临床已极少应用,其消毒力较弱,故常与碘酊先后使用,起脱碘的作用。

(四)操作步骤

1.站在患者右侧,检查消毒区皮肤清洁情况。

2.手臂消毒后(不戴手套),从器械护士手中接过盛有浸蘸消毒液的消毒棉球、托盘和无菌卵圆钳。

3.消毒顺序

清洁切口皮肤采用离心形消毒,即从手术野中心开始,逐步向周围皮肤无遗漏地涂布消毒液;感染创口或肛门、会阴部的消毒采用向心形消毒,即从手术区外周清洁区域逐步向感染创口或肛门、会阴部涂擦。

4.消毒方式

环形或螺旋形消毒常用于小手术野的消毒。平行或叠瓦形消毒多用于大手术野的消毒。

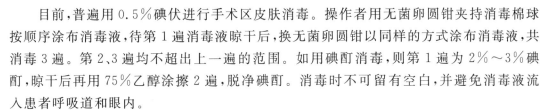

目前,普遍用 0.5% 碘伏进行手术区皮肤消毒。操作者用无菌卵圆钳夹持消毒棉球按顺序涂布消毒液,待第 1 遍消毒液晾干后,换无菌卵圆钳以同样的方式涂布消毒液,共消毒 3 遍。第 2、3 遍均不超出上一遍的范围。如用碘酊消毒,则第 1 遍为 2%～3% 碘酊,晾干后再用 75% 乙醇涂擦 2 遍,脱净碘酊。消毒时不可留有空白,并避免消毒液流入患者呼吸道和眼内。

5.消毒范围

头颈部手术消毒范围应至术区外 10cm,四肢、躯干手术消毒范围应包括手术切口周围 15～20cm 的区域,以保证有足够的安全范围。

(1)头部手术皮肤消毒范围:头及前额。

(2)口、唇部手术皮肤消毒范围:面唇、颈及上胸部。

(3)颈部手术皮肤消毒范围:上至下唇,下至乳头,两侧至斜方肌前缘。

(4)锁骨部手术皮肤消毒范围:上至颈部上缘,下至上臂上 1/3 处和乳头上缘,两侧过腋中线。

(5)胸部手术皮肤消毒范围:(侧卧位)前后过中线,上至锁骨及上臂上 1/3 处,下过肋缘。

(6)乳腺根治手术皮肤消毒范围:前至对侧锁骨中线,后至腋后线,上过锁骨及上臂,下过肚脐平行线。如大腿取皮,则大腿过膝,周围消毒。

(7)上腹部手术皮肤消毒范围:上至乳头,下至耻骨联合,两侧至腋中线。

(8)下腹部手术皮肤消毒范围:上至剑突,下至大腿上 1/3,两侧至腋中线。

(9)腹股沟及阴囊部手术皮肤消毒范围:上至肚脐线,下至大腿上 1/3,两侧至腋中线。

(10)颈椎手术皮肤消毒范围:上至颅顶,下至两腋窝连线。

(11)胸椎手术皮肤消毒范围:上至肩,下至髂嵴连线,两侧至腋中线。

(12)腰椎手术皮肤消毒范围:上至两腋窝连线,下过臀部,两侧至腋中线。

(13)肾脏手术皮肤消毒范围:前后过中线,上至腋窝,下至腹股沟。

(14)会阴部手术皮肤消毒范围:上至耻骨联合,包括肛门周围及臀部,下至大腿上 1/3 内侧。

(15)四肢手术皮肤消毒范围:周围消毒,上下各超过一个关节。

6.不同手术部位所采用的消毒剂

由于手术患者年龄和手术部位不同,手术野皮肤消毒所用的消毒剂种类也不同。

(1)婴幼儿皮肤消毒:婴幼儿皮肤柔嫩,一般用 75% 乙醇或 0.75% 碘酊消毒;对于会阴部、面部等处的手术区,则用 0.3% 或 0.5% 碘伏消毒。

(2)颅脑外科、骨外科、心胸外科和普通外科手术区皮肤消毒:可用 0.5% 碘伏消毒。

(3)五官科手术消毒:面部皮肤用 75% 乙醇消毒 2 遍,口腔黏膜、鼻部黏膜消毒用 0.5% 碘伏或 2% 红汞消毒。

(4)植皮术对供皮区的皮肤消毒:术前用 75% 乙醇涂擦 2～3 遍。

(5)皮肤受损污染者的消毒:烧伤创面和新鲜创伤的清创,用无菌生理盐水反复冲洗,至创面上基本清洁时拭干,烧伤创面按其深度处理,创伤的伤口内用3%过氧化氢和1:10碘伏浸泡消毒,外周皮肤按常规消毒。创伤较重者在缝合伤口前还需重新消毒铺巾。

(五)注意事项

1.面部、口唇和会阴部黏膜、阴囊等处不能耐受碘酊的刺激,宜用刺激性小的消毒剂来代替,如红汞或0.5%碘伏液,以上两种消毒剂都不能与碘接触或混用。

2.消毒剂不能浸蘸过多,以免流散他处或引起周围皮肤黏膜的刺激与损伤。脱碘必须干净。

3.消毒的总体原则为先消毒相对洁净区,再消毒相对污染区。注意每一遍消毒范围都应不超过前一次消毒范围。已接触消毒范围边缘或污染部位的消毒纱布不能再返擦清洁处。

4.确定消毒区域时,应对可能的手术范围有一个较准确的预判,尽量避免手术过程中的二次消毒,如有延长切口可能,消毒时应对可能的手术区域进行消毒。

5.消毒腹部皮肤时,先在脐窝中滴数滴消毒剂,皮肤消毒时避开脐窝。待皮肤消毒完毕后,用卵圆钳翻过棉球的另一侧将肚脐内的消毒剂蘸干。

6.消毒者双手勿与患者皮肤或其他未消毒物品接触,消毒用钳不可放回手术器械桌。

第二部分　铺　巾

(一)目　的

显露手术切口所必需的皮肤区,遮盖患者其他部位,使手术周围环境成为一个较大范围的无菌区域,以尽量减少甚至避免手术中的污染。

2-4　铺巾(中文),
手术区域消毒
铺巾(英文)

(二)操作前准备

1.患者准备

对患者手术区域的皮肤完成消毒。

2.操作者准备

操作者已完成双手和手臂消毒,助手已完成穿手术衣和戴无菌手套。

3.物品准备

根据不同手术需要准备相应的一套无菌巾单,以腹部手术为例:无菌巾4~6块,中单2块,带孔剖腹大单1块,薄膜手术巾1块或布巾钳4把。

(三)操作步骤

1.铺巾者站在患者的右侧,确定手术区域。

2.器械护士传递无菌巾,将1/4治疗巾折边,前3块折向手术助手,第4块折向器械护士。铺巾者根据手术切口的走向判断铺巾顺序,先铺切口对侧或相对不洁区,最后一块铺于操作者的同侧。将翻折部铺于近切口侧,翻折部朝下。

3.取4把布巾钳固定无菌巾交叉处,或用薄膜手术巾贴附于手术野。

4.铺中单:铺巾者和器械护士两人分别站在手术床两侧,由器械护士传递中单,

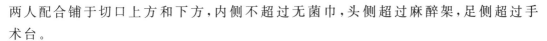

两人配合铺于切口上方和下方,内侧不超过无菌巾,头侧超过麻醉架,足侧超过手术台。

5.铺完中单后,铺巾者再次洗手,穿灭菌手术衣、戴灭菌手套,然后铺带孔剖腹大单。

6.铺带孔剖腹大单时,将开口对准切口部位,指示头部的标记应位于切口上方,与器械护士配合,将其向两侧展开,向上盖住患者头部和麻醉架,向下盖住器械托盘和床尾,两侧及足端应下垂过手术床缘至少30cm。

（四）注意事项

1.无菌巾铺下后,不可随意移动,如位置不准确,只能由手术区向外移,而不能向内移,以免污染手术区,否则更换新无菌巾。

2.消毒的手臂不能接触靠近手术区的灭菌敷料及器械护士的手,铺巾时,双手只接触手术单的边角部。

3.铺无菌巾单时,如被污染应当立即更换。

4.带孔剖腹大单的头端应盖过麻醉架,两侧和尾部应下垂超过手术台边缘30cm。手术野四周及托盘上的无菌巾共4~6层,手术野以外为2层以上。

5.铺第1层无菌单操作者不穿手术衣,不戴手套,再次洗手,穿无菌衣、戴无菌手套后再铺大单。

6.对有可能扩大手术范围者,铺巾时应有所考虑和准备,避免临时再扩大消毒或重新铺巾。

三、切口消毒、铺巾流程

切口消毒、铺巾流程详见表2-3。

表2-3　切口消毒、铺巾流程

操作步骤		具体内容	完　成	未完成	备　注
操作前准备		1.核对患者信息。			
		2.确定消毒铺巾范围,去除消毒范围内污物。			
		3.戴口罩、帽子,更换洗手衣裤,完成外科洗手消毒。			
		4.助手准备消毒铺巾包、消毒棉球和碘伏。			
操作过程	切口消毒	1.操作者站在患者右侧,卵圆钳夹持碘伏棉球将手术野按顺序均匀涂布消毒液2~3次,每次更换棉球、卵圆钳。每次不超过前一次消毒范围。			
		2.消毒顺序(据切口定):离心形消毒或向心形消毒。			
		3.消毒方式:环形(螺旋形)或平行形(叠瓦形)。			
		4.范围:手术切口周围15~20cm,不同的部位各有其范围。			
		5.消毒完成后,弯盘、卵圆钳放置于手术台外。			

续表

操作步骤		具体内容	完 成	未完成	备 注
操作 过程	铺巾	1.铺无菌巾：器械护士传递4块小无菌巾，依次铺于切口四周。传递时将1/4治疗巾折边，前3块折向手术操作者，第4块折向器械护士。每块无菌巾的一边折叠1/4，折叠部分朝下。			
		2.铺巾顺序：如操作者未穿上手术衣铺巾顺序：下侧、对侧、上侧、己侧；如穿上手术衣：己侧、下侧、上侧、对侧。			
		3.用布针钳固定无菌巾交叉处四角，或用无菌薄膜手术巾贴附于手术野及无菌巾上使其固定。			
		4.铺中单：器械护士传递中单，两人配合将中单分别铺于切口上方和下方，内侧不超过无菌巾，头侧超过麻醉架，足侧超过手术台。			
		5.铺大单：穿好手术衣、戴无菌手套后，与器械护士配合铺带孔剖腹大单，孔洞对准切口部位，向上盖过麻醉架，向下盖住器械托盘和床尾，双侧和足端超过手术台30cm。			

注意事项：

(1)消毒时先消毒相对洁净区，再消毒相对污染区。涂布碘伏时不留白，不回涂，每一遍消毒范围不超过前一次范围。

(2)铺巾时，不可随意移动铺下的无菌巾，如位置不准确，只能由手术区向外移，而不能向内移。

(3)铺无菌单时如被污染应当立即更换。

(4)铺巾时，双手只接触手术单的边角部，不可直接触碰患者任何部位。中单或大单的边角部可包裹手部避免手无意触碰周围污染区域。

(4)完成铺巾后手术野四周及托盘上的无菌单为4～6层，手术野以外为2层以上。

(5)对术中有可能扩大手术范围者，铺巾时应有所考虑和准备，避免临时再扩大消毒或重新铺巾。

(7)操作过程中应认真仔细，动作规范、熟练，无菌观念强，关爱患者。

练习题

1.手术区的消毒范围，一般要包括手术切口周围 （　　）

A.5～8cm　　　　　B.8～10cm　　　　　C.10～12cm

D.12～15cm　　　　E.15～20cm

2.婴儿面部皮肤、口腔、会阴部的消毒一般用 （　　）

A.2.5％碘酊　　　　B.75％乙醇　　　　　C.氨水

D.0.75％吡咯烷酮碘　E.2％戊二醛

3.预防手术切口感染的最重要措施是 （　　）

A.严格遵守无菌技术　B.缝合切口前冲洗伤口

C. 使用预防性抗生素　　　D. 纠正贫血和低蛋白血症

E. 安放引流管

4. 下列消毒皮肤的操作中,错误的是　　　　　　　　　　　　　　（　　）

A. 消毒感染伤口或肛门,应由四周向手术区中心涂擦

B. 已接触污染部位的纱布不能返擦清洁处

C. 有延长切口可能时,消毒范围应适当扩大

D. 消毒范围为切口周围 10cm 区域

E. 通常由手术区中心部向四周涂擦

5. 无菌切口的消毒顺序是　　　　　　　　　　　　　　　　　　　（　　）

A. 自下而上　　　　　　B. 自上而下　　　　　　C. 由切口向四周

D. 由四周向切口　　　　E. 无一定顺序

6. 已穿好手术衣在做下腹部手术铺巾时,第 4 块应铺在　　　　　　（　　）

A. 切口上方　　　　　　B. 切口对侧　　　　　　C. 切口己侧

D. 切口下方　　　　　　E. 随便铺

7. 以下说法中,错误的是　　　　　　　　　　　　　　　　　　　（　　）

A. 铺巾时每块无菌巾的反折部靠近切口

B. 铺巾者与洗手护士的手不能接触

C. 消毒的手臂不能接触靠近手术区的灭菌敷料

D. 无菌巾能移动,若已铺好的无菌巾位置不正确,能由手术区向内移动

E. 铺无菌单时若被污染应当立即更换

8. 手术野四周及托盘上的无菌单应为　　　　　　　　　　　　　　（　　）

A. 4～6 层　　　　　　　B. 1～2 层　　　　　　　C. 3～4 层

D. 4～5 层　　　　　　　E. 6～7 层

练习题参考答案:1. E　2. D　3. A　4. D　5. C　6. B　7. D　8. A

（余松峰）

第四节　外科基本操作
Basic technique surgical

一、临床案例

患者,男,40 岁,因"发现左下背部皮下肿块 1 年,肿块增大、疼痛半月余"就诊。无发热、红肿等其他症状。查体:左下背部可扪及皮下肿块,约 8cm×5cm,边界清,有压痛,可以推动。余无殊。

思考题

1. 下一步需要完善哪些检查以明确诊断？

2. 如需手术切开，术前应做哪些评估？

二、切开、缝合、打结操作指南

第一部分 切开 Incision

（一）目 的

2-5 切开缝合（英文）

切开是进行外科手术的必需步骤，其目的是充分显露手术野，解剖人体内部组织，保证手术顺利进行。

（二）适应证

任何外科手术；清除脓肿和病变组织的治疗。

（三）禁忌证

结核性冷脓肿无混合性感染。

（四）操作前准备

1. 患者准备

洗净局部皮肤，需要时应备皮。复杂的切口应在预定切口区用笔做标记。对手术区域进行消毒、铺巾，并选用相应的麻醉方式。

2. 操作者准备

戴好口罩、帽子，完成手及手臂消毒，穿无菌手术衣，戴无菌手套。

3. 物品准备

准备手术器械（包括刀片、刀柄）或脓肿切开引流包、手套和治疗盘。

（五）操作步骤

1. 皮肤切开

（1）局部皮肤常规消毒，戴手套，铺无菌巾，选用相应的麻醉方式，检查麻醉情况。

（2）根据手术切口的部位、长短和性质，采用相应的执刀方式。

（3）操作者左手拇指、示指分开，绷紧固定切口两侧的皮肤，并向切口的反方向牵拉；较大切口应由主刀和助手协作完成皮肤牵张动作（见图2-32A、B）。

（4）右手持手术刀，刀刃与皮肤垂直刺入皮肤，然后再转至与皮面成45°斜角，均匀切开皮肤及皮下组织，直至预定切口的长度，再将刀转成与皮面垂直，将刀提出切口（见图2-32C）。切开时用力均匀，力求一次切开皮肤全层，避免多次重复切割造成皮缘不整齐。

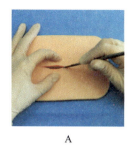
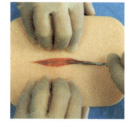
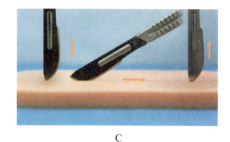

A   B   C

图 2-32　皮肤切开法

2.浅部脓肿切开

(1)用手术刀刀尖刺入脓腔中央,向两端延长切口,如脓肿不大,切口最好到达脓腔边缘。

(2)切开脓腔后,将手指伸入其中,如有间隔组织,可轻轻地将其分开,使其成单一的空腔,以利于排脓。

(3)脓腔内填入蓬松湿盐水纱布、碘伏纱布或凡士林纱布,并用干纱布或棉垫包扎。

3.深部脓肿切开

(1)切开之前先用针筒穿刺抽吸,找到脓腔后,将针头留在原处,作为切开的标志。

(2)先切开皮肤、皮下组织,然后顺着针头的方向,用血管钳钝性分开肌层,到达脓腔后,将其充分打开,并将手指伸入脓腔内检查。

(3)手术后置入干纱布条,一端留在外面,或置入有侧孔的橡皮引流管。

(4)若脓肿切开后腔内有大量出血,则可用干纱布按顺序紧紧地填塞整个脓腔,以压迫止血。术后 2 天,用无菌盐水浸湿全部填塞敷料后,轻轻取出,改换纱布或凡士林纱布引流。

(5)术后做好手术记录,特别应注明引流物的数量。

(六)注意事项

1.手术刀选择适当:切开不同部位时应选择大小型号适当的手术刀。

2.切开时尽量减少组织损伤,避开可能的血管和神经,方向尽可能与皮纹一致,注意术后瘢痕不影响外观和各种关节的功能。

3.切入皮肤时,垂直下刀,垂直出刀,用刀均匀,不可偏斜,皮肤和皮下组织一次性切开,不宜多次切割和斜切。切开带毛发部位时,应顺毛根方向切入,以减少术后秃发。

4.注意保护切口:腹部或其他较大切口在切开皮肤皮下组织后,为了减少切口污染,可使用切口保护套。

第二部分　缝　合 Suture

(一)目　的

借缝合的张力将切开或切断,或因损伤而破裂或断裂的组织或器官进行再对合,消灭空隙,重建其连续性,促进其良好愈合及功能恢复。

（二）适应证

手术切口和适宜一期缝合的新鲜创伤伤口。

（三）禁忌证

污染严重或已化脓感染的切口。

（四）操作前准备

无齿镊、有齿镊各1把，持针器1把，小血管钳2把，线剪1把，外科缝针数枚，缝线若干，无菌纱布若干。

（五）操作步骤

不同部位的组织器官需采用不同的方式方法进行缝合。缝合的基本步骤，以皮肤间断缝合为例说明如下（见图2-33）。

（1）进针：左手执有齿镊，提起一侧皮肤边缘，右手执持针钳，用腕部臂力由外旋进，顺针的弧度在距离切缘适当距离处刺入皮肤，经皮下从对侧切口皮缘对称距离处穿出。

（2）拔针：用有齿镊在针前端顺针的弧度向外拔，同时持针器从针后部顺势往前推。

（3）夹针、出针：当针要完全拔出时，阻力已很小，松开持针器，单用镊子夹针继续外拔，持针器迅速转位再夹针体（后1/3弧处），将针完全拔出，由第1助手打结，第2助手剪线，完成缝合步骤。

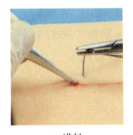 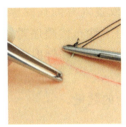 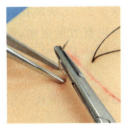 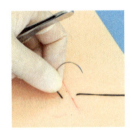

A.进针　　　　　　　B.拔针　　　　　　　C.夹针　　　　　　　D.出针

图2-33　缝合步骤

（六）常见的缝合方法

根据缝合后切口边缘的形态，缝合的方法可以分为单纯、内翻和外翻三类，每一类又有间断和连续两种。间断缝合和连续缝合各有其优缺点和适用范围。连续缝合的优点是较省时，止血作用较好，但缺点是遗留的缝线异物较多，一定程度上影响组织边缘的血供，不利愈合，易导致吻合口狭窄。间断缝合费时，但无连续缝合的缺点，因此临床应用较广。

1.单纯缝合

单纯缝合适用于各种组织或脏器的手术切开、损伤的缝合。缝合的深度、针距和两侧距创缘的距离应根据手术需要而定，但要尽可能均等，以达到对合整齐和美观。

（1）单纯间断缝合法：操作简单，应用最多，每缝一针单独打结，多用于皮肤、皮下组织、肌肉腱膜的缝合（见图2-34A）。

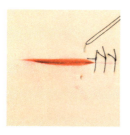
A.单纯间断缝合法

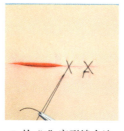
B.外"8"字形缝合法

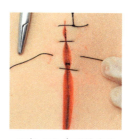
C.内"8"字形缝合法

图 2-34　单纯缝合

（2）"8"字形缝合法：由两个间断缝合组成，缝扎牢固省时，止血作用较好，缝合组织不易断裂，但缝合后组织皱缩，不及单纯缝合整齐。"8"字形缝合法有内"8"字和外"8"字缝合两种，可用于腹腔、腹白线、皮下组织、筋膜、肌腱和肌肉等组织的缝合，也常用于不便钳夹的出血点的缝扎止血（见图 2-34B、C）。

（3）单纯连续缝合法：在第一针缝合后打结，继而用该缝线缝合整个创口。缝合后容易使组织皱缩，对缝合处血供影响较大，留下缝线异物较多，一旦某处缝合断裂则可导致切口裂开。因此，单纯连续缝合法仅适用于腹腔小切口，胃肠、血管吻合的缝合。

（4）连续锁边式缝合法：操作省时，止血效果好，缝合过程中每次将线交错，多用于胃肠道断端的关闭、皮肤移植时的缝合。缺点与单纯连续缝合法基本相同（见图 2-35）。

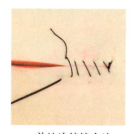
A.单纯连续缝合法

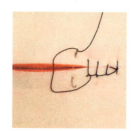
B.连续锁边式缝合法

图 2-35　单纯连续和连续锁边式缝合法

（5）减张缝合法：用于缝合愈合能力较差、张力过大的切口，也用于腹壁切口裂开的再缝合。通常用 10 号丝线或不锈钢丝，先做切口两侧的全层贯穿缝合，待常规分层缝合后在减张缝线或不锈钢丝上穿进一段橡皮管，然后再扎紧，以减少缝合过紧对皮肤组织的压迫（见图 2-36）。

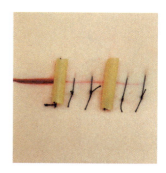
图 2-36　减张缝合法

2.内翻缝合法

内翻缝合法使缝合组织的边缘内翻，缝合后外面光滑，主要用于胃肠道的缝合以保证愈合完善和减少污染。

（1）垂直褥式内翻缝合法，又称 Lembert 缝合法，分间断和连续两种，常用间断法，一般用于胃肠道吻合时缝合浆肌层（见图 2-37）。

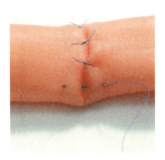
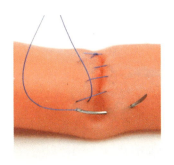

A.间断垂直褥式内翻缝合法   B.连续垂直褥式内翻缝合法

图 2-37　垂直褥式内翻缝合法

（2）水平褥式内翻缝合法：分为 3 种（见图 2-38）。①间断水平褥式内翻缝合法：又称 Halsted 缝合法，多用于胃肠道浆肌层缝合或胃肠道小穿孔修补。②连续水平褥式浆肌层内翻缝合法：又称 Cushing 缝合法，如胃肠道浆肌层缝合。③连续全层水平褥式内翻缝合法：又称 Connell 缝合法，如胃肠道全层缝合。

（3）荷包缝合法：在组织表面以环形连续缝合一周（见图 2-38），结扎时将中心内翻包埋，表面光滑，有利于愈合。常用于胃肠道小切口或针眼的关闭、阑尾残端的包埋、造瘘管在器官内的固定等。

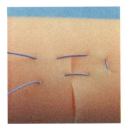
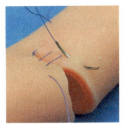
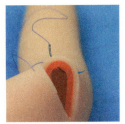
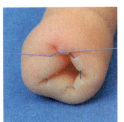

A.Halsted缝合法   B.Cushing缝合法   C.Connell缝合法   D.荷包缝合法

图 2-38　水平褥式内翻缝合法和荷包缝合法

3. 外翻缝合法

外翻缝合法使缝合组织的边缘向外翻，保证缝合处内面的光滑，一般用于血管吻合或缝合，以防术后栓塞（见图 2-39）。

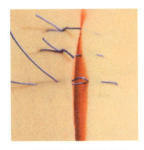
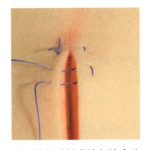
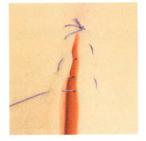

A.垂直褥式外翻缝合法   B.间断水平褥式外翻缝合法   C.连续水平褥式外翻缝合法

图 2-39　外翻缝合法

（1）垂直褥式外翻缝合法：间断垂直褥式外翻缝合法适用于松弛皮肤的缝合。

（2）水平褥式外翻缝合法：分为间断和连续两种。间断水平褥式外翻缝合法又称横形褥式（"U"字形）间断缝合，可用于皮肤缝合。连续水平褥式外翻缝合法多用于血管壁吻合。

4.皮内缝合法

皮内缝合法可分为间断及连续缝合两种（见图2-40）。皮内缝合要领：从切口的一端进针，然后交替从两侧切口边缘的真皮层内水平穿过，一直缝到切口的另一端穿出，最后抽紧，两端可做蝴蝶结或纱布小球垫。常用于外露皮肤切口的缝合，如颈部甲状腺手术切口。其缝合的好坏与皮下组织缝合的密度及层次对合有关。如切口张力大，皮下缝合对拢欠佳，则不应采用此法。此法缝合的优点是对合好，拆线早，愈合瘢痕小，美观。

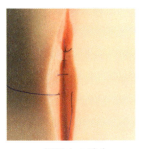 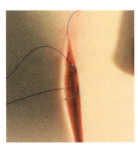

A.间断皮内缝合　　　　　　　　　　B.连续皮内缝合

图 2-40　皮内缝合法

（七）注意事项

1.缝合线和缝合针的选择要适宜，一般选用线的拉力应胜过组织的张力。增加缝合后切口抗张力的方法是增加缝合密度，而不是增粗缝线。血管的吻合应选择相应型号的无损伤针线。

2.任何缝线都是异物，应尽量减少缝线的用量和避免体内过多残留。皮肤不可吸收缝线线头留约 0.5～0.8cm 长，便于拆线。

3.要保证缝合创面或伤口的良好对合。缝合应按组织的解剖层次分层进行，使组织层次严密，不要卷入或缝入其他组织，不要留残腔，防止积液、积血及感染。缝合的创缘距及针间距必须均匀一致，皮肤缝合以间断缝合为佳，针间距 1.0～1.2cm，创缘距 0.5～0.6cm，这样看起来既美观，且张力一致，缝合严密，并可减少伤口开裂的发生。

4.注意缝合处的张力。结扎缝合线的松紧度应以切口边缘紧密相接为准，不宜过紧或过松，过紧或过松均可导致愈合不良。伤口有张力时，应进行减张缝合；伤口如缺损过大，则可考虑行转移皮瓣修复或皮片移植。

5.连续缝合的力量分布均匀，抗张力较间断缝合强，但如有一处断裂则可使全部缝合松脱，导致伤口裂开。一旦伤口裂开容易造成感染，其处理比间断缝合更加困难。因此，如无特别需要，特别是对于不可吸收线，应减少连续缝合。

第三部分　打　结　Knot

（一）目　的

打结是外科最基本的操作技术之一。手术中的止血和缝合均需要打结，正确而熟练地打结，能迅速地进行止血缝合，保证手术成功。

（二）结的种类

临床上常用的外科打结方法有单结、方结、三重结和外科结（见图 2-41）。在打结过程中，常常出现的错误有假结和滑结，应尽量避免。

1. 单结

单结是外科结扣的基本组成部分，仅绕一圈，易松脱，结扎时不宜单独使用。

2. 方结

方结由两个相反方向的单结重叠而成。其特点是两个单结来回交错，第 1 个结的方向与第 2 个结相反。该方法着力均匀，不易滑脱，牢固可靠，是外科手术中主要的打结方式。

3. 三重结

三重结是目前最常用的打结方法，即方结的加强结，在方结的基础上再重复反方向打一个结，共三个结。该方法加强了结扎线间的摩擦力，防止线结松散滑脱，最为牢固可靠，一般在较大血管结扎时采用。

4. 外科结

外科结是指在打第 1 个结时缠绕两次，再反方向打第 2 个结。其目的是使第 1 个结的摩擦力增大，打第 2 个结时不易滑脱和松动，使结扎更牢固，常用于结扎较大的血管和张力较大的组织。

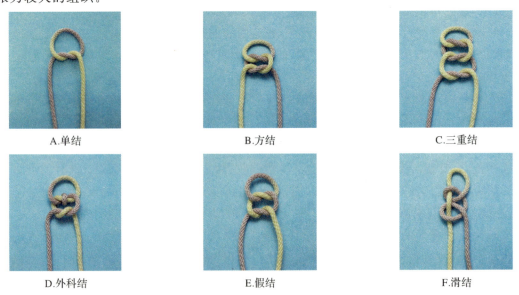

A.单结　　　　　　　　B.方结　　　　　　　　C.三重结

D.外科结　　　　　　　　E.假结　　　　　　　　F.滑结

图 2-41　结的种类

（三）操作方法

手术中常用的打结方法有单手打结法、双手打结法和器械打结法 3 种。

1. 单手打结法

单手打结法应用最为广泛，操作者一手持线，另一手打结，主要动作由拇指、示指或中指三指完成（见图 2-42）。

（1）两手分别拉住缝线的两端，右手拇指和中指捏住前线，左手捏住后线。将前线在后线的上方交叉，以右手示指在两线交叉处绕过后线钩取前线，随后示指和中指一起夹取并拉出前线，同时右手拇指协同，使尾线末端向上抽离线结处，双手顺势拉紧线结，完成第 1 个结。

（2）右手中指、无名指和小指并拢，向下压住前线，顺势翻转手掌朝上，左手将后线置于三指上方与后线交叉，右手中指绕过后线钩取并向下拉出前线，右手拇指顺势与中指捏住前线，沿第 1 个结的反方向拉紧缝线，完成方结打结。

凡"持线""挑线""钩钱"等动作必须运用手指末节近指端处，才能做到迅速有效。单手打结法操作简便迅速，但在完成第 1 个结，松手再打第 2 个结时，第 1 个结容易松开，故有时需要助手持镊子协助固定第 1 个结，再打第 2 个结。

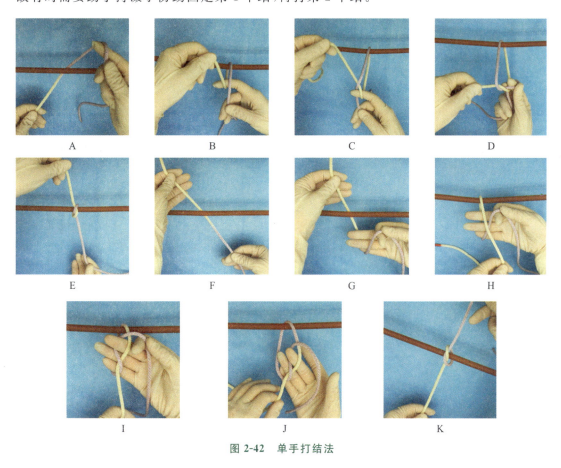

图 2-42　单手打结法

2. 双手打结法

双手打结法是用左手中指、无名指和小指持同侧或远离操作者一侧线段，右手执另一侧线段，左手拇指绕过并压住右侧线段，挑起左侧线段，再将右侧线段向上绕过左手所持线段构成线环，用左手拇指和示指夹住右手所持线段，向下穿过线环并将线头递给右手，双手将结扎线拉紧，完成第 1 个单结，此时双手提起各自的线段稍用力使已完成的第 1 个结不松，用左手拇指挑起左手所持同侧线段，右手拉过所持线段压在左手拇指和所持线段上构成线环，然后退出左手拇指，用左手拇指和示指夹住右手所持线段，由下向上穿过线环将线段递给右手并向右侧拉紧,完成其相反方向的第 2 个单结(见图 2-43)。双手打结法比单手打结法操作更稳妥、牢靠,但更费时,所需线更长。

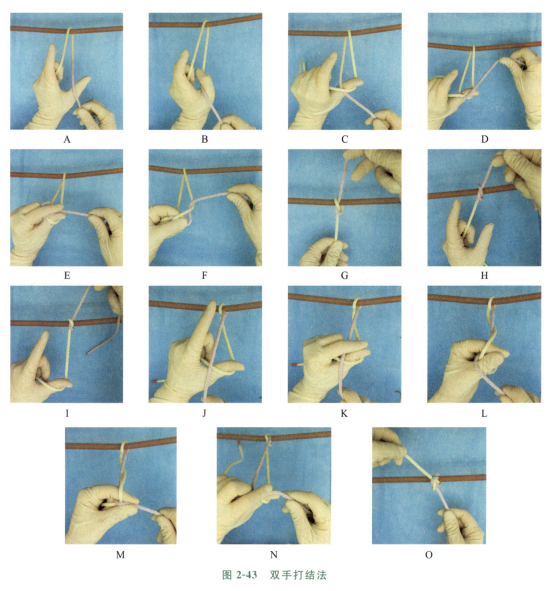

图 2-43　双手打结法

3. 器械打结法

器械打结法是指用持针钳或血管钳打结(见图 2-44)。方法如下:

(1)左手拉线,预留尾线 2～3cm,右手执持针器平放于两线之间,左手持线向前绕持针器前部一圈,持针器夹住尾线末端,左手向前,右手向后,拉紧缝线,完成第 1 个结。如遇张力较大的组织,结扣容易松开,此时可保持双手拉紧状态,右手拉线向左手线靠拢,将线结锁至一侧进针点防止松开。

(2)右手执持针器置于左手线后方,左手持线反向绕持针器前部一圈,持针器夹住尾线末端,双手交叉换位,拉紧缝线,完成打结。

器械打结法方便易行,用于深部结扎、线头较短、用手打结有困难或为节省用线时,缺点是缝合有张力,创口有时不易扎紧。为防止滑脱,可在第1个结时连续缠绕2次形成外科结。

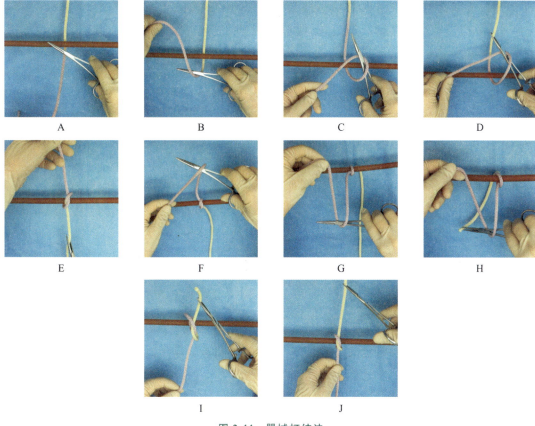

图 2-44　器械打结法

(四)注意事项

1.无论用哪种方法打结,第1个结与第2个结的方向不能相同,否则就形成假结。

2.每一个结均应摆平后再拉紧,忌成锐角拉紧,否则稍用力,线即被拉断。

3.两手用力应缓慢均匀,如果只拉紧单侧线,则成滑结。用力的点应与结扎点在一条直线上,两手不宜离线结太远,特别是深部打结时,最好用一手指按线结近处,徐徐拉紧,否则易将线结扯断或因未扎紧而滑脱。

4.在打第2个结时,为防第1个结松开,有时可以由助手用无齿镊或血管钳将第1个结夹住,待第2个结扣拢时将无齿镊或血管钳移去。

5.埋在组织内的线结,只要不引起线结松脱,线头越短越好。线头一般留1～2mm,但如遇较大血管的结扎,则应略长,肠线一般留3～4mm。

(五)相关知识

下面介绍一种新的打结方法:双股单锁结(two-strand-overhand locking knot,TSOL结)。我们今天经常使用的方结是公元一世纪希腊医生 Heraklas 所描述的 Hercules 结(海格力斯结)。方结和外科结是近一个世纪来外科手术中修复组织、捆扎、缝合伤口等打结时的金标准。为了提高线结的强度,减少线结的个数,近来,Mayo 医学中心的赵春风教授设计了一种新的打结方法,该结由 3 个结组成,分别为双股单结加两个普通单结,即 TSOL 结。其打结方法如下:①持针器在两股缝线的下方开始绕线 360°(见图 2-45A);②用持针器夹持近端的缝线(两股缝线的末端)(见图 2-45B);③在持针器抽出线圈之前插入镊子,使环形的线圈保持开放,并将线圈滑向基底部打结(见图 2-45C);④打完上述双股单结以后,再打两个单股单结,便是 TSOL 结(见图 2-45D)。如果打结的张力不高,助手将线结维持在合适的位置,然后再抽出镊子使线圈闭合打结(见图 2-45D$_1$)。如果使用的缝合材料比较硬、摩擦力较小,如编织的复合高聚物,打完第 1 个双股单结以后,可以反向牵拉两根缝线使线结收紧(见图 2-45D$_2$)。

TSOL 结能够提供更好的力学性能,其线结松脱率均较低,把持强度也比其他打结方法更大。与 4 个单结组成的方结相比,这种打结方法并不增加线结的体积,临床优势明显。

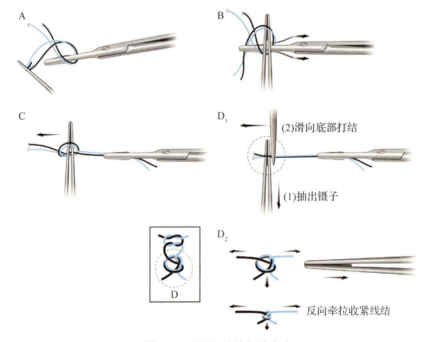

图 2-45　TSOL 结的打结方法

三、切开缝合流程

切开缝合流程详见表 2-4。

表 2-4　切开缝合流程(以皮肤切口为例)

操作内容	完　成	未完成	备　注
1.洗手,戴口罩、帽子。			
2.自我介绍。			
3.核对患者信息,如姓名、病历号、操作相关信息等。			

续表

操作内容	完　成	未完成	备　注
4.了解药物食物过敏史,测量生命体征,完善术前相关检查,如凝血功能等。			
5.签署知情同意书,告知患者操作目的。			
6.告知患者操作中需要配合的事项。			
7.环境准备:对好灯光,使其取合适体位,适当暴露操作部位。			
8.备物:准备操作用物并检查有效日期,如手术器械包、生理盐水、无菌手套、无菌纱布、无菌棉球、胶带、麻醉药品、注射器等。			
9.打开无菌包,检查器械用物是否齐全,打入所需用物。			
10.再次洗手,戴无菌手套。			
11.消毒手术区域,铺洞巾。			
12.双人核对麻醉药品,沿预定手术部位切口进行局部浸润麻醉,并检查麻醉效果。			
13.选择并安装合适刀片,两指固定皮肤保持张力,执笔式/执弓式持刀切开皮肤及皮下组织(垂直进刀→水平走刀→垂直出刀),直至预定长度。			用力均匀,力求一次切开皮肤全层,避免多次重复切割造成皮缘不整齐。避开可能的主要血管和神经,方向尽可能和皮纹保持一致。
14.皮肤的缝合选择三角针及合适缝线,持针器夹持缝针后1/3部位,自后向前穿线。			
15.使用有齿镊进行缝合操作,垂直进针缝合,沿弧度出针。			缝合时垂直进针,使用腕力顺着针的弧度行针,否则容易造成断针和折针。
16.用器械打结法或徒手打结法打结。			打结时注意打结的方向,松紧度,避免假结和滑结。
17.缝合时注意针距和边距符合要求,剪线长度预留0.8～1cm。缝合针数根据切口大小决定。			
18.再次消毒后覆盖敷料包扎。			
19.洗手,协助患者恢复体位,询问患者感受,告知患者及其家属相关注意事项。			
20.垃圾分类,整理用物,正确处理利器。			
21.书写操作记录。			

注意:操作过程中认真仔细,动作规范、熟练,无菌观念强,关爱患者。

练习题

1. 腹部手术，皮肤切口较大，以下最常用的执刀方式是 （　　）

A. 执笔法　　　　　　B. 执弓法　　　　　　C. 握持法

D. 反挑法　　　　　　E. 以上都不是

2. 丝线打结剪线时，留下线头长度一般为 （　　）

A. 1～2mm　　　　　　B. 3～4mm　　　　　　C. 4～5mm

D. 5～6mm　　　　　　E. 6mm 以上

3. 肠线打结剪线时，留下线头长度一般为 （　　）

A. 1～2mm　　　　　　B. 2～3mm　　　　　　C. 3～4mm

D. 4～5mm　　　　　　E. 5mm 以上

4. 下述哪种属外翻缝合法 （　　）

A. Lembert 缝合法　　　B. Connell 缝合法　　　C. 荷包缝合法

D. 横褥式缝合法　　　　E. Cushing 缝合法

5. 下列关于皮肤切开操作的描述中，错误的是 （　　）

A. 妥善固定皮肤

B. 手术前在预定的切口划出标志线

C. 逐渐一点一点切开，以防切入过深

D. 手术刀和皮肤垂直

E. 皮肤切开后深度一致

6. 缝合皮肤应使用何种缝合方法 （　　）

A. 间断缝合　　　　　　B. 连续缝合　　　　　　C. "8"字形缝合

D. 间断外翻缝合　　　　E. 间断内翻缝合

练习题参考答案：1. B　2. A　3. C　4. D　5. C　6. A

（陈力、余松峰）

第五节　拆线 Suture removal

一、临床案例

患者，男性，30岁，因"转移性右下腹疼痛2天"入院，入院后急诊行阑尾切除术，现术后第7天。目前，患者体温正常，已进软食，无恶心、呕吐，无腹痛、腹胀不适，肛门排气排便同术前。查体：体温 36.8℃，血压 130/80mmHg，呼吸15 次/min，脉搏 90 次/min；

两肺呼吸音略粗,未闻及干湿啰音,心率 90 次/min,律齐,各瓣膜区未闻及明显杂音;腹平软,无压痛及反跳痛,肝、脾肋下未触及,移动性浊音阴性,右下腹麦氏点切口敷料干燥,无渗出,切口局部无明显红肿、压痛及波动感,局部皮温不高。

思考题

1. 不同部位的拆线时间是什么时候?
2. 在正常情况下,拆线前需对哪些患者一般情况及切口局部情况进行评估?
3. 切口化脓性感染拆线的目的是什么?
4. 应如何进行拆线?操作过程中需注意些什么?

二、拆线操作指南

2-6　拆线(英文)

(一)目　的

1. 手术切口缝线为异物,需在适当的时间剪除(可吸收线除外)。
2. 手术切口发生某些并发症(如切口化脓性感染、切口皮下血肿、切口脂肪液化等)时,均需拆除局部缝线,便于充分引流和异物的去除,促进伤口愈合。

(二)适应证

1. 正常手术切口

(1)缝线的拆除时间,应根据切口部位、局部血液供应情况、患者年龄、营养状态、既往病史及用药史来决定。

(2)一般情况下,头、面、颈部术后拆线时间为 4～5 天,下腹部、会阴部为 6～7 天,胸部、上腹部、背部、臀部为 7～9 天,四肢为 10～12 天(近关节处可适当延长),减张缝线14 天可拆除。

(3)青少年患者的拆线时间可适当缩短;年老、营养不良、器官移植术后、有皮质激素类药物服用史患者的拆线时间应适当延迟,有时可先间隔拆线,1～2 天后再将剩余缝线拆除。

2. 感染、皮下血肿、切口脂肪液化

对此类切口应提前局部拆线。拆线范围应局限于波动感明显处,且只能拆除切口皮肤处缝线,勿拆除深部肌肉层缝线。拆除局部缝线后必须做到通畅引流,观察引流液性状,留取标本行病原学培养及药敏试验,但不推荐局部应用抗生素治疗;同时勤换药以利于切口愈合。

(三)延迟拆线指征

1. 年老体弱、严重贫血、消瘦或轻度恶病质者。
2. 严重水、电解质紊乱尚未纠正者。
3. 伴有呼吸道感染,且咳嗽未控制的胸、腹部切口的患者。

4. 切口局部水肿明显且持续时间较长的患者。

5. 糖尿病患者。

6. 有皮质激素类药物服用史的患者。

7. 器官移植术后患者。

8. 大量腹腔积液等腹内压增高的患者。

（四）操作前准备

1. 患者准备

（1）向患者及家属解释操作的目的及必要性，交代需配合的事项，安慰患者，消除其紧张情绪。

（2）了解伤口局部情况，对操作过程可能出现的状况做出评价。

（3）患者采取最舒适及切口暴露最好的体位。注意保护患者隐私。

（4）注意保暖，避免着凉。

（5）如伤口较复杂或疼痛较重，可适当应用镇痛措施或镇静药物缓解患者的恐惧及不安。

2. 操作者准备

（1）了解情况：了解患者切口的情况，评估需准备的用物，协助患者体位摆放。

（2）安排时间：避开患者进食时间及病房探视时间，操作前半小时勿清扫房间。

（3）决定顺序：若有多个伤口，应先处理清洁伤口，再处理污染伤口，避免交叉感染。

（4）无菌准备：戴帽子、口罩和洗手等。

（5）拆线地点：根据切口情况、患者一般情况等选择在病房或换药清创室进行拆线。

3. 物品准备

（1）无菌包（商品拆线包）：治疗盘（碗）2个，有齿镊及无齿镊各1把或血管钳2把，拆线剪1把。

（2）换药用品：0.5%碘伏，生理盐水，棉球若干，根据伤口情况选择敷料、胶布卷及无菌手套等。

（3）其他用品：胸带、腹带、探针、注射器、棉签。

（五）操作步骤

1. 消　毒

取下切口敷料，用碘伏棉球由内至外消毒切口及周围皮肤5～6cm，待干。

2. 剪　线

用镊子夹住线头轻轻提起，把埋在皮内的线段拉出针眼之外1～2mm，将拆线剪的剪尖插进线结下空隙，紧贴针眼，将由皮内拉出的线段剪断，拆线过程中避免皮肤外的线段经过皮下，以避免感染（见图2-46A、B）。

3. 拉　线

将缝线向切口的缝线剪断侧拉出，动作轻柔；若向对侧硬拉可能因张力导致切口被拉开，且会导致患者疼痛明显（见图2-46C）。

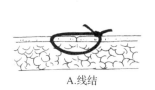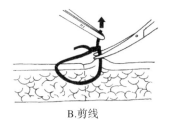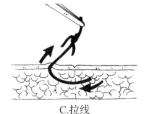

A.线结   B.剪线   C.拉线

图 2-46 拆线过程示意图

4.覆 盖

切口拆线后用碘伏棉球再次消毒后覆盖无菌敷料,并固定。

(六)注意事项

1.拆线后 24h 内避免沾湿。

2.短期(6~8 周)内避免剧烈活动,防止形成张力对切口造成影响;年老体弱、糖尿病患者和皮质激素服用患者的活动应该适当延后。

(七)相关知识

1.蝶形胶布的使用

拆线后如发现切口局部愈合不良,开裂,但无明显局部皮下积液、化脓等情况,则可用蝶形胶布经碘伏消毒后,将伤口两侧拉合固定,包扎。

2.间隔拆线

对切口较长、局部张力较高、营养状况较差及有其他不利于切口愈合的因素的患者,在到了常规拆线时间时,可先间隔拆去一半缝线,若无明显异常,在1~2 天后再拆除余下缝线。

三、拆线流程

拆线流程详见表 2-5。

表 2-5 拆线流程

操作内容	完 成	未完成	备 注
1.核对患者信息,了解切口情况,告知患者换药拆线的目的、操作过程及可能出现的情况。			
2.物品准备(注意有效期):换药拆线包(含换药弯盘 2 个、有齿镊 1 把、无齿镊 1 把、拆线剪 1 把)、消毒物品、纱布、胶布及生理盐水等。			
3.洗手,戴口罩、帽子。			
4.选择合适场所,协助患者摆好体位(患者应采取最舒适且伤口暴露最好的体位),保护患者隐私,暴露换药或拆线部位,应注意保暖,避免着凉。			
5.摆放换药碗,准备消毒棉球。			

续表

操作内容	完 成	未完成	备 注
6.暴露切口：用手揭去外层敷料，将沾污敷料内面向上放在弯盘中；再用镊子轻轻揭取内层敷料，如分泌物干结黏着，可用盐水湿润后再揭下，以免损伤肉芽组织和新生上皮。			
7.消毒切口：双手执镊法夹取消毒棉球，由内至外消毒缝合口及周围皮肤5～6cm(2次)。			镊子不能相碰或互换。
8.剪线：用有齿镊夹起线头轻轻提起，把埋在皮内的线段拉出针眼之外1～2mm，将剪刀尖插进线结下空隙紧贴针眼，将由皮内拉出的线段剪断。			
9.拉线：将缝线向切口的缝线剪断侧拉出，注意动作轻柔。如向对侧硬拉，可能因张力过高使创口被拉开，且会导致患者疼痛明显。			拆线过程中避免皮肤外的线段经过皮下，以减少增加感染的机会。
10.再次消毒：用碘伏棉球再次消毒切口1次。			
11.覆盖敷料，用胶布固定。			
12.协助患者整理衣物。			告知患者注意事项。
13.正确处理器械，正确处理污染的敷料。			

注意：操作过程中认真仔细，动作规范、熟练，无菌观念强，关爱患者。

练习题

1.下列哪例患者术后第5天可考虑拆线 （　　）

A.左侧甲状腺结节行左侧甲状腺腺叶局部切除术

B.左侧肺癌根治术后　　　　　　　C.右侧髋关节置换术后

D.肾移植术后　　　　　　　　　　E.胃穿孔修补术后

2.下列哪例患者需考虑延迟拆线 （　　）

A.肝癌患者行右半肝切除者

B.外伤性脾破裂行急诊脾切除患者

C.严重二尖瓣狭窄行二尖瓣置换术后患者

D.右胫、腓骨粉碎性骨折内固定术后患者

E.接受肝移植治疗的患者

3.下列哪项描述不正确 （　　）

A.拆线后保持伤口清洁干燥，24h内避免沾湿

B.拆线后应避免重体力劳动

C.若发现切口局部红肿、有波动感，应立即局部拆线并通畅引流

D. 切口局部空虚,怀疑脂肪液化者,因局部积液可自行吸收,无须特殊处理

E. 第 2 次胆管手术患者,若从原已愈合切口进腹,术后需适当延迟拆线

练习题参考答案:1. A　2. E　3. D

(夏伟良)

第六节　换药 Dressing change

一、临床案例

患者,男性,70 岁,因"腹壁切口疝"行疝修补术,术中取腹正中切口,长约 15cm,切口以丝线间断缝合。现术后第 2 天,主诉切口轻度疼痛。查体:全腹平软,切口敷料可见淡血性渗液。

思考题

1. 下一步需进行哪项操作?

2. 操作前需进行哪些评估?

3. 该项操作应如何进行? 操作过程中需注意些什么?

4. 该项操作有哪些可能出现的并发症? 应该如何处理?

二、换药操作指南

(一)目　的

观察切口情况及其变化,及时发现和处理切口感染,通过规范的换药操作,为切口愈合创造有利条件。

2-7　换药(英文)

(二)适应证

1. 对 I 类切口,如无渗液、肿痛、发热等特殊情况,术后每 3~5 天换药 1 次。

2. 对 II 类切口,如无渗液、肿痛、发热等特殊情况,术后每 2~3 天换药 1 次。

3. 对 III 类切口,视渗液量,需每天换药甚至每天多次换药。

4. 伤口有血液或液体流出,需立即换药检视,并止血。

5. 新鲜肉芽创面,每隔 1~2 天换药。

6. 皮片或纱条引流切口,每天换药 1~2 次,保持敷料干燥,及早拔除。

7. 硅胶管引流切口,每 2~3 天换药 1 次,视引流量及早拔除。

（三）操作前准备

1. 患者准备

（1）告知患者换药的目的、操作过程及可能出现的情况。

（2）注意保暖，避免着凉。

（3）采取换药部位暴露最好且舒适的体位，注意保护患者隐私。

（4）如切口疼痛明显，可适当给予镇痛药物。

2. 操作者准备

（1）了解换药部位的情况，评估换药过程中可能出现的状况，协助患者摆放体位。

（2）安排时间：避开患者进食时段及病房探视时间，操作前半小时勿打扫换药房间。

（3）决定顺序：多个换药时，先换清洁切口，再换污染切口，避免交叉感染。

（4）无菌准备：戴帽子、口罩，洗手。

（5）换药场所：根据用品、人员及切口情况，选择在病房或换药室进行。

3. 物品准备

（1）治疗车及车上物品（注意物品有效期）：①换药包：内含换药碗（盘）2 个，有齿、无齿镊各 1 把或血管钳 2 把，手术剪 1 把。②换药用品：0.5%碘伏、生理盐水、棉球若干，根据切口选择敷料和胶布等。

（2）其他用品：根据需要，酌情准备引流物、探针、注射器、标本容器、胸带、腹带或绷带等。

（四）操作步骤

1. 一般换药

（1）打开换药碗，制作消毒棉球。相对清洁的换药碗远离换药部位，相对污染的换药碗靠近换药部位。

（2）揭去敷料，暴露切口。用手揭去外层敷料，将沾污敷料内面向上放在相对污染的换药碗内，再用一把镊子轻轻揭去内层敷料。如分泌物干结黏着，可用生理盐水湿润后再揭下，以免损伤肉芽组织和新生上皮。

（3）观察切口，了解渗出。关注揭下的敷料吸附的渗出物，观察切口有无红肿、出血、分泌物，并观察其性质，注意创面皮肤、黏膜和肉芽组织的颜色变化，如有引流管，还需观察引流物和引流管固定情况。

（4）清理切口，更换引流物。用双手执镊操作法：一把镊子可直接接触切口，另一把镊子专用于从换药碗中夹取无菌物品，递给接触切口的镊子（两镊不可相碰）；先用消毒棉球自内向外消毒切口周围 5cm 范围皮肤 2 次，然后以生理盐水棉球轻轻拭去切口分泌物，拭净后根据需要，安放引流物（如纱布、凡士林纱条、皮片或引流管）。

（5）覆盖切口，固定敷料。盖上敷贴或无菌干纱布，以胶布粘贴固定，胶布粘贴方向应与肢体或躯体长轴垂直。如创面大、渗液多，可加用棉垫。关节部位胶布不易固定时可用绑带包扎。

（6）换药结束，协助患者整理衣物；非一次性器械放入器械回收桶；污染的敷料放入医疗垃圾桶内。

2.特殊情况

(1)缝线处有脓肿或缝线周围红肿:挑破脓头或拆除缝线,必要时敞开伤口引流,按Ⅲ类切口处理。

(2)肉芽过度生长的创面:如肉芽色泽淡红或灰暗,表面呈粗大颗粒状,水肿发亮高于创缘,可将其剪除,再用生理盐水棉球拭干,压迫止血;也可用10%～20%硝酸银溶液烧灼,再用等渗盐水擦拭;若肉芽轻度水肿,可用3%～10%高渗盐水湿敷。

(3)脓液或分泌物较多的创面:应用咽拭子或针筒等留取分泌物标本送细菌培养和药敏试验,选用敏感抗生素治疗。可用消毒溶液,如呋喃西林溶液或碘伏等湿敷;对于有较深脓腔或窦道的切口,可用生理盐水或消毒溶液冲洗后放置适当的引流物。

(4)慢性顽固性溃疡:寻找病因,改善全身状况;搔刮创面,红外线照射,高压氧治疗,局部用去腐生肌药物等。

(5)特殊感染切口:如气性坏疽、破伤风、铜绿假单胞菌等感染切口,换药时必须严格执行隔离,只用必要物品,用过的器械和敷料要专门处理。

3.引流物的种类

(1)凡士林纱条:用于新切开的脓腔或不宜缝合的切口。凡士林纱条的优点是保护肉芽和上皮组织,不与创面粘连;缺点是不吸收分泌物,不适合于渗出物较多或深部的切口。

(2)纱布引流条:用于切开引流后需要湿敷的切口,对脓液有稀释和吸附作用。

(3)硅胶引流条:用于术后渗血或脓腔开口较小的切口。

(4)烟卷引流条:用于腹腔引流或肌层深部脓肿的引流。烟卷引流条是将纱布卷成长条形作引流芯,然后用乳胶皮片包裹,形似香烟,主要利用管芯纱布的毛细管作用引流,现已较少使用。

(5)硅胶引流管:用于腹腔或深部感染引流。

(6)双腔或双套引流管:双腔引流管为平行的管,顶端均有数个侧孔,一管进空气,另一管用于引流。双套引流管是将一根细的引流管套入一根粗的引流管,且各管的两端均有数个侧孔,粗管进空气,细管来引流。部分双套管中间另有一根毛细管,用于持续滴入药物和冲洗液。

(7)特殊管状引流物:多为适应某些空腔脏器的特点或特殊的引流功能要求而制,如专用于引流胆管的 T 管,用于引流膀胱或肾盂、胆囊造口的蕈状引流管等。

4.引流物的放置

(1)脓腔应先排净脓液,清洗,吸干后再放引流物。

(2)探明切口深度、方向和大小,将引流物一端放置于底部,向上拔出少许,使之与底部肉芽稍有距离,另一端放在切口的浅面,以利于肉芽生长。

(3)腹腔引流物最好应另戳孔引出,以免影响主要切口的愈合。

（4）用纱布引流时应去除碎边，以防将异物遗留于切口内。

（5）引流物应妥善固定。

（6）长期放置引流物时，应定期更换引流物。

5. 引流物的拔除

（1）拔除时去除固定缝线，松动、旋转，使其与周围组织充分分离。

（2）注意拔出引流物的数量和完整性，观察有无残留物。

（3）术后预防性引流物应一次性拔除。

（4）脓腔引流物应逐渐拔出，退管过程中如见侧孔，应予以拔除。

（5）多条或多根引流物应逐条或逐根拔除。

（五）注意事项

1. 切口出血

探查切口后如见裸露血管出血，应予以结扎止血，此情况较罕见；如未见裸露血管，仅见较多渗血，则应用多层纱布及蝶形胶布或绑带加压包扎止血；同时检测有无血液系统及凝血功能异常。

2. 引流管拔除后出血

胸腔或腹腔引流管拔除后出血，可密切观察出血量、颜色、速度及其变化趋势，必要时进行外科手术处理；非空腔部位的引流管拔除后出血，可采用加压包扎并观察出血情况。

3. 引流管断裂

引流管断裂时，评估引流管断端与体表的距离，可用镊子或血管钳轻轻沿管道试取，如失败，必要时进行外科手术取出。

（六）相关知识

换药时切口分泌物的识别详见表2-6。

表2-6　换药时切口分泌物的识别

分泌物种类	特　点
血液	血性、淡血性、鲜红血性、陈旧血性
血浆	淡黄色、清亮液体
脓液	颜色、气味、黏稠度根据细菌种类不同而不同
空腔脏器漏出液	胆汁、胰液、胃肠道液体、尿液等
乳糜液	乳白色液体

三、换药流程

换药流程详见表2-7。

表 2-7　换药流程

操作内容	完成	未完成	备注
1.核对患者信息,了解切口情况,告知患者换药目的、操作过程及可能出现的情况。			
2.物品准备(注意有效期):换药弯盘 2 个、有齿镊 1 把、无齿镊 1 把、拆线剪 1 把、探针、消毒物品、纱布、胶布及生理盐水等。			
3.洗手、戴口罩、帽子。			
4.选择合适场所,协助患者摆好体位,保护患者隐私,暴露换药部位。			再次核对
5.摆放换药碗,准备消毒棉球。			
6.暴露切口:用手揭去外层敷料,将沾污敷料内面向上放在弯盘中,再用镊子轻轻揭取内层敷料,如分泌物干结黏着,可用盐水湿润后再揭下,以免损伤肉芽组织和新生上皮。			揭去内层敷料时应和伤口纵向保持一致,以免伤口裂开。
7.观察切口,了解渗出。			
8.清理切口:①用双手执镊法夹取消毒棉球;②消毒切口及周围皮肤两次;③用生理盐水棉球拭去分泌物。			1.镊子不能相碰或互换; 2.消毒至创面外 3～5cm,第一次范围宜大,第二次范围不应超过第一次范围。
10.覆盖切口,固定敷料。			1.最里层纱布光面朝向皮肤。 2.覆盖纱布长度应超过切口长轴边缘外 3cm 以上,覆盖纱布 8～12 层,外层纱布光面朝上。 3.注意胶布固定方向应与躯干长轴垂直。
11.协助患者整理衣物。			换药完成后告知患者注意事项,协助患者整理衣物。
12.正确处理器械,正确处理污染的敷料。			
13.整个操作过程表现人文关怀。			
14.无菌观念强,操作熟练。			

注意:操作过程中认真仔细,动作规范、熟练,无菌观念强,关爱患者。

练习题

1.下列哪项不是换药的适应证　　　　　　　　　　　　　　　　　(　　)

A.新鲜肉芽创面,已 2 天未换药

B.Ⅲ类切口,渗液已湿透最外层敷料

C.切口引流皮片已放置 3 天

D.切口有血液渗出

E.Ⅰ类切口，术后第 1 天

2.下列一般换药步骤中，不正确的是 （　　）

A.检查换药用物是否在有效期内

B.相对清洁的换药碗远离换药部位，相对污染的换药碗靠近换药部位

C.外层敷料内面向上放在相对污染的换药碗内

D.消毒棉球自内向外自外向内消毒Ⅰ类切口周围 5cm 范围皮肤两次

E.将污染的敷料放入医疗垃圾桶内

3.关于引流物的选择，以下哪项是错误的 （　　）

A.凡士林纱条用于不宜缝合的切口

B.纱布引流条用于肌层深部脓肿的引流

C.硅胶引流管用于腹腔引流

D.双套引流管用于腹腔内分泌物持续大量产生区域的引流

E.T 管用于引流膀胱

4.下列关于拔除引流管的叙述中，错误的是 （　　）

A.先剪除固定缝线，松动、旋转

B.术后预防性引流管应一次性拔除

C.脓腔引流管应一次性拔除

D.多根引流管逐根拔除

E.拔除后检查引流物的完整性

5.下列关于换药时切口分泌物的识别中，错误的是 （　　）

A.血浆——褐色液体　　　　B.乳糜液——乳白色液体

C.胆汁——草绿色液体　　　　D.胰液——无色清亮液体

E.血液——鲜红色液体

练习题参考答案：1.E　2.D　3.E　4.C　5.A

（杨伟历、方益锋）

第七节　清创术 Debridement

一、临床案例

患者，女性，40 岁，因骑车时不慎摔倒，右小腿外侧被碎石割伤出血半小时。查体：右小腿无红肿、无畸形，右小腿外侧可见长约 5cm 的皮肤裂口，创缘较整齐，渗血，裂口

内可见碎石渣。右足皮温、皮色和活动无殊,足背动脉搏动正常。

 思考题

1.下一步需进行哪项操作?

2.操作前需进行哪些评估?

3.该项操作应如何进行?操作过程中需注意些什么?

4.该项操作有哪些可能出现的并发症?应该如何处理?

二、清创术操作指南

(一)目　的

对新鲜开放性损伤及时采用规范的清创方法清理伤口,修复重要组织,使开放污染的伤口变为清洁伤口,防控感染,有利于伤口愈合。

(二)适应证

1.伤后 6～8h 以内的新鲜伤口,或污染较轻,不超过 24h 的伤口。

2.头面部伤口,即使在伤后 24～48h 内,也应争取清创后一期缝合。

(三)禁忌证

1.受伤超过 24h 且污染严重的伤口。

2.有活动性出血、休克或昏迷的患者,经过抢救,病情稳定后适时清创。

(四)操作前准备

1.患者准备

(1)综合评估病情,如有颅脑损伤或严重胸、腹损伤,或已有轻微休克迹象者,需及时采取综合治疗措施;如有活动性出血,先采用加压包扎或止血带止血;如有肢体畸形,先采用固定装置予以固定后方可转运。

(2)X 线摄片,了解是否有骨折及骨折的部位和类型。

(3)防治感染,早期、合理应用抗生素,注射破伤风抗毒素或免疫球蛋白。

(4)与患者及其家属谈话,做好各种解释工作,如一期缝合的原则、发生感染的可能性和局部表现;若不缝合,下一步的处理方法及其对伤肢功能和美容的影响等,并签署操作知情同意书。

(5)良好的麻醉状态。

2.物品准备

需准备的物品包括清创包、无菌软毛刷、肥皂水、生理盐水、3%过氧化氢溶液、3%碘酊、75%乙醇、0.5%碘伏、1%苯扎溴铵、止血带、无菌敷料、绷带等(注意物品无菌包装是否完整及有效期)。

3.操作者准备

(1)戴帽子、口罩、手套。

（2）了解伤情，评估创伤部位，判断有无重要血管、神经、肌腱和骨骼损伤；针对伤情，进行必要的准备，以免术中忙乱。

（五）操作步骤

1. 清　洗

（1）皮肤的清洗：先用无菌纱布覆盖伤口，剃去伤口周围的毛发，其范围应距离伤口边缘 5cm 以上，对于有油污者，用乙醇或乙醚擦除。更换覆盖伤口的无菌纱布，戴无菌手套，用无菌软毛刷蘸肥皂水刷洗伤口周围皮肤 2～3 次，每次用大量生理盐水冲洗，每次冲洗后更换毛刷及手套，更换覆盖伤口的无菌纱布，至清洁为止，注意勿使冲洗液流入伤口内。

（2）伤口的清洗：揭去覆盖伤口的纱布，用生理盐水冲洗伤口，并用无菌小纱布轻轻擦去伤口内异物，用 3％过氧化氢溶液冲洗，待创面呈现泡沫后，再用生理盐水冲洗干净。擦干皮肤，用 0.5％碘伏消毒伤口周围，铺无菌巾准备手术。

2. 清　理

术者按常规洗手，穿手术衣，戴无菌手套。依解剖层次由浅入深仔细探查，识别组织活力，检查有无血管、神经、肌腱与骨骼损伤。在此过程中如有较大的出血点，应先予以止血，如四肢创面有大量出血，可用止血带，并记录上止血带的压力及时间。如患者疼痛明显，可予以局部浸润麻醉。

（1）皮肤清创：切除因撕裂和挫伤已失去活力的创口皮肤。对不整齐的创口皮肤，沿伤口边缘切除 1～2mm 的污染区域加以修整。彻底清除受污染、失去活力、不出血的皮下组织，直至正常出血为止。对于撕脱伤剥脱的皮瓣，切不可盲目直接缝回原位，应彻底切除皮下组织，仅保留皮肤行全层植皮，覆盖创面。对于血管、神经等重要组织的损伤，有条件时应及时寻求专科医师会诊。

（2）皮下组织清创：充分显露潜行的创腔、创道，必要时切开表面皮肤，彻底清除存留其内的异物、血肿。沿肢体纵轴切开深筋膜，彻底清除挫裂严重、失去生机、丧失血供的组织，尤其是坏死的肌肉，应切至出血且刺激肌组织有收缩反应为止。

（3）血管清创：若血管仅受污染而未断裂，可将污染的血管外膜切除；对于完全断裂、挫伤、血栓的肢体重要血管，则需将其切除后再吻合或行血管移植；对于挫伤严重的小血管予以切除，断端可结扎。

（4）神经清创：对污染轻者，可用生理盐水棉球小心轻拭；对于污染严重者，可将已污染的神经外膜小心剥离切除，并尽可能保留其分支。

（5）肌腱清创：对于严重挫裂、污染、失去生机的肌腱，应予以切除；对于未受伤的肌腱应小心加以保护。

（6）骨折断端清创：对于污染的骨折断端，可用刀片刮除、咬骨钳咬除或清洗；对于污染进入骨髓腔内者，可用刮匙刮除。对于与周围组织失去联系、游离的小骨片，酌情将其摘除；对于与周围组织有联系的小碎骨片，切勿草率游离除去；对于大块游离骨片，在清创后用 1％苯扎溴铵浸泡 5min，再用生理盐水清洗后原位回植。

3. 再次清洗

经彻底清创后，用生理盐水再次冲洗伤口 2～3 次，然后以 1％苯扎溴铵浸泡伤口

3～5min。若伤口污染较重、受伤时间较长,可用 3% 过氧化氢溶液浸泡 3～5min,最后用生理盐水冲洗。打开缝合包,更换手术器械、手套,伤口周围再铺一层无菌巾。

4.修　复

(1)骨折的整复和固定:清创后应在直视下将骨折整复,若复位后较为稳定,可用石膏托、持续骨牵引或骨外固定器行外固定。下列情况可考虑用内固定:①血管、神经损伤行吻合修复者;②骨折整复后,断端极不稳定者;③多发骨折、多段骨折者。但对损伤污染严重、受伤时间较长或不易彻底清创者,内固定感染率高,应用时应慎重考虑。

(2)血管修复:重要血管损伤清创后应在无张力下一期吻合。若缺损较多,则可行自体血管移植修复。

(3)神经修复:神经断裂后,力争一期缝合修复。如有缺损,可游离神经远、近端或屈曲邻近关节使两断端靠拢缝合。缺损>2cm 者行自体神经移植。若条件不允许,可留待二期处理。

(4)肌腱修复:利器切断、断端平整、无组织挫伤,可在清创后缝合。

5.伤口引流

对于伤口表浅、止血良好、缝合后无无效腔的伤口,一般不必放置引流物。对于伤口深、损伤范围大且重、污染严重、有无效腔或可能有血肿形成的伤口,应在伤口低位或另外做一切口放置引流物,并保持引流通畅。

6.伤口闭合

组织损伤及污染程度较轻、清创及时(伤后 6～8h 以内)彻底的伤口,可一期直接或减张缝合;否则,宜延期缝合伤口。有皮肤缺损者可行植皮术。若有血管、神经、肌腱、骨骼等重要组织外露者,宜行皮瓣转移修复伤口,以覆盖外露的重要组织。最后消毒皮肤,覆盖无菌纱布,并妥善包扎固定。

(六)注意事项

1.清创术应在伤后越早开展越好。

2.污染轻、局部血液循环良好或气候寒冷、伤后早期应用过抗生素、头面颈部、关节附近有大血管神经等重要结构暴露的伤口可适当放宽清创时间。

3.X 线检查的同时应注意伤口内有无金属异物存留。

4.清创术后应定期换药,检查伤口。

(七)并发症及处理

1.体液和营养代谢失衡

根据血电解质、血常规、肝肾功能、凝血功能等测定结果采取相应措施。

2.感　染

合理使用抗生素、破伤风抗毒素或免疫球蛋白。术后应观察伤口有无红肿、压痛、渗液及分泌物等感染征象,一旦出现应拆除部分甚至全部缝线,敞开引流。

3.伤肢坏死或功能障碍

术后应适当抬高伤肢,以利血液和淋巴回流。定期观察伤肢血供、感觉和运动功能。

X线检查了解骨折复位情况，如复位不佳，需待伤口完全愈合后再行处理。

（八）相关知识

负压封闭引流技术

1992年，德国Fleischman博士首创负压封闭引流技术（vacuum sealing drainage，VSD）。VSD是一种处理各种复杂创面和用于深部引流的全新方法，相对于现有各种外科引流技术而言，VSD是一种革命性的进展。VSD是以医用泡沫材料作为引流管与创面的中介，一方面可以达到全创面引流，另一方面引流物经泡沫材料分割和塑形后引出，不容易堵塞引流管。封闭是保持创面持续负压的前提，同时使创面与外界隔绝，防止污染和感染。对于浅表创面，薄膜和泡沫材料组成的复合型敷料功能近似于皮肤，能使局部环境更接近于生理状态。高负压持续吸引使创面渗出物及时被清除而保证创面清洁，存在较大的腔隙时，高负压亦有助于消灭腔隙，对浅表创面也可达到缩小创面的效果；同时高负压本身也可改善局部微循环、刺激肉芽组织生长。VSD的指证：①软组织缺损；②大的血肿或积液；③骨筋膜室综合征；④开放性骨折可能合并感染者；⑤关节腔感染需切开引流者；⑥急慢性骨髓炎需开窗引流者；⑦体表脓肿和感染者；⑧手术后切口感染者；⑨肝脓肿、脾脓肿及腹膜腔或腹膜后脓肿或感染者；⑩手术后切口感染者；⑪急性坏死性胰腺炎合并感染者；⑫消化道吻合术后有可能破裂者；⑬肝胆胰外伤或术后，需防止血液、胆汁或胰液外渗和积聚者；⑭消化系统术后漏或瘘；⑮手术后残腔较大不易消灭，且有积液可能者。

三、清创术流程

清创术流程详见表2-8。

表2-8　清创术流程

操作内容	完成	未完成	备注
1.核对患者信息，综合评估病情，判断伤情，明确适应证，与患者或其家属谈话，告知操作目的及手术相关风险，并签署操作知情同意书。			综合评估病情，判断伤情，测量生命体征，查体及X线检查有无骨折征象。
2.物品准备（注意有效期）：清创包、缝线、毛刷、肥皂水、生理盐水、3%过氧化氢溶液、碘伏、2%利多卡因、纱布、注射器、绷带、备皮刀等。			
3.戴帽子、口罩，洗手，戴手套。			
4.无菌纱布覆盖伤口，避免伤口再次污染。			
5.去除伤口周围毛发，范围距伤口边缘5cm以上。			有油污者，用酒精或乙醚擦除。
6.用无菌毛刷和肥皂水清除伤口周围的污垢油腻及血迹，并用生理盐水冲洗干净，刷洗2～3次。			更换覆盖伤口的无菌纱布，更换无菌手套。用无菌毛刷和肥皂水清除伤口周围的污垢油腻及血迹，并用生理盐水冲洗干净，刷洗2～3次，每次冲洗更换毛刷、手套及覆盖纱布。

续表

操作内容	完 成	未完成	备 注
7. 去除伤口内敷料,分别用生理盐水、3%过氧化氢反复冲洗伤口 2～3 次。			最后一遍用生理盐水冲洗。
8. 用无菌纱布擦干伤口周围皮肤,更换无菌手套。			
9. 手术区消毒方法正确,消毒范围应超过伤口 15cm,范围依次缩小,涂擦消毒 3 次。			
10. 铺无菌巾方法正确。			
11. 麻醉方式选择恰当,注射前回抽确认是否误入血管。			双人核对麻醉药品。
12. 伤口探查仔细,清理彻底。			
13. 伤口内彻底止血。			
14. 生理盐水和 3%过氧化氢再次冲洗伤口 2～3 次。			最后一遍用生理盐水冲洗,冲洗后擦干,用无菌纱布覆盖创面。
15. 撤洞巾,更换器械、手套,再次消毒铺巾,按组织层次依次缝合伤口。			
16. 伤口覆盖无菌纱布,并以胶布固定。			
17. 术后再次评估,安置患者,交代注意事项。			
18. 物品复原整理,污物的处理。			
19. 书写手术记录。			
20. 操作中询问患者情况,沟通时有礼貌。			
21. 态度认真严谨。			
22. 整体熟练度评估,在规定时间内完成操作。			

注意:操作过程中认真仔细,动作规范、熟练,无菌观念强,关爱患者。

练习题

1. 下列哪种情况不可立即行清创术 （ ）

A. 轻度污染,伤后 16h 的伤口

B. 无污染,伤后 36h 的伤口

C. 伴有失血性休克的患者

D. 伤口有血液渗出

E. 污染严重,伤后 12h 的伤口

2. 下列关于清创前准备工作的叙述,不正确的是 （ ）

A. 检查清创用物是否在有效期内

B. 早期应用抗生素，注射破伤风抗毒素或免疫球蛋白

C. 签署知情同意书

D. X 线摄片检查

E. 一般无须麻醉

3. 关于清创步骤，以下哪项是错误的　　　　　　　　　　　（　　）

A. 切除已失去活力的皮肤

B. 切除已失去活力的肌肉

C. 去除大块游离骨片

D. 严重挫裂、污染、失去生机的肌腱应予以切除

E. 对于已污染的神经外膜应小心剥离切除，并尽可能保留其分支

4. 下列关于组织修复的叙述，哪项是错误的　　　　　　　　（　　）

A. 骨折复位后较为稳定时，可用石膏托、持续骨牵引或骨外固定器行外固定

B. 骨折复位伴血管、神经损伤行吻合修复者，应考虑使用内固定装置

C. 重要血管损伤清创后应予以结扎

D. 神经断裂后，力争一期缝合修复

E. 利器切断、断端平整、无组织挫伤，可在清创后将肌腱缝合

5. 下列关于清创后并发症的预防和处理，错误的是　　　　　（　　）

A. 伤口有红肿渗液时，应拆除缝线引流

B. 伤后应及早清创

C. 术后伤肢保持平放

D. 术后定期检查血常规、电解质等

E. 气候寒冷或局部血液循环良好时，可放宽清创时间

练习题参考答案：1. C　2. E　3. C　4. C　5. C

（陈力、方益锋）

第八节　体表肿物切除术 Superficial mass resection

一、临床案例

患者，女性，63 岁，因"发现右侧背部皮下肿物 20 余年"入院。患者 20 余年前洗澡时发现右侧背部直径约 1cm 皮下肿物，质软，界清，活动度良好，无压痛，无皮肤破溃，未予诊治。后肿块逐渐增大，现肿物直径约 5cm。平躺时局部有压迫感，患者于我院行 B 超提示：脂肪瘤。门诊以"皮肤肿物"收治入院。

思考题

1.为进一步明确诊断及治疗,下一步需进行哪项操作?

2.该项操作应如何进行? 操作过程中需注意些什么?

3.该项操作有哪些并发症? 应该如何预防?

二、体表肿物切除术操作指南

(一)目 的

了解体表肿物的性质,切除肿物以解决肿物引起的局部压迫或不适。

(二)适应证

全身各部位的体表肿物,如皮脂腺囊肿、表皮样囊肿、皮样囊肿、纤维瘤或脂肪瘤等。

(三)禁忌证

1.全身出血性疾病患者。

2.肿物合并周围皮肤感染者。

(四)操作前准备

1.患者准备

(1)向患者及其家属解释操作的目的及必要性、可能的风险和需配合的事项,安慰患者,消除紧张情绪。

(2)术前清洗手术区域。

(3)签署手术知情同意书。

2.操作者准备

(1)操作前详细了解患者的病史,进行体格检查及必要的实验室检查,如血常规、凝血功能,必要时行 B 超或 CT 等检查评估病情。

(2)戴口罩、帽子,规范洗手。

3.物品准备

无菌手术包(治疗碗、无菌杯、洞巾、消毒巾、布巾钳、圆刀片、刀柄、血管钳、组织钳、有齿镊、组织剪、丝线、圆针、三角针、持针器、纱布、弯盘等)、无菌手套、注射器、2%利多卡因、0.5%碘伏、注射用生理盐水、棉签或无菌棉球、纱布和胶布等。

(五)操作步骤

1.核对信息

核对患者姓名、病历号及手术部位。

2.查 体

测量患者的生命体征。

3.体 位

根据体表肿物部位取患者舒适体位。

4. 消毒、铺单

（1）术者戴口罩、帽子，常规手术洗手。

（2）消毒：使用0.5%碘伏消毒手术区域2遍，范围以手术部位为中心直径15cm。（消毒操作指南详见第二章第三节第一部分）

（3）铺巾：再次洗手，穿手术衣，戴无菌手套，铺无菌洞巾。

5. 麻醉

沿浅表肿物周围，用2%利多卡因逐层做局部浸润麻醉。

6. 切除肿物（举例）

皮脂腺囊肿切除术：以囊肿表面的黑点或小凹处为中心，沿皮纹方向做大小适当的梭形皮肤切口，切口长度以能将囊肿完整切除为度。切开皮肤，显露肿物囊壁，用血管钳或剪刀于囊壁外逐渐钝性或锐性分离，直至将囊肿全部显露，将囊肿及其表面粘连皮肤一并切除，间断缝合皮肤切口。若腔隙较大，则需适当安放引流物，外敷无菌纱布。

脂肪瘤切除术：以肿块为中心沿皮纹做适当长度的皮肤切口，切开皮肤、皮下组织，用血管钳钝性分离，直至可见淡黄色肿块突出。肿块一般有完整的、较薄的包膜，继续于包膜外钝性分离，直至将整个肿瘤游离切除。若肿瘤较大，位置较深，术者可用右手示指于包膜外逐渐钝性分离，分离时注意顺瘤体分叶形态进行，防止遗留部分瘤体组织。瘤体取出后妥善止血，间断缝合皮肤。对于肿瘤切除后腔隙较大者，可于切口内放置引流物，外敷无菌纱布。

7. 标本送检及记录

标本送病理检查，整理物品，书写手术记录。

（六）注意事项

1. 对于囊肿而言，如果不慎剥破囊壁，应先用纱布擦去其内容物，然后继续将囊肿完整摘除。

2. 肿瘤切除时要整块进行，切勿切破或损伤瘤体，更不能零散分割切除。

3. 术前怀疑肿物有恶变倾向或为恶性肿物时，宜行肿物扩大切除术，不宜行部分切除活检术，以免引起肿瘤扩散。

4. 注意无菌操作，避免继发感染。

（七）并发症及处理

1. 出　血

出血少者，可以局部加压包扎；出血多者，需重新拆开切口止血。

2. 感　染

更换敷料，使用抗生素，必要时进行伤口引流。

3. 病理恶性

若病理检查结果为恶性，则需评估病情，必要时再次行扩大切除术。

4. 复　发

了解病变性质后，再次手术。

三、体表肿物切除术流程

体表肿物切除术流程详见表 2-9。

表 2-9　体表肿物切除术流程

操作内容	完　成	未完成	备　注
1.核对患者姓名、病历号、手术部位及相关辅助检查。			
2.自我介绍。			
3.解释操作的目的和必要性,签署手术知情同意书。			
4.协助患者摆好体位。			
5.器械准备(注意有效期),戴口罩、帽子、外科洗手。			
6.戴无菌手套,取无菌杯,放入数个棉球,助手协助倒入碘伏。			
7.用碘伏棉球在手术区域消毒2遍。			消毒的方向及范围,第2遍略小于第1遍。
8.再次外科洗手,穿手术衣,戴无菌手套。			
9.将无菌洞巾中心对准手术区域铺巾。			不可来回移动无菌洞巾。
10.用注射器抽取利多卡因,在肿物周围进行浸润麻醉1周,皮肤切口线可行皮内麻醉。			抽取药物时要核对,注射药物前需回抽确认。
11.根据肿物的大小、性质采用梭形或纵向切口,切口方向应平行于皮纹。			切口位置、大小、方向恰当。
12.切开皮肤、皮下组织,血管钳或剪刀作钝性或锐性分离,将整个肿物全部显露,完整切除。			
13.根据具体情况决定是否需放置引流物,间断缝合切口。			
14.外部以无菌纱布覆盖,揭去洞巾,并用胶带固定。			注意胶带方向。
15.帮助患者恢复体位,盖好衣被,交代注意事项。			
16.物品复原整理(包括取下刀片),污物的处理。			注意垃圾分类、锐器放置。
17.标本送病理检查,书写手术记录。			

注意:操作过程中认真仔细,动作规范、熟练,无菌观念强,关爱患者。

📖 **练习题**

1. 以下关于体表肿物切除的注意事项正确的是　　　　　　　　　　　（　　）

A. 多选择梭形或纵形切口

B. 需完整切除肿瘤

C. 肿物需送病理检查

D. 若分离时不慎剥破囊壁，应先用纱布擦去其内容物，然后继续将囊肿完全摘除

E. 以上都是

2. 下列关于体表肿物切除时切口选择的描述，哪一项是错误的　　　　（　　）

A. 多选梭形或纵形切口　　　　B. 切口平行于皮纹方向

C. 切口垂直于皮纹方向　　　　D. 避开关节　　　　　　E. 避开血管

3. 体表肿物切除的适应证不包括下列哪项　　　　　　　　　　　　（　　）

A. 皮脂腺囊肿　　　　　　　B. 表皮样囊肿、皮样囊肿

C. 腱鞘囊肿　　　　　　　　D. 淋巴瘤　　　　　　　E. 脂肪瘤、纤维瘤

4. 以下哪一项不是体表肿物切除时需要使用的器械　　　　　　　　（　　）

A. 探针　　　　　　　　　B. 血管钳　　　　　　　C. 组织剪

D. 持针器　　　　　　　　E. 三角针

5. 颜面部体表小包块切除术后4天，切口局部红肿，首要的处理是　　（　　）

A. 暂不处理，密切观察

B. 轻压切口四周，询问有无疼痛，并观察切口有无渗液

C. 乙醇纱布湿敷

D. 切口拆线，敞开切口并换药

E. 口服抗生素治疗

练习题参考答案：1. E　2. C　3. D　4. A　5. B

（沈波、杨瑾）

第九节　脓肿切开引流术
Abscess incision and drainage

一、临床案例

患者，女性，31岁，因"右大腿内侧隐痛两月，加重伴发热4天"急诊入院。查体：体温37.9℃，右下腹及右侧大腿压痛明显，局部皮肤红肿，皮温高，右侧外阴肿胀，未触及

波动感。B超提示：皮下软组织回声改变,炎性病变可能。经抗感染、退热、营养、硫酸镁局部湿敷等治疗,2天后,查体发现右侧腹股沟区触及波动感。

思考题

1.下一步需进行哪项操作?

2.该操作的适应证有哪些?

3.该项操作应如何进行? 操作过程中需注意些什么?

4.该项操作有哪些并发症? 应该如何预防?

二、脓肿切开引流术操作指南

(一)目　的

脓肿切开引流术用于引流感染形成的脓液,促使感染区域炎症消退,减少毒素吸收,防止感染扩散,促进伤口愈合。

(二)适应证

1.急性化脓性感染已局限并形成脓肿。

2.浅表脓肿,表面有波动感。

3.深部脓肿,B超提示局部有脓肿形成或超声引导下穿刺抽出脓液。

4.脓肿虽未形成,但部位特殊,如手指局部肿胀明显、张力大、疼痛剧烈者,也应及早切开减压,使炎性物及时流出,以减轻疼痛和利于炎症消退。

5.脓液行细菌培养指导抗感染治疗。

(三)禁忌证

1.炎症早期脓肿未形成者。

2.全身出血性疾病患者。

(四)操作前准备

1.**患者准备**

(1)向患者及其家属解释操作的目的及必要性,告知可能的风险和需配合的事项,安慰患者,消除紧张情绪。

(2)对于全身感染症状明显者,应予有效抗生素治疗,同时纠正患者水、电解质和酸碱失衡。

(3)术前局部清洗。

(4)签署手术知情同意书。

2.**操作者准备**

(1)操作前详细了解患者病史,必要时行 B 超、CT 或诊断性穿刺,明确脓肿形成原因及确定脓肿部位。

（2）进行体格检查及必要的实验室检查，如血常规、凝血功能和术前免疫等。

（3）戴口罩、帽子，规范洗手。

3.物品准备

无菌手术包（治疗碗、洞巾、消毒巾、布巾钳、尖刀片、圆刀片、刀柄、血管钳、组织钳、有齿镊、组织剪、丝线、圆针、三角针、持针器、纱布及弯盘等）、无菌手套、注射器、2％利多卡因、0.5％碘伏、注射用生理盐水、棉签或无菌棉球、纱布及胶布等。

（五）操作步骤

1.核对信息

核对患者姓名、病历号及手术部位。

2.查　体

测量患者的生命体征。

3.体　位

根据脓肿部位取患者舒适体位。

4.消毒、铺单

（1）术者戴口罩、帽子，常规外科洗手。

（2）消毒：使用 0.5％碘伏消毒手术区域至少 2 遍，范围以手术部位为中心直径 15cm。

（3）铺巾：再次外科洗手，穿手术衣，戴无菌手套，铺无菌洞巾。

5.麻　醉

2％利多卡因逐层做局部浸润麻醉，注射药物时应从远处逐渐向脓腔附近推进，避免针头接触感染区域。

6.切开排脓

（1）于脓肿波动明显处用尖刀轻轻刺入，然后用刀向上反挑形成一切口，可见脓液排出，注射器抽取适量脓液送细菌培养及药敏试验。

（2）脓液排出后，手指伸入脓腔，探查其大小、位置及形状，必要时扩大切口。

（3）脓腔内有纤维隔膜将其分隔为多个小房者，可用手指钝性分离，使之变为单一的大脓腔，以利引流。

7.引　流

脓液排尽后，冲洗脓腔，放置生理盐水纱布或凡士林纱布引流。引流时将生理盐水或凡士林纱布条的一端送到脓腔底部，并填充脓腔，另一端留置于脓腔外，外部敷以无菌纱布。

8.整理和记录

整理物品，书写手术记录。

（六）注意事项

1.浅表脓肿切口应取在波动最明显处皮肤，深部脓肿切开引流前应先行穿刺抽脓。

2.脓肿切开应遵循无菌操作原则，以防止混合感染。

3.术中切忌动作粗暴而损伤血管导致大出血,或挤压脓肿造成感染扩散。

4.脓肿切开时切口应足够大,长度一般不应短于脓腔内径的2/3。深部脓肿皮肤切口更应该足够大,如切口太小,脓腔较大,呈烧瓶状,则会导致脓液引流不畅,伤口长期不愈,易形成慢性窦道。

5.填塞引流物时须保持创口处略紧,脓腔内稍松,以防止创口缩小过快导致引流不畅。引流不畅时,应再行创口扩大切开,以达到充分引流的目的。

6.填入脓腔的纱布块数要准确记录,并在术后换药时全部取出,以避免纱布遗留在脓腔内。

7.根据脓液渗出量,酌情更换敷料,最初需每天更换,后逐渐延长换药间隔。

8.伤口内不宜放入药物(如膏、散等制剂)以免影响引流,不利于组织愈合。

(七)并发症及处理

1.出　　血

脓腔壁渗血,应以纱布条填塞压迫止血。

2.感染扩散

感染扩散时应局部调整引流,全身对症使用抗生素。

三、脓肿切开引流术流程

脓肿切开引流术流程见表2-10。

表 2-10　脓肿切开引流术流程

操作内容	完成	未完成	备注
1.核对患者姓名、病历号、手术部位及相关辅助检查。			
2.自我介绍。			
3.解释操作的目的和必要性,签署手术知情同意书。			
4.协助患者摆好体位。			
5.器械准备(注意有效期),戴口罩、帽子,外科洗手			
6.戴无菌手套,取无菌杯,放入数个棉球,助手协助倒入0.5%碘伏。			
7.用0.5%碘伏棉球消毒手术区域2遍。			注意消毒的方向及范围,第2遍略小于第1遍。
8.再次外科洗手,穿手术衣,戴无菌手套。			
9.将无菌洞巾中心对准手术区域铺巾。			不可来回移动无菌洞巾。
10.用利多卡因局部浸润麻醉:①核对药物;②麻醉由远及近,针头不接触感染区;③注药前回抽确认。			

续表

操作内容	完 成	未完成	备 注
11.脓肿切开:①于脓肿波动最明显处切开皮肤至脓腔;②留取脓液培养;③延长切口使引流充分。			
12.手指钝性分离脓腔内纤维隔膜。			
13.脓腔引流:①用凡士林纱条引流,将纱条一端送入脓腔底部,另一端置于脓腔口;②填充时底松口紧,使伤口成漏斗形;③记录填塞纱条数量。			
14.外部以无菌纱布覆盖,揭去洞巾。			
15.用胶布固定。			胶布的贴法。
16.安置患者,交代术后注意事项。			
17.物品复原整理(包括取下刀片),污物的处理。			注意垃圾分类和锐器放置。
18.书写手术记录。			

注意:操作过程中认真仔细,动作规范、熟练,无菌观念强,关爱患者。

四、练习题

1.脓肿切开选择切口方向时,应注意以下哪项事项 （   ）

A.切口应平行于皮纹

B.应避免跨越关节,以免瘢痕挛缩影响关节功能

C.切口方向选择与大血管、神经干平行

D.切口不要穿过对侧脓腔壁而到达正常组织

E.以上均正确

2.脓肿切开引流后经久不愈,可能的原因是 （   ）

A.脓腔引流不畅　　　B.异物留存

C.合并糖尿病　　　　D.特殊感染,如结核分枝杆菌等

E.以上均有可能

3.以下关于脓肿切开时机的描述,错误的是 （   ）

A.感染初期　　　　B.脓肿波动明显时　　　C.全身反应明显时

D.穿刺到脓液时　　E.以上都是

4.以下哪一项不是体表脓肿切开引流需要使用的器械 （   ）

A.尖刀片　　　　　B.血管钳　　　　　C.皮肤钉合器

D.组织剪　　　　　E.持针器

5.脓肿切开引流术后,应记录以下哪项内容 （   ）

A.部位　　　B.大小　　　C.量　　　D.性质　　　E.以上都是

练习题参考答案:1.E　2.E　3.A　4.C　5.E

（杨瑾、杨晓燕）

第十节　开放性伤口的止血与包扎
Hemostasis and bandage

一、临床案例

男性,32岁,5min前被电锯锯到左臂,大量出血,呈鲜红色,左前臂前方创口长约6cm,深达骨面,伴搏动性大出血。

 思考题

1.作为野外急救处置,你到达现场后第一步需进行哪种处理?简述操作过程。

2.若术中患者出现烦躁不安、口渴、面色苍白及心率加快等,失血量大致是多少,该如何处理?

3.若患者出现昏迷,触摸颈动脉未及搏动,下一步该如何处理?

4.若患者合并开放性骨折,此时是否该进行骨折复位?

二、开放性伤口的止血与包扎操作指南

(一)目　的

压迫止血、保护伤口、固定敷料、减少污染、固定骨折与关节、减少疼痛。

(二)适应证

适用于各种出血情况下的急救止血与包扎,尤其是大出血的急救处理。

(三)术前准备

1.戴口罩、帽子,六步洗手法。

2.物品准备:绷带3卷、三角巾1块、纱布5块、手套2副、动脉止血带1条、敷料镊1把、止血标记卡1张、笔1支。

3.表明身份,核对患者信息(姓名、疾病信息),安慰患者。

4.评估现场环境:环顾四周,评估现场环境是否安全并报告。

5.创伤评估:对患者进行认真初期检查,包括神志、气道、呼吸和循环等生命体征,然后进行创伤检查,包括头、颈、胸、腹、骨盆和四肢。若为单人操作,止血完成后再进行评估。若双人或三人操作,建议一人进行评估,报告"左前臂严重创伤,动脉性出血,无异物"。另一人或二人立即进行止血包扎(理由:动脉出血为最危急的一种损伤,需要即刻处理)。根据实际创口选择合理的止血方法。上述病例应选用止血带止血包扎法。

（四）操作步骤

1. 止　血

（1）患者取坐位，操作者和助手戴手套，助手左手掌心向下按压患者上臂内侧肱二头肌下的肱动脉止血，同时将患肢抬高（见图 2-47）。

（2）操作者在扎止血带部位（即上臂下 1/3 处）垫衬垫，并使用止血带结扎。

（3）在止血标记卡上记录结扎止血的时间，贴在患者前额或胸前等易发现部位。

2. 包　扎

（1）由助手托住伤肢，操作者以手或镊子取无

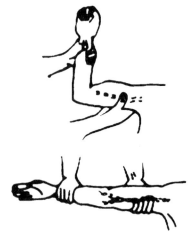

图 2-47　开放性伤口肱动脉止血

菌敷料盖过创面，敷料的手接触面不能接触创面，敷料应大于创面。

（2）取绷带，以螺旋形包扎法包扎。先在伤口敷料上用绷带环绕 2 圈，然后从肢体远端绕向近端，每缠一圈盖住前圈的 1/3～2/3，呈螺旋状，剪掉多余的绷带后固定，固定时可将绷带远端撕成 2 条，反绕于肢体近端后打结。

（3）悬吊：将三角巾放于患者健侧胸部，底边和躯干平行，上端越过肩部，顶角对着伤臂的肘部，伤臂弯成直角放在三角巾中部，三角巾下端绕过伤臂反折越过伤侧肩部，两端在颈后或侧方打结，再将顶角折回，用别针固定。用三角巾悬吊上肢成 80°～85°，注意露出手指。

（4）术毕，将患者送至医院进一步处理。

（五）注意事项

1. 部　位

上臂外伤大出血时止血带应扎在上臂上 1/3 处，前臂或手大出血时应扎在上臂下 1/3 处，不能扎在上臂的中 1/3 处，因该处神经走行贴近肱骨，易被损伤。下肢外伤大出血时应扎在股骨中下 1/3 交界处。

2. 衬　垫

使用止血带的部位应该有衬垫，否则会损伤皮肤。止血带可扎在衣服外面，把衣服当作衬垫。

3. 松紧度

止血带结扎的松紧度应以出血停止、肢体远端摸不到脉搏为宜，若结扎过松达不到止血目的，结扎过紧会损伤组织。

4. 时　间

结扎时间一般不应超过 4h，原则上每小时要放松 1 次，每次放松时间为1～2min。

5. 标　记

使用止血带者应有明显标记。

6.松止血带

松止血带之前,应先开通静脉通路并补液,根据血压情况选择是否输血,并准备好止血用器材。

7.空气止血带压力

用空气止血带时,上肢压力不能超过308mmHg,下肢压力不能超过512mmHg。

(六)相关知识点

1.止血方法

(1)加压包扎法为最常用急救止血方法。常用敷料盖住伤口,再用绷带加压包扎。

(2)堵塞止血法是用消毒的纱布、棉垫等敷料堵塞在伤口内,再用绷带、三角巾或四头带加压包扎,松紧度以达到止血为宜,常用于颈部、臀部等较深伤口的止血。

(3)指压止血法指用手指压迫出血的血管上端,即近心端,使血管闭合阻断血流达到止血的目的,适用于头、面、颈部及四肢动脉出血的急救。

(4)屈曲加垫止血法指当前臂或小腿出血时,可在肘窝或腘窝内放置棉纱垫、毛巾或衣服等物品,屈曲关节,用三角巾或布带作"8"字形固定。注意:有骨折或关节脱位者不适用此法,因此法令伤员痛苦较大,不宜作为首选。

(5)止血带止血法适用于四肢血管破裂或经其他急救止血无效者,常见方法如下。

①止血带止血法:常用气囊止血带或长1m左右的橡皮管,先在止血带部位垫一层布或单衣,再以左手拇指、示指、中指持止血带头端,右手拉紧止血带缠绕肢体2~3圈,并将橡皮管末端压在紧缠的橡皮管下固定。

②绞紧止血法:急救时可用布带、绳索、三角巾或者毛巾替代橡皮管,先垫衬垫,再将带子在衬垫上绕肢体一圈打结,在结下穿一短棒,旋转此短棒使带子绞紧,至不流血为止,最后将短棒固定在肢体上。

2.包扎方法

(1)绷带包扎法主要用于四肢及手、足部伤口的包扎及敷料和夹板的固定等。常用方法如下。

①环形包扎法:主要用于腕部和颈部。

②"8"字形包扎法:多用于关节附近的包扎。

③螺旋形包扎法:主要用于上肢和大腿。

④人字形包扎法:多用于前臂和小腿等。

(2)三角巾包扎法需依据伤口的不同部位,采用不同的包扎方法,常见的包扎法列举如下。

①头顶部伤口采用帽式包扎法。方法:将三角巾底边折叠约3cm宽,底边正中放在眉间上部,顶尖拉向枕部,底边经耳上向后在枕部交叉并压住顶角,再经耳上绕到额部拉紧打结,顶角向上反折至底边内或用别针固定。

②头顶、面部或枕部伤口采用风帽式包扎法。方法:将三角巾顶角打结放在额前,底边中点打结放在枕部,底边两角拉紧包住下颌,再绕至枕骨结节下方打结。

③颜面部较大范围的伤口采用面具式包扎法。方法:将三角巾顶角打结,放在下颌

处,上提底边罩住头面,拉紧两底角至后枕部交叉,再绕至前额部打结,包扎好后根据伤情在眼、鼻、口处剪洞。

④头、眼、耳处外伤采用头眼包扎法。方法:三角巾底边打结放在鼻梁上,两底角拉向耳后下,枕后交叉后绕至前额打结,反折顶角向上固定。

⑤一侧眼球受伤采用单眼包扎法。方法:将三角巾折叠成 4 指宽的带形,将带子的上 1/3 盖住伤眼,下 2/3 从耳下绕至枕部,再经健侧耳上至前额,压住另一端,最后绕经伤眼上,往枕部至健侧耳上打结。

⑥双眼损伤采用双眼包扎法。方法:先用带子中部压住一只眼,下端从耳后绕到枕部,经对侧耳上至前额,压住上端,反折上端斜向下压住另一只眼,再绕至耳后、枕部,至对侧耳上打结。

⑦下颌、耳部、前额或颞部伤口采用下颌带式包扎法。方法:将巾带经双耳或颞部向上,长端绕顶后在颞部与短端交叉,将两端环绕头部,在对侧颞部打结。

⑧肩部伤口可用肩部三角巾包扎法、燕尾式包扎法或衣袖肩部包扎法包扎。燕尾式包扎法:将三角巾折成燕尾式放在伤侧,向后的角稍大于向前的角,两底角在伤侧腋下打结,两燕尾角于颈部交叉,至健侧腋下打结。

⑨前臂悬吊带,包括大悬吊带和小悬吊带。前臂大悬吊带适用于前臂外伤或骨折,方法:将三角巾平展于胸前,顶角与伤肢肘关节平行,屈曲伤肢,提起三角巾下端,两端在颈后打结,顶尖向胸前外折,用别针固定。前臂小悬吊带适用于锁骨、肱骨骨折、肩关节损伤和上臂伤,方法:将三角巾叠成带状,中央放在伤侧前臂的下 1/3,两端在颈后打结,将前臂悬吊于胸前。

⑩胸背部伤口采用单胸包扎法、胸背部燕尾式包扎法和胸背部双燕尾式包扎法。

⑪腹部伤口采用腹部兜式包扎法和腹部燕尾式包扎法。

⑫臀部伤口采用单臀包扎法。方法:需 2 条三角巾,将一条三角巾盖住伤臀,顶角朝上,底边折成两指宽,在大腿根部绕一周作结;另一条三角巾折成带状压住三角巾顶角,围绕腰部一周打结,最后将三角巾顶角折回,用别针固定。

⑬四肢肢体损伤采用四肢肢体包扎法。方法:将三角巾折叠成适当宽度的带状,在伤口部环绕肢体包扎。

⑭手(足)部三角巾包扎法:将手或足放在三角巾上,与底边垂直,反折三角巾顶角至手或足背,底边缠绕打结。

(3)四头带包扎法主要用于鼻部、下颌、前额及后头部的创伤。

3.特殊损伤的包扎

(1)开放性颅脑损伤:将干净的碗扣在伤口上,或者用敷料或其他干净的布类做成大于伤口的圆环,置于伤口周围,然后包扎,以免包扎时骨折片陷入颅内,同时保护膨出的脑组织。

(2)开放性气胸:如胸部外伤伴有气胸。对较小的伤口采用紧密包扎法,阻断气体从伤口进出,可先用厚敷料或塑料布覆盖,再用纱布垫或毛巾垫加压包扎。对伤口较大或胸壁缺损较多,可用葫芦形纱布填塞压迫,先用一块双侧凡士林纱布经伤口填塞入胸腔内,再在其中心部位填塞干纱布,外加敷料,用胶布粘贴加压固定。

(3)肋骨骨折:胸部外伤伴多发肋骨骨折时,可用衣物、枕头等加压包扎伤侧,以遏制胸壁浮动,必要时可将伤员侧卧在伤侧。单根肋骨骨折可用宽胶布固定,即用胶布3～4条,每条宽7～8cm,长度为胸廓周径的2/3,在患者最大呼气末时固定,从健侧肩胛下向前至健侧锁骨中线,上下胶布重叠2～3cm。

(4)开放性骨折并骨端外露:包扎时外露的骨折端不要还纳,如自行还纳还需特别注明。

(5)腹部外伤并内脏脱出:脱出的内脏不能还纳,包扎时应屈曲患者双腿,放松其腹肌,将脱出的内脏用大块无菌纱布盖好,再用干净饭碗、木勺等凹形物扣上,或用纱布、布卷、毛巾等做成圆圈状,以保护内脏,再包扎固定。

4.解剖学知识

(1)人体骨骼:颅骨、躯干骨和四肢骨构成。

(2)功能:人体的支架,保护内脏,支持和运动功能。

脊柱的组成:颈椎7块,胸椎12块,腰椎5块,骶骨及尾骨各1块。

脊柱创伤骨折的后果:骨折或脱位后会损伤椎管内的脊髓和神经,导致截瘫。

骨盆骨折:创伤后常易漏诊,出血时不易止血,且出血量常可达1800ml及以上;另由于其解剖特点,骨盆易发生骨折,骨折后造成尿道、膀胱及髂血管损伤而引起出血性休克。

5.出血量判断

成人的血液约占自身体重的8%。

休克前期:失血量<5%(200～400ml)时,能自行代偿,无异常表现。

轻度休克:失血20%(约800ml)以上时,面色苍白、肢凉,脉搏增快达100次/min,出现轻度休克。

中度休克:失血20%～40%(800～1600ml)时,脉搏达100～120次/min以上,出现中度休克。

重度休克:失血40%(1600ml)以上时,心慌,呼吸快,脉搏血压测不到,出现重度休克,可危及生命。

6.出血特点

动脉出血:血液鲜红,量多,呈喷射状,短时间内大出血,可危及生命。

静脉出血:血液暗红色,量中等,呈涌出状或徐徐外流,速度稍缓慢。

毛细血管出血:血液鲜红,量少,呈水珠样流出或渗出,多能自行凝固。

三、开放性伤口止血包扎流程

开放性伤口止血包扎流程见表2-11。

表 2-11　开放性伤口止血包扎流程

操作内容	完　成	未完成	备　注
1.操作者戴好口罩、帽子,洗手,戴手套。			
2.准备物品:止血带、绷带、纱布等。			
3.环境评估:口头报告环境安全。			
4.伤情判断:检查生命体征,脉搏、呼吸、血压等。检查伤口,判断伤情;从头部至脊柱、腹部、骨盆、四肢检查。			
5.确定出血部位,立即用指压止血法止血,并指导伤员用健肢协助指压止血。			
6.指压止血后将患肢抬高 2～3min,选择合适的止血带结扎部位(上肢在上臂上 1/3 段,下肢在大腿中、上 1/3 段),垫衬垫,扎止血带压力均匀、适度。			
7.检查止血效果(触诊远端动脉搏动),如主要动脉搏动消失,但止血效果不佳,需考虑填塞止血。			
8.记录止血带的部位及时间,并挂于患者胸前等明显部位。			
9.检查伤口,排除异物和骨折情况。			
10.敷料使用:用敷料按无菌操作原则进行,敷料手接触面不能接触创面,敷料应大于创面覆盖于创面上。			
11.绷带从肢体远端绕向近端。			
12.每缠绕一圈盖住前圈的 1/3～2/3,并呈螺旋状。			
13.最后平行关节面水平绕一圈,在伤肢外侧用绷带扣固定。			
14.包扎完毕,敷料不能有外露,并检查止血效果。			
15.操作过程中对患者有安慰和解释。			
16.安置患者,交代注意事项。			
18.垃圾分类处理,整理用物。			

注意:操作过程中认真仔细,动作规范、熟练,无菌观念强,关爱患者。

练习题

1.30 岁男性患者,车祸致骨盆骨折合并尿道损伤和损伤性休克,对该患者的处理顺序应该是　　　　　　　　　　　　　　　　　　　　　　　　　　（　　　）

A.先行骨盆骨折牵引固定,其次抗休克,然后处理尿道损伤

B.先抗休克,其次行骨盆骨折牵引固定,然后处理尿道损伤

C. 先抗休克,其次处理尿道损伤,然后行骨盆骨折牵引固定

D. 先处理尿道损伤,其次抗休克,然后行骨盆骨折牵引固定

E. 先处理尿道损伤,其次行骨盆骨折牵引固定,然后抗休克

2. 连续使用止血带的时间不宜超过　　　　　　　　　　　　　　（　　）

A. 30min　　　　　　　B. 3h　　　　　　　　C. 2h

D. 1h　　　　　　　　E. 4h

3. 以下必须优先处理的急症是　　　　　　　　　　　　　　　　（　　）

A. 单根多段肋骨骨折　B. 张力性气胸　　　　C. 下肢开放性骨折

D. 包膜下脾破裂　　　E. 脑挫裂伤

4. 以下哪项对开放性伤口的处理是错误的　　　　　　　　　　　（　　）

A. 清洁伤口可以直接缝合

B. 污染伤口可行清创术,直接缝合或延期缝合

C. 伤口内的异物必须全部取出

D. 深入体内的创伤在手术中必须仔细探查和修复

E. 感染伤口先要引流,然后再做其他处理

5. 创伤后的包扎,下列哪项是错误的　　　　　　　　　　　　　（　　）

A. 包扎应固定不移,松紧适度

B. 包扎的目的是保护伤口、减少污染、固定敷料和帮助止血

C. 包扎的常用材料是绷带和三角巾

D. 三角巾包扎的优点是制作方便、操作简捷、便于加压、够牢固

E. 紧急抢救中,可将衣物、巾单撕开作包扎用

练习题参考答案:1. C　2. D　3. B　4. C　5. D

（王权、张启逸）

第十一节　脊柱损伤的搬运
Spinal injury patient's transportation

一、临床案例

患者,男性,40岁,果农,自4m高果树坠落,背部撞在推车栏杆上,臀部先着地。初步印象:神清,生命体征平稳,自述胸背部疼痛,颈椎活动自如,双上肢感觉运动可,双下肢感觉消失,活动不能。

思考题

1.如何迅速对患者进行全身评估？

2.如何对患者进行现场急救、搬运至担架并抬离现场？

二、脊柱损伤搬运操作指南

（一）目　的

初步评估病情，尽快将患者转运至有条件的医疗机构进行详细检查。

（二）适应证

创伤后可疑脊柱损伤需要进一步专业评估和处理的患者。

（三）禁忌证

1.无绝对禁忌证。

2.相对禁忌证包括病情危重，生命体征不稳定，合并心肺骤停、休克、大出血、窒息等危及生命的情况。应待心肺复苏、抗休克、止血、清理口鼻等抢救措施结束，患者生命体征平稳后再行转运。

（四）操作前准备

1.环境评估

首先评估及确认现场环境安全，观察四周有无建筑坍塌、泥石流等风险。

2.患者准备

(1)向患者及家属解释操作的目的及必要性，告知转运目的地、可能的风险和需配合的事项，安慰患者，消除紧张情绪。

(2)如存在危及生命的病情，如呼吸道梗阻、心肺骤停、复杂骨折及大出血等，可在现场做紧急气管插管或气管切开，心肺复苏，骨折的固定及止血包扎等。

3.物品准备

(1)脊柱板及相应配套的头部固定器、固定带、颈托。

(2)骨折包扎固定物品，如绷带、三角巾、夹板、纱布、棉垫、棉纸。

（五）操作步骤

以患者仰卧位为例，搬运脊柱损伤患者的操作步骤见表2-12。

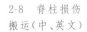
2-8　脊柱损伤搬运（中、英文）

表 2-12　搬运脊柱损伤患者的操作步骤

甲操作者	乙操作者	丙操作者
评估现场环境安全。 病情评估及伤情判断： 取跪姿于伤者右侧，评估意识、呼吸、脉搏。 如伤者清醒，告诉患者将要转运，安抚患者情绪(如：你好，我是 X 医生，你是怎么受伤的？现在哪里不舒服？请不要担心，我们会帮助你的。) 乙上头锁后协助乙确定颈部轴线(至胸骨处指示胸骨轴线方向)。 测量患者颈长并安放颈托。	安放颈托。 蹲于伤者头侧，上头锁，确定颈部轴线后轻微牵引复位(注意：若阻力较大无须强行复位)，维持头锁。	准备脊柱板、衬垫、绷带、夹板，正确系牢固定带，抬脊柱板放于伤者一侧，注意观察脊柱板的头尾端。 固定带位置：数字代表脊柱板侧孔的位置(13356)，基本类型为：胸部，从肩上开始两根固定带交叉固定；大腿及小腿，各一根固定带固定；踝足部位，根据固定带的根数选择性固定，可根据脊柱板的不同类型进行相应调整。
充分暴露，快速查体，口述结果： 颅骨无损伤，眉弓无损伤，瞳孔等大等圆，颧弓无损伤，鼻骨无损伤，口鼻无出血，耳道无出血，下颌无损伤，气管居中，胸骨无压痛，肋骨无损伤，腹部无损伤，骨盆无损伤，会阴无损伤，下肢无损伤，关节活动可，上肢无损伤，关节活动可。 协助丙处理异常。	固定头部。	处理异常：止血、包扎、固定骨折，如考虑骨盆骨折需在臀下安放三角巾。
完成必要的包扎固定后上胸锁； 乙换锁完成后： 一手置肩部，一手置髋部，准备翻身，注意将伤者双手交叉置于腹部。	甲上胸锁后上头肩锁，长手置于甲一侧； 待甲、丙准备完毕后，发出翻身指令："1—2—翻"，将伤者翻转 90°。	一手置于前臂，一手置于膝部，准备翻身。
快速脊柱背侧查体，口述结果：背部无损伤，脊柱无压痛。 协助丙安放脊柱板。		将脊柱板尽量拉至患者身下。
协同一致翻转。	发出指令："1—2—放"，将伤者放至脊柱板。	协同一致翻转。
上胸锁。	甲上胸锁后更换至双肩锁。	
双手交叉于伤者身下，听指令与丙一同将伤者移至脊柱板正中。	发出指令："1—2—移"。	双手交叉于伤者身下，听指令与甲一同将伤者移至脊柱板正中。
上胸锁。	固定颈托至脊柱板。	

续表

甲操作者	乙操作者	丙操作者
系紧固定带,数字代表侧孔位置,其中13交叉系,第二个3斜着系到4,56垂直于脊柱板。	固定头部。	协助甲系固定带,必要时带下安放衬垫。
转运。 密切观察伤者神志及生命体征,保持呼吸道通畅,必要时吸痰(口述)。	发出指令:"1—2—起"。 发出指令:"1—2—放"。	听指令抬起脊柱板。

（六）注意事项

1.如患者为俯卧位,则需先检查患者背部,然后使用仰翻法将患者调整为仰卧位并直接翻转至脊柱板上,然后依次进行评估。仰翻法具体操作步骤如下:

（1）甲跪或蹲跪在患者身旁,并使用胸锁制动患者的头部及颈部;

（2）乙跪在患者头端并使用头肩锁固定患者,长手在甲的一侧;

（3）甲用一只手抓住患者肩部,另一只手抓住患者髋部,丙用一只手抓住前臂,另一手抓住膝部或腿部,由乙发令一起将患者翻转90°;

（4）甲用一臂如胸锁般夹住患者胸部,并用该手控制颧骨,另一手手肘固定在自己前大腿上,再把该手由头顶滑入至承托患者头部;

（5）乙转换左右长短手,再用头肩锁固定及承托患者头部;

（6）甲一手按肩,另一手拉板,与丙一起把长脊柱板拉至紧贴患者,由乙发令一起把患者翻转至仰卧在脊柱板上;

（7）甲用胸锁制动,使乙调整为肩锁,对患者进行必要的上下移动;

（8）甲用胸锁制动,使乙调整为头锁固定。

2.颈托固定前需先行颈部测量,具体手法为:操作者拇指垂直于掌心,与示指形成平面,用拇指抵住患者下颌,测量其切线与肩峰最高处的指间距。

3.操作者行各种锁固定时,除双肩锁之外,肘部必须有支点,一般以地面或操作者双膝为支点。在操作过程中,必须在下一个锁固定之后才能放开上一个锁。

4.口令由乙统一发出。

5.如患者未移动至脊柱板正中,可调整患者位置。如需向上移动,则乙取双肩锁,甲、丙一手手掌托于腋下,另一手握于脊柱板上端,向上提拉患者的同时向下推移脊柱板。如需向下移动,则乙行双肩锁向下用力。

6.在转运过程中,操作者需对患者进行评估,内容包括瞳孔、呼吸、循环,面部、口唇及肢端颜色,骨折固定及出血包扎是否稳妥。评估间隔一般为半小时,病情危重者为15min。

7.最后一步转运时,根据情况可增加一名操作者。

（七）并发症及处理

1.患者跌落脊柱板:应立即重新评估患者,寻找可能的新发伤情,检查原有受伤部位,根据需要进行相应的固定包扎处理。如患者配合欠佳,则酌情考虑镇静镇痛治疗。

2.窒息:应调整患者体位至卧位,清除患者口鼻分泌物,必要时吸痰、安放人工气道或行心肺复苏等。

(八)相关知识

各种"锁"的具体手法

"锁"是指在搬运过程中固定患者各个部位的具体动作。

头锁:用于固定头部。跪于伤者头侧,双肘固定在地上或膝上,尽量张开手指,拇指置于伤者额顶,其余四指张开,捉紧头颅,注意不能覆盖耳朵。

双肩锁:用于上下或横行移动伤者。跪于伤者头侧,双手翻腕固定患者肩部,用双前臂夹紧伤者头部,用力捉紧肩部。

胸锁:用于转换其他制动锁。跪于伤者一侧,一手按住伤者前额,另一只手臂置于患者胸骨上,用拇指和示指分别按住伤者两颧,手掌不可盖住伤者口鼻。

头肩锁:整体翻动伤者时固定头部。跪于伤者头侧,翻向的一方使用长手,将该手手肘固定在大腿近膝处,前臂紧贴伤者头部,不翻腕抓住伤者肩部。短手的手肘固定在另一大腿上,拇指置于眉顶额角,其他手指捉紧伤者枕部。

胸背锁:用于坐位脊柱损伤患者的搬运。跪于伤者侧旁面向伤者,双臂分别夹住伤者胸背部,双手手腕向下压锁,分别捉紧伤者的颧骨及后枕部,手掌不可盖住伤者口鼻。

三、脊柱损伤搬运流程

脊柱损伤搬运流程详见表 2-13。

表 2-13　脊柱损伤搬运流程

操作内容	完 成	未完成	备 注
1.评估现场环境及病情。			
2.摆放脊柱板。若判断需心肺复苏则优先进行复苏。四肢骨折影响搬运者应先行四肢骨折固定。			
3.伤情判断:检查脉搏、呼吸等生命体征,判断是否存在脊柱脊髓损伤。			
4.头锁固定颈椎。			
5.牵引颈椎,缓慢复位。对关节交锁,不能复位者,无须勉强复位。			
6.测量颈长,带颈托。			
7.躯体正面及四肢外伤情况检查。			
8.头胸锁固定、头肩锁交替。			
9.侧翻及背部检查。			
10.放至脊柱板,头胸锁、双肩锁交替。			除双肩锁外,肘部必须有支点。
11.调整位置,放置头部固定器。			
12.躯干用3~5条约束带固定。			
13.再次评估动脉搏动及呼吸情况。			

续表

操作内容	完 成	未完成	备　注
14.3 人或 4 人协同抬起患者。			
15.操作过程中对患者有安慰和解释。			
16.安置患者，交代注意事项。			
17.垃圾分类处理，整理用物。			
18.操作按时完成，操作熟练、有条理。			

注意：操作过程中认真仔细，动作规范、熟练，关爱患者。

练习题

1.患者颅脑外伤伴昏迷、呕吐，转运途中的正确体位是　　　　　　　　　（　　）

A.俯卧位　　　　　　　B.仰卧位　　　　　　　C.侧卧位

D.坐位　　　　　　　E.自主体位

2.在转运过程中，以下操作不正确的是　　　　　　　　　　　　　　　（　　）

A.在转运过程中，医护人员需始终守护在伤者上身靠近头端位置，便于观察及操作

B.一旦在途中发生紧急情况，如窒息、呼吸停止、抽搐时，应停止搬运，立即进行急救处理

C.昏迷躁动的患者需用约束带防止坠落，并酌情盖好被服以免着凉

D.随时观察患者的病情变化，重点观察神志、生命体征、出血等情况

E.应包裹头面部以免失温

3.患者取坐位或侧卧位时头颈的固定方法是　　　　　　　　　　　　（　　）

A.头锁　　　　　　　B.头胸锁　　　　　　　C.头肩锁

D.胸背锁　　　　　　E.头背锁

练习题参考答案：1. C　2. E　3. D

（王权、徐文斌）

第十二节　小夹板固定术
Small splint fixation

一、临床案例

　　患者，女性，71 岁，因"在家中洗澡时滑倒，左手撑地致左上臂中段疼痛肿胀 2 小时"就诊。既往体健。查体：神清，生命体征平稳，双侧瞳孔等大等圆，左上臂中段肿胀瘀血，局部压痛，可及骨擦感，左上肢活动不能配合。神经末梢感觉、血供未见异常。右上肢及双下肢未见异常。

思考题

1.如何对该患者进行初步评估？

2.X线提示肱骨干骨折,如何对该患者进行下一步治疗？

二、小夹板固定术操作指南

2-9 肱骨小夹板固定术(中文),四肢骨折小夹板固定术(英文)

(一)目　的

固定骨折部位,尽量维持对位对线,防止断端进一步移位;同时减轻肢体肿胀,缓解疼痛,便于早期活动。

(二)适应证

1.不全骨折、稳定性骨折、四肢闭合性管状骨骨折或开放性骨折创口较小、经处理已经闭合者(股骨骨折因大腿肌肉丰富,常需结合骨牵引)。

2.陈旧性四肢骨折仍适合手法复位者。

3.用石膏固定的骨折未坚固愈合,为缩小固定范围可用夹板代替者。

(三)禁忌证

开放性骨折、皮肤广泛擦伤、骨折移位严重、肥胖不易固定、局部加压导致神经症状加重者禁用。

(四)操作前准备

1.患者准备

(1)向患者及其家属解释操作的目的及必要性,告知可能的风险和需配合的事项,安慰患者,消除紧张情绪。

(2)评估患者全身情况及一般状态;评估局部肿胀情况,判断肢端感觉、运动及血供情况;通过X线摄片评估骨折移位情况。

(3)用肥皂水洗净患肢,如有伤口先行处理。

2.操作者准备

(1)根据病情准备器材。

(2)协助患者摆放体位,充分暴露骨折及邻近部位。

3.物品准备

(1)适宜长度及外形的夹板。小夹板的宽度总和,应略窄于患肢的最大周径,使每两块小夹板之间有一定的空隙。常见的有超肩肱骨干夹板、前臂尺桡骨夹板、桡骨远端夹板、股骨干夹板、胫腓骨超踝夹板、踝关节夹板等。

(2)绷带、三角巾、纱布。

(3)固定垫:在小夹板内,防止再移位,常用的包括平垫、大头垫、坡型垫、空心垫和分骨垫等。

（五）操作步骤（以肱骨干骨折为例）

1.用棉纸环绕包扎骨折上臂，注意腋下部位需有足够的固定垫或衬垫。衬垫不足可能导致压疮或局部血管压迫。

2.将夹板放于骨折上臂的前方、外侧、后方内侧，检查位置是否理想。（注意：夹板分为有软垫一侧和无软垫一侧，有软垫一侧应贴附于棉纸上。）

3.用绷带固定夹板的骨折端（即接近中段）、远端和近端。绷带使用前需揉搓成细长条状，捆绑时先将绷带双折对齐，平均用力缠绕 2 周。检查绷带松紧度，要求捆绑后所打的结可以不费力地上下移动 1cm。

4.用一条三角巾折叠成燕尾式或用绷带悬吊前臂于胸前，悬吊高度需适宜。另一条三角巾或绷带围绕患肢于健侧腋下打结，将患肢贴胸固定以辅助固定骨折。

5.固定完毕后，检查有无皮肤受压部位，患者肢端感觉、运动及血供是否良好。

6.告知患者及其家属固定后的注意事项。

（六）注意事项

1.所选择夹板长短和宽窄应适宜，若太宽，无法牢固固定，若太窄，容易引起皮肤坏死。夹板应占肢体周径的 4/5。

2.应合理放置固定垫，并且位置要准确。

3.多数夹板固定治疗骨折不包括骨折邻近关节，仅少数近关节部位骨折使用超关节夹板固定。

4.操作前后均应准确判断患者神经、血管等的损伤情况，以避免漏诊延误治疗。

5.先扎骨折端，然后向两端等距离捆扎。绷带要松紧合适，要求缚后所打的结可以上下移动 1cm。

6.有计划地指导患者做功能锻炼，并嘱患者随时复诊。一般复位 4 天内，患肢肿胀有加重趋势，应每日放松一点，以后肿胀减轻，绷带会变松，应每日捆紧一点。2 周后肿胀消退，夹板固定趋于平稳。每周 X 线摄片复查后调整绷带松紧度，直到骨折愈合。

7.骨折临床愈合日期即为解除外固定的时间。

（七）并发症及处理

1.皮肤及软组织损伤或压疮

皮肤及软组织损伤或压疮多由固定时棉纸等内衬使用较少，绑扎力度较大所致，应合理安放衬垫，并及时调整绷带松紧度。

2.肢体缺血性坏死

如固定过紧，固定时间过长，易导致远端肢体持续缺血，甚至坏死。固定前应充分评估血供情况，固定后需定期观察肢体远端血供，避免骨筋膜室综合征等并发症的发生。

3.神经损伤

夹板位置安放不当，未避开重要神经走形部位，或夹板固定过紧，可能引发神经损伤。需注意固定前应充分评估患者肢体感觉情况，固定后定期监测患者肢体远端是否存在麻木等不适。

三、小夹板固定术流程

小夹板固定术流程详见表 2-14、表 2-15。

表 2-14 小夹板固定术流程（以肱骨干骨折为例）

操作内容	完 成	未完成	备 注
1.洗手,戴帽子、口罩			
2.自我介绍。			
3.核对患者信息,如姓名、相关信息等。			
4.患者准备:向患者及其家属解释操作的目的及必要性、可能的风险和需配合的事项,安慰患者,消除紧张情绪。评估患者全身情况及一般状态。评估上臂局部肿胀情况,判断肢端感觉、运动及血供情况(此项非常重要,不能遗漏);通过 X 线摄片评估骨折移位情况。用肥皂水洗净患肢,如有伤口先行处理。			肢端感觉、运动和血供反映神经和血管损伤情况,肱骨干最常见损伤的结构是桡神经和肱动脉。
5.操作者准备:根据病情准备器材,协助患者取坐位,充分暴露骨折及邻近部位。			患者取坐位,身体轻度向患侧倾斜。
6.物品准备:适宜长度及外形的夹板、绷带、三角巾、纱布、固定垫。			
7.用棉纸环绕包扎骨折上臂,注意腋下部位须有足够的固定垫或衬垫。			衬垫不足会导致压疮或血管压迫。
8.将夹板放于骨折上臂的前方、外侧、后方和内侧,检查位置是否理想。			夹板外侧最长,且肩部有弯曲;内侧最短;注意夹板软垫侧贴在棉纸上。
9.用绷带依次固定肱骨夹板的骨折端(即接近中段)、远端、近端(必须先固定骨折附近,然后再固定两端)。捆绑时先将布带双折对齐,平均用力缠绕 2 周,检查绷带松紧度,要求捆绑后所打的结可以不费力地上下移动 1cm。			
10.用一条三角巾折叠成燕尾式或用绷带悬吊前臂于胸前,悬吊高度需适宜;另一条三角巾或绷带围绕患肢于健侧腋下打结,将患肢贴胸固定以辅助固定骨折。			临床实践中也可以采用颈腕吊带＋贴胸固定带制动。
11.固定完毕后,检查有无皮肤受压部位,检查肢端感觉、运动及血供。			操作前和操作后都要关注神经和血管功能。
12.安置患者,告知患者及其家属固定后注意事项。			
13.垃圾分类处理,整理用物。			

注意:操作过程中认真仔细,动作规范、熟练,关爱患者。

表 2-15　小夹板固定术流程（以小腿骨折为例）

操作内容	完　成	未完成	备　注
1.洗手,戴帽子、口罩。			
2.自我介绍。			
3.核对患者信息,如姓名、相关信息等。			
4.患者准备:向患者及其家属解释操作的目的及必要性、可能的风险和需配合的事项,安慰患者,消除紧张情绪。评估患者全身情况及一般状态。评估小腿局部肿胀情况,判断肢端感觉、运动及血供情况(此项非常重要,不可遗漏);通过 X 线摄片评估骨折移位情况。用肥皂水洗净患肢,如有伤口先行处理。			肿胀情况反映局部筋膜室压力;肢端感觉、运动和血供反映神经和血管损伤情况。小腿骨折易发生骨筋膜室综合征,因此需重点关注小腿局部肿胀、足背动脉搏动和足趾被动牵拉试验情况。
5.操作者准备:根据病情准备器材,协助患者取仰卧位,充分暴露骨折及邻近部位。			
6.物品准备:适宜长度及外形的夹板、绷带、三角巾、纱布、固定垫。			
7.请两名助手分别托住小腿的近端(大腿远端和膝关节)和远端(踝关节和足部),并沿小腿轴向施加牵引,将患侧下肢抬离床面或地面,并维持牵引以制动患肢。			环绕衬垫、放置和固定夹板,均需要助手配合,以减轻患者的疼痛感,避免进一步损伤。
8.用棉纸环绕包扎受伤小腿,注意腓骨头和内外踝须有足够的固定垫或衬垫。			衬垫不足会导致局部压疮。
9.将夹板放于受伤小腿的前方、外侧、内侧及后方,检查位置是否理想。			注意夹板形状,后方夹板弧度应贴合小腿形状;注意夹板软垫侧贴在棉纸上。
10.用绷带依次固定小腿夹板的骨折端(即接近中段)、远端、近端(必须先固定骨折附近,然后再固定两端)。捆绑时先将绷带双折对齐,平均用力缠绕 2 周,检查绷带松紧度,要求捆绑后所打的结可以不费力地上下移动 1cm。			
11.固定完毕后,检查有无皮肤受压部位,检查肢端感觉、运动及血供。			操作前和操作后都要关注神经和血管功能。
12.安置患者,告知患者及其家属固定后注意事项。			
13.垃圾分类处理,整理用物。			

注意:操作过程中认真仔细,动作规范、熟练,关爱患者。

练习题

1. 关于胫腓骨骨折的夹板固定,以下叙述不正确的是 （ ）

A. 两块夹板分别置于小腿内外侧

B. 夹板长度可不超过膝关节

C. 固定用绷带或三角巾需至少 3 条

D. 警惕腓总神经损伤

E. 以上都是

2. 以下关于固定的注意事项,正确的是 （ ）

A. 关节脱位需要固定

B. 如伴有出血或开放性伤口,先行伤口包扎止血,然后固定

C. 绷带要松紧合适,要求缚后所打的结可以上下移动 1cm

D. 固定前后均需检查有无皮肤受压部位,患者肢端感觉、运动及血供

E. 以上都是

3. 肱骨干骨折,以下最易损伤的神经是 （ ）

A. 正中神经　　　　B. 腋神经　　　　C. 尺神经

D. 桡神经　　　　E. 肩胛上神经

练习题参考答案:1.B　2.E　3.D

（徐文斌、刘笑）

第十三节　膝关节穿刺术
Knee joint cavity paracentesis

一、临床案例

患者,男性,56 岁,因"反复右膝肿痛 2 周"就诊。查体:局部皮肤无炎症。否认外伤史,既往史无殊。膝关节 MRI 平扫提示右膝大量关节积液。

思考题

1. 该患者可能的诊断是什么?下一步需做哪些检查?

2. 请对该患者进行右膝关节穿刺抽液。

二、膝关节穿刺术操作指南

（一）目　的

抽取关节积液减压,送检明确诊断,注入药物行抗炎,治疗修复软骨等。

（二）适应证

1.检查关节腔内积液,以明确诊断。

2.抽出关节腔内积液、积血或积脓,以达到减压的目的。

3.关节腔内注入药物进行治疗。

4.必要时行关节腔造影术,以了解关节软骨、骨后软骨、关节内组织和关节囊的解剖结构、病理变化。

（三）禁忌证

1.穿刺部位或邻近皮肤感染。

2.凝血功能障碍。

3.对麻醉药等药物过敏。

4.合并全身慢性感染,反复消化道出血,严重的原发性高血压或糖尿病等。

（四）操作前准备

1.患者准备

向患者及其家属解释操作的目的及必要性,告知可能的风险和需配合的事项(尽量避免剧烈活动,如有不适及时汇报),安慰患者,消除患者的紧张情绪。

2.操作者准备

(1)洗手。

(2)协助患者摆放体位,首选仰卧位。

3.物品准备

(1)常规消毒用品:聚乙烯吡咯烷酮 PVP 或 0.5％碘伏,无菌棉签。

(2)无菌关节穿刺包:内有穿刺针头、5ml 和 20ml 注射器、洞巾及纱布。

(3)其他用物:无菌手套、2％利多卡因(如需普鲁卡因,需询问过敏史并行皮试),按需要准备标本瓶、培养瓶或注射药物(局部封闭治疗的常用药物:复方倍他米松 1ml＋2％普鲁卡因 2ml,如使用普鲁卡因,用前需注意皮试结果)、输液贴、敷贴或绷带。

（五）操作步骤

1.协助患者选择合适卧位,铺治疗巾,避免污染床单。

2.常规皮肤消毒 2～3 遍,范围以穿刺点为中心直径 15cm。戴无菌手套,铺洞巾。穿刺点进行浸润麻醉,注意回抽。穿刺点一般选择髌骨外上,即髌骨外上缘处与股外侧肌交界处。按压股外侧肌下凹陷处,贴指甲刺入 0.5～1cm,有落空感即可。

3.抽出积液或注入药物(注入药物前需核对药物的有效期及浓度)。

4.穿刺完毕,拔出针头。再次消毒穿刺部位,覆盖纱布或输液贴,对于穿刺减压者,建议用弹力绷带加压包扎并适当固定。

5.取积液做关节液常规检查,通用细菌培养、药敏、抗酸染色、抗酸杆菌培养等。

6.整理用物,及时将标本送检。嘱患者休息,并观察 10～15min。

(六)注意事项

1.应严格无菌操作,以免引起或加重关节腔感染。

2.穿刺时边抽吸边进针,当刺入血管,吸出新鲜血液时,应退出少许,改变方向后再进针。

3.穿刺不宜过深,以免损伤关节软骨。

4.关节腔内注射类固醇类药物不应超过 3 次,以免造成关节损伤。

5.对于关节腔内有明显积液者,应尽量抽尽积液,穿刺后予加压包扎,适当固定。根据积液多少确定穿刺间隔时间,一般每周不超过 2 次。

6.髌骨四周无重要血管和神经,均可穿刺,标准穿刺点在髌骨外上方及髌骨内外侧下方,可通过此三点做穿刺,必要时安置引流冲洗管。

(七)并发症及处理

1.感染性关节炎

操作过程中未严格无菌操作,造成的感染可能累及骨与关节,破坏局部结构。

2.激素相关并发症

激素相关并发症包括骨质疏松、股骨头无菌性坏死、消化道出血等,因而不可频繁注射激素类药物。

3.神经损伤

穿刺针刺伤神经,或误将药物注入神经干,造成患者剧烈的麻木疼痛,以及神经支配区域的感觉及运动障碍。如操作过程中患者诉麻木疼痛,应立即改变穿刺方向,或停止操作。

4.血管损伤

膝关节血管损伤可能导致关节内血肿形成,因此穿刺时,应尽可能选择最小号的针头,穿刺前充分评估进针点下方的解剖结构。

(八)相关知识

1.常用药物及剂量

复方倍他米松每次用量 0.2～1ml,镇痛药物 1～2ml。罗哌卡因的浓度为 0.5%,利多卡因的浓度为 1%～2%。曲安奈德局部封闭时每次不超过 40mg,使用时可添加镇痛药物。

2.封闭药物的持续时间

复方倍他米松在体内可以持续 3 周,曲安奈德约 1 周,如需再次封闭应注意用药时间间隔。

三、膝关节穿刺术流程

膝关节穿刺术流程详见表 2-16。

表 2-16 膝关节穿刺术流程

操作内容	完 成	未完成	备 注
1.洗手,戴口罩、帽子。			
2.核对患者信息,如姓名、病历号、操作相关信息等。			
3.明确适应证,排除禁忌证(测量生命体征,询问过敏史,监测凝血功能等)。			
4.告知患者操作目的,签署知情同意书。			
5.告知患者操作中的配合事项,拉好帘子,调好室温。			告知患者尽量避免剧烈活动,有不适及时告知。
6.准备操作物品,检查物品有效日期。			如使用普鲁卡因,需询问过敏史及皮试。
7.协助患者摆放体位,患者一般取仰卧位。			
8.对患者的患侧膝关节进行初步评估,检查浮髌试验。			
9.标记穿刺点:以髌骨上缘的水平线与髌骨外缘的垂直线的交点为穿刺点(坐位时,屈膝90°,在髌骨下缘髌韧带两侧的膝眼处进针)。			
10.以穿刺点为中心,由内向外环形消毒皮肤,直径 15cm,常规皮肤消毒 2～3 遍。			
11.戴无菌手套,铺洞巾。			
12.选择穿刺点,局部浸润麻醉,注意回抽。			双人核对局麻药。
13.关节腔穿刺:一般选择髌骨外侧,即髌骨上缘处与股外侧肌交界处,按压股外侧肌下凹陷处,贴指甲刺入 0.5～1cm,有落空感即可。			注入药物前需核对有效期及浓度。
14.穿刺完毕,拔出针头。再次消毒穿刺部位,覆盖纱布、敷贴或输液贴。对于穿刺减压者,建议用弹力绷带加压包扎,并适当固定。			
15.安置患者,嘱患者休息,并观察 10～15min。			
16.积液标本标记并送检:常规化验及病原学培养。			
17.整理用物,污物处理。			
18.术后再次评估患者,交代患者注意事项。			
19.书写操作记录。			

注意:操作过程中认真仔细,动作规范、熟练,无菌观念强,关爱患者。

练习题

1. 以下哪项属于关节腔穿刺的禁忌证　　　　　　　　　　　　　　　　（　　）

A. 肌肉挛缩　　　　　B. 膝骨关节炎　　　　C. 滑膜炎

D. 局部感染　　　　　E. 半月板损伤

2. 对于髌骨软化症的治疗,下列哪项措施应慎用　　　　　　　　　　（　　）

A. 理疗　　　　　　　B. 制动休息　　　　　C. 股四头肌康复训练

D. 口服氨糖类药物　　E. 关节内注射醋酸泼尼松龙

3. 关于醋酸泼尼松龙局部封闭,下列说法错误的是　　　　　　　　　（　　）

A. 需配合口服止痛药　B. 应防止注入神经干　C. 注射部位选择恰当

D. 严格无菌操作　　　E. 适用于诊断明确的中晚期膝骨关节炎

练习题参考答案:1. D　2. E　3. A

（徐文斌、刘笑）

第十四节　胸腔闭式引流术
Closed thoracic drainage

一、临床案例

男性,27 岁,因"10 分钟前左上胸部被汽车撞伤"就诊,既往体健。查体:血压 90/60mmHg,脉搏 148 次/min,呼吸 40 次/min。神志清,痛苦状,呼吸急促。吸氧下呼吸紧迫反而加重,伴口唇青紫,颈静脉怒张不明显。气管移向右侧。左胸廓饱满,呼吸运动较右胸弱。左胸壁有骨擦音(第 4、5、6 肋),局部压痛明显。左胸叩诊鼓音,呼吸音消失,未闻及啰音,右肺呼吸者较粗,未闻及啰音。左心界叩诊不清,心律齐,心率 148 次/min,心音较弱,未闻及杂音。

思考题

1. 下一步急需进行哪项操作?

2. 该项操作应如何进行? 操作过程中需注意些什么?

3. 该项操作有哪些并发症? 应该如何预防?

二、胸腔闭式引流术操作指南

（一）目的

胸腔闭式引流术用于排出胸腔内积气、积液和积血，恢复并保持胸腔内负压，维持纵隔的正常位置，促使肺复张。

（二）适应证

1. 中、大量气胸，开放性气胸，张力性气胸。
2. 胸腔穿刺术治疗下肺无法复张者。
3. 需要使用机械通气或人工通气的气胸或血气胸者。
4. 拔除胸腔引流管后气胸或血胸复发者。
5. 剖胸手术后。

（三）禁忌证

无绝对禁忌证，但严重凝血功能异常、胸腔致密粘连及严重肺动脉高压者需慎重。

（四）操作前准备

1. 患者准备

（1）向患者及其家属解释操作目的及必要性，告知可能的风险和需配合的事项，安慰患者，消除紧张情绪。

（2）签署手术知情同意书。

2. 操作者准备

（1）操作前详细了解患者病史，并行胸部查体，参阅患者胸部 X 线或 CT 片，包裹性胸腔积液可结合超声检查确定穿刺点。

（2）戴口罩、帽子，规范洗手。

3. 物品准备

胸腔穿刺包、引流管、无菌手套、5ml 及 50ml 注射器、治疗盘、2％利多卡因、0.5％碘伏、棉签或无菌棉球、纱布、胶带及闭式引流装置。

（五）操作步骤

1. 核对患者姓名、病历号及穿刺部位（左侧或右侧）。
2. 测量患者生命体征。
3. 体位：患者取平卧位或半卧位。
4. 根据临床诊断选择适宜的穿刺点。

（1）气胸引流一般选取侧胸壁腋前/腋中线第 4 或第 5 肋间，单纯的肺尖部气胸可选取前胸壁锁骨中线第 2 肋间，血胸则在腋中线与腋后线第 6～8 肋间为穿刺点。

（2）确定后标记穿刺点。

5. 消毒、铺巾：穿刺部位用 0.5％碘伏常规消毒 2 次，范围以穿刺点为中心直径 15cm，戴无菌手套，铺消毒洞巾。

6. 麻醉：5ml 注射器抽取 2％利多卡因 5ml，针在下一肋骨上缘的穿刺点斜刺入皮内，注射利多卡因至形成橘皮样隆起的皮丘，然后垂直逐渐深入，全层麻醉。

7. 穿刺：在肋骨上缘，用刀在皮肤上做一长约 3cm 的小切口，血管钳伸入切口，贴近肋骨上缘向深部逐渐钝性分离，撑开肋间肌，最后穿入胸腔，用血管钳扩大创口。用另一把血管钳夹住引流管的前端，顺着撑开的血管钳将引流管侧孔全部送入胸腔（如使用套管针穿刺，则用带套管针的胸管经胸壁切口插入胸腔内，拔出管芯；用血管钳夹持胸引管前端，经胸壁切口继续插入胸腔内，使侧孔全部进入胸腔，撤回血管钳）。

8. 紧密缝合切口 1～2 针，利用缝线将引流管固定于胸壁。引流管外接闭式引流装置。观察引流装置中水柱波动是否良好，必要时调整引流管的位置。

9. 嘱患者平卧休息，测量生命体征。

10. 整理物品，书写穿刺记录。

(六)注意事项

1. 术中密切观察，如发现患者头晕、恶心、心悸、气促、脉速、面色苍白、血压下降等不适，应立即停止操作，必要时皮下注射 0.1％肾上腺素 0.3～0.5ml，或根据临床表现作相应对症处理。

2. 须从肋骨上缘进针，避免刺伤肋骨下缘的血管及神经；避免在第 9 肋间以下穿刺，以免穿透膈肌，损伤腹腔脏器。

3. 妥善固定，胸腔闭式引流装置低于胸腔 60～100cm，防止管道漏气导致引流液逆流。

4. 避免引流管受压、曲折、阻塞，术后经常挤压引流管以保持管腔通畅，定时记录引流量。引流后肺复张良好，已无气体和液体排出时，可在患者深呼吸屏气时拔除引流管，并封闭伤口。

5. 严格无菌操作。

6. 必要时复查胸部 X 线片评估病情。

(七)并发症及处理

1. 胸膜反应

胸膜反应指穿刺过程中患者出现头晕、气促、心悸、面色苍白、血压下降等症状。一旦发生，应停止操作，患者平卧，予皮下注射 0.1％肾上腺素 0.3～0.5ml。

2. 气　胸

气胸多由穿刺过深伤及肺或肺内小支气管造成，一旦发生可适当延长胸腔闭式引流管的放置时间。

3. 血　胸

血胸多由刺破肋间血管或肺组织所致，多数可自行止血，偶有活动性出血，必要时手术探查止血。

4. 残余血胸

残余血胸多因胸内血液凝固、引流管堵塞或引流管拔除时间过早所致。如发生则需重置胸腔闭式引流管，必要时手术探查清除积血。

5. 复张性肺水肿

胸腔积液引流过快，量过大，导致受压肺泡快速复张，易引发复张性肺水肿。治疗方法以减缓引流速度、限制液体入量、利尿为主。

6. 穿刺点局部皮肤感染、胸腔感染或脓胸

穿刺点局部皮肤感染、胸腔感染或脓胸多因操作不当、引流系统消毒不严格、环境不清洁或引流管放置时间过长引起。置管时应注意无菌操作，适时拔除引流管。一旦发生应局部换药，适当使用抗生素。

7. 穿刺位置错误

误将引流管插入腹腔，或穿透膈肌而误伤肝脏、脾脏或结肠等腹内脏器，需手术探查。

三、胸腔闭式引流术流程

胸腔闭式引流术流程见表 2-17。

表 2-17　胸腔闭式引流术流程

操作内容	完　成	未完成	备　注
1. 洗手，戴口罩、帽子。			
2. 自我介绍。			
3. 核对者信息如姓名、病历号、左右标记等操作相关信息。			
4. 明确适应证，排除禁忌证。（测量生命体征，询问过敏史，监测凝血功能等）			
5. 签署知情同意书，告知患者操作目的。			
6. 告知患者操作中的配合事项，嘱其排尿后再进行操作。			
7. 环境准备：拉好帘子，保护患者隐私，调好室温。			
8. 备物：准备操作用物并检查物品有效日期。			
9. 体位：患者一般取平卧位/半卧位。			积液量少时可以采取侧卧位或半卧位。
10. 定位：行胸部体检，数肋骨，确定并标记穿刺点。一般选取侧胸壁腋前线/腋中线第 4 或第 5 肋间，单纯肺尖部气胸可选前胸壁锁骨中线第 2 肋间，血胸或包裹性积液建议超声定位。			以第 2 肋骨为参考：第 2 肋软骨是胸骨角下方的凸起，从第 2 肋软骨向上计数为第 1 肋软骨，向下依次可数至第 6 肋骨。
11. 常规消毒。			以穿刺点为中心由内向外消毒，至少 2 次，直径约 15cm，消毒区域不露白，范围逐次缩小。

续表

操作内容	完 成	未完成	备 注
12.打开并检查胸腔闭式引流包,打入注射器等用物。			
13.戴无菌手套。			
14.检查穿刺针的通畅性及密闭性。			
15.铺洞巾。			
16.2%利多卡因局部麻醉。			双人核对麻醉药品,先回抽无血再注药。
17.穿刺及引流:在相应肋间切开1～2cm的切口,再进行钝性分离将胸腔引流管插入胸腔。如果接上水封瓶,可以看到有气体、液体流出,则水封瓶的波动比较良好,说明胸管是在胸腔内,然后固定胸管。			液体引流速度不宜过快。
18.安置患者,向患者交代注意事项。			
19.再次消毒穿刺点,用纱布覆盖,胶带固定。			
20.协助患者恢复体位和整理衣物,术后再次评估患者(复测生命体征、听呼吸音),交代患者注意事项。			
21.胸腔积液标本做好标记并送检。			
22.垃圾分类处理,整理用物。			
23.书写操作记录。			

注意:操作过程中认真仔细,动作规范、熟练,关爱患者。

练习题

1.下列哪项是血胸患者欲行胸腔闭式引流术的最佳位置 （　　）

A. 腋前线第6～8肋间

B. 腋前线与腋中线第6～8肋间

C. 腋中线第6～8肋间

D. 腋中线与腋后线第6～8肋间

E. 腋后线第6～8肋间

2.下列哪项是胸腔穿刺进针时的正确操作 （　　）

A. 在肋间进针,垂直于皮肤

B. 沿肋骨上缘,垂直于皮肤进针

C. 沿肋骨下缘,垂直于皮肤进针

D. 在皮下潜行一段距离后再垂直于皮肤进针

E.与皮肤成 30°角进针

3.患者胸腔穿刺顺利,抽出淡黄色液体 10ml,突然出现头晕、心悸、面色苍白、出汗,最可能的原因是 　　　　(　)

A.气胸 　　　　　　 B.血胸 　　　　　 C.复张性肺水肿

D.胸膜反应 　　　 E.过敏性休克

4.患者胸腔穿刺顺利,短时间抽出淡黄色液体 1500ml,穿刺结束后出现呼吸困难加重,端坐呼吸,发绀,咳粉红色泡沫样痰,最可能的原因是 　　　　(　)

A.气胸 　　　　　　 B.血胸 　　　　　 C.复张性肺水肿

D.胸膜反应 　　　 E.过敏性休克

5.患者,男性,18 岁,自觉胸闷、急促 10 天,活动后加重。查体:左侧呼吸音明显减弱,胸部 X 线片示左肺压缩 40%,肋膈角可见小液平面,既往无类似病史。首选以下哪项处理方法 　　　　(　)

A.吸氧观察 　　　 B.胸腔闭式引流术 　　　 C.胸腔穿刺抽气

D.胸腔镜探查 　　 E.开胸探查

练习题参考答案:1.D　2.B　3.D　4.C　5.C

（陈力、艾则麦提如斯坦木）

第十五节　导尿术 Urethral catheterization

一、临床案例

患者,男性,58 岁,因"反复右上腹疼痛 3 年余,再发加重 2 天"急诊入院。腹部 B 超提示胆囊颈部结石嵌顿。患者既往有前列腺增生病史。给予抗感染,山莨菪碱解痉,补液等治疗后,患者诉下腹部胀痛,逐渐加剧,伴尿频、尿急、尿不尽。查体:耻骨上区可及膨胀的膀胱。

 思考题

1.下一步需先对患者进行哪项操作?

2.该项操作应如何进行? 操作过程中需注意些什么?

3.该项操作有哪些并发症? 应该如何预防?

二、导尿术操作指南

(一)目　的

解除尿潴留,监测尿量,测量残余尿量,尿细菌培养,膀胱测压,注射药物或造影剂及危重患者抢救。

2-10　导尿术(中文),
男性导尿(英文),
女性导尿(英文)

(二)适应证

1.各种下尿路梗阻所致尿潴留、难治性尿失禁患者。

2.危重患者监测尿量。

3.尿流动力学检查。

4.膀胱疾病诊断与治疗。

5.获得膀胱的尿液标本。

6.膀胱或尿道手术或损伤患者。

7.长时间外科手术时。

(三)禁忌证

1.急性下尿路感染。

2.尿道狭窄及先天性畸形无法留置导尿管者。

3.全身出血性疾病或女性月经期需慎用。

(四)操作前准备

1.患者准备

(1)向患者及其家属解释操作目的及必要性,告知可能的风险和需配合的事项,安慰患者,消除紧张情绪。

(2)嘱患者清洗外阴,如不能自理,操作者协助患者进行外阴清洁。

(3)签署导尿知情同意书。

2.操作者准备

(1)评估患者病情,明确临床诊断及导尿目的。

(2)评估外阴皮肤和黏膜情况。

(3)评估尿潴留患者膀胱充盈度。

(4)戴口罩、帽子,规范洗手。

3.物品准备

外阴初步消毒用物:弯盘1个(内盛碘伏棉球10余个、镊子1把)、清洁手套1只。

无菌导尿包:内有弯盘1个、洞巾1块、导尿管1根(单腔导尿管或带气囊的双腔导尿管)、小药杯1个、棉球数个、镊子2把、润滑剂1包、标本瓶1个、洞巾1块、纱布数块、20ml注射器1个、生理盐水20ml。

其他用物包括治疗车、免洗手消毒液、无菌手套、0.5％碘伏溶液、中单、便盆及引流袋。

（五）操作步骤

1. 男性导尿

（1）按需将用物准备齐全，携至患者床旁，核对患者姓名和病历号，并做好解释，以取得配合。

（2）测量患者生命体征。

（3）关闭门窗，调节室温，用屏风遮挡患者保护隐私。协助患者脱去裤腿，盖在近侧腿部上方，对侧腿用盖被遮盖，协助患者取屈膝仰卧位，两腿略外展，暴露外阴。将垫巾置于患者臀下，消毒双手。

（4）初步消毒外阴：在治疗车上打开外阴初步消毒用物，弯盘（内放镊子及碘伏棉球）置于患者两腿之间。操作者左手戴手套，右手持镊子夹取碘伏棉球，也可双手戴手套依次消毒阴阜、大腿内侧上 1/3、阴茎、阴囊。然后左手提起阴茎将包皮往后推，暴露尿道口，自尿道口向外后旋转擦拭尿道口、龟头及冠状沟，每只棉球限用1次。消毒完毕，将弯盘及所有污物收入包装袋内，移至治疗车下层。

（5）再次消毒双手。

（6）将导尿包放在患者两腿之间，按无菌操作原则打开。戴好无菌手套，取出洞巾，铺在患者的外阴处并暴露阴茎。

（7）取出导尿管并向气囊内注水后抽空，检查是否有渗漏。润滑导尿管。根据需要连接导尿管和引流袋，将碘伏棉球置入弯盘内。

（8）再次消毒外阴：操作者左手用无菌纱布裹住阴茎并向上提起，使之与腹壁成60°～90°角，将包皮向后推，暴露尿道口，右手持镊子夹碘伏棉球，依次消毒尿道口、龟头和冠状沟。最后一个棉球在尿道口加强消毒，每个棉球限用 1 次。

（9）导尿：

①一次性导尿：操作者左手继续用无菌纱布固定阴茎并向上提起，使之与腹壁成60°～90°角，将弯盘置于洞巾口旁，右手取另一把无菌镊子夹持导尿管，对准尿道口轻轻插入 20～22cm，见尿液流出再插入 2～3cm。将尿液引到引流袋内至适量。如需做尿培养，应弃去前端尿液，用无菌标本瓶接取中段尿 5ml。导尿完毕，轻轻拔出导尿管，撤下洞巾，擦净外阴。

②留置导尿：操作者左手继续用无菌纱布固定阴茎并向上提起，使之与腹壁成60°～90°角，将弯盘置于洞巾口旁，右手取另一把无菌镊子夹持双腔导尿管，对准尿道口轻轻插入 20～22cm，见尿液流出再插入 5～7cm，导尿管连接引流袋。夹闭导尿管，根据导尿管上注明的气囊容积向气囊内注入适量无菌生理盐水，轻拉导尿管至有阻力感，即证明导尿管固定于膀胱内。导尿成功后，撤下洞巾，擦净外阴。引流袋固定于床旁，安置妥当后放开夹闭的导尿管，保持引流通畅。

（10）整理用物：撤下中单，脱去手套，导尿用物按医疗废弃物分类处理。

（11）安置患者：协助患者穿好裤子，安置舒适体位，并告知患者操作完毕。

（12）消毒双手。

（13）观察患者反应及导尿情况，并做好记录，留取的标本送检验。

2.女性导尿

(1)按需将用物准备齐全,携至患者床旁,核对患者姓名和病历号,并做好解释,以取得配合。

(2)测量患者生命体征。

(3)关闭门窗,调节室温,防止患者着凉,用屏风遮挡患者保护隐私。协助患者脱去对侧裤腿,盖在近侧腿部上方,对侧腿用盖被遮盖,协助患者取屈膝仰卧位,两腿略外展,暴露外阴,将中单置于患者臀下。

(4)初步消毒外阴:操作者在治疗车上打开外阴初步消毒用物,弯盘(内放镊子及碘伏棉球)置于患者两腿之间。操作者左手戴手套,右手持镊子夹取碘伏棉球,依次消毒阴阜、大腿内侧上 1/3、大阴唇,然后左手分开大阴唇,消毒小阴唇、尿道口至肛门部。每只棉球限用 1 次。消毒完毕,将弯盘及所有污物收入包装袋内,移至治疗车下层。

(5)再次消毒双手。

(6)将导尿包放在患者两腿之间,按无菌操作原则打开。戴好无菌手套,取出洞巾,铺在患者的外阴处,并暴露会阴部。

(7)取出导尿管并向气囊内注水后抽空,检查是否有渗漏。润滑导尿管。根据需要连接导尿管和引流袋,将碘伏棉球置入弯盘内。

(8)再次消毒外阴:操作者左手分开并固定小阴唇,暴露尿道口,右手持镊子夹碘伏棉球,再次消毒尿道口、两侧小阴唇。最后一个棉球在尿道口加强消毒,每个棉球限用 1 次。

(9)导尿:

①一次性导尿:操作者左手继续分开固定小阴唇,将弯盘置于洞巾口旁,右手取无菌镊子夹持导尿管,对准尿道口轻轻插入 4~6cm,见尿液流出再插入2~3cm。将尿液引到引流袋内至适量。如需做尿培养,应弃去前端尿液,用无菌标本瓶接取中段尿 5ml。导尿完毕,轻轻拔出导尿管,撤下洞巾,擦净外阴。

②留置导尿:操作者左手继续分开固定小阴唇,将弯盘置于洞巾口旁,右手取无菌镊子夹持导尿管,对准尿道口轻轻插入 4~6cm,见尿液流出再插入 5~7cm。导尿管连接引流袋。夹闭导尿管,根据导尿管上注明的气囊容积向气囊内注入适量无菌生理盐水,轻拉导尿管至有阻力感,即证明导尿管固定于膀胱内。导尿成功后,撤下洞巾,擦净外阴。引流袋固定于床旁,安置妥当后放开夹闭的导尿管,保持引流通畅。

(10)整理用物:撤下中单,脱去手套,导尿用物按医疗废弃物分类处理。

(11)安置患者:协助患者穿好裤子,安置舒适体位并告知患者操作完毕。

(12)消毒双手。

(13)观察患者反应及导尿情况,并做好记录,留取标本送检验。

(六)注意事项

1.用物必须严格灭菌消毒,并按无菌技术操作原则进行,防止尿路感染。导尿管型号选择应适当。

2.导尿操作过程中,嘱患者勿移动肢体,以保持原有的体位,避免污染无菌区。

3.初步消毒的顺序是从外向内，从上向下；再次消毒的顺序是从内向外，从上向下。

4.女患者导尿时，操作者要仔细辨认尿道外口位置，导尿管一旦误入阴道，应立即更换导尿管后再重新操作。女性尿道长度3～5cm。

5.男性尿道较长，约18～20cm，有3个狭窄2个弯曲，因此插管时动作要轻、稳、准，如果在插管过程中受阻，稍停片刻后，嘱患者做深呼吸，以减轻尿道括约肌的紧张，再缓缓插入导尿管，切忌用力过猛过快而损伤尿道黏膜。

6.男性导尿后应注意包皮复位，以防止包皮嵌顿水肿。

7.身体极度虚弱且膀胱过度充盈的患者，一次性大量放尿，易导致腹压突然下降，大量血液进入腹腔血管，引起血压下降，产生虚脱。或因膀胱减压而引起膀胱黏膜充血、出血，甚至发生血尿。故第1次放尿不应该超过500ml，后续每小时放尿不超过500ml。

8.留置导尿管时，应每天消毒尿道外口。

（七）并发症的预防及处理

1.尿路感染

(1)置管时应严格遵循无菌操作原则。

(2)置管后保持尿液引流通畅，任何时候都应保证引流袋的高度在膀胱水平以下。

(3)活动或搬运时夹闭导尿管，防止尿液逆流，避免牵拉导尿管。

(4)保持尿道口清洁，定期消毒尿道外口、更换导尿管和引流袋。

(5)鼓励患者多饮水。

(6)如出现尿路感染，应及时更换导尿管，并留取尿液送细菌培养。必要时应用敏感抗生素治疗。

2.尿道损伤

(1)选择适合的导尿管型号。

(2)置管动作要轻柔。

(3)置管后将导尿管固定稳妥，防止脱出。

3.气囊破裂

(1)插管前认真检查气囊质量。

(2)导尿时根据导尿管上注明的气囊容积向气囊内注入适量无菌溶液。

(3)如发生气囊破裂，及时更换新的导尿管并请泌尿外科会诊。

4.导尿管阻塞

观察尿液引流情况，必要时重新留置导尿管，或请泌尿外科会诊。

5.虚脱或血尿

(1)注意控制放尿速度。

(2)首次放尿不超过500ml，以后每小时不超过500ml。

6.拔管困难

未抽净气囊内液体时盲目拔管易导致拔管困难并可导致尿道损伤。因此，拔管前应认真观察抽出的液体量，证明气囊内液体完全抽吸干净后再拔管，或请泌尿外科会诊。

三、导尿术流程

导尿术流程详见表 2-18。

表 2-18 导尿术流程

操作内容	完 成	未完成	备 注
1.洗手,戴口罩、帽子。			
2.自我介绍。			
3.核对患者姓名、病历号等。			
4.解释操作的原因、必要性、操作程序,有助于配合。			
5.关闭门窗,调节室温,必要时用屏风、床帘遮挡患者。			注意保护患者隐私。
6.物品准备(注意有效期)。			
7.协助患者摆体位,暴露外阴。将中单置于患者臀下。			给异性患者导尿需有相应性别的医生或护士在场。
8.在治疗车上打开外阴初步消毒用物,弯盘(内放镊子及碘伏棉球)置于患者两腿之间。			
9.初步消毒外阴: 左手戴手套,右手持镊子夹取碘伏棉球。 男性:初步消毒阴阜→大腿内侧上 1/3→阴茎→阴囊 1 次,用纱布提起阴茎将包皮向后推,消毒尿道口→龟头→冠状沟 3 次。 女性:初步消毒阴阜→大腿内侧上 1/3→大阴唇 1 次,分开大阴唇,消毒小阴唇→尿道口 3 次,最后一颗棉球阴道口过肛门。			1.消毒的顺序:从外向内,从上向下。 2.每只棉球限用 1 次。
10.消毒完毕,将弯盘及所有污物收入包装袋内,移至治疗车下层。			
11.再次消毒双手			
12.将导尿包放在患者两腿之间,按无菌操作原则打开。倒碘伏、生理盐水,导尿管、注射器、引流袋。			
13.戴好无菌手套,取出洞巾,铺在患者的外阴处。检查并润滑导尿管。根据需要连接导尿管和集尿袋。			
14.再次消毒外阴: 男性:提起阴茎,再次消毒尿道口→龟头→冠状沟 3 次,最后尿道口加强消毒 1 次。 女性:左手分开小阴唇,再次消毒尿道口→小阴唇→阴道口 3 次,最后尿道口加强消毒 1 次。			消毒的顺序:从内向外,从上向下。 2.每只棉球限用 1 次。

续表

操作内容	完 成	未完成	备 注
15.导尿： 男性：提起阴茎 60°～90°→插入见尿（20～22cm）→继续插入 5～7cm→球囊注水（10～15ml）→回拉。 女性：分开小阴唇→插入见尿（4～6cm）→继续插入 5～7cm→球囊注水（10～15ml）→回拉。			男性包皮要复位。 女性避免导尿管误入阴道。 嘱患者张口缓慢深呼吸，缓慢插入，切忌暴力。
16.根据需要留取标本，撤洞巾，挂集尿袋于适当高度。			集尿袋位置要低于膀胱。尿潴留患者首次缓慢放尿，以免减压过快引起出血或晕厥。
17.安置患者，交代注意事项。			
18.整理用物，污物的处理，再次洗手。			
19.观察患者反应及导尿情况，书写导尿记录，留取标本送检。			

注意：操作过程中认真仔细，动作规范、熟练，无菌观念强，关爱患者。

练习题

1. 留置导尿的目的不包括 （　）
A. 尿失禁患者，保护外阴皮肤清洁干燥
B. 盆腔手术术前准备
C. 肛门会阴等部位手术后减少伤口感染
D. 危重患者抢救、观察、监测肾功能
E. 留取中段尿做细菌培养

2. 导尿前彻底清洗外阴的目的是 （　）
A. 易暴露尿道口
B. 防止污染导尿管
C. 清除外阴皮肤、黏膜表面的微生物
D. 使患者清洁舒适
E. 容易固定导尿管

3. 为女患者导尿时，其体位应为 （　）
A. 侧卧位　　　　B. 半卧位　　　　C. 端坐位
D. 头高脚低位　　E. 屈膝仰卧腿外展

4. 下列哪项是与导尿管相关的尿路感染方式 （　）
A. 顺行性感染　　B. 逆行性感染　　C. 自发性感染
D. 直接感染　　　E. 双向感染

5.为女患者导尿时,导尿管插入的深度应为　　　　　　　　　　　　　（　　）

A. 1～2cm　　　　　　B. 4～6cm　　　　　　C. 7～10cm

D. 18～20cm　　　　　E. 20～22cm

练习题参考答案:1. E　2. C　3. E　4. B　5. B

（陈力、郑祥义）

第十六节　腹腔镜手术基础技能
Fundamentals of laparoscopic surgery

过去三十多年来,微创外科的理论和技术给外科治疗和教学带来了前所未有的改变,腹腔镜手术成为很多疾病治疗的金标准术式,也是新时代外科医师的必备技能之一。由于腔镜手术维度下降和手部触觉丢失等不足,对外科医生的操作技能提出了更高的要求,术者需要经历更长且更艰难的学习曲线,而这些技能的获得不应以牺牲患者的安全性来达成,腔镜技术培训初期应该在模拟环境下完成。此节介绍基于干性模拟箱的腹腔镜基础技能,旨在希望通过这一阶段的仿真培训实现学员与微创手术系统之间的协调与融合,熟悉在远程呈递的影像中完成手上的操作,熟悉手中的工具并具备一定的操控能力,利用长杆工具做双手配合和手眼协调,从而完成学员从新手到高级初学者的转变。

腹腔镜基础技能培训的主要目标是要求学员熟练掌握抓持、传递、定位、剪切和打结等腔镜下基本操作。可供选择的技能培训模块主要有夹豆子、钉板移物、高低柱、轨道移圈、穿隧道、剪圆圈或其他图标、剥葡萄、橘子皮缝合打结等。以下重点介绍钉板移物、剪圆圈和缝合打结3个培训模块。

一、钉板移物

(一)目　的
通过抓持、传递、定位等操作训练腔镜下双手配合、手眼配合能力以及纵深感等空间感。

(二)操作前准备

1.模拟箱准备
一般包括监视器、摄像头、照明灯、训练箱等核心组件。操作者将培训模块置于箱内,通过观看监视器上的二维影像操控箱外操作器械完成箱内相应模块的操作,从而实现手眼分离的训练。训练箱底部为封闭硬质平面,用于放置各种训练模块,训练箱上部可为硬体或模拟人体腹壁的软体,原则上至少有两个以上的孔道置入手术器械。箱内顶端装有摄像头与光源,摄像头通过视频线接于监视器。模拟箱至少有一侧可打开,以便于训练模块的置入与更换。

2.模块准备

一般选择长方形底座，底部光滑，正面竖立 12 根圆柱，6 根呈矩形均匀排布在底座左边，剩余 6 根呈六边形均匀排布在右边。底座建议尺寸 15cm×12cm，圆柱建议直径约 5mm，柱高约 2.5cm。配 6 个挂件，为等边三角形，建议边长为 2.2cm，中间呈圆形镂空，直径略大于圆柱直径，确保挂件与圆柱之间的间隙可以置入分离钳的钳口（见图 2-48）。

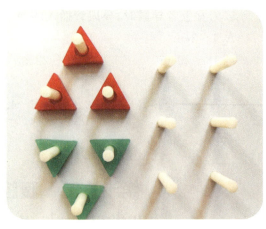

图 2-48　钉板移物模块

3.器械准备

腹腔镜分离钳 2 把。

（三）操作步骤

将 6 枚挂件分别置于移物板左边的每个圆柱上。选用 2 把分离钳，用示指调整 360°旋转钮使分离钳钳口尖端向下。左手持分离钳从左边抓起一枚挂件，在空中完成交接，转移到右手分离钳上。右手持分离钳抓住挂件，将其置于右边钉柱上（无顺序要求）。待左边 6 个挂件均分别置于右边钉柱后，再以相同方法，由右手持分离钳抓取挂件转移至左手，并置于左边钉柱上。计时以器械进入腹腔镜视野时开始，到最后一个物件被移回时结束。

（四）注意事项

1.操作中可以不必考虑挂件的颜色及顺序。

2.如果挂件掉落在视野范围内的，可用原分离钳拾起继续相关操作；如果掉落于视野外，不能拾起，应继续下一步操作。

二、剪圆圈

（一）目　的

通过抓持、显露、剪切等操作，训练腔镜下双手配合、精细操作等能力。

（二）操作前准备

1.模拟箱准备

同上。

2.模块准备

可选用通用底座，边长约 15cm 正方形，底面光滑，顶面最上方配备一个大夹子，可夹持固定待剪切材料的一条边。材料一般为正方形纱布（单层或双层）或橡胶制品，边长为 10cm，正面印制直径 5cm、线宽 3mm 的圆环（见图 2-49）。

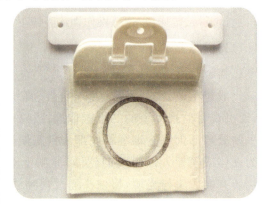

图 2-49　剪圆圈模块

3.器械准备

一把腹腔镜分离钳,一把腹腔镜弯组织剪或腹腔镜线剪。

(三)操作步骤

用分离钳单手牵拉纱布或橡胶片边缘,用组织剪从外周剪入,到达绘制线后,在3mm的绘制线内进行剪切。左手分离钳牵拉、调整,辅助显露待剪切区域,右手持腹腔镜剪沿绘制线进行裁剪,先完成圆圈右半的裁剪,然后左右手互换器械再完成左半的裁剪,两边会师将内部圆形完整剪裁下来。计时以器械进入腹腔镜视野时开始,完成整个圆圈的裁剪结束。

(四)注意事项

1.用示指将分离钳钳口调整为凹面向圆圈,可在垂直平面牵拉纱布或纸片以调整角度适应裁剪。在裁剪过程中可不断调整剪刀的朝向,始终保持剪刀沿绘制线进行裁剪。

2.不能撕扯纱布或橡胶片。

3.不可损伤圆圈以外的部分。

三、缝合打结

(一)目 的

通过调针、持针、缝合、打结等操作,强化深度觉、手眼协调、双手配合和精细操作等能力。

(二)操作前准备

1.模拟箱准备

同上。

2.模块准备

选用通用底座,边长约 18cm 正方形,底面光滑,顶面正中有一 5cm×2cm 的尼龙粘布板,用于固定腔内缝合打结模块的模拟肠管。模拟肠管由具有一定厚度的橡胶片制作而成,直径约为 3.5cm,长度约为 4.5cm。肠管正面有一长约 1.5cm、宽约 0.6cm 的椭圆形裂口,裂口中间两侧旁开 2mm 处各有两个标记点作为进针点和出针点。肠管背面有一 1.5cm×4.5cm 的尼龙粘布条将其固定于底座中间(见图 2-50)。

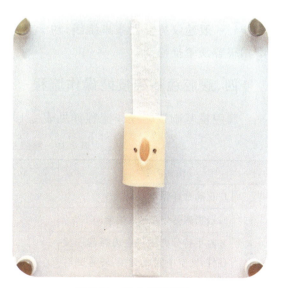

图 2-50 缝合打结模块

3.器械准备

一把腹腔镜分离钳,一把腹腔镜线剪,一把腹腔镜持针器。

（三）操作步骤

1.准备阶段

准备一根长 15～20cm 的带针缝线,用持针器抓住距针尾 2cm 以内的缝线,通过穿刺孔将带针缝线送入模拟器。

2.调　针

分离钳钳口前 1/3 夹持针尖前 1/3 处,通过旋转分离钳的 360°旋转钮使得针尖竖直朝上。持针器拉线尾,调整针的位置,使其与要缝合部位的切缘垂直。持针器抓持针尾部约 1/3 处,建议缝针与持针器之间成直角略偏钝。

3.缝　合

沿标记点垂直进针,通过旋转持针器,顺着针的弧度垂直出针,保留适宜的线尾长度,一般为 3cm 左右(一钳口的距离)。

4.绕线打结

分离钳凹面向持针器所在方向,前端 1/3 夹线,移至切口处,使线没有张力。持针器钳口张开,顺时针旋转绕线 2 圈,在分离钳凹面处穿出后抓住线尾,将线尾拉向对侧,将线圈收紧,完成第一个外科结。随后再打 1 个方结。用腹腔镜线剪剪断缝线,线尾保留长度约为 0.5～1.0cm。

（四）注意事项

1.切勿用分离钳或持针器直接夹住缝针或将缝针直接掰直后通过穿刺孔进入模拟器。

2.调针前要观察切口,根据切口的方向来调针的角度。一般来说,通过持针器拉线尾的方式来调整针的角度,而不是通过持针器直接夹针尾来调针。

3.出针的时候注意顺着针的弧度出针,并用分离钳适当保护伤口边缘,如线太长,可分段拉线。线尾长度保留合适(3cm 左右),过长会增加后续绕线难度,过短容易拉扯滑脱。

4.一般建议持针器张口绕线,初学者闭口绕线容易滑脱。第一个结必须是外科结,不然很容易牵扯松动。

四、腹腔镜基础技能操作流程

腹腔镜基础技能操作流程详见表 2-19。

表 2-19　腹腔镜基础技能操作流程

操作内容		完　成	未完成	备　注
钉板移物	1.正确选择操作器械。			
	2.示指调整分离钳尖端朝向下方。			
	3.左手持分离钳从左边抓起一枚挂件,在空中完成交接,转移到右手分离钳上。			如果挂件掉落在视野范围内,可用原分离钳拾起继续相关操作;如果掉落于视野外,不能拾起,应继续下一个操作。

续表

操作内容	完 成	未完成	备 注
钉板移物 4.右手持分离钳抓住挂件,将其置于右边钉柱。			
5.左边6个挂件均分别置于右边钉柱。			操作中可以不必考虑挂件的颜色及顺序。
6.右手持分离钳抓取挂件转移至左手分离钳上。			
7.左手持分离钳抓住挂件,将其置于左边钉柱。			
8.右边6个挂件均分别置于左边钉柱。			
剪圆圈 1.正确选择操作器械。			
2.调整腹腔镜组织剪尖端朝向以适应裁剪。			
3.左手抓钳提供良好牵拉力,辅助显露待剪切区域。			同心圆的内环被牵拉变形认定为暴力牵拉。
4.右手持腹腔镜剪沿绘制线进行裁剪。			不可损伤圆圈以外的部分。
5.左右手互换器械再完成左半的裁剪。			
6.两边会师将内部圆形完整剪裁下来。			
腹腔镜腔内缝合打结 1.正确选择操作器械。			
2.用持针器抓住距针尾2cm以内的缝线将带针缝合线送入模拟器。			
3.根据切口位置合理调整缝针的角度。			缝针的位置与要缝合部位的切缘垂直,缝针与持针器之间成直角略偏钝。
4.垂直进针。			准确沿标记点缝合。
5.旋转手腕出针。			
6.绕线打结。			第一个为外科结。随后再打1个方结。线结牢靠无松脱,切口缝合严密平整。
7.剪断缝线。			残端0.5～1.0cm。

注意:操作过程中认真仔细,动作规范、熟练。

(杨瑾、陆琛)

第三章　妇产科常用操作

第一节　妇科检查 Gynecological examination

一、临床案例

患者,女性,35 岁,生育史 1-0-0-1,因"下腹痛 1 天"就诊。患者于昨天下午无明显诱因下出现下腹坠胀痛,持续性,以下腹正中为甚,无里急后重感,无恶心呕吐,无腹泻,无异常阴道流血。本次月经 2023 年 8 月 1 日,量及性状同前。患者已放置宫内节育器避孕 3 年。

思考题

1.为明确诊断及治疗,下一步需进行什么操作?

2.该项操作应如何进行?

3.操作过程中需注意些什么?

二、妇科检查操作指南

(一)目　的

妇科检查又称盆腔检查。通过妇科检查,了解女性外阴、阴道、子宫颈、子宫体、附件及其他宫旁组织的情况,达到协助诊断女性生殖系统疾病,鉴别与之相关的其他器官及系统疾病的目的。

3-1　外阴部检查及阴道窥器检查(中文),妇科检查(英文)

(二)适应证

怀疑有妇产科疾病或需要排除妇产科疾病的女性患者以及进行常规妇科查体的女性;其中,阴道窥器检查仅适用于有性生活史的女性。

(三)禁忌证

对无性生活史者一般禁止做阴道内诊,包括阴道窥器检查、双合诊及三合诊。若确有检查必要时,需征得患者本人签字同意(未成年人需征得监护人签字同意)。

（四）操作前准备

1. 环境准备

室温适宜,光线明亮,检查床旁注意用屏风遮挡,保护患者隐私。

2. 物品准备

阴道窥器、无菌手套、妇科大棉签、润滑液、消毒液、洗手液、干净垫巾、干试管、长棉签、生理盐水、95％酒精、TCT 小瓶及取材毛刷等。

3. 操作者准备

（1）确认患者信息,了解患者月经史、婚育史及既往病史,特别是有无性生活史。

（2）告知患者检查的必要性及可能产生的不适,嘱不必紧张,放松腹肌。

（3）清洁双手。

4. 患者准备

（1）除尿失禁患者外,检查前应排空膀胱,必要时导尿,大便充盈者应排便或灌肠后进行。

（2）臀部垫巾应一人一巾,一次性使用。

（3）应避免在经期行盆腔检查,如为异常阴道流血则建议必须检查,检查前需行外阴消毒,检查时使用无菌手套及器械,避免感染。

（五）操作步骤

1. 体　位

患者取膀胱截石位,臀部紧邻检查床边缘,头部略垫高,双手臂自然放置于手术床的两侧,腹肌放松;检查者戴无菌手套面向患者,站在患者两腿间,对于危重不宜搬动的患者可在病床上检查,检查者站于病床右侧。

2. 外阴检查

（1）观察外阴发育及阴毛多少和分布情况,有无畸形、皮炎、溃疡、陈旧性瘢痕、赘生物或肿块,注意皮肤和黏膜色泽或色素减退及质地变化,有无增厚、变薄或萎缩。分开小阴唇,暴露阴道前庭观察尿道口和阴道口,查看黏膜色泽及有无赘生物。

（2）以一手的拇指、示指及中指触摸一侧前庭大腺部位,了解前庭大腺有无囊肿及其大小、质地、有无触痛,并挤压腺体观察开口是否有异常分泌物;同时可触摸了解视诊时发现的肿物大小、质地、边界及活动度,有无压痛。

（3）若考虑子宫脱垂,还应让患者屏气,观察有无阴道前后壁脱垂、子宫脱垂或尿失禁等。

3. 阴道窥器检查

根据患者年龄及阴道的松紧度选择大小合适的阴道窥器。

（1）阴道窥器准备:将阴道窥器两叶合拢,旋紧其中部螺丝,放松侧部螺丝。用液体石蜡或肥皂液润滑两叶前端,以减轻插入阴道口时的不适感。冬日气温低时,最好将窥器前端置入 40～45℃肥皂液中预先加温。若拟做宫颈细胞学检查或取阴道分泌物涂片检查,则不宜用润滑剂,可改用生理盐水润滑,以免影响检查结果。

（2）窥器放置:放置阴道窥器前先用一只手的示指和拇指分开两侧小阴唇,暴露阴道口,另一只手持预先备好的窥器,避开敏感的尿道周围区,倾斜 45°沿阴道侧后壁缓慢插入阴道内,边推进边将两叶转平,并逐渐张开两叶,直至完全暴露宫颈为止。

(3)窥器选择:若患者阴道壁松弛,宫颈多难以暴露,检查者有可能将窥器两叶前方松弛并鼓出的阴道前后壁误认为宫颈前后唇。此时,应调整窥器中部螺丝,使其两叶张开达最大限度,或改用大号窥器进行检查。此外还应注意防止窥器两叶顶端直接碰伤宫颈导致宫颈出血。

(4)阴道检查:旋转窥器,充分暴露阴道各壁,观察黏膜颜色及皱襞多少,是否有阴道隔或双阴道等先天畸形,有无溃疡、瘢痕、赘生物或囊肿等。注意阴道内分泌物的量、性质、色泽及有无臭味。

(5)宫颈检查:暴露宫颈后暂时旋紧窥器侧部螺丝,使窥器固定在阴道内。观察宫颈大小、颜色、外口形状,有无出血、糜烂样改变、撕裂伤;有无宫颈管黏膜外翻、腺囊肿、溃疡、赘生物等;宫颈管内有无出血或分泌物。

(6)阴道分泌物检查:用两根长棉签自阴道上部、后穹隆、宫颈口等处取材,分别放入两支干试管内,试管上需标记患者信息后送检,检查阴道分泌物 pH、清洁度、假丝酵母菌、滴虫、胺试验及线索细胞等。

(7)宫颈细胞学检查:注意在宫颈鳞柱上皮交界处取材。刮片(已经不常用):刮板在宫颈鳞柱上皮交界处轻刮一周,其用力程度以刮一圈宫颈后,见宫颈表面似有渗血状为宜,将刮片在清洁、编有号码的玻片上涂布,刮片与玻片成 $45°$,由玻片的左侧向右侧用力均匀地单向涂布,之后将玻片放入含 95% 酒精的容器内,使细胞固定送检。液基薄层细胞检测(TCT)需按照厂家提供的说明书进行操作,将"细胞刷"置于宫颈管内,达宫颈外口上方 10mm 左右,一般在宫颈管内以顺时针方向旋转 4~5 圈,将收取细胞后的毛刷在标本瓶中充分震荡,旋紧瓶盖送检。玻片或标本瓶上均需标记患者信息。

(8)窥器取出:旋松窥器侧部螺丝,将窥器退出宫颈阴道部后合拢两叶,倾斜 $45°$ 沿阴道侧后壁缓慢取出。

4.双合诊检查

检查者一只手戴无菌手套,示指和中指涂润滑剂后缓慢插入阴道,另一只手在腹部随患者呼吸配合检查。如患者年龄较大或有阴道狭窄,可用单指(示指)进行检查。

3-2 双合诊及
三合诊检查(中文)

(1)阴道检查:了解患者阴道松紧度、通畅度、深度、弹性,有无畸形、瘢痕、结节、肿块及有无后穹隆触痛等。

(2)宫颈检查:扪触宫颈大小、形状、硬度,观察宫颈外口形态、宫颈周围穹隆情况,拨动宫颈有无举痛、摇摆痛,注意有无子宫脱垂及接触性出血(结束时检查指套是否染血)。

(3)子宫检查:将阴道内两指放在后穹隆处,向上、向前抬举宫颈,另一只手掌心朝下手指平放于腹部平脐水平,以指腹着力向下、向后按压腹壁,并逐渐向耻骨联合部位移动,配合阴道内的手指协同检查。扪触子宫位置、大小、形状、质地、活动度及有无压痛。多数妇女的子宫位置为前倾略前屈位。检查时可根据宫颈及外口朝向估计子宫位置(宫颈外口方向朝后时宫体多为前倾,朝前时宫体多为后倾;宫颈外口朝前且阴道内手指伸达后穹隆顶部即可触及宫体时,子宫为后屈)。

（4）附件检查：将阴道内两指由宫颈后方移至一侧穹隆，尽可能往上向盆腔深部扪诊，与此同时另一只手从同侧下腹壁髂嵴水平开始，由上往下按压腹壁，与阴道内手指相互对合，扪触附件区有无肿块、增厚及压痛。若扪及肿块应注意其位置、大小、形状、软硬度、活动度，与子宫的关系，有无压痛。同法检查对侧。在正常情况下，输卵管不能扪及，卵巢偶可扪及，为大小约 $4cm \times 3cm \times 1cm$ 的可活动块状物，触之稍有酸胀感。

5.三合诊

检查者一只手的示指放入阴道，中指插入直肠，检查步骤同双合诊。一般在双合诊检查结束后进行，是对双合诊检查不足的重要补充。可以扪清极度后倾的子宫情况，发现子宫后壁、宫旁、直肠子宫陷凹、宫骶韧带与盆腔后部的病变，估计盆腔内病变的范围及其与子宫或直肠的关系，特别是癌肿与盆壁间的关系，同时可了解直肠阴道隔、骶骨前方或直肠内有无病变。因此，三合诊在生殖器官肿瘤、结核、子宫内膜异位症和炎症等的检查中尤为重要。

6.直肠-腹部诊

检查者一只手的示指伸入直肠，另一只手在腹部配合检查，检查子宫及附件区情况。适用于无性生活史、阴道闭锁或有其他原因无法行双合诊者。

7.整 理

帮助患者整理好衣服，根据需要协助其起身，并将垫单放入医用垃圾桶。

8.盆腔检查记录

应将检查结果按解剖部位先后顺序记录如下：

（1）外阴：发育情况及婚产式（未婚、已婚未产或经产式），有异常发现时详加描述。

（2）阴道：是否通畅，黏膜情况，分泌物量、色、性状以及有无臭味。

（3）宫颈：大小、硬度，有无糜烂、撕裂、息肉、腺囊肿，有无接触性出血或举痛等。

（4）宫体：位置、大小、质地、活动度，有无压痛等。

（5）附件：有无肿块、增厚或压痛。若扪及肿块，记录其位置、大小、质地，表面光滑与否，活动度，有无压痛及与子宫和盆壁的关系，左右两侧情况应分别记录。

（六）注意事项

1.检查前嘱患者排尿，必要时导尿排空膀胱，大便充盈者应先排便或灌肠。

2.检查前必须确认有无性生活史，无性生活史者禁做阴道窥器、双合诊及三合诊检查，可行直肠-腹部诊。如确有需要，必须征得患者本人签字同意（未成年人需征得监护人签字同意）。

3.经期应避免行盆腔检查。如为异常阴道流血者建议必须检查，检查前需先消毒外阴，戴无菌手套以免发生感染。如已明确诊断为宫内妊娠的习惯性流产者，如已出现先兆流产表现，不宜进行双合诊检查。

4.对于病情危重患者，除非必须立即进行妇科检查以确定诊断者，应待病情稳定后再进行检查。

5.对疑有盆腔内病变，但因腹壁肥厚、高度紧张不合作等或无性生活者行盆腔检查不满意时，可予肌注哌替啶（杜冷丁），甚至必要时在静脉全麻下进行彻底的盆腔检查，以期做出正确的诊断。

三、妇科检查流程

妇科检查流程详见表3-1。

表 3-1　妇科检查流程

操作内容	完　成	未完成	备　注
1.自我介绍。			
2.核对患者信息。			
3.明确适应证,排除禁忌证。			
4.告知操作目的,嘱排空膀胱。			告知患者可能引起不适,缓解患者紧张情绪。特殊情况下无须排空膀胱(如尿失禁患者)。
5.环境准备:调好室温。注意保护隐私。			
6.物品准备。			包括灯光准备。
7.体位:患者取膀胱截石位,臀下垫一次性垫巾。			不宜搬动的危重患者,可以在病床上操作。
8.洗手,戴手套。			
9.操作者面向患者,站在患者两腿之间。			
10.有阴道流血者,应消毒后进行,注意消毒顺序。			
11.观察外阴。			发育、婚产式、阴毛分布、赘生物、色泽等。必要时嘱患者屏气。
12.放置阴道窥器。			选择合适大小的阴道窥器。一手分开小阴唇,另一手持阴道窥器,沿阴道后壁置入。
13.观察阴道。			旋转阴道窥器,以完整观察到阴道壁。
14.观察宫颈。			
15.根据需要,取阴道或宫颈分泌物送检。			
16.取出阴道窥器。			
17.更换手套,双合诊检查。			依次检查阴道、子宫、附件等。
18.根据需要,更换手套,进行三合诊检查。			
19.脱手套。			
20.根据需要,协助患者起身。			
21.整理用物,分类处理。			
22.书写操作记录。			

注意:操作过程中认真仔细,动作规范、熟练,关爱患者。

练习题

1. 盆腔检查注意事项中下列哪项不正确 （　　）

A. 未婚者禁做双合诊

B. 垫巾无污染者可重复使用

C. 经期应避免行盆腔检查

D. 异常阴道流血可在消毒后行盆腔检查

E. 检查前需排空膀胱

2. 阴道窥器检查不包括以下哪项 （　　）

A. 阴道通畅度

B. 阴道分泌物颜色、气味

C. 宫颈质地

D. 宫颈外口形状

E. 穹隆有无饱满

3. 以下哪项说法是不正确的 （　　）

A. 盆腔检查前需排空膀胱

B. 危重患者除非必要应暂缓盆腔检查

C. "前屈"是指宫体朝向耻骨

D. 用阴道窥器检查时可同时行阴道分泌物检查

E. 不是所有患者均需行三合诊

4. 以下哪项是 TCT 检查不需要准备的物品 （　　）

A. 一次性垫巾　　　　　B. 阴道窥器　　　　　C. 取材毛刷

D. TCT 小瓶　　　　　E. 润滑液

5. 以下哪项说法是正确的 （　　）

A. 三合诊检查可单独进行

B. 无须根据患者情况选择阴道窥器

C. 双合诊时一律使用示指和中指检查

D. 妇科检查时如垫巾未被污染,可重复使用

E. 可疑生殖器肿瘤患者需行三合诊检查

练习题参考答案:1. B　2. C　3. C　4. E　5. E

（程晓东、徐向荣）

第二节　产科检查 Prenatal examination

一、临床案例

孕妇,女,28 岁,生育史 0-0-0-0,停经 32^+ 周,首次来院行产前检查。

思考题

1. 拟对该孕妇行哪些检查?
2. 操作过程中需注意些什么?

二、产科四步触诊法(包括宫高、腹围测量及胎心听诊)操作指南

(一)目　的

通过产科四步触诊法,检查孕妇子宫大小、胎产式、胎先露、胎方位以及胎先露是否衔接。

3-3　产科四步
触诊法(中文),
产科检查(英文)

(二)适应证

妊娠中、晚期孕妇(通常在孕 24 周后)。

(三)禁忌证

无绝对禁忌证,但对于子宫敏感、晚期先兆流产或先兆早产者检查时动作务必轻柔,需避开宫缩时间,尽量减少检查时间和次数,对足月已有宫缩者,应在宫缩间歇期进行检查。

(四)操作前准备

1. 环　境
室温适宜,光线明亮,检查床旁注意用屏风遮挡,保护孕妇隐私。

2. 物品准备
皮尺、洗手液、一次性垫巾。

3. 操作者准备
(1)简单自我介绍,介绍操作目的,告知患者操作中可能会有不适,请其配合。
(2)了解孕妇产检情况、现病史、既往史(即孕期是否有异常情况出现,如头痛、腹痛、阴道流血、流液、胎动变化等,经检查后给予相应的处理)。
(3)清洁双手。
(4)检查皮尺可用性,校零,避免误差。

4.孕妇准备

排空膀胱,取仰卧位,头部稍垫高,臀下垫一次性垫巾,暴露腹部,双腿略屈曲稍分开,使腹肌放松。

（五）操作步骤

1.宫高及腹围的测量

孕妇排空膀胱,取仰卧位,头部稍垫高,暴露腹部,双腿略屈曲稍分开,检查者站在孕妇的右侧,用软尺测量子宫高度及腹围。子宫高度是从宫底到耻骨联合上缘中点的距离;腹围是平脐绕腹一周的数值。

2.四步触诊法

做前三步手法时,检查者站在孕妇右侧,面向孕妇头端;做第四步手法时,检查者面向孕妇足端。

（1）第一步:检查者两手置于孕妇子宫底部,手测宫底高度,根据其高度估计胎儿大小与妊娠周期是否相符。然后以两手指腹相对交替轻推,判断在宫底部的胎儿部分,若为胎头则圆而硬且有浮球感,若为胎臀则柔软、宽且形态不规则。

（2）第二步:确定胎产式后,检查者两手掌分别置于孕妇腹壁左右侧,轻轻深按进行检查。触及平坦饱满部分为胎背,并确定胎背方向（向前、侧方或向后）,若触及高低不平、可变形部分则为胎儿肢体,有时可以感觉到胎儿肢体在活动。

（3）第三步:检查者右手拇指与其余四指分开,置于孕妇耻骨联合上方握住胎先露部,进一步查清是胎头还是胎臀,左右推动以确定是否衔接。若胎先露部仍可左右移动,表示尚未衔接入盆;若不能被推动,则已衔接。

（4）第四步:检查者左右手分别置于孕妇胎先露部的两侧,沿骨盆入口向下深按,进一步核实胎先露部的诊断是否正确,并确定胎先露部入盆程度。先露为胎头时,检查者在两手下插过程中,一只手可顺利进入骨盆入口,另一只手被胎头隆起部阻挡,该隆起部称为胎头隆突。枕先露时,胎儿隆突为额骨,与胎儿肢体同侧。面先露时,胎儿隆突为枕骨,与胎背同侧。

3.胎心听诊

胎心在靠近胎背上方的孕妇腹壁上听得最清楚。枕先露时,胎心在脐右（左）下方;臀先露时,胎心在脐右（左）上方;肩先露时,胎心在靠近脐部下方听得最清楚。听诊部位取决于胎儿先露部及其下降程度。

4.整 理

帮助孕妇整理好衣服,根据需要协助其起身。测量尺放回原处,一次性垫巾放入医用垃圾桶。

5.记录测量值。

（六）注意事项

1.为消除孕妇的紧张情绪,检查者要态度和蔼,并向孕妇解释操作的必要性。

2.检查者要清洗双手,天气较冷时要轻搓双手,使双手温热后再开始检查。

3. 检查前询问孕妇孕周等基本情况，有无异常情况出现。

4. 对于子宫敏感或已经有宫缩者，应避开宫缩时间，且动作务必轻柔。

5. 四步触诊法应依序进行，动作轻柔，操作过程中有安慰孕妇的语言交流。

6. 完成后帮助孕妇整理好衣服，根据需要协助其起身。

（七）并发症及处理

无。

（八）相关知识

四步触诊法是通过腹部触诊的方式了解胎儿大小及胎位的物理诊断方法。不同孕周妊娠子宫的大小如下：

12 周末：耻骨联合上 2～3 横指；

16 周末：脐耻之间；

20 周末：脐下 1 横指；

24 周末：脐上 1 横指；

28 周末：脐上 3 横指；

32 周末：脐与剑突之间；

36 周末：剑突下；

40 周末：脐与剑突之间或略高。

有经验的产科医生可通过四步触诊法估算胎儿重量及胎位是否正常。

三、骨盆外测量操作指南

（一）目　的

孕妇骨盆大小及形状是决定胎儿能否经阴道分娩的重要因素之一，故骨盆测量是产前检查不可缺少的项目。骨盆外测量虽不能直接测量骨盆内径，但可以从骨盆外测量各径线的比例中，间接判断骨盆的大小及形态。

3-4　骨盆外测量（中文）

（二）适应证

目前已经不作为产前常规检查的内容。

（三）禁忌证

无绝对禁忌证（在危及母婴的紧急情况下，如产前大出血、子痫等发生时，要迅速体检实施抢救措施，骨盆测量可以忽略或延后进行）。

（四）操作前准备

1. 环　境

室温适宜，光线明亮，检查床旁注意用屏风遮蔽，保护孕妇隐私。

2. 物品准备

一次性垫巾、一次性检查手套、骨盆外测量器、骨盆出口测量器（测量器使用前校零，以避免误差)、洗手液。

3.操作者准备

(1)简单自我介绍,介绍操作目的,告知孕妇操作中可能有不适,请其配合。

(2)了解孕妇产检情况、现病史、既往史(如骨盆有无畸形或外伤骨折史)。

(3)清洁双手。

(4)检查骨盆外测量器的可用性,校零,避免误差。

4.孕妇准备

孕妇应排空膀胱,取伸腿仰卧位,臀下垫一次性垫巾。

(五)操作步骤

1.了解和观察骨盆有无畸形或外伤骨折史。

2.准备好骨盆外测量器,依次测量以下径线:

(1)髂棘间径:孕妇取伸腿仰卧位,暴露腹部至大腿根部。检查者位于孕妇右侧,手持骨盆外测量器,测量两侧髂前上棘外缘的距离,正常值为23~26cm。此径线可间接推测骨盆入口横径。

(2)髂嵴间径:体位、工具同上,测量孕妇两侧髂嵴外缘最宽处距离,正常值为25~28cm。此径线可间接推测骨盆入口横径。

(3)骶耻外径:孕妇取左侧卧位,右腿伸直,左腿屈曲。检查者立于孕妇右侧,使用骨盆外测量器测量耻骨联合上缘中点到第5腰椎棘突下的距离(第5腰椎棘突下定位:相当于米氏菱形窝的上角,或髂嵴后连线与脊柱中线交点下1.5cm处),正常值为18~20cm。此径线能间接推测骨盆入口前后径的长度,是骨盆外测量中最重要的径线。

(4)坐骨结节间径(出口横径):孕妇取仰卧位,充分暴露外阴,两腿向腹部弯曲,双手抱双膝,向两侧外上方充分展开。检查者面向孕妇立于两腿之间,戴一次性手套,使用骨盆出口测量器测量两侧坐骨结节内侧缘的距离,正常值为8.5~9.5cm。也可用检查者的手拳概测,若其间能容纳成人横置手拳,则属正常。此径线可直接测得骨盆出口的横径长度,若此值<8cm,则应加测出口后矢状径。

(5)耻骨弓角度:孕妇体位同上,检查者面向孕妇立于两腿之间,戴一次性手套,两手拇指指尖对拢放置在耻骨联合下缘,两拇指分别放在耻骨降支上。测量两拇指间的角度即得耻骨弓角度,正常值为90°,<80°为不正常。此角度能反映骨盆出口横径的宽度。

3.整理:帮助孕妇整理好衣服,根据需要协助其起身;测量尺放回原处,一次性垫巾和一次性手套放入医用垃圾桶。

4.记录测量值。

(六)注意事项

1.为消除孕妇的紧张情绪,检查者要态度和蔼,并向孕妇解释操作的必要性。

2.检查前需询问既往分娩情况及有无骨盆外伤史。

3.各条径线测量定位需仔细、准确。

4.检查坐骨结节间径、耻骨弓角度需戴一次性手套后操作。

5.操作过程中有安慰患者的语言交流,完成后帮助孕妇整理好衣服,根据需要协助其起身,注意人文关怀。

（七）并发症及处理

无。

（八）相关知识

骨盆大小及形状对分娩有直接的影响,是决定胎儿能否顺利经阴道分娩的重要因素。但骨盆结构复杂,受种族、体型、身高比例、遗传、外伤等多种因素影响而呈现多样化的立体结构,本章所述的骨盆外测量径线并不能精确估计真骨盆盆腔的大小及立体形态,内测量对骨盆大小与胎儿适应性（头盆是否相称）的评估更为重要,并且需要在产程中动态评估完成。

四、产科检查流程

产科检查流程详见表 3-2。

表 3-2　产科检查（四步触诊法＋骨盆外测量）流程

操作内容	完成	未完成	备注
1.自我介绍。			
2.核对孕妇信息。			
3.明确适应证,排除禁忌证。			
4.告知操作目的,嘱排空膀胱。			缓解孕妇紧张情绪,解除思想顾虑。
5.环境准备:调好室温。注意保护隐私。			
6.物品准备。			检查软尺及骨盆测量器可用性,校零以避免误差。
7.体位:孕妇取仰卧位,臀下垫一次性垫巾,双腿略屈曲,暴露腹部。			
8.洗手。			
9.站在孕妇右侧,用软尺测量宫高及腹围。			宫高是从耻骨联合上缘至宫底的距离;腹围是平脐绕腹一周的数值（实测值误差在1cm之内）。
10.第一步:两手置于子宫底部,向下稍加按压,了解子宫外形并摸清宫底高度,估计胎儿大小与妊娠周数是否相符。然后用两手指腹相对交替轻推,判断宫底部的胎儿部分。			面向孕妇头端。
11.第二步:两手分别放于孕妇腹壁两侧。一手固定,另一手轻轻向对侧深按,两手交替操作,分辨胎背和胎儿肢体的位置。			

续表

操作内容	完　成	未完成	备　注
12.第三步:右手拇指与其余四指分开,放在耻骨联合上方握住胎先露部,判断胎先露是胎头还是胎臀,左右推动判断是否衔接。			
13.第四步:两手分别放在胎先露部的两侧,沿着骨盆入口方向向下深按,核对胎先露及先露部入盆程度。			面向孕妇足端。
14.报告正确的胎方位。			
15.数胎心搏动次数(次/min)。			
16.四步触诊操作依序进行,动作轻柔,过程中有安慰孕妇的语言交流。			
17.髂棘间径:孕妇取仰卧位,双腿伸直,测量两髂前上棘外缘的距离。			无须常规测量。
18.髂嵴间径:孕妇取仰卧位,双腿伸直,测量两髂嵴外缘最宽的距离;			无须常规测量。
19.骶耻外径:孕妇取左侧卧位,右腿伸直,左腿屈曲。测量第5腰椎棘突下至耻骨联合上缘中点的距离。			无须常规测量。
20.坐骨结节间径:孕妇取仰卧位,两腿弯曲,双手紧抱双膝,测量两坐骨结节内侧缘的距离。			怀疑骨盆出口狭窄时,可测量坐骨结节间径和耻骨弓角度。
21.耻骨弓角度:体位同上,两手拇指指尖斜着对拢放置在耻骨联合下缘,左右两拇指平放在耻骨降支上,测量两拇指间角度。			实测值误差在10°之内。
22.完成后帮助孕妇整理好衣服,根据需要协助其起身。			
23.整理用物,分类处理。			
24.书写操作记录。			

注意:操作过程中认真仔细,动作规范、熟练,关爱患者。

练习题

1.下述关于骨盆外测量注意事项的描述,哪一项是正确的　　　　　　　　　(　　)

A.孕妇临产后为了评估能否阴道分娩才进行骨盆外测量

B.孕妇排空膀胱后取仰卧位

C.用软尺进行测量

D.骶耻外径反映的是中骨盆前后径的长度

E.坐骨结节间径测量值<8.0cm时,考虑骨盆狭窄,建议剖宫产终止妊娠

2. 下列关于骨盆外测量的描述,哪项是错误的 　　　　　　　　（　　）

A. 如坐骨结节间径＜8.5cm,则需加测出口后矢状径

B. 髂嵴间径正常值为 25～28cm

C. 出口横径正常值为 8.5～9.5cm

D. 骶耻外径正常值为 18～20cm

E. 髂棘间径正常值为 23～26cm

3. 以下骨盆测量值小于正常值的是 　　　　　　　　（　　）

A. 髂棘间径 25cm 　　　　　　B. 髂嵴间径 28cm

C. 骶耻外径 20cm 　　　　　　D. 坐骨结节间径 7.5cm

E. 对角径 12.5cm

4. 下列关于骶耻外径的表述,错误的是 　　　　　　　　（　　）

A. 测量时孕妇取左侧卧位,左腿伸直,右腿屈曲

B. 测量第 5 腰椎棘突下至耻骨联合上缘中点的距离

C. 正常值为 18～20cm

D. 与骨质厚薄有关

E. 此径线间接推测骨盆入口前后径长度

5. 以下检查胎位的四步触诊法错误的是 　　　　　　　　（　　）

A. 可了解子宫的大小、胎先露、胎方位等

B. 第一步是双手置于子宫底部,判断是胎头还是胎臀

C. 第二步是双手分别置于腹部两侧,辨别胎背方向

D. 第三步是双手置于耻骨联合的上方,了解先露是头还是臀

E. 第四步是双手沿骨盆入口向下深按,进一步核实先露部,并确定入盆程度

练习题参考答案:1.B　2.A　3.D　4.A　5.D

（徐向荣、詹宏）

第三节　宫内节育器放置术与取出术
Insertion and removal of IUD

一、临床案例

患者,女性,38 岁,生育史 1-0-1-1,因"要求更换宫内节育器"就诊。患者 12 年前顺产一男婴,产后半年放置 T 形节育器避孕,无不适主诉,现因节育器使用期限已到,来院要求更换。末次月经 2023 年 7 月 15 日,量及性状同前。

思考题

1. 下一步需进行什么操作?

2. 操作前需进行哪些评估?

3. 该项操作应如何进行? 操作过程中需注意些什么?

4. 该项操作有哪些并发症? 应该如何预防?

二、宫内节育器放置术操作指南

(一)目　的

宫内节育器(intrauterine device,IUD)放置术是用于育龄妇女节育的手术方法。

3-5　宫内节育器放置术(中文)

(二)适应证

1. 无禁忌证育龄妇女要求放置 IUD 者。

2. 某些疾病的辅助治疗,如宫腔粘连及子宫腺肌病等保守性治疗(后者多放置含有孕激素的宫内节育器)等。

3. 无保护性交后 5 天内放置作为紧急避孕措施者。

(三)禁忌证

1. 全身情况不能耐受手术者,如患有严重的心、脑、肾等主要器官疾病者;严重血液病患者;各种急性传染病或慢性传染病急性发作期;中度贫血患者慎用(左炔诺孕酮-IUD 及含吲哚美辛 IUD 除外)。

2. 生殖道急性炎症。

3. 妊娠或可疑妊娠。

4. 人工流产后流血多或时间长,怀疑有妊娠物残留或宫内感染者。

5. 平产 42 天后恶露未净或会阴伤口未愈、剖宫产术后不超过 6 个月者。

6. 生殖器官肿瘤,如子宫肌瘤引起宫腔变形或月经过多者。

7. 生殖器官畸形,如纵隔子宫、双角子宫或双子宫等。

8. 宫颈内口过松、重度宫颈旧裂(固定式 IUD 除外)或子宫脱垂者。

9. 宫腔深度<5.5cm 或>9.0cm 者(除外足月分娩后、大月份引产后或放置固定式 IUD)。

10. 近 3 个月内有月经失调、阴道不规则流血者。

11. 有铜过敏史者禁放含铜 IUD。

12. 葡萄胎史未满 2 年、有异位妊娠史及尚未生育者慎用。

13. 有严重痛经者慎用(左炔诺孕酮-IUD 及含吲哚美辛 IUD 除外)。

(四)操作前准备

1.环　境

操作间术前消毒,室温适宜,光线明亮,操作床旁注意用屏风遮蔽,保护患者隐私。

2.物品准备

(1)手术包:弯盘2个,金属小杯1只,阴道窥器2个(检查窥器、手术窥器各1个),宫颈钳1把,弯钳1把,卵圆钳2把,宫腔探针1把,宫颈扩棒1套,宫内节育器放置叉1把,长镊子1把,线剪1把,无菌纱布、棉球、宫颈消毒棉签若干,无菌巾,大孔巾等。

(2)无菌手套。

(3)消毒液(聚维酮碘液)。

(4)合适型号和类型的宫内节育器。

(5)药品:局部麻醉药、镇静剂及抢救药品等(必要时使用)。

3.操作者准备

(1)全面了解患者的妊娠分娩史,相关检查排除禁忌证后,向患者或其授权人解释操作目的及必要性、可能的风险和需配合的事项,安慰患者,消除紧张情绪。

(2)帮助患者摆放体位。

(3)穿洗手衣,戴帽子、口罩,洗手。

(4)打开无菌手术包,戴无菌手套,摆放器械。

4.患者准备

(1)签署知情同意书。

(2)测量生命体征(术前两次体温测量相隔4h以上,均在37.5℃以上者暂不放置)。

(3)术前3～7天禁性生活。

(4)术前排空膀胱。

(五)操作步骤

1.体位:患者取膀胱截石位,臀部紧邻检查床边缘,头部略垫高,双手臂自然放置于手术床的两侧,腹肌放松。

2.操作者常规消毒患者外阴及阴道,铺消毒巾,行双合诊检查,更换手套。

3.正确放置阴道窥器,暴露宫颈及阴道,再次消毒。

4.宫颈钳钳夹宫颈前唇或后唇,轻轻向外牵拉,消毒宫颈管口。

5.持子宫探针沿子宫倾屈方向探测宫腔深度。

6.根据宫颈口的松紧和选用IUD的种类与大小,决定是否扩张宫颈口。在扩张宫颈时,以持笔式从小到大依次持扩棒沿子宫倾屈方向慢慢探入宫腔,扩棒通过宫颈内口即可,不可深入,一般扩至6号即可。

7.取出选用的IUD,撕开IUD外包装袋,取出IUD,将准备放置的IUD名称告知受术者,并示以实物。

8.牵拉宫颈,置入IUD。

不同类型IUD的放置技巧如下。

（1）环形及宫形节育器：使用叉或钳型放置器放置，若用叉型，将节育器上缘置于叉内；若为钳型，将节育器上缘置于钳顶端的小槽内，节育器骑跨于钳上。将 IUD 顺着子宫方向轻轻送入宫底，慢慢退出放置器，退至宫颈内口时上推 IUD 下缘，然后退出放置器。

（2）T 形节育器：节育器本身有配套的套管式放置器。放置时，将两横臂向下折叠与纵臂一起置入套管内，按宫腔深度调整限位块，插入套管芯，沿宫腔方向送入放置器至宫底，固定套管芯，后退套管，用套管芯轻推节育器下缘后退出放置器，颈管外保留尾丝长 2.0cm。

（3）吉妮固定式节育器：该节育器为独立包装，已置于套管内，操作者右手握住套管与置入器连接处，调整定位块比宫腔深度长 0.5cm，将放置器轻推至紧抵宫底，轻轻推进置入器 1cm，此时置入针和节育器上的手术线结进入子宫肌层。在放置器紧抵宫底的同时，轻轻由插槽中释放尾丝。在固定放置套管的同时，慢慢退出置入器，然后抽出套管。轻轻牵拉尾丝以确定节育器是否固定于宫底，于宫颈管内剪断尾丝。

9. 取下宫颈钳，用棉球擦拭宫颈及阴道内血迹，撤除阴道窥器。

10. 整理物品，书写手术记录。

（六）注意事项

1. 手术过程中，如遇出血较多、器械落空感、宫腔深度异常、受术者突感下腹疼痛等，应立即停止操作，进一步检查原因，并采取相应措施。

2. 嘱患者术后休息，保持外阴清洁，1 周内忌重体力劳动，2 周内忌性生活及盆浴。

3. 告知患者放置 IUD 的种类、使用年限和随访时间。

4. 于术后第 1、3、6 和 12 个月进行随访，此后每年随访 1 次直至停用，特殊情况随时就诊。

（七）并发症处理

1. 感　染

（1）原因：①手术中未严格按照无菌操作原则操作；②患者生殖道存在感染灶；③节育器尾丝过长导致上行性感染。

（2）处理：术中严格无菌操作，对有盆腔炎史尤其是性传播性疾病史者禁用节育器，必要时术后可预防性使用抗生素。放置节育器后定期随访，注意个人卫生。如有感染，应取出节育器，并选用有效的抗生素治疗。

2. 不规则阴道流血

不规则阴道流血临床发病率在 10% 以上，多表现为月经量增多或经期延长或点滴不规则出血，常发生在节育器放置后 1 年内。放置前应充分了解适应证及禁忌证，选择合适类型的节育器。程度轻者一般不需处理，3～6 个月后可自行缓解，症状明显者可适当选用抗纤溶活性药物、前列腺素合成酶抑制剂、类固醇及抗生素治疗，无效者取出节育器。

3. 疼　痛

临床表现为腰腹坠胀痛。

（1）原因：①节育器刺激子宫收缩；②节育器型号偏大或位置异常。

（2）处理：疼痛较轻者可不予处理。疼痛明显者首先需排除感染，并检查节育器位置及大小是否与宫腔相配，必要时可口服吲哚美辛。如疼痛持续或治疗无效，则应取出节育器。

4. 子宫穿孔

（1）原因：①手术医师操作不慎；②少见的也可由节育器持续压迫宫壁导致。

（2）处理：如系探针等器械穿孔，节育器尚未放入，患者一般情况良好，生命体征平稳，可保守治疗，使用缩宫剂加强宫缩及抗生素预防感染，待穿孔处自行愈合。如节育器已放入宫腔外，需腹腔镜下取出，并修补穿孔处。合并脏器损伤或内出血者，应立即剖腹探查，针对损伤情况及时处理。

5. 节育器异位

（1）原因：①手术操作不当致子宫穿孔，将节育器放置于宫腔外；②节育器过大、过硬或子宫壁薄而软，子宫收缩造成节育器逐渐移位至宫腔外。

（2）处理：一经确诊，应经腹或腹腔镜取出节育器（详见子宫穿孔处理）。

6. 节育器嵌顿或断裂

（1）原因：①手术操作时损伤子宫壁；②节育器型号偏大或带器时间过长。

（2）处理：一经确诊，需及时取出。如取出困难，可在 B 超引导、X 线直视或宫腔镜下取器。

7. 节育器下移或脱落

（1）原因：①操作不规范，节育器放置未达宫底；②节育器型号与宫腔大小、形态不符；③月经过多；④宫颈内口过松及子宫过度敏感。

（2）处理：如明确下移，应及时取出。

8. 带器妊娠

带器妊娠多见于节育器下移、脱落或异位者。一经确诊，应在人工流产的同时取出节育器。

三、宫内节育器取出术操作指南

（一）目　的

取出目的如适应证所述。

（二）适应证

1. 计划再生育或已无性生活无须再避孕者。

2. 放置期限已满需更换者。

3. 绝经过渡期停经 1 年内。

4. 要求更换其他避孕方法者。

5. 出现严重的不良反应或并发症，经治疗无效者。

6. 带器妊娠，包括宫内及宫外妊娠。

3-6　宫内节育器
取出术（中文）

（三）禁忌证

1.合并生殖道感染时,应先抗感染治疗后再取器。

2.全身情况不良或在疾病的急性期,应在病情好转后再取器。

（四）操作前准备

1.环　境

操作间术前消毒,室温适宜,光线明亮,操作床旁注意用屏风遮蔽,以保护患者隐私。

2.物品准备

（1）手术包:弯盘2个,金属小杯1只,阴道窥器2个（检查窥器、手术窥器各1个）,宫颈钳1把,弯钳1把,卵圆钳2把,宫腔探针1把,宫颈扩棒1套,宫内节育器放置叉1把,长镊子1把,无菌纱布、棉球、宫颈消毒棉签若干,无菌巾,大孔巾等。

（2）无菌手套。

（3）消毒液（聚维酮碘液）。

（4）合适型号和类型的宫内节育器。

（5）药品:局部麻醉药、镇静剂、抢救药品等（必要时使用）。

3.操作者准备

（1）相关检查排除禁忌证,特别要了解IUD是否存在,了解位置及形态,向患者或其授权人解释操作目的及必要性、可能的风险和需配合的事项,安慰患者,消除紧张情绪。

（2）帮助患者摆放体位。

（3）穿洗手衣,戴口罩,帽子,洗手。

（4）打开无菌手术包,戴无菌手套,摆放器械。

4.患者准备

（1）签署知情同意书。

（2）测量生命体征（术前两次体温测量相隔4h以上,均在37.5℃以上者暂不取器）。

（3）术前3～7天禁性生活。

（4）术前排空膀胱。

（五）操作步骤

1.体位:患者取膀胱截石位,臀部紧邻检查床边缘,头部略垫高,双手臂自然放置于手术床的两侧,腹肌放松。

2.常规消毒外阴及阴道,铺巾。

3.双合诊检查,更换手套。

4.更换阴道窥器,暴露宫颈及阴道,再次消毒。

5.宫颈钳钳夹宫颈前唇或后唇,轻轻向外牵拉,消毒宫颈口。

6.持子宫探针沿子宫倾屈方向探测宫腔深度,同时探查节育器的位置。

7.不同类型宫内节育器的取出方法如下:

（1）带尾丝的宫内节育器,如T形节育器、吉妮固定式节育器,应用长弯钳钳住尾丝,轻轻牵拉取出。

（2）无尾丝的宫内节育器，如环形及宫形节育器，应用探针探查节育器的位置，取环钩沿宫腔方向进入宫腔（注意取环钩顶端横向进入宫腔，避免损伤宫壁），触及节育器后转动钩头方向，钩住节育器下缘，牵拉取出。如钩取困难，确定无节育器异位者，可将宫颈口扩大，用小弯头卵圆钳将节育器夹住取出。

（3）环形节育器嵌顿时，以取环钩钩住节育器下缘，牵拉出宫颈口外，拉直螺旋丝，两把弯钳夹住宫颈口外的环丝，于中间剪断，由一侧将环丝慢慢拉出，拉出后要将环丝对合，确定节育器是否完整。

（4）取器困难时可在 B 超引导下进行，必要时可在宫腔镜下操作。

（5）节育器取出后应将实物示于患者，告知取出是否完整。

8.取下宫颈钳，用棉球擦拭宫颈及阴道内血迹，撤除阴道窥器。

9.整理物品，做好手术记录。

（六）注意事项

1.取器前应先做 B 超或 X 线检查，明确节育器是否在宫腔内，了解节育器类型。

2.使用取环钩钩取节育器时，应动作轻柔，不能盲目钩取，更应避免向宫壁钩取；钩取时感觉有阻力时，不能强行牵拉，应退出取环钩，进一步查明原因，以免损伤子宫壁。

3.手术过程中，如遇出血较多、器械落空感、宫腔深度异常、受术者突感下腹疼痛等，应立即停止操作，进一步检查原因，并采取相应措施。

4.嘱患者术后休息，保持外阴清洁，2 周内忌性生活及盆浴。

（七）并发症处理

取器时容易损伤子宫壁或造成子宫穿孔，甚至损伤脏器，引起相应的并发症，因此取器前应常规了解节育器的位置及有无嵌顿断裂等情况，手术操作中动作轻柔，切忌盲目粗暴，严格无菌操作。

四、操作流程

宫内节育器放置术流程见表 3-3，宫内节育器取出术流程见表 3-4。

表 3-3　宫内节育器放置术流程

操作内容	完成	未完成	备注
1.自我介绍。			
2.核对患者信息。			
3.明确适应证，排除禁忌证，签署知情同意书。			缓解患者紧张情绪，解除思想顾虑。
4.嘱排空膀胱。			
5.戴帽子、口罩，洗手。			
6.环境准备:调好室温。注意保护隐私。			
7.物品准备。			准备操作用物并检查物品有效日期。
8.体位:取膀胱截石位，臀下垫一次性垫巾。			

续表

操作内容	完　成	未完成	备　注
9.打开手术包。			
10.戴无菌手套。			
11.外阴常规消毒。			大阴唇、小阴唇→阴阜→两大腿内侧上 1/3→会阴及肛门周围。
12.阴道常规消毒。			未旋转窥器或旋转窥器时未放松侧方螺丝,此项不得分。
13.常规铺巾。			
14.洗手,穿手术衣,戴无菌手套。			
15.双合诊检查。			
16.更换手套。			
17.放置阴道窥器,再次消毒阴道。			
18.消毒宫颈与宫颈管口。			
19.用宫颈钳钳夹宫颈。			
20.用探针探查宫腔。			
21.必要时用扩棒扩张宫颈管。			
22.成功置入节育器。			根据宫腔深度调整节育器深度标识。
23.取出宫颈钳。			
24.取出阴道窥器。			
25.脱手套,协助患者起身。			
26.整理用物,分类处理。			
27.交代术后注意事项,书写操作记录。			

注意:操作过程中认真仔细,动作规范、熟练,无菌观念强,关爱患者。

表 3-4　宫内节育器取出术流程

操作内容	完　成	未完成	备　注
1.自我介绍。			
2.核对患者信息。			
3.明确适应证,排除禁忌证,签署知情同意书。			缓解患者紧张情绪,解除思想顾虑。
4.嘱排空膀胱。			
5.戴帽子、口罩,洗手。			
6.环境准备:调好室温。注意保护隐私。			
7.物品准备。			准备操作用物并检查物品有效日期。

续表

操作内容	完 成	未完成	备 注
8.体位:取膀胱截石位,臀下垫一次性垫巾。			
9.打开手术包。			
10.戴无菌手套。			
11.外阴常规消毒。			大阴唇、小阴唇→阴阜→两大腿内侧上 1/3→会阴及肛门周围。
12.阴道常规消毒。			未旋转窥器或旋转窥器未放松侧方螺丝,此项不得分。
13.常规铺巾。			
14.洗手,穿手术衣,戴无菌手套。			
15.双合诊检查。			
16.更换手套。			
17.放置阴道窥器,再次消毒阴道。			
18.消毒宫颈与宫颈管口。			
19.用宫颈钳钳夹宫颈。			
20.用探针探查宫腔。			
21.取环钩入宫腔。			注意取环钩顶端横向进入宫腔。
22.取出节育器。检查节育器的完整性,并示于患者。			
23.取出宫颈钳。			
24.取出阴道窥器。			
25.脱手套,协助患者起身。			
26.整理用物,分类处理。			
27.交代术后注意事项,书写操作记录。			

注意:操作过程中认真仔细,动作规范、熟练,无菌观念强,关爱患者。

练习题

1.以下哪个是节育器取出的合适时间 （ ）

A.月经干净后 3~7 天

B.月经周期内任何时间

C.月经期

D.月经来潮前

E.双合诊提示右侧附件区有压痛

2.放置带尾丝 IUD 时,尾丝长度一般保留 （ ）

A.3.0cm   B.1.0cm   C.2.0cm

D.0.5cm   E.4.0cm

3. 下列哪项不属于节育器下移或脱落的原因　　　　　　　　　　（　　）

A. 操作不规范,节育器放置未达宫底

B. 节育器型号与宫腔大小、形态不符

C. 月经过少

D. 月经过多

E. 宫颈内口过松及子宫过度敏感

4. 下列不属于节育器放置并发症的是　　　　　　　　　　　　　（　　）

A. 感染　　　　　　　　B. 疼痛　　　　　　　　C. 子宫穿孔

D. 带器妊娠　　　　　　E. 围绝经期综合征

练习题参考答案:1. A　2. C　3. C　4. E

（陈希婧、徐向荣）

第四节　分段诊断性刮宫术 Fractional curettage

一、临床案例

患者,女性,51 岁,生育史 1-0-2-1,因"绝经 1 年,乳腺癌术后半年,阴道少量流血 2 个月"就诊。查体:生命体征平稳,轻度贫血貌。妇科检查:外阴无殊,阴道内少量出血,宫颈轻度糜烂样改变,子宫、双附件区未触及包块,未及压痛。辅助检查:尿 hCG(阴性),血红蛋白 92g/L;B 超示子宫正常大,内膜厚 0.5cm(单层),回声不均,双附件区未见异常。

思考题

1. 为进一步明确诊断及指导治疗,下一步需进行哪项操作?

2. 操作前需进行哪些评估?

3. 该项操作应如何进行?操作过程中需注意些什么?

4. 该项操作有哪些并发症?应该如何预防?

二、分段诊断性刮宫术操作指南

(一)目　的

刮取子宫内膜或清除宫腔内异物,以明确诊断,指导治疗。

3-7　分段诊断性刮宫术(中文)

（二）适应证

1. 子宫异常出血或阴道排液，为证实或排除子宫内膜、宫颈病变或其他妇科疾病，如子宫内膜炎、子宫内膜癌、宫颈癌等，也可作为异位妊娠的鉴别诊断方法。

2. 异常子宫出血的诊断与治疗。

（三）禁忌证

1. 急性生殖道炎症。

2. 严重的全身疾病。

3. 术前两次体温测量相隔 4h 以上，均在 37.5℃ 以上者。

（四）操作前准备

1. 环境准备

手术间消毒，室温适宜，光线明亮，检查床旁注意用屏风遮蔽以保护患者隐私。

2. 物品准备

（1）刮宫包：弯盘 2 个，金属小杯 1 只，阴道窥器 2 只（检查窥器、手术窥器各 1 个），宫颈钳 1 把，弯钳 1 把，卵圆钳 2 把，宫腔探针 1 把，宫颈扩棒 1 套，刮匙 2 把，长镊子 1 把，无菌纱布、棉球、宫颈消毒棉签若干，无菌巾，大孔巾等。

（2）无菌手套。

（3）消毒液（聚维酮碘液）。

（4）标本袋（盒）、10％甲醛及病理检查申请单。

（5）药品：局部麻醉药、镇静剂、抢救药品等（必要时使用）。

3. 操作者准备

（1）核对患者信息，确认手术适应证，排除手术禁忌证。

（2）检查患者是否已经签署知情同意书。

（3）穿洗手衣，戴口罩、帽子，洗手。

4. 患者准备

（1）签署知情同意书。

（2）测血压、脉搏、体温。

（3）术前 3 天禁性生活，紧急情况除外。

（4）排空膀胱、取膀胱截石位。

（五）操作步骤

1. 体位：膀胱截石位。

2. 常规消毒外阴及阴道，铺无菌巾。

3. 穿手术衣，戴无菌手套，铺大孔巾。

4. 双合诊检查，了解阴道、宫颈、子宫体、附件及宫旁组织情况，更换手套。

5. 用阴道窥器暴露宫颈，再次消毒阴道、宫颈及宫颈管口。

6. 宫颈钳钳夹宫颈前唇，用小刮匙伸入宫颈管内，按从内口至外口的顺序搔刮宫颈管 1 周，刮出组织物置于准备好的纱布上。

7.子宫探针沿宫腔方向缓慢伸入宫腔达宫底,探测宫腔的深度和方向,如宫颈口较紧,可用宫颈扩棒扩张宫颈至所用器械能顺利通过。

8.小号刮匙沿宫腔方向缓慢进入宫腔并达宫底,从内到外进行刮宫,并依次将子宫腔四壁、宫底及两侧宫角组织刮出,刮出组织物置于另一块准备好的纱布上,如刮出的组织糟脆,为可疑子宫内膜癌时,应停止继续刮宫。

9.刮宫时注意宫腔有无形态异常及高低不平。

10.取下宫颈钳,用棉球擦拭宫颈及阴道内血迹,撤除阴道窥器。

11.将纱布上的组织分别装入标本袋中,用组织固定液固定,标记好取材部位,填写病理检查申请单,标本经患者或其授权人过目后送病理检查。

12.整理物品,医疗废弃物放入医疗垃圾桶。

13.告知患者术后休息,禁性生活及盆浴2周,保持外阴清洁,1周后取病理检查结果。

14.填写手术记录,对长时间阴道流血者,术后使用抗生素预防感染。

(六)注意事项

1.常规注意事项

(1)为消除患者的紧张情绪,操作者要态度和蔼,并向患者解释操作的必要性。

(2)有条件或病情允许时,先行B超检查,必要时B超监测下刮宫。

(3)操作轻柔,对高危的妇女更应小心,以防子宫损伤。

(4)刮出组织物均应送病理检查。

(5)操作完成后帮助患者整理好衣服,根据需要协助其起身。

2.操作中的注意事项

(1)严格无菌操作,进入宫腔的器械避免与阴道壁接触。

(2)刮宫操作前需行双合诊检查,有助于正确判断子宫的位置,排除生殖系统急、慢性炎症,减少手术风险。

(3)分段诊断性刮宫时,先搔刮宫颈,后探查宫腔,有助于区别宫颈病变和宫腔内病变。

(4)扩张宫颈时用力要均匀,缓慢扩张,以免子宫穿孔。术前预处理有助于减少并发症的发生。

(5)操作时应减少不必要的器械进出宫颈的次数,刮宫动作应轻柔,避免人为损伤宫颈管内膜和子宫内膜,以减少宫腔及宫颈管粘连的发生。

(6)对于良性病变,应尽量全面刮宫,以达到诊断和治疗的目的。

(7)对疑有癌变的患者,如刮出的组织经肉眼检查高度疑为癌组织,且所取的组织足够做病理检查时,不必再全面刮取,以防出血及癌细胞扩散,若未见明显癌组织,则应全面刮宫,以防漏诊。

(8)疑为子宫内膜结核者,应特别注意刮取两侧宫角部组织,以提高诊断的阳性率。

(七)并发症及处理

1.子宫穿孔

子宫穿孔是刮宫术严重的并发症,应及时发现,立即处理。手术时突然出现"无底"

的感觉，或刮匙进入宫腔的深度超过测量的深度，就应考虑子宫穿孔的可能。子宫穿孔多发于哺乳期、绝经后、子宫恶性肿瘤或子宫位置不明、操作不慎等情况下。处理：应立即停止手术，观察有无内出血和脏器损伤的征象等，如破裂口小，生命体征稳定，可保守治疗；如破裂口大，有内出血、脏器损伤等，应立即剖腹探查，针对损伤情况处理。

2. 出　血

可疑子宫内膜癌、黏膜下肌瘤、稽留流产等患者，常因子宫收缩不良而出现术后出血过多的情况。处理：术前应配血，开放静脉；术中应在扩张宫颈后，尽快刮取宫腔内容物，除了怀疑恶性肿瘤或取活检外，应全面刮宫。必要时应备皮，做好开腹手术准备。

3. 感　染

对于出血时间长，合并贫血、糖尿病、可疑结核或应用免疫抑制剂的患者，术前及术后应使用抗生素预防感染，术中应严格无菌操作。

4. 宫腔或宫颈粘连

宫腔或宫颈粘连如粘连阻断经血排出，可造成闭经或周期性腹痛。处理：根据粘连部位，可以选择不同的处理方法。如宫颈粘连，用探针或小号扩张器缓慢扩张宫颈；如宫腔粘连，建议在宫腔镜下行粘连分离术。术后可放置宫内节育器预防再次粘连，同时行人工周期治疗 2～3 个周期，促进子宫内膜生长。

5. 不孕不育

刮宫术伤及子宫内膜基底层，造成子宫内膜炎或宫颈/宫腔粘连，导致不孕或不育。处理：术中注意无菌操作，减少不必要的器械进出宫颈的次数，刮宫动作应轻柔，避免人为损伤宫颈管内膜和子宫内膜，以减少宫腔及宫颈管粘连的发生。

（八）相关知识

1. 子宫内膜或宫颈管黏膜的病理可以诊断该部位疾病。

2. 子宫内膜在卵巢激素的作用下呈周期性变化，子宫内膜的不同表现反映卵巢功能。

3. 宫腔镜可直视下观察宫颈管、子宫内膜及输卵管开口，能更直观地了解宫腔结构，准确地取材并送病理检查，可以治疗各种宫腔内病变，适用于大部分刮宫术患者。

三、分段诊断性刮宫术流程

分段诊断性刮宫术流程详见表 3-5。

表 3-5　分段诊断性刮宫术流程

操作内容	完　成	未完成	备　注
1. 自我介绍。			
2. 核对患者信息。			
3. 明确适应证，排除禁忌证，签署知情同意书。			缓解患者紧张情绪，解除思想顾虑。
4. 嘱排空膀胱。			
5. 戴帽子、口罩，洗手。			

操作内容	完 成	未完成	备 注
6.环境准备:调好室温。注意保护隐私。			
7.物品准备。			
8.体位:取膀胱截石位,臀下垫一次性垫巾。			
9.打开手术包。			
10.戴无菌手套。			
11.外阴常规消毒。			大阴唇、小阴唇→阴阜→两大腿内侧上 1/3→会阴及肛门周围。
12.阴道常规消毒。			未旋转窥器或旋转窥器时未放松侧方螺丝,此项不得分。
13.常规铺巾。			
14.洗手,穿手术衣,戴无菌手套。			
15.双合诊检查。			
16.更换手套。			
17.放置阴道窥器,再次消毒阴道。			
18.消毒宫颈与宫颈管口。			
19.阴道后穹隆处放置纱布 1 块。			
20.用宫颈钳钳夹宫颈。			
21.用小刮匙自宫颈内口至外口顺序刮 1 周,刮取宫颈管组织物,置于纱布上。			
22.取出纱布及宫颈管组织物。			
23.用探针探查宫腔。			
24.用扩棒扩张宫颈管。			
25.阴道后穹隆处重新放置纱布 1 块。			
26.更换刮匙,进入宫腔,沿宫腔四壁及两侧宫角有次序地刮取宫腔内组织物。			
27.取出纱布及宫腔内组织物。			
28.取出宫颈钳。			
29.取出阴道窥器。			
30.标本处理,分别送病理检查。			
31.脱手套,协助患者起身。			
32.整理用物,分类处理。			
33.交代术后注意事项,书写操作记录。			

注意:操作过程中认真仔细,动作规范、熟练,无菌观念强,关爱患者。

练习题

1. 下列哪一项不是诊断性刮宫的禁忌证　　　　　　　　　　　　　　（　　）

A. 体温超过 37.5℃　　　　　　　　B. 细菌性阴道病未治疗

C. 严重内科并发症未经处理　　　　D. 轻度贫血（血红蛋白 92g/L）

E. 急性胃肠炎

2. 以下关于分段诊断性刮宫的描述，哪项是正确的　　　　　　　　　（　　）

A. 应分别刮宫颈和宫腔，顺序并不重要

B. 应先刮宫颈管，然后探宫腔，最后刮宫腔

C. 应先探宫腔，再刮宫颈，最后刮宫腔

D. 应先刮宫颈管，再刮宫腔，最后探宫腔

E. 应先探宫腔，再刮宫腔，最后刮宫颈管

3. 以下关于分段诊断性刮宫标本的处理，哪项是错误的　　　　　　　（　　）

A. 将刮出物全部送检

B. 分别按宫颈、宫腔不同部位刮出组织送检

C. 挑选可疑组织送检，其余可以丢弃

D. 装入标本瓶后应立即用组织固定液固定

E. 标本瓶上要注明患者姓名及组织来源，填好病理检查单

4. 以下关于刮宫的注意事项，哪项是错误的　　　　　　　　　　　　（　　）

A. 术前已做 B 超，无须再做盆腔检查了解子宫大小及位置

B. 绝经后患者术前可以用药物软化宫颈，便于宫颈扩张

C. 刮宫操作时动作应轻柔，进出宫颈时不能暴力

D. 扩张宫颈应从小号扩张器开始依次至所需大小

E. 根据子宫大小及宫口情况选择刮匙大小

5. 以下关于刮宫的注意事项，哪项是错误的　　　　　　　　　　　　（　　）

A. 刮宫时应注意宫腔四壁，特别是两侧宫角情况

B. 应注意宫腔大小，内壁是否平坦，有无突起

C. 应注意异常组织的位置

D. 应注意宫腔内有无赘生物

E. 如发现糟脆组织，应尽量将该处组织清理干净，以免残留

练习题参考答案：1. D　2. B　3. C　4. A　5. E

（温洁、程晓东）

第五节　会阴切开及缝合术 Episiotomy

一、临床案例

孕妇,30岁,生育史0-0-0-0,因"停经39$^+$周,下腹痛3小时"入院待产。第1产程8h,现已进入第2产程1h 20min。阴道检查:宫口开全,先露棘下3cm,产瘤2cm×3cm,LOA,胎头着冠,羊水Ⅰ度,胎心146次/min,胎儿体重估计4000g。

思考题

1.下一步需进行什么操作?

2.该操作的适应证是什么?

3.该项操作应如何进行?操作过程中需注意些什么?

4.该项操作有哪些并发症?应该如何处理?

二、会阴切开及缝合术操作指南

(一)目　的

避免产妇会阴过度扩张,利于胎儿娩出,减少可能产生的软产道损伤。

(二)适应证

1.产妇会阴条件差,估计分娩时难免撕裂会阴,如会阴过紧缺乏弹性、水肿或瘢痕,耻骨弓狭窄或过低等。

2.胎儿因素,如巨大儿、早产儿、臀位等。

3.需阴道助产时,如产钳术、胎头吸引术及臀位助产等。

4.有病理情况急需结束分娩者,如产程过长、第2产程宫缩乏力、妊娠期高血压、合并心脏病、高度近视及胎儿窘迫等。

5.偶用于经阴道手术以扩大手术视野。

(三)禁忌证

1.绝对禁忌证

如头盆不称、骨盆出口狭窄等不能经阴道分娩者。

2.相对禁忌证

存在生殖器疱疹、尖锐湿疣等,不宜经阴道分娩者;前次分娩会阴完好或切口愈合良好的经产妇;死胎、畸形胎儿引产者;存在弥散性血管内凝血(DIC)等凝血功能障碍的产妇,可在凝血功能纠正后采用。

(四)操作前准备

1. 环境准备

产房环境必须安静、整洁、舒适,光线明亮;室内保持恒温、恒湿,室温 22～25℃,相对湿度 50%～60%;室内空气清新且有健全的消毒隔离制度。

2. 物品准备

(1)会阴切开缝合包:弯盘 2 个,金属小杯 1 只,会阴切开剪 1 把,线剪 1 把,持针器 1 把,小圆针和三角针数个,血管钳 2 把,小平镊 1 把,齿镊 1 把,2-0 可吸收线 1～2 包,4-0 可吸收线 1 包或丝线若干,有尾纱布 1 条,无菌纱布、棉球若干,无菌巾,大孔巾等。

(2)聚维酮碘,2%利多卡因,生理盐水,注射器,长针头,无菌手套等。

3. 操作者准备

(1)确认产妇信息,让患者了解操作的目的及必要性、可能的风险和需配合的事项,安慰产妇,消除紧张情绪。

(2)评估产妇体力、产程进展等情况,排除禁忌证,帮助产妇摆放体位。

(3)操作者穿洗手衣,戴口罩、帽子,洗手。

4. 患者准备

(1)签署知情同意书。

(2)监测生命体征。

(3)术前可导尿排空膀胱(避免阻挡胎先露下降)。

(五)操作步骤

1. 体位

产妇取仰卧屈膝位或膀胱截石位。

2. 常规消毒外阴

用无菌干棉球盖住阴道口,防止冲洗液流入阴道。用消毒棉球蘸肥皂水擦洗外阴,温开水冲洗,然后用聚维酮碘消毒,顺序是大阴唇、小阴唇、阴阜、大腿内上 1/3、会阴及肛门周围,铺无菌巾。

3. 操作者准备

洗手,穿手术衣,戴无菌手套。

4. 铺巾

铺大孔巾。

5. 会阴阻滞麻醉(以左侧会阴侧方切开缝合术为例)

术者在宫缩间歇期以一只手的示指和中指在阴道内触摸左侧坐骨棘,另一只手持接上长针头的针筒,在左侧坐骨结节与肛门连线中稍偏坐骨结节处刺入,先作一皮丘,然后在阴道内的手指引导下向坐骨棘方向进针,直达其内下方,注入麻醉药物,每次注药前先回抽,以免误注入血管内,再向切口周围皮肤、皮下组织及肌层作扇形浸润麻醉。麻醉药物通常为 2%利多卡因溶液 10ml＋生理盐水 10ml。

6. 会阴侧方切开缝合术

会阴侧方切开缝合术左右均可,临床上以左侧切开多见。

(1)切开:术者在宫缩间歇期以左手的示指和中指伸入阴道内,撑起左侧阴道壁,右手持会阴切开剪,一叶置于阴道内,另一叶置于阴道外放好,使剪刀切线与会阴后联合中线向左旁侧成 45°(会阴高度膨隆时为 60°～70°),与皮肤垂直,在宫缩期产妇用腹压使会阴膨胀时剪开会阴全层长 4～5cm。剪开后用纱布压迫止血,如有小动脉活动性出血需结扎止血。

(2)缝合:胎儿胎盘完全娩出后,先检查软产道有无裂伤,然后将有尾纱布塞入阴道上推宫颈,阻止宫腔内血液下流,以免影响手术视野。再次用聚维酮碘消毒切口,按解剖结构分层缝合。

①缝合阴道黏膜:用左手示指和中指撑开阴道壁,暴露阴道黏膜切口顶端及整个切口,用 2-0 可吸收缝线自切口顶端上方 0.5～1.0cm 处开始,间断或连续缝合阴道黏膜及黏膜下组织,直到处女膜缘。缝合时应对齐切缘。

②缝合肌层:间断缝合肌层,以达到止血和关闭无效腔的目的。缝针不宜过密,肌层切口缘应对齐缝合,切口下缘肌组织往往会略向下错开,应注意恢复解剖关系。

③缝合皮下组织及皮肤:以 4-0 可吸收缝线连续皮内缝合,术后无须拆线。如产妇有影响切口愈合的病理因素,如严重的低蛋白血症等,可用丝线间断缝合,术后需拆线。

7. 会阴正中切开缝合术

会阴正中切开缝合术一般术前可不用麻醉。

(1)切开:术者在宫缩间歇期以左手的示指和中指伸入阴道内,撑起后联合阴道壁,右手持会阴切开剪,一叶置于阴道内,另一叶置于阴道外放好,使剪刀切线与会阴后联合正中线重叠,与皮肤垂直,在宫缩期产妇用腹压使会阴膨胀时剪开会阴全层长 2cm。注意不能损伤肛门括约肌。剪开后用纱布压迫止血,如有小动脉活动性出血需结扎止血。

(2)缝合:①缝合阴道黏膜:以 2-0 可吸收缝线间断缝合阴道黏膜及黏膜下组织。切勿穿透直肠黏膜,必要时可置 1 指于肛门内做指引。②缝合皮下组织及皮肤:以 4-0 可吸收缝线连续皮内缝合,术后无须拆线。

8. 缝合后处理

缝合完毕,取出阴道内纱布,仔细检查避免遗留,检查缝合处有无出血或血肿。常规肛诊检查有无肠线穿透直肠黏膜,如有应立即拆除,重新消毒缝合。

9. 整理记录

整理物品,书写手术记录。

(六)注意事项

1. 会阴切开应在预计胎儿娩出前 5～10min,不宜过早。

2. 剪刀摆放应与皮肤垂直,皮肤与黏膜切口内外大小应一致。

3. 缝合阴道黏膜时不宜过深,以免缝线穿通肠管,但也不宜过浅,防止留下无效腔;缝合勿过密过紧,以免影响伤口愈合。

4.会阴正中切开的切口容易向下延伸损伤肛门括约肌甚至肠管,因此手术助产、胎儿较大、会阴后联合较短或操作者接生技术不够熟练、产妇配合度差时均不宜采用。

5.会阴阻滞麻醉时需回抽未见血液方可注药,以免局麻药误入血管。

6.嘱产妇术后保持外阴清洁,多朝会阴切开对侧睡卧(避免恶露污染创面),大小便以后均需清洗外阴,勤换外阴垫。外阴丝线缝合者术后5～7天拆线。

（七）并发症及处理

1.会阴血肿

会阴血肿常由于缝合时止血不彻底、第一针位置过低等引起。对于血肿较小或未发展,全身情况尚可,可予以局部冷敷、压迫,待血肿自行吸收消退。若血肿较大或有增大趋势,应立即行血肿清创,再彻底缝合,出血多并有出血性休克症状者应在抗休克治疗的同时积极手术止血。

2.伤口水肿或疼痛明显

伤口水肿或疼痛明显多因胎先露部长时间压迫所致,可用95％酒精或50％硫酸镁纱布湿敷,24h后也可用毫米波或红外线照射,1次/天,每次15min。

3.伤口感染

伤口感染时立即拆线,彻底清创引流,换药。

4.伤口裂开

伤口裂开时应行窦道扩开,换药,产后7天后可高锰酸钾坐浴,促进伤口愈合;待局部创面清洁,Ⅱ期缝合。

三、会阴切开及缝合术流程

会阴切开及缝合术流程详见表3-6。

表3-6　会阴切开及缝合术流程

操作内容	完 成	未完成	备 注
1.自我介绍。			
2.核对产妇信息。			
3.明确适应证,排除禁忌证,签署知情同意书。			缓解产妇紧张情绪,解除思想顾虑。
4.戴帽子、口罩,洗手。			
5.环境准备:调好室温。注意保护隐私。			
6.物品准备。			
7.体位:取膀胱截石位,臀下垫一次性垫巾。			
8.打开手术包。			
9.戴无菌手套。			
10.外阴常规消毒。			大阴唇、小阴唇→阴阜→两大腿内侧上1/3→会阴及肛门周围。

续表

操作内容	完　成	未完成	备　注
11.常规铺巾。			
12.洗手,穿手术衣,戴无菌手套。			
13.麻醉。			注意麻醉定位、药物选择、操作方法是否正确。
14.会阴切开。			注意切开位置、时机是否正确。
15.止血。			切开后纱布压迫,必要时结扎止血。
16.缝合前探查及暴露。			胎盘娩出后检查软产道,塞有尾纱布,暴露视野。
17.消毒创面。			
18.缝合。			注意分层缝合,创面对合平整,第一针超出顶端0.5~1.0cm。
19.取出阴道内填塞纱条。			
20.检查软产道。			检查缝合处有无出血或血肿。常规肛诊检查。
30.整理用物,分类处理。			
31.交代术后注意事项,书写操作记录。			

注意:操作过程中认真仔细、动作规范、熟练,无菌观念强,关爱患者。

练习题

1.以下哪项是会阴侧方切开的切口一般长度　　　　　　（　　）
A.1~2cm　　　B.2~3cm　　　C.3~4cm
D.4~5cm　　　E.5~6cm

2.以下哪项是会阴正中切开的切口一般长度　　　　　　（　　）
A.1cm　　　B.2cm　　　C.3cm
D.4cm　　　E.5cm

3.以下哪项是会阴切开的适宜时间　　　　　　（　　）
A.宫口开全时　　　B.发现有胎儿窘迫可能时
C.第2产程已2h　　　D.估计胎儿即将分娩时
E.孕妇有病理情况需立即结束分娩时

4.以下说法哪项是正确的　　　　　　（　　）
A.会阴侧切比会阴正中切开更易损伤肛门括约肌
B.为避免切口裂开,缝合应尽可能密集
C.估计胎儿为巨大儿时不建议采用会阴正中切开

D.缝合阴道黏膜时从切口顶端开始

E.外缝丝线术后 3 天拆线

练习题参考答案:1.D　2.B　3.D　4.C

（俞黎铭、徐向荣）

第六节　经阴道后穹隆穿刺术 Culdocentesis

一、临床案例

患者,女性,32 岁,生育史 1-0-2-1,因"停经 49 天,阴道流血 11 天,下腹痛 1 小时"来院。查尿 hCG(＋),血红蛋白 91g/L。B 超:左附件区可及 6.1cm×5.5cm×4.8cm 不均质包块,盆腔积液 4.9cm。

思考题

1.为进一步明确诊断及指导治疗,下一步需进行哪项操作?

2.操作前需进行哪些评估?

3.该项操作应如何进行? 操作过程中需注意些什么?

4.该项操作有哪些并发症? 应该如何预防?

二、经阴道后穹隆穿刺术操作指南

(一)目　的

直肠子宫陷凹是女性体腔最低的位置,盆腔及腹腔液体最易积聚于此,亦为盆腔病变最易累及的部位。经阴道后穹隆穿刺,可以了解盆腹腔积液的性状,进行相应的理化、病理以及病原学检查,协助明确诊断,从而进行相应的治疗。

3-8　经阴道后穹隆穿刺术(中文)

(二)适应证

1.疑有腹腔内出血时,如异位妊娠、卵巢黄体破裂等。

2.疑有盆腔内积液、积脓时,可做穿刺抽液检查,以了解积液性质,以及盆腔脓肿的穿刺引流及局部注射药物。

3.盆腔肿块位于直肠子宫陷凹内,经阴道后穹隆穿刺直接抽吸肿块内容物做涂片,行细胞学检查以明确性质。

4.B超引导下行卵巢子宫内膜异位囊肿穿刺治疗或输卵管妊娠部位药物注射。

5.B超引导下经阴道后穹隆穿刺取卵,用于各种辅助生殖技术。

（三）禁忌证

1.生殖道急性炎症,如急性外阴炎、阴道炎、宫颈炎、急性子宫内膜炎、宫腔积脓、急性盆腔炎等。

2.全身情况不能耐受手术者,如患有严重的心、脑、肾等主要器官疾病,患有严重血液病,各种急性传染病或慢性传染病急性发作期。

3.盆腔严重粘连,直肠子宫陷凹被较大肿块完全占据,并已凸向直肠。

4.疑有肠管与子宫后壁粘连。

5.临床高度怀疑恶性肿瘤。

6.异位妊娠拟采用非手术治疗时应避免穿刺,以免引起感染。

（四）操作前准备

1.环境准备

手术间消毒,室温适宜,光线明亮,检查床旁注意用屏风遮挡,以保护患者隐私。

2.物品准备

(1)手术包:弯盘2个,金属小杯1只,阴道窥器2个(检查窥器、手术窥器各1个),9号穿刺针1支,宫颈钳1把,弯钳1把,卵圆钳2把,长镊子1把,无菌纱布、棉球若干,无菌巾,大孔巾等。

(2)无菌手套。

(3)消毒液(如聚维酮碘液)。

(4)10ml或20ml注射器。

(5)试管、玻片、培养皿、生理盐水、无水乙醇、抗生素等(根据实际需要)。

3.操作者准备

(1)充分了解患者既往史、内科并发症及盆腹腔手术史。

(2)核对患者信息,确认手术适应证,排除手术禁忌证,检查知情同意书是否已经签署。

(3)穿洗手衣,戴口罩、帽子,洗手,打开无菌手术包,戴无菌手套,摆放器械。

4.患者准备

(1)签署知情同意书。

(2)测量血压、脉搏,必要时开放静脉通路。

(3)术前化验,包括血常规、凝血功能、乙型肝炎、梅毒、艾滋病等指标检测。

(4)排空膀胱,取膀胱截石位,必要时导尿。

（五）操作步骤

1.体位:膀胱截石位。

2.取9号长针头接10ml或20ml注射器,检查针头是否通畅。

3.常规消毒外阴、阴道,铺巾。

4.必要时需穿手术衣,如经阴道后穹隆穿刺取卵术。

5.双合诊检查,了解子宫、附件及宫旁组织情况,注意后穹隆是否膨隆,更换手套。

6.更换阴道窥器暴露宫颈,用宫颈钳钳夹宫颈后唇,向前提拉,充分暴露后穹隆,再次消毒阴道,尤其是后穹隆穿刺部位。

7.在阴道后穹隆中央或稍偏患侧、阴道后壁与后穹隆交界处稍下方、平行宫颈管方向缓缓刺入。

8.当针头穿透阴道壁,出现落空感后(进针约 2~3cm),立即抽取液体,如无液体抽出,可以适当改变进针深度和方向,或边退针边抽吸。

9.抽吸完毕,拔除针管针头,注意穿刺点渗血情况,如有渗血,应用无菌纱布或棉球填塞压迫止血。

10.取出宫颈钳,正确取出阴道窥器。

11.观察抽吸液性状,如为血性液体,应使之静置10min 以上,观察其是否凝集,如为脓性液,注意送细菌学检查,如欲行细胞学检查应立即涂片,待其干燥后以 95％酒精固定后送检。

12.整理物品,医疗废弃物放入医疗垃圾桶,针头丢弃入利器盒。

13.告知术后注意事项:抽出血性液体,等待"静置"结果决定进一步处理,如为不凝血,建议急诊手术。

14.填写手术记录。

(六)注意事项

1.为消除患者的紧张情绪,操作者应态度和蔼,并向患者解释操作的必要性。

2.术中注意穿刺部位准确,从阴道后穹隆中点进针,穿刺方向与宫颈管平行,深入至直肠子宫陷凹,不可过分向前或向后,以免针头刺入宫体或进入直肠。

3.穿刺时针头进入直肠子宫陷凹不可过深,穿刺深度要适当,一般为 2~3cm,过深可刺入盆腔器官或穿入血管;若积液量较少,过深的针头可超过液平面抽不出液体而延误诊断;若为肿物,则选择最突出或囊性感最明显部位穿刺。

4.若有条件或病情允许,先行 B 超检查,协助诊断直肠子宫陷凹有无液体及液体量。

5.若为严重后倾后屈子宫,应尽量将子宫体纠正为前位或牵引宫颈前唇使子宫呈水平位,以免穿刺针头误入子宫肌壁。

6.经阴道后穹隆穿刺未抽出血液,不能完全排除异位妊娠,内出血量少、血肿位置高或出血局部与周围组织粘连时,均可造成假阴性。

7.抽出的液体均应涂片,行常规及细胞学检查。

8.完成后帮助患者整理好衣服,根据需要协助其起身。

(七)并发症及处理

1.血管损伤

血管损伤多因穿刺时进针方向错误,误入血管,表现为抽出的血液静置后可以凝

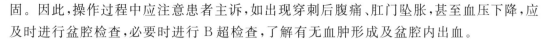

固。因此,操作过程中应注意患者主诉,如出现穿刺后腹痛、肛门坠胀,甚至血压下降,应及时进行盆腔检查,必要时进行 B 超检查,了解有无血肿形成及盆腔内出血。

2.肠管损伤

肠管损伤多因穿刺时进针方向过于靠后,伤及直肠。一般小的损伤无须特别处理;如破口较大出现相应症状,应及时请外科会诊,决定治疗方案。对盆腔轻度粘连患者,确需穿刺时可在 B 超引导下进行。

3.子宫壁损伤

子宫壁损伤多因穿刺时进针方向错误,导致误伤子宫壁。如无明显出血等征象,一般无须特别处理。

4.感染

穿刺时应严格按照无菌规则进行操作,生殖道炎症患者应在治疗后再进行穿刺,必要时同时应用抗生素。

(八)相关知识

1.经阴道后穹隆穿刺的优点和用途

直肠子宫陷凹是腹腔最低点,腹腔内如有积血、积脓或积液,时常留存于此。后穹隆的组织相对较薄,经后穹隆穿刺进行治疗、取卵、注射等操作损伤较小,且操作方便。经阴道后穹隆穿刺对于诊断和治疗许多妇产科疾病是必不可少的常用辅助方法。

2.穿刺液性状及结果判读

(1)血液

①新鲜血液:放置后迅速凝固,表明刺伤血管,应改变穿刺针方向或重新穿刺。

②陈旧性暗红色血液:静置 10min 以上不凝固表明有腹腔内出血。多见于异位妊娠、卵巢黄体破裂或脾破裂等内脏器官出血。

③小血块或不凝固的陈旧性血液:多见于陈旧性宫外孕。

④巧克力色黏稠液体:镜下见不成形碎片,多为卵巢子宫内膜异位症囊肿破裂。

(2)脓液

脓液呈黄色、黄绿色、淡巧克力色,质地稀薄或浓稠,有臭味,提示盆腔或腹腔内有化脓性病变或脓肿破裂。脓液应行细胞学涂片、细菌培养及药物敏感试验,必要时行切开引流术。

(3)炎性渗出物

炎性渗出物呈粉红色或淡黄色浑浊液体,提示盆腔及腹腔内有炎症。应行细胞学涂片、细菌培养及药物敏感试验。

(4)腹腔积液

腹腔积液有血性、浆液性或黏液性等。应送常规化验,检测项目包括比重、总细胞计数、红细胞计数、白细胞计数、蛋白定量、浆膜黏蛋白实验(Rivalta test)及细胞学检查。必要时检查抗酸杆菌、结核分枝杆菌培养及动物接种。肉眼血性腹腔积液,多疑为恶性肿瘤,应行脱落细胞检查。

三、经阴道后穹隆穿刺术流程

经阴道后穹隆穿刺术流程详见表 3-7。

表 3-7　经阴道后穹隆穿刺术流程

操作内容	完　成	未完成	备　注
1.自我介绍。			
2.核对患者信息。			
3.明确适应证,排除禁忌证,签署知情同意书。			缓解患者紧张情绪,解除思想顾虑。
4.嘱排空膀胱。			
5.戴帽子、口罩,洗手。			
6.环境准备:调好室温。注意保护隐私。			
7.物品准备。			
8.体位:取膀胱截石位,臀下垫一次性垫巾。			
9.打开手术包。			
10.戴无菌手套。			
11.外阴常规消毒。			大阴唇、小阴唇→阴阜→两大腿内侧上 1/3→会阴及肛门周围。
12.阴道常规消毒。			未旋转窥器或旋转窥器时未放松侧方螺丝,此项不得分。
13.常规铺巾。			
14.双合诊检查。			
15.更换手套。			
16.放置阴道窥器,再次消毒阴道。			
17.消毒宫颈。			
18.用宫颈钳钳夹宫颈后唇。			
19.经阴道后穹隆穿刺。			在阴道后穹隆中央或稍偏患侧,平行宫颈管方向缓缓刺入。
20.观察穿刺点有无出血,必要时取棉球压迫止血。			
21.取出宫颈钳。			
22.取出阴道窥器。			
23.标本处理。			抽出血性液体静置 10min 以上(口述)。
24.脱手套,协助患者起身。			
25.整理用物,分类处理。			
26.交代术后注意事项,书写操作记录。			

注意:操作过程中认真仔细,动作规范、熟练,无菌观念强,关爱患者。

练习题

1. 经阴道后穹隆穿刺前,患者准备中以下不正确的是　　　　　　　　　　　　(　　)

A. 测量生命体征　　　　　　　　B. 术前化验

C. 签署知情同意书　　　　　　　D. 排空小便,仰卧位躺于手术床上

E. 了解手术的必要性

2. 经阴道后穹隆穿刺未抽出不凝血的原因不包括以下哪项　　　　　　　　　(　　)

A. 内出血量少　　　　　　　　　B. 血肿位置高

C. 直肠子宫陷凹粘连　　　　　　D. 血液黏稠度高

E. 无内出血

3. 关于后穹隆穿刺的禁忌证,以下哪项是错误的　　　　　　　　　　　　　(　　)

A. 严重的盆腔粘连,直肠子宫陷凹完全被巨大肿物占据

B. 疑有肠管与子宫后壁粘连

C. 子宫内膜异位囊肿

D. 对于高度怀疑恶性肿瘤的患者应尽量避免后穹隆穿刺

E. 合并严重的阴道炎症

4. 有关后穹隆穿刺的适应证,以下哪项是错误的　　　　　　　　　　　　　(　　)

A. 对疑有腹腔内出血的患者可以抽出不凝血

B. 对疑有盆腔积脓的患者进行辅助诊断

C. 对可疑恶性肿瘤患者,可以通过穿刺留取腹腔积液进行细胞学检查

D. 可以在 B 超引导下进行包裹性积液穿刺

E. 可以对上皮性卵巢囊肿进行穿刺治疗

练习题参考答案:1. D　2. D　3. C　4. C

(刘佳、程晓东)

第七节　平产接生 Normal delivery

一、临床案例

患者,女性,31 岁,已婚,生育史 0-0-1-0,因"停经 39 周,阵发性下腹痛 12 小时"入院。平素月经规则,周期 30 天。末次月经 39 周前,量与性状同前。停经 5 周测尿妊娠试验阳性。停经 12 周建围产期保健卡,定期产前检查。停经 13 周外院 B 超检查提示"NT 1mm",产前筛查结果为低风险。停经 20 周自觉胎动,持续至今。停经 24 周外院

三维超声检查未发现异常，OGTT 数值正常。停经以来无畏寒发热，无明显头痛头晕，无视物模糊，无胸闷心悸，无皮肤瘙痒，无皮疹，无阴道流血，无下肢浮肿等不适。停经 38 周，骨盆外测量 23—26—18.5—9cm。B 超检查提示"胎儿双顶径 9.6cm，股骨长 7.3cm，羊水平段 4cm"。今停经 39 周，12h 前无明显诱因下出现阵发性下腹痛，间隔 2～3min，持续 30～60s，无阴道流血流液等不适。半小时前下腹痛同前，伴有自然破膜，阴道检查示宫口 8cm，羊水清，胎位为枕左前位，先露 S＝＋1，胎心 135 次/min。现产妇自觉便意感明显，不自觉向下屏气。宫缩间隔 1～2min，持续 40s，胎心 130 次/min，羊水清，阴道检查示宫口开全，先露 S＝＋2。

思考题

1.下一步应行哪项操作？

2.操作前需做哪些准备？

3.该项操作如何进行？操作要领有哪些？

4.会阴切开的指征有哪些？

二、平产接生操作指南

（一）目　的

使胎儿安全娩出，保护会阴，避免胎儿娩出时严重会阴裂伤。

（二）适应证

无阴道分娩禁忌。

（三）禁忌证

1.头盆严重不对称。

2.骨盆各种径线严重异常。

3.胎位异常（胎儿横位、估计胎儿体重＞3500g 的单胎臀位初产妇，以及足先露）。

4.前置胎盘（胎盘完全或部分覆盖宫颈内口）及前置血管。

5.3 次以上剖宫产手术史。

6.胎儿窘迫，短期无法经阴道分娩。

7.先兆子宫破裂。

8.胎盘早剥，短期无法经阴道分娩。

9.双胎或者多胎（第一个胎儿非头位）、连体胎儿、三胎以上者。

10.脐带脱垂，胎儿正常，估计短时间内不能经阴道分娩者。

11.有瘢痕组织或盆腔肿瘤阻碍胎先露下降者；宫颈水肿、坚硬不宜扩张者。

12.外阴或者阴道严重静脉曲张。

13.生殖道严重感染性疾病（严重淋病或者尖锐湿疣）。

14.妊娠合并肿瘤（子宫颈癌、子宫下段肌瘤、子宫颈肌瘤等）。

15.存在严重合并症和并发症。

（四）操作前准备

1.环　境

产房室温适宜,光线明亮,产床旁注意用屏风遮挡,保护患者隐私。

2.物品准备

（1）产包（见图3-1）:手术衣1件,产单1套,浴巾1条,储血器1个,血管钳2把,组织钳1把,组织剪1把,线剪1把,镊子1把,持针器1把,丝线,脐带夹或弹性橡皮圈2个,纱布若干块。

（2）无菌手套。

（3）消毒液。

（4）药品:局部麻醉药、镇静剂、抢救药品等（必要时使用）。

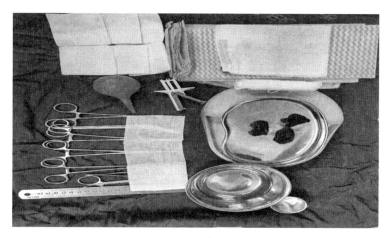

图3-1　产包

3.操作者准备

（1）全面了解产妇的妊娠分娩史,评估产妇产力、产道、胎儿和社会心理因素,相关检查排除禁忌证后,向产妇或其授权人解释操作的目的及必要性、可能的风险和需配合的事项,安慰产妇,消除紧张情绪。

（2）帮助产妇摆放体位。

（3）提前打开新生儿辐射台预热。

（4）穿洗手衣,戴帽子、口罩,洗手。

4.产妇准备

（1）签署知情同意书。

（2）初产妇宫口开全或经产妇宫口开大6cm,头高脚低位仰卧于产床上,两腿屈曲分开,充分暴露外阴部,做好分娩准备。

（五）操作步骤

1.产科洗手:用肥皂刷洗双手及前臂特别是指端。清水冲净,无菌小手巾擦干,倒

5ml消毒液于掌心,涂抹双手及前臂。

2.消毒会阴:消毒会阴2～3次,臀下铺消毒巾。消毒顺序依次为大阴唇、小阴唇、阴阜、两大腿内侧上1/3、会阴与肛门周围。

3.穿手术衣,打开无菌产包,戴无菌手套,摆放器械。

4.铺巾。

5.接产:

(1)操作者站在产妇两腿之间,当宫缩来临、产妇有便意感时指导产妇屏气用力。

(2)胎头拨露使阴唇后联合紧张时,一只手大鱼际肌顶住会阴部,宫缩时向上方托压,同时另一只手轻压胎头枕部,协助俯屈和下降。宫缩间歇时放松(防水肿)。胎头着冠时,指导产妇适时用力及呼气。

(3)胎头枕部到达耻骨弓下时,协助胎头仰伸。

(4)宫缩间歇时娩出胎头。一只手自鼻根向下挤压,挤出口鼻内黏液和羊水,另一只手继续保护会阴。

(5)协助复位和外旋转。

(6)协助前肩娩出(一只手将胎儿颈部向下轻压,另一只手保护会阴)。

(7)协助后肩娩出(一只手将胎儿颈部向上牵引,双肩娩出后保护会阴的另一只手放松)。

(8)双手协助胎体及下肢相继娩出,记录时间。

(9)在产妇臀下放置储血器或弯盘接血,以测量出血量。

6.新生儿脐带处理:胎儿娩出后,在距脐带根部0.5cm处用丝线、弹性橡皮圈或脐带夹结扎,切断脐带。推荐使用脐带夹:将脐带夹在距脐带根部0.5cm处钳夹脐带,将夹子两侧扣合,置于左手手掌心以免损伤新生儿,右手拇指沿脐带夹顶端切断脐带,再次用10%碘酊消毒断面(注意保护皮肤)待干,以干无菌纱布包盖,再用脐带卷包扎,注意扎紧以防脐带出血。

7.协助胎盘娩出:子宫收缩时,一只手握住宫底并按压,同时另一只手轻拉脐带,协助娩出胎盘,胎盘娩出至阴道口,双手捧住胎盘,向一个方向旋转牵拉,协助胎膜完整排出。

8.检查胎盘、胎膜。

9.检查软产道。

10.清理用物,分类处理。

(六)注意事项

1.操作者应在接产前作初步评估,接生时个体化指导产妇用力,并用手控制胎头娩出速度,适度保护会阴,减少会阴发生严重撕裂伤风险。

2.胎头娩出后,不宜急于娩出胎肩,等待宫缩,使胎头自然完成外旋转复位。

3.当会阴过紧或者胎儿过大,估计分娩时会阴撕裂不可避免或者母儿有病理情况急需结束分娩时,需考虑行会阴切开术。

4.推荐对早产儿(<37周)娩出后延迟脐带结扎至少60s,有利于胎盘血液转运至新生儿。

5.胎盘娩出后2h是产后出血高危期,应在分娩室观察。注意宫缩、宫底高度,以及膀胱是否充盈,会阴及阴道有无血肿,发现异常及时处理。

（七）并发症及处理

1.会阴裂伤

会阴裂伤是因为胎儿娩出时会阴的伸展程度超过了生理限度或者胎儿娩出过快,没能使会阴逐步进行生理性伸展造成的。处理:对裂伤进行修补,用可吸收线间断或者连续缝合,对合整齐,恢复原解剖结构。妥善止血,预防感染。

2.产后出血

产后出血是分娩严重并发症,指胎儿娩出后24h内,阴道分娩者出血量≥500ml或剖宫产者出血量≥1000ml。子宫收缩乏力、胎盘因素、软产道裂伤及凝血功能异常是产后出血的主要原因。处理:针对出血原因,迅速止血;补充血容量,纠正失血性休克;防止感染。

3.会阴血肿

胎儿头围较大,阴道分娩时压迫周围组织,局部血管破裂出血,容易出现产后会阴血肿。处理:对于会阴血肿的女性,应保持局部清洁,避免感染。其间可以考虑用1:5000高锰酸钾溶液坐浴,促进恢复。如果血肿较大,症状较重,机体不能自行吸收,应选择手术切开。

4.阴道壁血肿

分娩时阴道壁裂伤没有及时缝合或者缝合不佳,导致阴道内血管持续渗血并积聚于阴道壁内形成血肿。处理:产时发现较大阴道壁血肿,应立即切开,去除血块,缝扎出血点。

5.羊水栓塞

羊水栓塞是指羊水进入母体血液循环而引起的肺动脉高压、低氧血症、循环衰竭、DIC,以及多器官功能衰竭等一系列病理生理变化的过程。处理:增加氧合、血流动力学支持、抗过敏、纠正凝血功能障碍、全面监测、产科处理、器官功能损伤的对症支持治疗。

三、平产接生流程

平产接生流程详见表3-8。

表3-8　平产接生操作流程

操作内容	完　成	未完成	备　注
1.自我介绍。			
2.核对产妇信息。			
3.明确适应证,排除禁忌证,签署知情同意书。			缓解产妇紧张情绪,解除思想顾虑。
4.产妇排空膀胱(导尿)。			

续表

操作内容	完　成	未完成	备　注
5.戴帽子、口罩,洗手。			
6.环境准备:调好室温。注意保护隐私。			
7.物品准备。			
8.体位:头高脚低位仰卧于产床上,两腿屈曲分开,充分暴露外阴部,做好分娩准备。臀下垫一次性垫巾。			
9.打开产包。			
10.戴无菌手套。			
11.外阴常规消毒。			大阴唇、小阴唇→阴阜→两大腿内侧上 1/3→会阴与肛门周围。
12.常规铺巾。			
13.洗手,穿手术衣,戴无菌手套。			
14.胎头拨露使阴唇后联合紧张时,一只手大鱼际肌顶住会阴部,宫缩时向上方托压,同时另一只手轻压胎头枕部,协助俯屈和下降。			宫缩间歇时放松(防水肿)。
15.胎头枕部到达耻骨弓下时,协助胎头仰伸,若宫缩过强,嘱产妇哈气消除腹压,于宫缩间歇时屏气使胎头缓慢娩出。			
16.一只手自鼻根向下挤压,挤出口鼻内黏液和羊水,另一只手继续保护会阴。			
17.协助复位和外旋转;协助前肩娩出(一只手将胎儿颈部向下轻压,另一只手保护会阴);协助后肩娩出(一只手将胎儿颈部向上牵引,另一只手保护会阴)。			双手协助胎体及下肢相继娩出,记录时间。
18.断脐:胎儿娩出后,在距脐带根部 0.5cm 处用丝线、弹性橡皮圈或脐带夹结扎,剪断脐带,在产妇臀下放置储血器或弯盘接血,以测量出血量。			
19.断脐后,摆正体位,用吸球吸去气道黏液及羊水,擦干新生儿身上羊水(30s)。			确定呼吸道清理干净而未啼哭时,用手轻拍足底,使其啼哭。
20.Apgar 评分。			
21.处理脐带。			
22.让产妇确认新生儿性别,随后交巡回护士。			
23.协助胎盘娩出,检查胎盘、胎膜完整性。			
24.检查软产道,评估产妇宫缩情况及阴道流血量。			
25.整理用物,分类处理。			
26.交代术后注意事项,书写操作记录。			
27.分娩室观察产妇 2h。			

注意:操作过程中认真仔细、动作规范、熟练,无菌观念强,关爱患者。

练习题

1. 平产接生前外阴消毒的顺序为　　　　　　　　　　　　　　　　　　（　　）

A. 大阴唇→小阴唇→阴阜→大腿内上 1/3→会阴及肛门周围

B. 阴阜→大阴唇→小阴唇→大腿外上 1/3→会阴及肛门周围

C. 阴阜→大腿外上 1/3→大阴唇→小阴唇→会阴及肛门周围

D. 大阴唇→小阴唇→阴阜→大腿外上 1/3→会阴及肛门周围

E. 大腿内上 1/3→大阴唇→小阴唇→阴阜→会阴及肛门周围

2. 以下存在阴道分娩禁忌的是　　　　　　　　　　　　　　　　　　　（　　）

A. 单臀先露　　　　　　　B. 枕后位　　　　　C. 骨盆临界性狭窄

D. 肩先露　　　　　　　　E. 羊水过多

3. 胎儿娩出后产妇突然呛咳,感觉呼吸困难,子宫切口处持续流血,未见明显血凝块。最可能的诊断是　　　　　　　　　　　　　　　　　　　　　　　　　（　　）

A. 子宫收缩乏力　　　　　B. 羊水栓塞　　　　C. 胎盘嵌顿

D. 胎盘早剥　　　　　　　E. 子宫破裂

4. 患者足月平产一活婴,出生体重 3600g。胎儿娩出后 10min,阴道出现一阵流血,量约 100ml,外露的脐带自行延长。最可能的情况是　　　　　　　　　（　　）

A. 胎盘嵌顿　　　　　　　B. 胎盘粘连　　　　C. 胎盘植入

D. 副胎盘存在　　　　　　E. 胎盘正常剥离

5. 以下无须常规行会阴切开术的情况是　　　　　　　　　　　　　　　（　　）

A. 会阴体高　　　　　　　B. 高龄初产　　　　C. 早产儿

D. 助产前　　　　　　　　E. 胎儿娩出过慢

6. 下列关于正常枕先露分娩机转顺序,正确的是　　　　　　　　　　　（　　）

A. 衔接→下降→俯屈→内旋转→仰伸→复位及外旋转

B. 衔接→俯屈→下降→内旋转→仰伸→复位及外旋转

C. 衔接→下降→内旋转→俯屈→仰伸→复位及外旋转

D. 下降→俯屈→衔接→内旋转→仰伸→复位及外旋转

E. 下降→衔接→俯屈→内旋转→仰伸→复位及外旋转

练习题参考答案:1. A　2. D　3. B　4. E　5. E　6. A

（徐向荣、詹宏）

第八节　人工流产术 Induced abortion

一、临床案例

患者,女性,33岁,G4P2,因"停经48天,要求终止妊娠"来院。平素月经规律,末次月经48天前,自测尿妊娠试验阳性。既往已生育两子,均为阴道分娩,分别为10岁,6岁。2年前因"早孕"人工流产一次,现无再生育意愿。妇科检查:外阴已婚已产式,阴道通畅,宫颈轻度糜烂样改变,子宫前位,增大如孕50天大小,质地中等,活动度良好,无压痛,双附件区未扪及明显包块,无压痛。B超检查提示"子宫前位,7.0cm×6.8cm×6.3cm,宫腔内见孕囊,3.5cm×3.0cm×2.8cm,胚芽长0.7cm,可及心管搏动。双卵巢大小正常。"

思考题

1.操作前需进行哪些评估?

2.该项操作应如何进行? 操作过程中需注意哪些要点?

3.该项操作有哪些并发症? 应该如何预防?

二、人工流产术(负压吸引术)操作指南

(一)目　的

人工流产是意外妊娠或避孕失败的补救措施,也是因疾病等原因不适宜继续妊娠者终止妊娠的方法。人工流产分为药物流产和手术流产。手术流产可以分为负压吸引术(俗称"人流")和钳刮术。本节阐述的是负压吸引术。负压吸引术一般限定在10周以内的妊娠。

(二)适应证

1.妊娠在10周以内,非意愿性妊娠或避孕失败。

2.因存在严重心、肺等全身疾病,继续妊娠可能危及母儿生命者。

3.有家族遗传病、孕早期不良环境(如使用对胚胎发育有影响的药物、放射线接触史等),可能存在先天畸形或缺陷者。

(三)禁忌证

1.各种疾病的急性阶段。

2.生殖道炎症未经治疗者。

3.全身健康状况不良不能耐受手术者。

4.术前两次(间隔4h)测量体温,均为37.5℃以上者。

（四）操作前准备

1.环境准备

操作间术前消毒，室温适宜，光线明亮，操作床旁注意用屏风遮挡，保护患者隐私。

2.物品准备

（1）手术包：弯盘2个，金属小杯1只，阴道窥器2个（检查窥器、手术窥器各1个），宫颈钳1把，弯钳1把，卵圆钳2把，宫腔探针1把，宫颈扩棒1套，宫内节育器放置叉1把，长镊子1把，无菌纱布、棉球、宫颈消毒棉签若干，无菌巾，大孔巾等。

（2）无菌手套。

（3）消毒液（聚维酮碘液）。

（4）药品：局部麻醉药、镇静剂、抢救药品等（必要时使用）。

3.操作者准备

（1）评估患者生命体征，完善血常规、凝血功能、术前四项等相关检查。其中，超声检查要注意胎囊大小、着床位置，包括与剖宫产瘢痕的关系。

（2）详细询问病史及避孕史，特别注意高危情况，如年龄＜20岁或≥50岁，反复人流史，剖宫产后6个月内，哺乳期，生殖器畸形或并发盆腔肿瘤，子宫极度倾屈，子宫穿孔史及子宫肌瘤切除史，子宫颈手术史，带器妊娠，以及具有内外科合并症等。

（3）帮助患者摆放体位，穿洗手衣，戴帽子、口罩，洗手。打开无菌手术包，戴无菌手套，摆放器械。

4.患者准备

（1）签署知情同意书，了解负压吸宫术风险。

（2）膀胱截石位。

（五）操作步骤

1.操作者穿手术用衣裤，戴帽子、口罩。常规刷手并戴无菌袖套及手套，整理手术器械。

2.患者排空膀胱，取膀胱截石位。常规消毒外阴及阴道，垫治疗巾，套腿套，铺孔巾。

3.双合诊核查子宫位置、大小、倾屈度及附件情况，更换无菌手套。

4.放置阴道窥器，暴露宫颈，消毒阴道穹隆、宫颈、宫颈管后，用宫颈钳钳夹宫颈前唇或后唇。

5.用探针依子宫方向探测宫腔深度及子宫位置。

6.使用宫颈扩张棒，以执笔式逐号轻轻扩张宫口（扩大程度比所用吸管大0.5～1号）。如宫颈内口扩张困难，应避免强行扩张，可使用润滑剂。

7.吸管及负压的选择：根据孕周及宫腔深度，选择5～8号吸管，负压一般为400～500mmHg。

8.负压吸引操作

（1）用连接管将吸管与术前准备好的负压装置连接，测试负压。

（2）依子宫方向将吸管徐徐送入宫腔，达宫腔底部后退大约1cm，寻找胚胎着床处。

（3）开放负压 400～500mmHg，将吸管沿顺时针或逆时针方向顺序转动，并上下移动，吸到胚囊所在部位时，吸管常有震动并感到有组织物流向吸管。有子宫收缩感和宫壁粗糙感时，可折叠并捏住连接管阻断负压，撤出吸管（注意不要带负压进出宫颈口）。再将负压降低到 200～300mmHg，按上述方法在宫腔内吸引 1～2 圈，取出吸管。如组织物卡在宫颈口，可用卵圆钳将组织物取出。

9.必要时可用小刮匙轻轻地搔刮宫底及两侧宫角，检查是否已吸干净。

10.用探针测量术后宫腔深度。

11.用纱布拭净阴道，除去宫颈钳，取出阴道窥器。如需放置 IUD，可按常规操作。

12.手术结束前，将吸出物过滤，核查吸出的胎囊大小、是否完整、绒毛组织性状、是否有胚胎及其大小，并测量出血及组织物的体积。

（六）注意事项

1.供人工流产专用的电动吸引器，必须设有安全阀和负压储备装置，不得直接使用一般的电动吸引器，以防发生意外。

2.如吸引负压较大，吸管将宫壁吸住，应解除负压（打开吸管的通气孔或将吸管与所连接的负压管分离），也可应用装有减压装置的吸引器。

3.吸引时先吸孕卵着床部位，可减少出血。

4.带器妊娠者，应在术前应用超声波或 X 线检查节育器情况。人工流产时，如节育器取出困难，应进一步做定位诊断。

5.子宫倾屈明显、子宫畸形、宫角妊娠等，可在超声波监视下手术。

6.人工流产时，若未吸出绒毛胚囊，应将吸出物送病理检查。动态观察血 hCG 变化及进行超声检查。应警惕异位妊娠、残角子宫妊娠及滋养细胞疾病。

7.对高危妊娠孕妇，应在病历上标注高危标识。术前向家属及受术者说明手术难度及可能发生的并发症。将该手术作为重点手术对待，由有经验的医师承担。疑难高危手术应在区（县）以上医疗服务机构进行。

（七）并发症及处理

1.术中出血

术中出血指术中出血≥200ml，其原因为妊娠月份偏大、各类高危手术，以及所用吸管较小或负压太低，大块组织不能及时吸出而影响子宫收缩。人工流产次数多、子宫收缩不良、长期服用甾体避孕药或哺乳期子宫等均是影响子宫收缩的因素。术中出血一旦发生，应给予输液备血，应用宫缩剂加强宫缩，最有效的方法是迅速清除宫内残留组织。有子宫颈裂伤者进行缝合止血，有子宫穿孔者行子宫修补术，围手术期应用抗生素预防感染。预防术中出血的重要方法是严格掌握手术适应证，严格遵守技术操作规程，熟练手术操作技术。此外，尚应术前询问病史及检查，有无凝血机制障碍，有无多次人工流产史，以及准确判断孕周大小等。

2.人工流产综合反应

人工流产综合反应指在手术操作中或术毕时，部分患者出现心动过缓、心律不齐、血压下降、面色苍白、头晕、胸闷、大汗淋漓等一系列临床表现,严重者甚至出现晕厥、抽搐等症状。人工流产综合反应常与孕妇精神紧张、畏惧手术有关,也与不能耐受扩张宫颈、牵拉或负压过高有关。一旦发生人工流产综合反应,应立即暂停手术,平卧吸氧,静脉注射阿托品 0.5~1.0mg,50％葡萄糖液静脉注射或 5％~10％葡萄糖液静脉滴注等。预防人工流产综合反应的措施包括解除孕妇对手术的顾虑,术前进行精神安慰,手术操作轻柔。术中注意负压适当,避免反复多次吸管带有负压吸宫,或者手术在麻醉下进行。

3.子宫穿孔

子宫穿孔是人工流产术的严重并发症,预防的关键是操作者技术熟练,术中精力集中,查清子宫位置。极度屈曲的子宫于术前纠正,必要时在 B 超下操作。孕周较大、哺乳期子宫患者,术中给予宫缩剂。器械进入宫腔时动作要轻柔,并密切注视术中宫腔深度的变化、有无剧烈腹痛等,以避免子宫穿孔的发生。一旦考虑子宫穿孔的可能,应立即停止手术,并根据具体情况进行以下处理:①严密观察患者的生命体征,有无腹痛及腹腔内出血的征象;②人工流产术已完成者,如患者情况良好,无出血及腹腔内脏器损伤,可卧床休息,给予宫缩剂、抗生素,留院观察 3 天左右后可出院随访;③若人工流产术尚未完成,患者情况尚好,估计穿孔小,无内出血,可由有经验的医生,在 B 超或在腹腔镜的帮助下完成手术。

4.空吸与漏吸

空吸可能是由子宫较大、月经失调、hCG 假阳性等造成,然而也可能是异位妊娠的误诊。漏吸原因主要是操作者失误、妊娠月份过小、子宫过度倾屈位等。因此,在操作过程中应该规范操作,注意患者正确体位,术后严格检查吸出物的量与术前诊断是否相符,以减少人工流产时漏吸的发生率。因此,在吸出组织中未见绒毛等胚胎组织,或吸出组织过少与妊娠月份不符时,应将吸出物及时送病理检查,并于术后复查血 hCG 及 B 超检查。预防措施:术前认真仔细地检查,除 hCG 外,B 超应列为常规检查项目。为避免漏吸,人工流产时间宜选在孕 45 天左右。操作者对吸出物应仔细检查。

5.吸宫不全

吸宫术后,阴道流血时间持续 10 天以上者,应做 B 超检查以确定宫腔内是否有残留物。有残留物者,应及时刮宫并送病理检查。预防措施:熟练手术操作及仔细检查。若无明显感染征象,应尽早行刮宫术,刮出物送病理检查,围手术期用抗生素预防感染。若已伴有感染,通常在控制感染后再行刮宫术。

6.感染

感染多发生在吸宫不全、吸宫前有生殖道炎症未经治疗、手术未按严格无菌操作、器械与敷料消毒不严格等情况。对感染者应及时应用抗生素,一般应静脉给药。预防措施:掌握好人工流产适应证及禁忌证,有炎症者须在治愈后方可行吸宫术,手术严格无菌操作,器械或敷料严格消毒,向患者交代术后注意事项(如术后 1 个月内禁止性生活、禁盆浴,避免重体力劳动)等预防措施。

7.羊水栓塞

偶可发生在人流钳刮术中,因宫颈裂伤、胎盘剥离使血窦开放,为羊水进入血创造了条件,此时应用缩宫素,更可促使羊水栓塞的发生。预防措施:掌握好手术适应证,适时应用缩宫素。

8.手术流产造成的远期并发症及不良后果

宫颈及宫腔内粘连所致的闭经、月经过少、慢性盆腔炎。后两者又往往导致继发不孕。宫颈及宫腔内粘连的发生率近年来有增高趋势。

三、人工流产术流程

人工流产术流程详见表 3-9。

表 3-9　人工流产术流程

操作内容	完成	未完成	备注
1.自我介绍。			
2.核对患者信息。			
3.明确适应证,排除禁忌证,签署知情同意书。			缓解患者紧张情绪,解除思想顾虑。
4.嘱排空膀胱。			
5.戴帽子、口罩,洗手。			
6.环境准备:调好室温。注意保护隐私。			
7.物品准备。			
8.体位:取膀胱截石位,臀下垫一次性垫巾。			
9.打开手术包。			
10.戴无菌手套。			
11.外阴常规消毒。			大阴唇、小阴唇→阴阜→两大腿内侧上 1/3→会阴及肛门周围。
12.阴道常规消毒。			未旋转窥器或旋转窥器时未放松侧方螺丝,此项不得分。
13.常规铺巾。			
14.洗手,穿手术衣,戴无菌手套。			
15.双合诊检查。			
16.更换手套。			
17.放置阴道窥器,再次消毒阴道。			
18.消毒宫颈与宫颈管口。			
19.用探针探查宫腔。			
20.宫颈钳钳夹宫颈前唇或后唇,稍向外牵拉。			使子宫接近于水平位。
21.扩棒扩张宫颈管。			
22.选择大小合适的吸管。			

续表

操作内容	完成	未完成	备注
23.连接吸管。			吸管另一端连接在负压吸引瓶上。
24.负压吸刮宫腔。			
25.取出吸管。			注意先关闭负压,再取出吸管。
26.必要时以小号刮匙轻刮宫腔。			
27.用探针再次探查宫腔。			记录宫腔深度。
28.取出宫颈钳。			
29.取出阴道窥器。			
30.标本处理。			如有异常,送病理检查。
31.脱手套,协助患者起身。			
32.整理用物,分类处理。			
33.交代术后注意事项,书写操作记录。			

注意:操作过程中认真仔细、动作规范、熟练,无菌观念强,关爱患者。

练习题

1.女,27岁,G1P0。停经8周行手术终止妊娠。术中患者出现恶心呕吐、出汗,面色苍白,阴道流血少量。脉搏42次/min,BP 81/52mmHg。最适合的处理是　　　（　　）

A.使用升压药物,快速完成手术

B.快速补液,快速完成手术

C.立即停止手术,输血

D.立即停止手术,吸氧,静脉注射阿托品

E.立即停止手术,使用缩宫素

2.女,34岁,G5P2。停经63日,要求终止妊娠。妇科检查:子宫后屈,如孕2月余大小。术前用探针探查宫腔深10.0cm,术中金属吸管通过宫颈内口困难,再次用力后进入宫腔,深度约12.0cm。此时患者感腹痛腹胀,阴道少量流血,P 101次/min,BP 90/58mmHg,腹软,无压痛。最可能发生的人工流产术并发症是　　　（　　）

A.羊水栓塞　　　　　B.空吸　　　　　C.人工流产综合反应

D.子宫穿孔　　　　　E.宫颈裂伤

3.女,29岁。停经60日,要求终止妊娠。术中测宫腔深10.0cm,术毕测宫腔深9.5cm,吸出组织物少量,未见绒毛,阴道少量流血。再次B超探查,显示胚囊在左侧宫角处。最可能的人工流产并发症是　　　（　　）

A.人工流产综合反应　　B.子宫穿孔　　　　C.漏吸

D.空吸　　　　　　　　E.宫腔粘连

4.女性,24岁。停经8周,要求终止妊娠。人工流产术中出现心动过缓、血压下降、

面色苍白、大汗淋漓、胸闷等。最可能的原因是 　　　　　　　　　　（　　）

 A. 子宫穿孔   B. 宫颈裂伤   C. 药物过敏

 D. 宫腔感染   E. 人工流产综合反应

5. 负压吸引术危害最严重的并发症是 　　　　　　　　　　　　　　（　　）

 A. 吸宫不全   B. 漏吸   C. 出血

 D. 子宫穿孔   E. 空气栓塞

6. 出现人工流产综合反应时，首选的药物治疗是 　　　　　　　　　（　　）

 A. 缩宫素   B. 地西泮   C. 输血补液

 D. 地塞米松   E. 阿托品

7. 人工流产术后 10 天阴道流血仍较多，首先考虑 　　　　　　　　（　　）

 A. 子宫穿孔   B. 子宫复旧不良 C. 吸宫不全

 D. 子宫内膜炎   E. 宫颈裂伤

练习题参考答案：1. D 2. D 3. B 4. E 5. D 6. E 7. C

（徐向荣、詹宏）

第四章　儿科常用操作

第一节　儿童腰椎穿刺术
Lumbar puncture in children

一、临床案例

患儿,女性,5月龄,因"发热3天抽搐3次"入院。3天前发热,弛张热,最高体温40℃。今晨突发抽搐,四肢抽动,面色发绀,神志不清,持续2～3min,共发作3次。无传染病接触史,已接种卡介苗。查体:体温39℃,心率140次/min,呼吸40次/min,体重7kg,头围44cm,胸围43cm,嗜睡,头颅无畸形,前囟2cm×2cm,饱满,双肺无啰音,心律齐,心音强,腹平软,肝肋下1cm,脾肋下未及,举颈啼哭,布氏征(＋),克氏征(＋),双侧巴氏征(＋)。

 思考题

1.为明确诊断,需进行哪项操作?

2.操作前需进行哪些评估及处理?

3.该项操作应如何进行? 操作过程中需注意些什么?

4.该项操作有哪些并发症? 应该如何预防?

二、儿童腰椎穿刺术操作指南

(一)目　的

1.诊断作用:测脑脊液压力,留取脑脊液标本,协助诊断颅内病变。

2.治疗作用:鞘内注射治疗中枢神经系统白血病和镇痛。

(二)适应证

1.诊断性穿刺

(1)中枢神经系统疾病。

(2)治疗过程需检查脑脊液判断疗效。

2.治疗性穿刺

用于鞘内注射药物。

（三）禁忌证

1.颅内压明显增高，特别是怀疑后颅窝肿瘤者。

2.严重心肺疾患，全身情况差者。

3.腰穿部位皮肤感染者。

4.明显出血倾向者。

（四）操作前准备

1.患者准备

（1）核对患者姓名、住院号及相关疾病信息（年龄、病史、初步诊断）。如使用普鲁卡因麻醉需皮试。测量生命体征。

（2）核对适应证、禁忌证，有严重颅内压增高者需先予降颅压治疗。

（3）签署手术知情同意书。

（4）协助大小便，婴儿更换干净的纸尿裤，安抚患儿，必要时镇静，清场，床边隔离。

2.操作者准备

戴口罩、帽子，规范洗手。

3.物品准备

腰椎穿刺包1个，麻药（普鲁卡因或利多卡因1支），消毒液（PVP-Ⅰ），消毒棉签，培养基；同时检查各物品的消毒状态和有效日期（包括总有效期和开封后的有效期），如果是一次性物品须检查包装的气密性；治疗车和物品摆放于操作者右手边。

（五）操作步骤

1.体　位

患儿左侧卧位，背部近床沿，背平面与床面垂直，头向胸部贴近，下肢向腹部屈曲，双手抱膝使椎间隙增宽。婴幼儿可由助手固定于此体位，使患儿尽量弯腰。

2.选择适宜的穿刺点

一般常用第3、4腰椎间隙（小婴儿脊髓相对较长，可选第4、5腰椎间隙）（见图4-1）。两侧髂嵴最高点的连线与后正中线的交点为第3、4腰椎间隙或第4腰椎棘突。

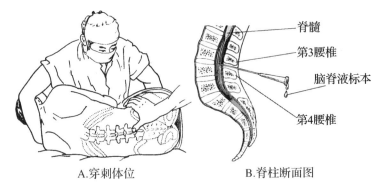

A.穿刺体位　　　　　　　B.脊柱断面图

图 4-1　腰椎穿刺点

3. 消　毒

按常规用碘酒与酒精(或 PVP-Ⅰ)进行局部皮肤消毒,消毒时沿穿刺点做同心圆消毒,由中心向外,消毒范围直径 15～20cm(覆盖 2 个椎间隙);一般消毒 3 次,注意不要有空白区,消毒外层后不能再到内层消毒。

4. 打开穿刺包,戴无菌手套,注意无菌操作;覆盖消毒洞巾,避免铺巾的手碰触到有菌的部位;检查器械,注意穿刺针是否通畅。

5. 麻　醉

双人核对麻药;助手打开麻药包,消毒安瓿及砂轮,安瓿锯痕用 75％酒精拭去玻璃碎屑,用无菌纱布包好折断安瓿;用 1％普鲁卡因或 2％利多卡因在皮内、皮下和棘间韧带局部做逐层浸润麻醉,先回抽后推药,退针时右手示指扶住针尾与注射器乳头的接头处,以防注射器和针头分离,用纱布压迫。

6. 穿　刺

用左手大拇指固定穿刺部位皮肤,右手持穿刺针身、针尖沿左手拇指指尖垂直刺入(针头可略指向患儿头侧,针头斜口向上);经韧带到硬脊膜腔时,可有阻力减轻感觉,再徐徐进针,至有"穿破纸"感觉(阻力甚小)时,表示已达蛛网膜下腔;将针芯缓慢拔出,使脑脊液自动流出,测定流速与压力,用无菌试管 2 个,各收集脑脊液 1～2ml。

7. 将针芯插回再一起拔出,用无菌纱布覆盖,压迫 3min,用胶布固定。

8. 将脑脊液送检常规、生化和培养;术后患儿应去枕平卧 4～6h,禁食 2h,告知家长如有不适立即通知医护人员。

9. 整理物品,做好穿刺记录。

(六)注意事项

1. 物品准备中,麻醉药品一般选用 2％利多卡因,如选用普鲁卡因,应询问皮试结果。

2. 如患儿有颅内高压症状,应先予降颅压治疗后再行穿刺操作。

3. 正常儿童脊髓末端较成人低,可达第 2 腰椎水平,4 岁左右达第 1 腰椎水平,因此穿刺部位严禁过高。

4. 需助手固定患儿时,患儿应为左侧卧位,背靠床沿,颈及双腿屈曲,右手从两腿间伸到左膝后,助手应面向患儿,右臂从患儿颈后绕过,右手拉住患儿伸到膝后的右手,左手按在患儿臀部,使其脊柱后凸,背与床面垂直。

5. 固定体位时不可过度屈曲患儿颈部,以免影响患儿呼吸。

6. 穿刺时操作者左手大拇指固定于穿刺点腰椎棘突,沿棘突下方进针,针头可略指向患儿头侧,针头斜口向上。

7. 拔出针芯须缓慢,以防脑脊液流速过快。

8. 脑脊液不可放出过多,以防脑疝及颅低压。

9. 脑脊液常规检查样本需及时送检,以免影响细胞计数。

10. 穿刺时如发现患儿呼吸、面色异常,应停止操作,并进行抢救。

11. 新生儿腰椎穿刺时用皮下注射用的针头较用一般腰椎穿刺针更为方便。

（七）并发症及处理

腰穿常见并发症有出血、继发局部和颅内感染、颅低压、麻药误入血液或脑脊液。

对于有凝血功能障碍者的操作需慎重。严格遵守无菌操作规范，避免一次留取脑脊液过多。麻醉时需边进针边回抽等是避免上述并发症的关键。

腰穿后头痛是因颅内压减低，牵拉三叉神经感觉支支配的脑膜及血管组织所致，多于穿刺后 24h 出现，可持续 5～8 天，头痛以前额和后枕部为著，跳痛或胀痛多见，咳嗽喷嚏时加重，可伴颈后和后背痛、恶心、呕吐、耳鸣，平卧位时头痛可减轻。应鼓励患儿大量饮水，必要时静脉输注生理盐水。

（八）相关知识

1. 脑脊液循环

脑脊液由脑室中的脉络丛产生，与血浆和淋巴液的性质相似，略带黏性。正常成年人的脑脊液约 110～200ml，比重为 1，呈弱碱性，不含红细胞，但每立方毫米中约含 5 个淋巴细胞。正常脑脊液具有一定的化学成分和压力，对维持颅内压的相对稳定有重要作用，还有营养、运输、保护等作用。在中枢神经系统内，脑脊液产生的速率为 0.3～0.5ml/min，日分泌量在 400～500ml，即人体脑脊液每天可更新 3～4 次。脑室内的脉络丛组织是产生脑脊液的主要结构。在患急性或慢性炎症、脑水肿和脉络丛乳头瘤时，脑脊液分泌明显增多，可达 5000～6000ml/d。如果脑脊液产生过多，或循环通路受阻，均可导致颅内压升高。脑脊液流经脑室系统，至矢状窦旁的蛛网膜颗粒回渗到上矢状窦回流至静脉系统。脑脊液的回流（或吸收）主要取决于颅内静脉压和脑脊液的压力差以及血脑屏障间的有效胶体渗透压。脑和脊髓的血管、神经周围间隙和室管膜也参与脑脊液的吸收。

2. 脑脊液检查结果判定

脑脊液检查结果判定见表 4-1。

表 4-1 脑脊液检查结果判定

	压力	外观	潘氏试验	白细胞计数	蛋白质	糖	氯化物	其他
正常	0.69～1.96kPa	清	—	$0～10×10^6/L$	0.2～0.4g/L	2.8～4.5mmol/L	117～127mmol/L	
化脓性脑膜炎	高	浑浊	＋＋～＋＋＋	数百至数万，多核为主	明显高	低	正常或低	涂片，培养可发现致病菌
结核性脑膜炎	高；阻塞时低	毛玻璃样	＋～＋＋	数十至数百，淋巴为主	高；阻塞时明显高	低	低	涂片或培养可见抗酸杆菌
病毒性脑膜炎	正常或高	多数清	—	正常至数百，淋巴为主	正常或稍高	正常	正常	病毒分离有时阳性
真菌性脑膜炎	高	不清	＋～＋＋	数十至数百，淋巴为主	高	低	低	墨汁染色查病原

3. 腰椎穿刺损伤的鉴别

当腰椎穿刺发现脑脊液有血时，应鉴别是损伤所致还是非损伤性出血，其方法如下：

(1)损伤性出血多有穿刺不顺利。

(2)血液自行凝固者为损伤性出血,而非损伤性蛛网膜下腔出血,由于脑脊液搏动有去血中纤维素的作用和大量脑脊液稀释的缘故,通常不自凝。

(3)三管法:用 3 个试管取脑脊液,若 3 管颜色由深变浅或转为无色则为损伤性出血,而 3 管颜色均匀一致则为非损伤性出血。

(4)离心试验:将血性脑脊液离心后,其上层若无色透明,红细胞形态正常为损伤性出血,而非损伤性出血者的红细胞皱缩。

(5)血性脑脊液经离心沉降后,其上清液溶血试验阴性者为损伤性出血,阳性者为非损伤性出血(因出血后 2h 红细胞即溶解,放出氧合血红蛋白)。

(6)脑脊液红细胞计数鉴别:损伤性血性脑脊液中红细胞比例与周围血相称,红细胞比白细胞约为 700∶1。

4.颅高压的判定

(1)主要指标:①前囟膨隆,饱满或紧张;②呼吸不规则;③瞳孔不等大;④视乳头水肿;⑤无其他原因导致的原发性高血压。

(2)次要指标:①头痛,常为弥漫性、持续性;②频繁喷射性呕吐;③惊厥,四肢肌张力增高;④昏迷;⑤予甘露醇后血压明显下降。

三、儿童腰椎穿刺术流程

儿童腰椎穿刺术流程详见表 4-2。

表 4-2　儿童腰椎穿刺术流程

操作步骤	具体内容	完　成	未完成	备　注
操作前准备	1.患儿准备:核对患儿信息;了解患儿病情,测量生命体征,明确有腰穿适应证,排除禁忌证;与患儿家长谈话,解释穿刺目的及可能并发症,签写知情同意书;协助大小便,婴儿更换干净纸尿裤,清场。			
	2.操作者准备:戴口罩、帽子,规范洗手。			
	3.物品准备:消毒物品,无菌手套,腰椎穿刺包,麻醉药,注射器,无菌纱布,胶布等;检查各种消毒物品的有效消毒日期;物品放置于操作者的右手边。			
操作过程	1.体位:嘱患儿侧卧于硬板床上,背部与床面垂直,头向前,胸部屈曲,两手抱膝紧贴腹部,使躯干呈弓形;或由助手在术者对面用一手抱住患儿头部,另一手挽住双下肢腘窝处并用力抱紧,使脊柱尽量后凸以增宽椎间隙,便于进针。			助手固定时注意颈部不可过度屈曲。

续表

操作步骤	具体内容	完 成	未完成	备 注
操作过程	2.定位：以两侧髂棘最高点连线与后正中线的交汇处为穿刺点，一般取第3、4腰椎间隙。小婴儿脊髓相对较长，可选第4、5腰椎间隙。			
	3.常规消毒：以穿刺点为中心用碘伏消毒3遍，直径约15～20cm。			
	4.打开穿刺包，戴无菌手套。			
	5.检查器械：注意穿刺包是否在消毒有效期内，检查包内物品是否完善，检查穿刺针通畅性。			注意无菌意识。
	6.铺无菌洞巾。			
	7.局麻：①核对局麻药物名称，选用2%利多卡因局部麻醉；②注射皮丘；③自皮肤到椎间韧带逐层做局部浸润麻醉，注意先回抽后推药。			
	8.穿刺：左手固定穿刺部皮肤，右手持穿刺针以垂直背部的方向缓慢刺入，注意针尖斜面向上，可稍倾向头部方向，当感到阻力突然消失有落空感时停止，将针芯慢慢抽出，见脑脊液流出，收集脑脊液标本。			操作过程中注意患儿呼吸及面色。
	9.回纳针芯，拔出穿刺针，覆盖无菌纱布，用胶布固定。			
操作后处理	1.术后再次测生命体征，交代患儿去枕平卧4～6h等注意事项。			
	2.脑脊液标本做好标记并送检（常规、生化、培养）。			
	3.垃圾分类处理，整理用物。			
	4.写好腰穿记录。			

注意：操作过程中认真仔细，动作规范、熟练，无菌观念强，关爱患儿。

练习题

1.下列哪项不是儿童腰椎穿刺术的适应证 （   ）

A.中枢神经系统感染　　　　　B.中枢神经系统白血病

C.原发性高血压脑病　　　　　D.抽搐待查

E.发热待查

2.下列儿童腰椎穿刺术穿刺点正确的是 （   ）

A.第2、3腰椎间隙　　　　　　B.第3、4腰椎间隙

C.年龄越小位置越高　　　　　D.哪个椎间隙宽选哪个

E. 一般不选第 4、5 腰椎间隙

3. 以下哪项不是儿童腰椎穿刺术的并发症　　　　　　　　　　　（　　）

A. 低颅压头痛　　　　　　　　　　B. 出血损伤

C. 继发感染　　　　　　　　　　　D. 脑水肿

E. 麻药误入脑脊液

4. 以下哪项为儿童腰椎穿刺术后的注意事项　　　　　　　　　　（　　）

A. 去枕平卧 6h，禁食 2h　　　　　B. 去枕平卧、禁食 1 天

C. 俯卧位 2h　　　　　　　　　　　D. 左侧卧位 1 天

E. 头低脚高位 2h

练习题参考答案：1.C　2.B　3.D　4.A

（陈一芳）

第二节　儿童骨髓穿刺术(胫骨)
Bone marrow aspiration in children(Tibia)

一、临床案例

患儿，男性，6 月龄，因"精神差 1 周"至当地医院就诊。查体：贫血貌，精神疲倦，浅表淋巴结未及肿大，心肺听诊无殊，腹部膨隆，肝肋下 3cm，质中，脾平脐，质偏硬，神经系统体征阴性。血常规检查示：血红蛋白 72g/L，血小板计数 48×10^9/L，白细胞计数 26×10^9/L，外周血涂片可见幼稚细胞。

 思考题

1. 为进一步明确诊断及指导治疗，下一步需进行哪项操作？

2. 操作前需进行哪些评估？

3. 该项操作应如何进行？操作过程中需注意些什么？

4. 该项操作有哪些并发症？应该如何预防？

二、儿童骨髓穿刺术(胫骨)操作指南

(一)目　的

骨髓穿刺术是通过穿刺针或导管穿刺进入骨髓腔，抽取骨髓，用以协助诊断和治疗疾病。

（二）适应证

1. 诊断性穿刺

（1）血液病的诊断、分期和疗效的评估。

（2）了解非血液系统肿瘤有无骨髓侵犯。

（3）临床疑难病例，疑有隐匿的造血淋巴系统疾病。

（4）感染性疾病或发热待查，病原生物学培养。

（5）造血干细胞培养、免疫分型及细胞遗传学分析。

2. 治疗性穿刺

（1）儿童紧急情况下输液。

（2）为骨髓移植提供骨髓来源。

（三）禁忌证

1. 血友病及有严重凝血功能障碍患者。

2. 局部皮肤感染者。

3. 生命体征不平稳（紧急输液除外）者。

（四）操作前准备

1. 患儿准备

（1）核对患儿姓名、住院号及相关疾病信息，测量生命体征。

（2）核对适应证，排除禁忌证。

（3）解释手术的目的，安抚、取得患儿家属同意和配合，签署手术知情同意书。

（4）协助患儿大小便，婴儿更换干净的纸尿裤，清场，床边隔离。

2. 操作者准备

戴口罩、帽子，规范洗手。

3. 物品准备

消毒物品、骨髓穿刺包、无菌手套、麻醉药物（普鲁卡因需皮试）、胶布、玻片、血压计及听诊器。检查各物品的消毒状态及有效日期（包括总有效期和开封后有效期）。单人操作时需要 2 副手套（穿刺成功后立即涂片，涂片完成后再戴第 2 副手套拔出穿刺针）。如果是一次性物品，须检查包装的气密性。治疗车和物品摆放于操作者右手边。

（五）操作步骤

1. 体　位

患儿仰卧位，穿刺侧小腿略外展，腘窝下垫软垫。

2. 选择适宜穿刺点

穿刺点在胫骨粗隆下 1cm 内侧胫骨平坦处。

3. 消毒、铺巾

（1）常规消毒，消毒镊持拿应为执笔式，用两把消毒镊交替传递棉球，消毒镊尖端不应超过持钳手指水平，用完的棉球和消毒镊不能放回穿刺包，镊子放在打开的清洁的穿刺包盖子上，棉球置入污物盒。

（2）消毒顺序和范围：沿穿刺点做同心圆消毒,由中心向外,消毒范围直径10～15cm,一般消毒2～3次(后一遍不超过前一遍范围)。注意不要有空白区,消毒外层后不能再到内层消毒。戴无菌手套。

（3）覆盖消毒洞巾,避免铺巾的手碰触到有菌的部位。

（4）检查器械,注意穿刺针是否通畅,注射器是否漏气及破损,穿刺针及注射器是否干燥等。

4.麻　醉

（1）助手打开麻药包：消毒安瓿及砂轮,安瓿锯痕用75%酒精拭去玻璃碎屑,用无菌纱布包好折断安瓿,双人核对麻药。

（2）麻醉进针前左手拿纱布1块。表皮和骨膜麻药推注量应多,皮下脂肪组织不推注或少量推注麻药。先在皮肤表面做一皮丘,骨膜处应以穿刺点为轴心,取左右前后3～4个点进行推注。在局麻过程中,根据患者的胖瘦程度,可大致估计出从表面到骨膜的深度及穿刺点定位是否正确,不可先完全进针后边退针边推注。

（3）退针时右手示指扶住针尾与注射器乳头的接头处,以防注射器和针头脱离。退针后立即用左手纱布按压。

5.穿刺抽骨髓

（1）调整穿刺针垫片：1.0～1.5cm,同时考虑体型及皮下脂肪厚度。

（2）穿刺：局麻后稍待片刻,先固定穿刺针长度,然后操作者用左手拇指和示指固定穿刺部位左右两侧的皮肤,右手持穿刺针与穿刺部位垂直刺入,到达骨膜后针尖向下(足侧)与胫骨长径成60°旋转刺入,达骨髓腔时可有脱空感。若无法进针,勿强行进针,以防断针,这时要考虑大理石骨病。穿刺过程中注意患儿面色与呼吸。

（3）抽吸：注射器乳突向下,注射器内预留少许空隙。取出针芯接上5～10ml干针筒抽吸骨髓,骨髓较黏稠,尤其是骨髓细胞极度增生或恶性肿瘤骨髓转移时,常需用力抽吸,当骨髓出现于针管时,即停止抽吸。骨髓小粒是骨髓取材满意的指征之一。抽吸骨髓不宜过多,以少于0.2ml为宜,否则,会稀释骨髓,不能真实地反映骨髓情况。如果需做骨髓其他检查,应在留取骨髓细胞分类计数和涂片标本后再抽取。骨髓细菌培养需要1～2ml骨髓。

（4）涂片：单人操作时需要两副手套,穿刺成功后立即涂片,涂片完成后再戴第2副手套拔出穿刺针。因骨髓中含大量幼稚细胞,容易凝固,故涂片应迅速。推片时可将骨髓滴在倾斜的玻片上,骨髓流动部分流下后留在玻片上的骨髓小粒较多。

（5）压迫止血：将针芯回纳后拔针,拔出穿刺针后按压1～2min,用胶布固定敷料,对于有出血倾向者,延长按压时间。

（6）整理物品,标本送检,书写穿刺记录。

（7）适当制动穿刺部位,预防出血,穿刺后24h内常规观察穿刺局部有无渗血。

（六）并发症及处理

1.出　血

（1）术前确认患儿有无凝血功能障碍,了解血小板减少程度或血小板功能障碍情况。

（2）对于大多数出血，延长按压时间即可控制，对于血小板减少者，可加压包扎。

（3）血小板减少或血小板功能障碍者，如出血不止可输注血小板。

2.感　染

（1）遵循无菌操作原则，穿刺部位有感染时应避开。

（2）轻微感染者可局部用药，免疫抑制患儿可能发生更严重的感染，需根据病情适当使用抗生素。

3.骨穿针断裂

（1）避免使用暴力，穿刺针进入骨质后避免大范围摆动。

（2）一旦发生，应使用血管钳夹住穿刺针远端拔出，如果无法取出，需请外科会诊。

4.其　他

其他并发症包括穿刺部位不适、骨折等，均应予对症处理。

（七）相关知识

1.抽不出骨髓有哪些可能？如何处理？

穿刺部位不佳，未达到骨髓腔；针管被皮下组织或骨块阻塞；某些疾病可能出现干抽，如骨髓纤维化、骨髓有核细胞过度增生或部分恶性肿瘤骨髓浸润。

骨髓穿刺时如因组织块堵塞针腔而抽不出骨髓，可重新插入针芯，稍加旋转或再钻入少许或退出少许，拔出针芯再行抽吸。如仍吸不出骨髓成分或仅吸出少许稀薄血液，则为干抽，需要更换其他部位再行穿刺，或者做骨髓活检。

2.判断骨髓取材良好的指标是什么？

抽取的骨髓内含有骨髓小粒是骨髓取材良好的指标。显微镜下可见骨髓特有的细胞，如巨核细胞、浆细胞、组织细胞、原始及幼稚粒、红细胞。骨髓细胞分类计数中杆状核细胞与分叶核细胞之比大于血涂片细胞分类中的杆状核细胞与分叶核细胞之比。

3.何谓白血病的 MICM 分型？如何送检标本？

对白血病进行形态学（Morphologic）、免疫学（Immunologic）、细胞遗传学（Cytogenetic）和分子生物学（Molecular biologic）分型，即为 MICM 分型。该分型需行骨髓穿刺，抽吸骨髓 0.1～0.2ml 涂片做形态学检查或细胞化学染色；抽吸 2～3ml，放入无菌肝素抗凝管内做细胞流式检查，即免疫学分型；取同样标本，做染色体分析，即细胞遗传学检查；同样标本，用 PCR 技术做肿瘤分子生物学检查（如融合基因检测）。

4.骨髓穿刺与骨髓活检有何主要区别？

骨髓穿刺用于抽吸骨髓涂片做细胞形态学检查；而骨髓活检是取骨髓组织做组织病理学检查。骨髓活检取出的材料保持了完整的骨髓组织结构，可以较全面地了解骨髓的组织形态，此点优于骨髓穿刺，例如在对骨髓增生程度及纤维化程度的判断、骨髓转移性肿瘤的诊断阳性率等方面，骨髓活检优于骨髓穿刺，而对单个细胞形态的分析上，则不及骨髓穿刺。

三、儿童骨髓穿刺术（胫骨）流程

儿童骨髓穿刺术（胫骨）流程详见表 4-3。

表 4-3　儿童骨髓穿刺术(胫骨)流程

操作步骤	具体内容	完　成	未完成	备　注
操作前准备	1.患儿准备:核对患儿信息;了解患儿病情,测量生命体征,明确有骨穿适应证,排除禁忌证;与患儿家长谈话,解释穿刺目的及可能并发症,签写知情同意书;协助大小便,婴儿更换干净纸尿裤,清场。			
	2.操作者准备:戴口罩、帽子,规范洗手。			
	3.物品准备:消毒物品,无菌手套,骨髓穿刺包,玻片,麻醉药,注射器,无菌纱布,胶布等;检查各种消毒物品的有效消毒日期;物品放置于操作者的右手边。			
操作过程	1.体位:患儿仰卧位,穿刺侧小腿略外展,腘窝下垫软垫,助手保持患儿的正确体位。			
	2.定位:穿刺点在胫骨粗隆下 1cm 内侧胫骨平坦处。			
	3.常规消毒:以穿刺点为中心用碘伏消毒 3 遍,直径约 10～15cm。			
	4.打开穿刺包,戴无菌手套。			
	5.检查器械:注意穿刺包是否在消毒有效期内,检查包内物品是否完善,检查骨穿针及注射器通畅性、密闭性,是否干燥。			注意无菌意识。
	6.铺无菌洞巾。			
	7.局麻:①核对局麻药物名称,选用 2% 利多卡因 1～2ml 局部麻醉;②注射皮丘;③自皮肤软组织逐层麻醉,注意先回抽后推药,到达骨膜面多点麻醉。			
	8.穿刺:调节骨穿针长度,左手正确固定穿刺点,右手持针与皮肤垂直缓缓钻刺而入,到达骨膜后针尖向下(足侧)与胫骨长径成 60°旋转刺入。达骨髓腔可有明显脱空感。			穿刺时避免使用暴力。
	9.留取标本:取出针芯,接 5～10ml 的注射器,抽取出 0.1～0.2ml 骨髓。			抽吸骨髓不宜过多,以免骨髓稀释。
	10.涂片:由助手帮忙完成,具体方法:将载玻片以 30°角摆放,将所抽吸骨髓滴于载玻片上部,左手水平持一干净玻片,右手用另一玻片尖端蘸取少量骨髓组织,滴于左手玻片顶部,用右手玻片边缘水平涂片。助手用铅笔在玻片磨砂面写明患儿姓名等信息。			
	11.确认取材成功后,缓慢拔针,覆盖无菌纱布,按压片刻,胶布固定。			有出血倾向者应延长按压时间。

续表

操作步骤	具体内容	完　成	未完成	备　注
操作后处理	1.再次评估患儿生命体征,适当制动,交代家长注意事项。			
	2.骨髓涂片标本及时送检。			
	3.垃圾分类处理,整理用物。			
	4.书写骨穿记录。			

注意:操作过程中认真仔细,动作规范、熟练,无菌观念强,关爱患儿。

练习题

1.下列哪项不是骨髓穿刺术的适应证　　　　　　　　　　　　　　　（　　）

A.血三系减少　　　　　　B.凝血功能障碍　　　　C.发热待查

D.肝脾肿大原因待查　　　E.白血病治疗后复查

2.以下胫骨骨髓穿刺术穿刺点的选择正确的是　　　　　　　　　　（　　）

A.膝关节下 1cm 内侧胫骨平坦处

B.胫骨粗隆下 1cm 内侧胫骨平坦处

C.胫骨粗隆下 1cm 外侧胫骨平坦处

D.腓骨小头下 1cm 内侧胫骨平坦处

E.胫骨中下 1/3 处

3.以下哪项不是骨髓穿刺术的禁忌证　　　　　　　　　　　　　　（　　）

A.血友病　　　　　　　　B.血小板减少性紫癜

C.穿刺部位皮肤感染　　　D.生命体征不平稳

E.严重躁动不合作

4.下列哪项不是骨髓穿刺的并发症　　　　　　　　　　　　　　　（　　）

A.骨折　　　　　　　　　B.出血　　　　　　　　C.穿刺针断裂

D.感染　　　　　　　　　E.贫血

5.如需做骨髓培养,需抽取骨髓液量为　　　　　　　　　　　　　（　　）

A.0.1～0.2ml　　　　　　B.1～2ml　　　　　　　C.5ml

D.10ml　　　　　　　　　E.15～20ml

练习题参考答案:1.B　2.B　3.B　4.E　5.B

（陈一芳）

第三节　体格生长指标的测量

Pediatric physical examination, growth and development measurement

一、临床案例

一女婴,出生日期为 2022 年 2 月 18 日,由母亲带来体检,体检日期为 2022 年 11 月 18 日。出生时孕 39 周,出生体重 2.4kg,身长 47cm;人工喂养(配方奶粉),6 个月添加辅食。出生后定期体检,体重数值为3.3kg(42 天)、4.6kg(3 个月)、5.8kg(6 个月);身长数值为 51cm(42 天)、56cm(3 个月)、61cm(6 个月)。

思考题

1. 儿童体格生长需测量哪些指标?
2. 测量过程中需注意些什么?
3. 如何评价该儿童营养状况并向家长解释,如何利用生长曲线图进行生长发育监测?

二、体格生长指标测量操作指南

(一)目　的

测量儿童体格生长的各项指标,判断儿童体格生长水平及营养状况,进行生长发育检测。

(二)适应证

需进行生长发育测量的儿童。

4-1　体格生长
指标测量(中、英文)

(三)禁忌证

无。

(四)操作前准备

1. 选择测量工具,物品准备,与儿童和(或)家长沟通
(1)核对儿童的姓名和年龄。
(2)根据年龄选择测量工具,杠杆秤用前需校正读数。
(3)解释测量的目的,安抚、取得儿童和(或)家长的同意和配合。
(4)测量体重:嘱儿童排空膀胱,脱鞋,只穿内衣裤,衣服不能脱去时应除去衣服重量。

（5）测量身高（身长）：3岁以下儿童选择量床或量板卧位测量身长，满3岁及以上儿童选择身高计或垂直固定于墙上的软尺，站立位测量身高；嘱儿童脱去鞋袜、帽子、外衣，女童解下头顶的发饰。

2.杠杆秤选择

儿童称重杠杆秤的选择见表4-4。

表4-4　儿童称重杠杆秤选择

年龄（岁）	杠杆秤	最大称重（kg）	精确读数（kg）
<1	盘式	10～15	0.01
1～3	坐式	20～30	0.05
3～7	站式	50	0.1
≥7	站式	100	0.1

（五）操作步骤

1.体重的测量

操作者拥抱或牵着儿童的手，将其引导至秤上；小婴儿卧于秤盘中央，幼儿坐于坐式秤上，年长儿站立于站板中央；待读数稳定后读数，读数精确到小数点后一位（0.1kg）。

2.身长和顶臀长的测量

（1）身长：引导儿童仰卧于量板中线，助手固定儿童头部，使其面朝天花板，头顶紧贴测量床头板；测量者位于儿童右侧，用左手固定儿童膝部使其双下肢伸直贴紧测量床底板，用右手移动足板，使其接触双足跟；当足板与量床（板）两侧均垂直相交时，两侧读数相同即为测量值。

（2）顶臀长：测量者用左手使儿童双腿屈膝，助手使儿童骶部紧贴底板，大腿与底板垂直，右手移动足板紧压臀部；读数方法同身长测量；读数精确到小数点后一位（0.1cm）。

3.身高和坐高的测量

（1）身高：儿童站立于测量板前，双眼平视前方，抬头挺胸，双臂自然下垂，双脚跟并拢，脚尖分开约60°，足后跟、臀部、肩胛角接触测量板，测量者移动身高计的头板，使其接触儿童头顶，头板垂直于测量板的读数即为测量值。

（2）坐高：儿童坐于坐高计凳板使骶部紧靠量板，挺身坐直，大腿紧贴凳面与躯干成直角，膝关节屈曲成直角，双脚向前平放于地面，测量者下移头板与头顶接触，读数方法同身高测量，读数精确到小数点后一位（0.1cm）。

4.头围与前囟的测量

（1）软尺测量：儿童坐位或立位或卧位，测量者位于儿童右侧，左手拇指将软尺始端（0点）固定于儿童右侧眉弓上缘处，左手中指和示指固定软尺于枕骨粗隆，手掌稳定儿童头部，右手将软尺紧贴头皮（避开发辫）经左侧眉弓上缘回到0点即为最大径头围读数（精确到0.1cm）。

（2）头围尺测量：先将尺子末端穿过始端形成圈状，测量者将头围尺从头顶套下，用左手拇指、中指和示指将头围尺固定于儿童眉弓上缘及枕骨粗隆处，右手收紧头围尺使之紧贴头皮，头围尺上下指标线所示读数为最大径头围读数（精确到 0.1cm）。

（3）前囟的测量：儿童取坐位或卧位，测量头顶矢状缝与冠状缝交叉处形成的菱形两对边的中点连线（精确到 0.1cm）。

5. 胸围的测量

3 岁以下儿童卧位或立位，3 岁以上立位测量（不可坐位）；儿童双臂自然下垂或平放，测量者位于儿童前方或右侧，用左手拇指固定软尺 0 点于乳头下缘（乳腺已发育的女孩固定于胸骨中线第 4 肋间），右手将软尺紧贴胸部，绕经背部右侧，沿两肩胛骨下角，经左侧回至 0 点，取平静呼吸时的中间读数，或吸、呼气时的平均数为胸围测量值，精确到 0.1cm。

6. 上臂围的测量（5 岁以下儿童）

测量左上臂。先测上臂中点：肩峰至鹰嘴连线的中点。将软尺绕上臂中点一周，周径与肱骨成直角，软尺轻贴皮肤，过紧或过松均会影响读数，精确到 0.1cm。

7. 皮下脂肪厚度（或皮褶厚度）的测量

常测部位：腹壁（平脐处锁骨中线部位的腹壁，皮褶方向与躯干长轴平行）、左上臂三角肌（上臂中点，皮褶方向与上臂长轴平行）、肩胛骨下角部（左肩胛骨下角稍偏外侧，皮褶与脊柱成 45°角）。用皮褶卡尺测量，测量前校正刻度为 0。测量者左手拇指和示指捏起所测部位的皮肤与皮下脂肪，使之与肌肉分离，拇指和示指间距为 3cm，右手用皮褶卡尺钳住皮褶，上下刻度线对齐所指示的读数即为皮褶厚度，精确到 0.5mm。

8. 数据解释

物品复原，数据记录，绘制生长曲线图，对该儿童的生长水平进行判读，并向家长解释。

用生长曲线图定期记录儿童的身高和体重可以直观地评价体格生长状况，便于定期纵向观察、了解生长趋势。将每次的测量值记录在生长曲线图上（见图 4-2）。

（六）注意事项

1. 操作前准备时，选择测量体重的杠杆秤时年龄的解释：<1 岁是指不足 1 周岁，1～<3 岁是指满 1 周岁到不足 3 周岁，3～<7 岁则指满 3 周岁到不足 7 周岁，≥7 岁指的是满 7 周岁及以上。测量身高和身长的年龄解释：3 周岁以内不足 3 周岁的儿童测量身长，满 3 周岁及以上的儿童测量身高。

2. 操作过程中不断与儿童交流，安慰、鼓励和表扬。

3. 操作过程中动作轻柔，注意保暖，注意保护隐私。

4. 选择生长曲线图时注意年龄及性别。

（七）并发症及处理

无。

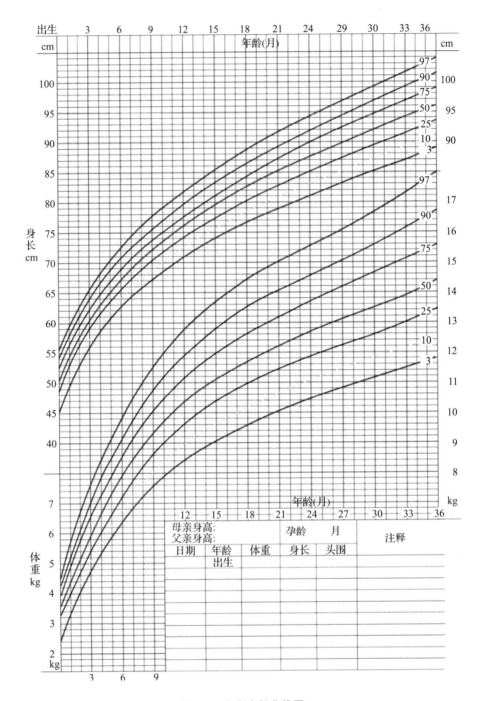

图 4-2 儿童生长曲线图

(八)相关知识

1.根据年龄估算儿童体重和身高

(1)体重的估算:正常儿童出生体重为 2.5～4.0kg;生后头 3 个月是体重增长最快时期,第 1 个月增加 1.0～1.7kg;3～4 个月时的体重为出生体重×2;12 个月时的体重=出生体重×3(10kg);1～12 岁时的体重=年龄(岁)×2+8。

(2)身高的估算:出生时平均 50cm;头 3 个月增长 11～13cm;1 岁时约 75cm(增长 25cm);2 岁时约 87cm;2～12 岁时为年龄×7+75(cm)(6～7cm/年)。

2.头围的测量

(1)与脑和颅骨的生长有关。

(2)头围测量在 2 岁以内最有价值。

(3)连续追踪测量比一次测量更重要。

(4)头围<均值－2SD,提示脑发育不良可能;头围<均值－3SD,提示脑发育不良;头围增长过速提示脑积水。

3.体格生长偏离异常的情况及其判断

(1)体重低下(underweight):年龄别体重低于均值－2SD,－2SD～－3SD 为中度,<－3SD 为重度。该指标主要反映慢性或急性营养不良。

(2)生长迟缓(stunting):年龄别身高低于均值－2SD,－2SD～－3SD 为中度,<－3SD为重度。该指标主要反映过去或长期慢性营养不良。

(3)消瘦(wasting):身高别体重低于均值－2SD,－2SD～－3SD 为中度,<－3SD为重度。该指标主要反映近期或急性营养不良。

(4)肥胖:身高别体重超过 10%～19% 为超重;20%～29% 为轻度肥胖;30%～49% 为中度肥胖;>50% 为重度肥胖。

体重指数(BMI):体重与身高的平方之比(kg/m^2)。同年龄、同性别中在 P_{85}～P_{95} 的为超重,>同年龄、同性别 P_{95} 的为肥胖。

4.正确评价儿童生长状况的前提

(1)准确的测量用具。

(2)统一的测量方法。

(3)定期纵向观察。

(4)参考人群值:①WHO(国际参照人群);②2005 年中国九大城市儿童体格生长数据(国内标准)。

5.目前的测量指标与生长曲线

目前的测量指标为儿童的现况水平,即在同年龄、同性别儿童中所处的位置,了解儿童目前的营养状况和生长水平。生长曲线图可纵向观察儿童的生长速度,掌握其生长轨迹,分析影响其生长发育的可能原因。

6.儿童体格生长评价

儿童体格生长评价包括发育水平、生长速度以及匀称程度三个方面。

(1)发育水平:将某一年龄时点所获得的某一项体格生长指标测量值与参考人群值比较,得到该儿童在同质人群中所处的位置,即为此儿童该项体格生长指标在此年龄的生长水平,通常以等级表示。评价生长水平适用于所有单项体格生长指标,可用于个体或群体儿童的评价。

早产儿体格生长有一允许的"落后"年龄范围,即在此年龄后应"追上"正常足月儿的生长。进行早产儿生长水平评价时应矫正胎龄至 40 周胎龄(足月)后再评价,身长至 40

月龄、头围至 18 月龄、体重至 24 月龄后不再矫正。

（2）生长速度：定期连续测量（纵向观察）某一单项体格生长指标，将获得的该项指标在某一年龄阶段的增长值与参照人群值比较，得到该儿童该项体格生长指标的生长速度。以生长曲线表示生长速度最简单、直观。

（3）匀称程度：是对体格生长指标之间关系的评价。

①体型匀称度：表示体型（形态）生长的比例关系。常选用身高别体重表示一定身高的相应体重增长范围，可间接反映身体的密度与充实度。将实际测量值与参照人群值比较，结果常以等级表示，2 岁以上也可用 BMI 评价。

②身材匀称：以坐高（顶臀高）/身高（长）的比值反映下肢生长状况。按实际测量计算结果与参照人群值计算结果比较。结果以匀称、不匀称表示。

三、体格生长指标测量流程

儿童体格生长指标测量流程见表 4-5。

表 4-5　儿童体格生长指标测量流程

操作步骤	具体内容	完　成	未完成	备　注
器材准备	选择适合年龄的测量工具。①采用杠杆式体重秤或电子体重秤，用于新生儿的体重测量器最大称量 10kg，最小分度值为 10g；用于儿童的最大称量为 60kg，最小分度值为 50g。②3 岁及以下儿童测量身长使用量床，3 岁以上儿童测量身高使用身高计，最小分度值为 0.1cm。③测量头围选用无伸缩性软尺，最小分度值为 0.1cm。			
	每次测量前校正体重杠杆秤零点。			
儿童准备	核对儿童年龄、性别，向家长说明测量的项目和要求（年长儿童向儿童说明），以获取家长和儿童的配合。			
	注意室内温度，脱去儿童外衣、鞋、袜、帽，仅穿单衣裤。			
	测量体重时注意让婴儿去除尿布，测量头围时女孩松开发辫。			
体重测量	①体位：根据年龄选择体位，婴儿呈躺位或坐位；②测量体重时儿童身体不能接触到其他物体；③使用杠杆式体重计称重时，放置的砝码应接近婴儿体重，并迅速调整游锤，使杠杆呈正中水平，将砝码及游锤所示读数相加；使用电子体重计称重时，待数据稳定后读数；④测量读数精确至 0.1kg。			
	记录体重时需除去衣服重量。			
	体重记录要求：以 kg 为单位记录，至小数点后 1 位。			

续表

操作步骤	具体内容	完 成	未完成	备 注
身长/身高测量	体位:测量身长时婴儿仰躺于测量床,测量身高时儿童取站位。			
	①儿童脱鞋,穿轻便的衣服或尿裤,取下发饰;②测量身长:儿童的背贴着测量床;助手固定儿童的头部,使其两耳在同一水平,头顶接触顶板;测量者立于儿童右侧,左手固定儿童膝部,使膝盖并拢,两腿伸直并贴紧底板;右手熟练移动挡板使挡板接触儿童的足跟(不是脚尖),并读数。或③测量身高:儿童脚跟并拢站立,脚尖分开约60°;两眼直视正前方,胸部挺起,两臂自然下垂;脚跟、臀部与两肩胛间三点同时接触测量后板或立柱,头部保持正中位置;移动头板顶住孩子的头部,读数。			
	测量读数应注意:测身长时,量床两侧读数一致。测量身高时,读测量板垂直交于立柱上刻度的数字,视线应与立柱上刻度的数字平行。精确到小数点后一位(0.1cm)。			
顶臀长/坐高测量	①顶臀长:体位同测身长,测量者左手使儿童双腿屈膝,助手使儿童骶部紧贴底板,大腿与底板垂直,右手移动足板紧压臀部;读数方法同身长测量。②坐高:儿童坐于坐高计凳板使骶部紧靠量板,挺身坐直,大腿紧贴凳面与躯干成直角,膝关节屈曲成直角,双脚向前平放于地面,测量者下移头板与头顶接触,读数方法同身高测量。			
	测量读数应注意:测顶臀长时,量床两侧读数一致。测量坐高时,读测量板垂直交于立柱上刻度的数字,视线应与立柱上刻度的数字平行。精确到小数点后一位(0.1cm)。			
头围和前囟测量	儿童取坐位或立位或卧位,测查者站在儿童右侧或右前方,用左手拇指将软尺零点固定于头部右侧眉弓上缘处,经枕骨粗隆及左侧眉弓上缘回至零点,使软尺紧贴头皮,记录头围。精确到小数点后一位(0.1cm)。			
	儿童取坐位,测量头顶矢状缝与冠状缝交叉处形成的菱形两对边的中点连线,记录前囟。精确到小数点后一位(0.1cm)。			
上臂围测量	测量左上臂。先测上臂中点:肩峰至鹰嘴连线的中点。将软尺绕上臂中点一周,周径与肱骨成直角,软尺轻贴皮肤,记录读数。精确到小数点后一位(0.1cm)。			

续表

操作步骤	具体内容	完 成	未完成	备 注
生长曲线图绘制	描绘该儿童按年龄、性别的体重、身长（身高）、头围，并将连续多个体重、身长（身高）、头围（出生时、3、6、9 个月时的体格指标）的描绘点连线，获得该儿童体重、身长（身高）、头围的生长轨迹或趋势。			

注意：操作过程中认真仔细，动作规范、熟练，关爱患儿。

练习题

1. 以下哪项为 2 岁儿童头围的正常值 （ ）

A. 44cm B. 46cm C. 48cm

D. 50cm E. 52cm

2. 下列有关胸围测量的叙述，正确的是 （ ）

A. 测量时两手上举 B. 胸前为两乳头连线上方

C. 背部为两肩胛下角连线 D. 取呼气时读数

E. 精确到 1cm

3. 以下有关前囟测量的叙述，正确的是 （ ）

A. 测量头顶矢状缝与冠状缝交叉处形成的菱形两对边的中点连线

B. 测量头顶矢状缝与冠状缝交叉处形成的菱形两对边长度

C. 测量头顶矢状缝与冠状缝交叉处形成的菱形两对角线长度

D. 最迟于 1 岁闭合

E. 不大于 1cm×1cm

4. 一正常发育儿童，身高 96cm，体重 14kg，最可能的年龄是 （ ）

A. 1 岁 B. 2 岁 C. 3 岁

D. 4 岁 E. 5 岁

练习题参考答案：1. C 2. C 3. A 4. C

（陈一芳）

第四节 儿童心肺复苏
Pediatric cardiopulmonary resuscitation

一、临床案例

患儿，女，13 月龄，因"咳嗽咳痰伴发热 1 周，抽搐 1 天"入院。患者有"先天性心脏病"病史。外院胸片示左心增大,双肺弥漫性密度增高影。查体:患儿哭闹不安,体重9kg,体温 39.8℃,血压 60/40mmHg,呼吸 70 次/min,心率 160 次/min,面色发绀,两肺可闻及湿啰音。心音低钝,心律齐,心前区可闻及 4/6 级收缩期隆隆样杂音。腹部稍膨隆,无明显压痛及反跳痛,肝肋下 3cm,脾左肋下 3cm。予心电监护、吸氧等对症处理,入院后 1h 心电监护仪报警,心率下降至 40 次/min,SpO_2 为 50%,呼之不应。

思考题

1.作为第一时间在场的医师,下一步需进行哪项操作?

2.操作前需进行哪些评估?

3.该项操作应如何进行?

4.该项操作过程中需注意些什么?

二、儿童心肺复苏操作指南

(一)目　的

在患儿心跳呼吸骤停的情况下,采用一组简单的技术,利用现有条件和借助有关医疗设备及药物帮助患儿重建和恢复呼吸循环功能,保护和改善大脑等重要脏器功能,促使生命功能恢复。

(二)适应证

因各种原因所造成的心跳呼吸骤停或呼吸骤停,循环呼吸功能不良或停止伴意识不清或意识丧失(包括心搏骤停、心室纤颤及心搏极弱)。

(三)禁忌证

1.绝对禁忌证

心跳呼吸功能正常。

2.相对禁忌证

(1)胸壁开放性损伤。

(2)肋骨骨折。

(3)胸廓畸形或心包压塞。

(4)对于已明确心、肺、脑等重要器官功能衰竭无法逆转者,可不必进行复苏术,如晚期癌症等。

(四)操作前准备

1.患儿准备

(1)将患儿放置于安全合适的位置(仰卧位放到硬质平面上),清场。

(2)向患儿家属解释目前患儿面临的风险和需配合的事项。

2.操作者准备

单人心肺复苏(cardio-pulmonary resuscitation,CPR)时无须准备;双人心肺复苏时,

一人对患儿进行救治，另一人根据现有条件准备有关医疗设备及药物。

3.物品准备

（1）呼吸球囊及合适大小的面罩、除颤仪、心电监护仪。

（2）静脉通路建立：止血带、消毒棉签、留置针、针筒（多个）、微泵。

（3）插管有关：喉镜、导管、气管插管导丝、胶布、剪刀。

（4）药品：肾上腺素、胺碘酮。

（五）操作步骤（详见表4-6）

1.评估现场是否安全，确保现场对施救者和患儿均是安全的。

2.判断意识：轻拍重叫；1岁以上拍肩，1岁以下拍足底。

3.启动急救反应系统（院外则打"120"急救电话，院内则让更多的医务人员协助抢救）。

4.让人准备除颤仪。

5.判断大动脉脉搏同时观察呼吸：1岁以上选择颈动脉或股动脉；1岁以下选择肱动脉。解开胸前衣服，触摸大动脉，同时观察胸部起伏。时间要求：判断脉搏和呼吸总共5到10s（轻声数1001、1002、1003、1004、1005、1006、1007的时间）。

6.胸外按压：

（1）如规定时间内发现脉搏＜60次/min或不能触及脉搏，则应开始胸外按压。

（2）按压部位：婴儿为两乳头连线中点略下方；儿童为两乳头连线中点。

（3）按压深度：至少为胸廓前后径的1/3，儿童约5cm，婴儿约4cm。

（4）按压频率：100～120次/min。

（5）其他：减少中断。尽量将中断控制在10s内；注意充分回弹；2min要换人。

常见胸外按压手法见图4-3。

①双掌法：适合成人及较大儿童。一只手掌根放置于正确部位，另一只手掌叠于其上，双臂伸直，以上身力量按压（见图4-3A）。

②单掌法：适合儿童。一只手掌根放置于正确部位，手臂伸直，以上身力量按压，另一只手提供支持。

③双手环抱拇指法：适合小于1岁婴儿的单人或双人复苏时。双拇指放置正确部位，四指与拇指同时用力（见图4-3B）。

④双指法：适合小于1岁婴儿的单人复苏时。双指放置正确部分，垂直下压（见图4-3C）。

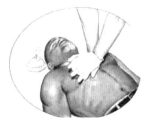 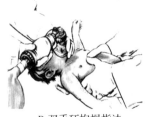 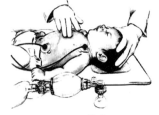

A.双掌法　　　　　　　B.双手环抱拇指法　　　　　　C.双指法

图4-3　常见胸外按压手法

7.打开气道的方法:①仰头抬颏法(见图4-4):如有氧气面罩,则用E-C法固定面罩(见图4-5)。②推举下颌法:若怀疑脊髓损伤,则使用推举下颌法。

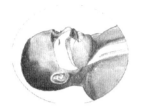 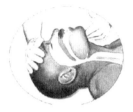

图4-4　仰头抬颏法的原理及手法

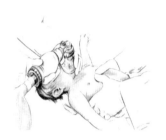 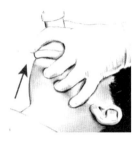

图4-5　E-C法固定氧气面罩

8.人工呼吸:连续2次,每次1s左右,避免过度通气。每次通气时患者胸部都可见隆起。

9.胸外按压与人工呼吸的比例:单人30∶2;双人15∶2。

10.每2min左右评估1次:心电波形提示是否需要除颤。

11.除颤优先意识:除颤仪到场后优先评估是否需要除颤;两种情况需要除颤,即室颤与无脉室性心动过速;两种情况无须除颤:无心电活动与无脉电活动,也称机电分离。

12.除颤后立即实施心肺复苏2min后再评估。

13.肾上腺素使用时机:无须除颤病例或第2次除颤后;肾上腺素剂量为0.01mg/kg,浓度为1∶10000,每3~5min重复1次。

14.整理物品,书写抢救记录。

(六)注意事项

1.注意鉴别儿童与成人CPR的不同点:①对于1岁以内儿童,评估反应拍足底,脉搏触摸肱动脉,单人复苏按压采用双指法,比例30∶2,深度约4cm。双人复苏改为双手环抱拇指法,比例15∶2;单人给氧,若无球囊做人工呼吸时,需将嘴覆盖婴儿的鼻和嘴;②1岁以上儿童,除了按压/呼吸比例及按压深度不同外,其余按压方法相同。

2.如有3人参加抢救,A(胸外按压)立即开始操作,B(呼吸)和C(除颤及给药等)可以在不影响整体流程的情况下一起尽快计算儿童体重、除颤能量(2、4、6、8J/kg)、肾上腺素量和胺碘酮量。

(1)B在通气之前,注意清除儿童口腔分泌物,球囊到位后清楚告诉A,比例15∶2,10个循环,大声喊口号1—2—3—4—…—15、2—2—3—4—…—15、3—2—3—4—…—15…,或者B

233

计数循环次数。B应鼓励A按照最佳深度和速率进行胸外按压。

（2）C需要准备的物品：①除颤仪、心电监护仪；②建立静脉通路：止血带、消毒棉签、留置针、针筒（多个）、微泵；③插管有关物品：喉镜、导管、芯、胶布、剪刀；④药品：肾上腺素、胺碘酮。

（3）C准备好物品后尽快接心电监护、除颤仪，除颤时注意配合，准确报出除颤能量。

（4）C开通1路静脉通路后若有时间剩余准备气管插管物品，可以由B来完成，C协助，插管时注意告诉A停止按压。

（5）气管插管后，注意按压/呼吸分离，持续按压，每2～3s进行一次人工呼吸。

（6）C在1个大循环即将结束之前，应做好除颤准备姿势（即涂好导电糊、按钮拨到除颤能量），心电分析若需除颤，便可以直接除颤。

（7）第2次除颤后给肾上腺素，由C和B共同核对剂量，即C报一遍，B复述，C再次复述一遍。

（8）肾上腺素给完以后，C可以开始建立第2路静脉通路，准备好第3次除颤后的胺碘酮。接下来再次除颤准备、采集病史分析可逆性病因、病程记录等。

（9）小结C操作流程：准备物品→除颤→建立第1路静脉通路→气管插管准备→再次除颤准备→肾上腺素并气管插管→建立第2路静脉通路→胺碘酮准备→再次除颤准备→给胺碘酮→采集病史分析可逆性病因、病程记录等。

（七）并发症及处理

1.肋软骨分离和肋骨骨折

胸外按压过程中有可能会发生肋软骨分离和肋骨骨折，据文献报道发生率为25%～50%，并且肋骨骨折后可继发气胸。单纯性肋骨骨折一般无须治疗，如肋骨骨折引起连枷胸则需行胸骨牵拉术。预防措施关键在于进行心肺复苏（CPR）时，按压位置正确，深度合适，以尽量减少损伤。

2.误 吸

胃内容物反流后误吸入气管内可导致吸入性肺炎，误吸是胸外按压严重的并发症。在进行人工呼吸前，要确认气道完全通畅，并且通气时通气量不可过大，以刚好抬起胸廓为宜。早期气管内插管或经鼻气管插管可减少误吸的发生。如发现腹部明显胀气，应重新检查气道是否通畅。严重的胃扩张可能妨碍人工呼吸的进行，可将患者侧卧，缓慢按压其腹部，同时清理呼吸道。切忌在胃胀气时用力推压腹部，因有可能发生胃破裂。

3.腹部脏器破裂

肝脾撕裂为最严重的并发症，可因持续性出血而导致患者死亡。通常由于胸外按压的位置太低造成，故为预防该并发症的发生，胸外按压不能压迫剑突。在处理上，由于患者通常病情危重，宜采用输血等治疗，据报道，个别医院有手术治疗成功的病例。

（八）相关知识

电除颤相关知识及操作步骤如下。

1.评 估

了解患者病情，评估患者意识消失，颈动脉或股动脉搏动消失，濒死叹息样呼吸或呼吸停止,皮肤发绀,心音消失,血压测不出,心电图状态为室颤或室速。

2.操作前准备

(1)除颤仪处于完好备用状态,准备抢救物品、导电糊、电极片、治疗碗内放纱布5块,摆放有序。

(2)暴露胸部,清洁监护部位皮肤,贴电极片(对儿童尽可能使用儿童电极片),连接导联线。

(3)正确开启除颤仪,调至监护位置;观察监护仪上心电图波形;检查除颤仪确认设备完好,电量充足,连线正常,电极板完好。

(4)报告"患儿出现室颤,需紧急除颤"(准备时间不超过30s)。

3.操作过程

(1)将患儿摆放为复苏体位,迅速擦干患儿皮肤。

(2)选择除颤能量,单相波除颤用360J,直线双相波除颤用120J,双相指数截断(BTE)波除颤用150~200J。若操作者对除颤仪不熟悉,除颤能量建议选择200J。确认电复律状态为非同步方式。儿童首次除颤选择能量为2J/kg,第2次除颤选择能量为4J/kg(最大能量不超过10J/kg,双相波除颤总能量不超过200J)。

(3)手持电极板时不能面向自己,将手控除颤电极板涂以专用导电糊,并均匀分布于两块电极板上。

(4)电极板位置安放正确("STERNUM"电极板上缘放于胸骨右侧第2肋间,"APEX"电极板上缘置于左腋前线第4肋间),电极板与皮肤紧密接触。

(5)充电,口述"请旁人离开"。

(6)电极板压力适当;再次观察心电图示波(报告"仍为室颤")。

(7)环顾患儿四周,确定周围人员(包括自己)无直接或间接与患儿接触。

(8)双手拇指同时按压放电按钮电击除颤。

(9)除颤结束,报告"除颤成功,恢复窦性心律"。

(10)移开电极板。

(11)旋钮回位至监护;清洁除颤电极板。

(12)协助患儿取舒适卧位,密切观察生命体征变化,继续做好后续治疗;患儿病情稳定,遵医嘱停用心电监护。取下电极片,擦净皮肤。

(13)电极板正确回位,关机。

4.操作后

(1)擦干胸壁皮肤,整理患儿衣物,协助取舒适卧位,密切观察并及时记录生命体征变化。

(2)整理用物。

5.电除颤的原理

选一适当电流,在2~3ms内经胸壁(胸外电除颤)或直接经心脏(胸内电除颤)放电,使75%~100%的心肌细胞在瞬间同时除极化,处于不应期,打断导致心律失常的折返环或消除异位兴奋灶,从而使自律性最高的窦房结控制心脏搏动,达到重建窦性心律的方法。

6.电除颤的注意事项

(1)快速证实心搏骤停:患者意识消失,颈动脉或股动脉搏动消失,呼吸断续或停止,皮肤发绀,心音消失,血压测不出,瞳孔散大,心电图为室颤或室速。

(2)除颤果断、迅速、争分夺秒。

(3)心肺复苏除颤时,因每次除颤而中止胸外按压的时间要尽可能短,应在呼气末放电除颤,以减少跨胸电阻抗。

(4)患者体重和心脏大小决定电能大小的选择。

(5)电极板和局部阻抗:电极板过小、与胸壁接触不严密、电极板位置过近、电极板之间形成短路时,电流均不能通过心脏。

(6)进行除颤的同时,用药纠正酸碱失衡和电解质紊乱,有利于除颤成功。

三、儿童心肺复苏情景细节及流程

儿童心肺复苏情景细节及流程详见表4-6、表4-7。

表4-6 儿童心肺复苏情景细节

(一)三人操作

第1人	第2人	第3人（主管除颤,指挥）
"发现患儿倒地" "评估环境安全" 轻拍重叫"嘿,你怎么了?" "来人帮忙,带除颤仪" 如果是在院外,打"120"急救电话,带除颤仪	无	根据患儿体重计算除颤能量和药物剂量
解开上衣,触摸颈动脉（肱动脉）搏动,同时观察呼吸,不超过10s。 进行按压: <1岁:双指法,按压深度约4cm; 1~6岁:单掌法,按压深度约5cm; 6岁以上:双手,100~120次/min。 30:2,5个循环,注意开放气道。 15:2,10个循环	登场 "呼吸球囊准备完毕。" 15:2,10个循环	登场
停止操作 交换,立即继续操作	停止操作 交换,立即继续操作	连接监护仪(若AED,接电极片) 取下电极板,涂导电糊 选择能量,2J/kg "除颤评估" "需要除颤"按充电 "准备除颤"放置胸口 确认接触良好 "你离开,我离开,大家都离开" 确认清场,放电
停止操作,换位评估动脉 离开患者 立即继续操作	停止操作,换位 离开患者 立即继续操作	开通静脉通路 涂导电糊,选择能量,4J/kg "评估" "需要除颤"按充电 放置于胸口,确认接触良好 "你离开,我离开,大家都离开" 确认清场,放电

续表

第1人	第2人	第3人（主管除颤，指挥）
停止操作 立即继续胸外按压 停止操作，换位评估动脉 离开患者 立即继续操作	"气管插管准备完毕" 进行气管插管 立即负责给气 停止操作，换位 离开患者 立即继续操作	给予1：10000肾上腺素0.1ml/kg体重 准备气管插管 2min到了，涂导电糊，选择能量，6J/kg "评估" "需要除颤"按充电 放置于胸口，确认接触良好 "你离开，我离开，大家都离开" 确认清场，放电
停止操作，换位评估动脉 离开患者 立即继续操作	停止操作，换位 离开患者 立即继续操作	给予胺碘酮5mg/kg 询问患者家属病史，治疗可逆性病因 2min到了，涂导电糊，选择能量，8J/kg "评估" "需要除颤"按充电 放置于胸口，确认接触良好 "你离开，我离开，大家都离开" 确认清场，放电
检查动脉搏动恢复 检查自主呼吸恢复 复苏成功	复苏成功	检查心电监护呈窦律 复苏成功，护送患者进病房或监护室

（二）二人操作，含除颤仪，无肾上腺素

第1人	第2人
"发现患儿倒地" "评估环境安全" 轻拍重叫"嘿，你怎么了？" "来人帮忙，带除颤仪" 如果是在院外，打"120"急救电话，带除颤仪	根据患儿体重计算除颤能量和药物剂量
解开上衣，触摸颈动脉（肱动脉）搏动，同时观察呼吸，不超过10s 进行按压： ＜1岁：双指法，按压深度约4cm； 1～6岁：单掌法，按压深度约5cm； 6岁以上：双手，100～120次/min。 30：2，注意开放气道	登场
停止操作 离开患者 立即拿球囊下跪准备给气	连接监护仪（若AED，则接电极片） 取下电极板，涂导电糊 选择能量，2J/kg "除颤评估" "需要除颤"按充电 "准备除颤"放置胸口 确认接触良好 "你离开，我离开，大家都离开" 确认清场，放电 电极板放一边，马上按压

续表

第1人	第2人
评估动脉,看心电监护 "需要除颤"拿电极板,按充电 放置于胸口,确认接触良好 "你离开,我离开,大家都离开" 确认清场,放电 电极板放一边,马上按压	15∶2,10 个循环 拿球囊,看心电监护 离开患者 立即拿球囊,下跪准备给气
15∶2,10 个循环 拿球囊,看心电监护 离开患者 立即拿球囊,下跪准备给气	选择能量 4J/kg,评估动脉,看心电监护 "需要除颤"拿电极板,按充电 放置于胸口,确认接触良好 "你离开,我离开,大家都离开" 确认清场,放电 电极板放一边,马上按压
评估动脉,看心电监护 "大动脉搏动恢复" 看胸廓起伏 "呼吸恢复" "进一步生命支持" "复苏成功" "操作完毕"	15∶2,10 个循环 拿球囊,看心电监护 拿开球囊 "复苏成功,准备护送患者进病房或监护室" "操作完毕"

（三）二人操作,无除颤仪,无肾上腺素

第1人	第2人
"发现患儿倒地" "评估环境安全" 轻拍重叫"嘿,你怎么了?" "来人帮忙,带除颤仪" 如果是在院外,打"120"急救电话,带除颤仪	无
解开上衣,触摸颈动脉（肱动脉）搏动,同时观察呼吸,不超过 10s 进行按压: <1 岁:双指法,按压深度约 4cm; 1~6 岁:单掌法,按压深度约 5cm; 6 岁以上:双手,100~120 次/min。 30∶2,注意开放气道	登场
15∶2,10 个循环	跪下 "呼吸球囊准备完毕" 给气 2 次 15∶2,10 个循环
换位,下跪,拿好呼吸球囊 给气,15∶2,10 个循环	平身,换位 15∶2,10 个循环
平身,换位,评估动脉 "大动脉搏动恢复" 看胸廓起伏 "呼吸恢复" "进一步生命支持" "复苏成功" "操作完毕"	换位,下跪,拿好呼吸球囊 拿开球囊 "复苏成功" "操作完毕"

表 4-7　儿童心肺复苏流程

操作内容	完　成	未完成	备　注
1.判断环境安全。			
2.判断病人意识:轻拍肩膀并大声呼叫患者:"小朋友,你怎么了?"			
3.呼救:启动应急反应系统(呼叫人帮忙,拨打"120"急救电话,并取来除颤仪)。			
4.检查脉搏,同时观察呼吸: ①安置体位:去枕平卧体位,放置硬质地板上。 ②解开衣物,暴露胸前皮肤。 ③判断大动脉搏动:在靠近患者侧触摸颈动脉搏动,同时看胸部起伏,判断时间 5～10s。			
5.胸外心脏按压: ①术者体位:位于患者一侧,根据个人身高及患者位置高低选用站立或跪式等体位。 ②正确定位:两乳头连线中点。 ③按压姿势:双掌法:双手掌根重叠,手指不触及胸壁,双臂肘关节绷直,垂直向下用力。 单掌法:一只手掌根放于正确位置,手臂伸直,垂直向下按压,另一只手提供支持。 ④按压幅度:胸骨下陷至少 1/3,约 5cm。 ⑤按压频率:100～120 次/min。 ⑥按压与放松时间 1:1,放松时掌根部不能离开按压部位。			
6.人工呼吸: ①开放气道:仰头抬颏法。 ②口对口通气:捏鼻→撑口→正常吸气→吹气约 1s→抬头看胸廓起伏→正常吸气→吹气→抬头看胸廓起伏。 ③若双人操作时球囊支持呼吸:患者头部正上方,提起下颌保持气道开放,使用 E-C 法将面罩固定,挤压气囊给予人工呼吸,连续送气 2 次,每次持续 1s,总时间不超过 10s,同时观察胸廓是否抬起。			
7.按压与人工呼吸比例:单人 30:2;双人 15:2。			
8.按压 2min(单人五个循环/双人 10 个循环)后,评估脉搏(总时间从评估呼吸到吹气结束:耗时 2 分 30 秒到 2 分 40 秒),判断时间 5～10s。			
9.若无效:继续 CPR;若有效(自主呼吸出现、颈动脉搏动可触及):停止按压,整理患者衣服,安慰患者,等待救援。			

注意:操作过程中认真仔细,动作规范、熟练、有急救意识,关爱患儿。

儿童心肺复苏流程如图 4-6 所示。

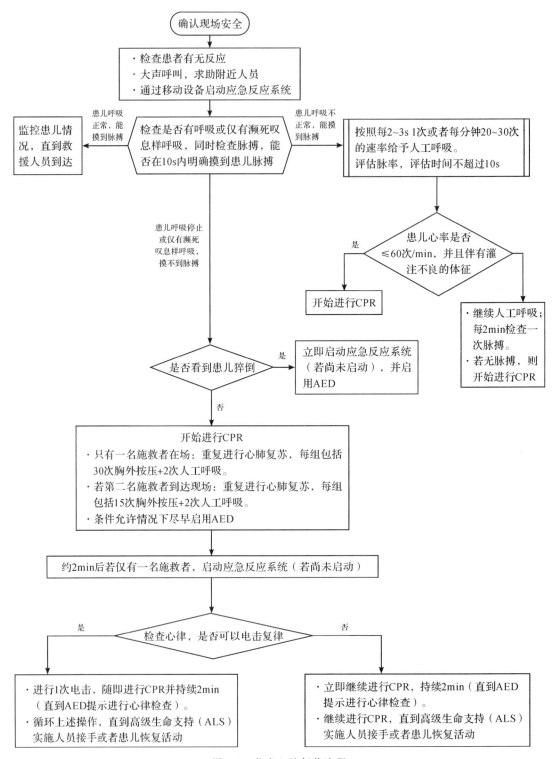

图 4-6 儿童心肺复苏流程

练习题

1.一名儿童被发现躺在床上,没有意识,没有外伤,你应该使用以下什么方法开放患儿气道? （ ）

A.仰头抬颏法　　　　B.推举下颌法

C.将舌头往前拉　　　　D.将手指放在口腔内,向前推下颌

2.当救助游泳溺水的 10 岁男童时,你发现他没有反应,没有呼吸,周围没人可以帮你,你应在什么时候拨打"120"急救电话 （ ）

A.你给小孩做 2min 心肺复苏后

B.你将小孩救上岸后

C.你做了几分钟心肺复苏后小孩仍没有反应

D.做了两次吹气,准备做胸外心脏按压前

3.急诊科送来一个无脉电活动的 5 岁患儿,20kg,心电监护示心率 30 次/min,已经气管插管、胸外心脏按压,接下来你应做以下哪项操作 （ ）

A.1:10000 肾上腺素 0.2mg 静注　　　　B.50～80J 电除颤

C.异丙肾上腺素 1mg　　　　D.经皮心脏临时起搏

4.心肺复苏时胸外按压实施者交换按压操作的时间间隔为 （ ）

A.5min　　　　B.3min　　　　C.10min　　　　D.2min　　　　E.1min

练习题参考答案:1.A 2.A 3.A 4.D

(叶盛)

第五节　新生儿复苏
Neonatal resuscitation

一、临床案例

某产妇,30 岁,孕 40⁺⁵ 周,因"发现胎心异常 1 天"入院。入院后空腹血糖 7.18mmol/L,B 超检查示羊水浑浊,胎儿双顶径 9.3cm,建议行剖宫产手术。术中见羊水Ⅲ度浑浊,手术顺利,新生儿体重 4.8kg,全身皮肤青紫,四肢略屈曲,无哭声。

思考题

1.你作为一名在场的新生儿科医生,下一步需进行哪项操作?

2.操作前需进行哪些评估?

3.该项操作应如何进行?

4.该项操作过程中需注意些什么?

二、新生儿复苏操作指南

（一）目 的

由于胎儿肺泡内液体被空气取代，胎儿循环转变为成人循环，这一过程可能出现新生儿窒息，新生儿复苏是为了使胎儿完成向新生儿的平稳过渡。

4-2 新生儿
复苏（英文）

（二）适应证

因各种原因所造成的新生儿心跳呼吸功能障碍，具体表现为哭声不畅、肌张力低和发绀等。

（三）禁忌证

1. 绝对禁忌证

心跳呼吸功能正常。

2. 相对禁忌证

（1）胸壁开放性损伤。

（2）肋骨骨折。

（3）胸廓畸形或心包压塞。

（四）操作前准备

1. 产前咨询

询问孕周、羊水、预期分娩新生儿数和母婴高危因素情况。

2. 操作者准备

洗手，戴帽子、口罩。团队分工明确，做好新生儿复苏计划。

3. 物品准备

大巾、小巾、洗耳球、听诊器、辐射床、复苏气囊、SpO_2 监测仪、气管插管物品（喉镜、导管、气管插管导丝、胶布、剪刀）和药物（肾上腺素等）、生理盐水、3 导联心电监测仪、脐静脉置管、胎粪吸引管、注射器等。

（五）操作步骤

在 ABCD 复苏原则下，新生儿复苏可分为 4 个阶段：A 阶段快速评估和初步复苏；B 阶段正压通气和氧饱和度监测；C 阶段气管插管正压通气和胸外按压；D 阶段药物和（或）扩容。具体操作步骤如下：

1. 核对产妇姓名、住院号、胎龄及孕期，羊水、胎儿情况，有无并发症。

2. 六步法洗手，戴好手套。

3. 准备和检查物品（打开辐射床，调好温度，室温 26℃，床温 32～35℃，腹壁温度 36.5℃；检查复苏气囊是否漏气；插管的喉镜是否合适，电源是否完好等），主操作者准备好大巾、小巾、听诊器、洗耳球即可。其他物品见上。

4. 分娩完成后，接过婴儿问 4 个问题：是否足月、羊水清浊、哭声有无可能、肌张力如何（简称：足羊哭肌）。

若羊水清,操作如下:

5. 婴儿轻放于保温床,摆好鼻吸气位,洗耳球先吸口腔 2 次再吸每个鼻孔各 1 次,擦干全身(接好腹壁温度及 SpO_2 监测仪,考虑 3 导联心电监护仪),轻拍足底 2 次刺激,重新摆好体位(简称:保摆吸擦刺摆)(助手参与计算肾上腺素剂量、喉镜和气管插管型号的选择、药品的配比工作)。

6. 评估婴儿心率、呼吸,听诊 6s。

若羊水混且没有活力(心率、呼吸、肌张力),操作如下:

7. 婴儿轻放于保温床,摆好鼻吸气位,准备气管插管——连接负压吸引器,胎粪吸引:深度(cm)＝体重(kg)＋6),数 1、2、3 于气管内,4 于口腔内,5 于两侧鼻孔内,拔除胎粪吸引管。后同步骤 5"擦刺摆"。

8. 评估婴儿心率、呼吸,听诊 6s,根据心率进行相应处置(表 4-8)。

表 4-8　婴儿心率大小与处置

心率	处置
若心率＞100 次/min	母婴同室;
若心率＜100 次/min 或呼吸暂停	进入B:气囊呼吸(足月儿:空气;早产儿:去氧袋给氧),左手 E-C 法,右手三指压气囊,40～60 次/min,30s(喊"1—2—3")后进入步骤 9(助手准备气管插管及脐静脉穿刺)
若心率＞100 次/min 但皮肤发绀	面罩吸氧,流量＞5L/min,30s 后进入步骤 8

9. 评估婴儿心率、呼吸,听诊 6s,根据心率进行相应处置(表 4-9)。

表 4-9　婴儿心率大小与处置

心率	处置
若心率＞100 次/min	保温,转监护室进一步处理,做好转运工作
若心率＜60 次/min	进入C:助手气管插管[深度(cm)＝体重(kg)＋6],主操作者环抱拇指法按压,3:1,1min(喊"1—2—3—吸")后进入步骤 10
若心率＞60 次/min 但＜100 次/min	回到B:检查气囊是否漏气,重新摆好体位,仰额抬颏,张开患儿口腔,洗耳球吸口 1 次,两个鼻孔各 1 次,右手增大压力用四指压气囊(简称:漏摆抬张吸压),30s 后进入步骤 9

10. 评估婴儿心率,听诊 6s(气管插管鼓气 40～60 次/min),根据心率进行相应处置(表 4-10)。

表 4-10　婴儿心率大小与处置

心率	处置
若心率＞100 次/min	保温,气管插管固定,频率 40～60 次/min,转监护室进一步处理,做好转运工作
若心率＜60 次/min	完成开放静脉通路,考虑用肾上腺素(浓度 1:10000,0.1～0.3ml/kg 静脉用;浓度 1:10000,0.5～1ml/kg 气管插管用),继续 C,3:1,1min,并完善病史,如有产时失血考虑补生理盐水 10ml/kg,5～10min 静脉注射。

11. 患儿稳定后,物品复原,垃圾归类,洗手,记录,操作完成。

（六）注意事项

重点在于配合问题,确保整个过程的流畅性。

1. 准备工作阶段:操作者主要负责整理大小巾、洗耳球及听诊器 4 样物品,助手整理其余物品并检查,并设好辐射床温度。

2. A 阶段:在操作者操作时,助手在"擦"步骤之后先接上腹壁温度监测及 SpO_2 监测仪的连接,并完成药物(肾上腺素)量的计算(包括气管及静脉给药量)、喉镜和气管插管型号的选择、药品的配比工作。

3. 第一个 B 阶段:助手完成 A 阶段剩余工作的同时,重点做好气管插管的准备。

4. 第二个 B 阶段(如果出现):助手完成脐静脉穿刺准备。

5. C 阶段:助手气管插管,后用球囊通气,操作者此时行胸外按压(注意:胸外按压前有评估气管插管是否成功一步,此时助手以 40～60 次/min 频率通气,胸外按压比例为 3∶1,胸外按压后评估时,助手仍以 40～60 次/min 频率通气不中断)。

6. 如此时复苏仍未成功,操作者应先给药(首选脐静脉给药),同时行胸外按压。

7. 气管插管手法也需注意。

（七）并发症及处理

1. 新生儿气胸

医源性气胸是新生儿气胸的重要原因,常与复苏操作及正压通气应用不当有关,临床表现多较严重。新生儿气胸的预防,关键在于熟练掌握新生儿复苏的操作规范,复苏时及时彻底清除新生儿口腔、咽喉及气管内的分泌物,胸外按压勿过频或过度用力。抢救此类患儿的关键在于及时摄床旁胸片,发现气胸后先行胸腔穿刺抽气减压,以改善呼吸、循环功能,随后尽快行胸腔闭式引流术,以确保持续排除胸腔积气,防止病情反复,从而有效提高抢救成功率。

2. 新生儿低体温

窒息复苏过程中,如不注意保暖,很容易导致新生儿低体温,引起低血糖、酸中毒、硬肿症,甚至新生儿持续肺动脉高压、肺出血、脑室内出血等严重并发症,早产儿更是如此。对早产儿尤其是极低出生体重儿,分娩前应提前升高产房温度,预热辐射抢救床,对婴儿的衣物和包被亦应提前预热。<1500g 早产儿出生后可立即予以无菌塑料袋或保鲜膜包裹颈部以下身体。如需要转运,应尽可能采取预热好的转运暖箱来保持体温。

3. 脑出血

早产儿脑组织发育不成熟,容易出现室管膜下及脑室内出血,尤其是在窒息缺氧、酸中毒等情况下,脑血流波动较大,更增加了脑出血的风险。故窒息复苏中应注意操作轻柔,避免动作粗暴,尽量避免血压和颅内压的大幅波动,避免高糖、高渗液体的快速推注,避免碳酸氢钠的不当使用,避免高浓度大剂量肾上腺素的使用,从而降低脑出血的发生风险。

4.高氧吸入相关损伤

窒息复苏中持续高氧吸入,可能导致高氧肺损伤,并增加早产儿视网膜病变的发生率。故在窒息复苏中,尤其是对于早产儿的复苏,应尽量避免使用纯氧。在复苏后应及时调低用氧浓度,并尽快停氧。

(八)相关知识

Apgar(阿普加)评分,即阿氏评分、新生儿评分。Apgar这个名字的英文字母刚好对应检查项目的英文首字母,即外貌(肤色)(Appearance)、脉搏(Pulse)、皱眉动作即对刺激的反应(Grimace)、肌张力(Activity)、呼吸(Respiration),是新生儿出生后身体状况即时评价的标准评估方法。在新生儿出生后,根据皮肤颜色、心率、呼吸、肌张力及运动、反射5项体征进行评分,每项满分2分。满10分者为正常新生儿,评分7分及其以下的新生儿考虑患有轻度窒息,评分在3分及其以下考虑患有重度窒息。

评分具体标准是:

1.皮肤颜色:评估新生儿肺部血氧交换情况。全身皮肤呈粉红色为2分,手脚末梢呈青紫色为1分,全身呈青紫色为0分。

2.心率:评估新生儿心脏跳动的强度和节律性。心搏有力且>100次/min为2分,心搏微弱且<100次/min为1分,听不到心音为0分。

3.呼吸:评估新生儿中枢和肺的成熟度。呼吸规律为2分,呼吸节律不齐(如浅而不规则或急促费力)为1分,没有呼吸为0分。

4.肌张力及运动:评估新生儿中枢反射及肌肉强健度。肌张力正常为2分,肌张力异常亢进或低下为1分,肌张力松弛为0分。

5.反射:评估新生儿对外界刺激的反应能力。弹足底或其他刺激时大声啼哭为2分,低声抽泣或皱眉为1分,毫无反应为0分。

三、新生儿复苏流程

新生儿复苏流程见图4-7、表4-11。

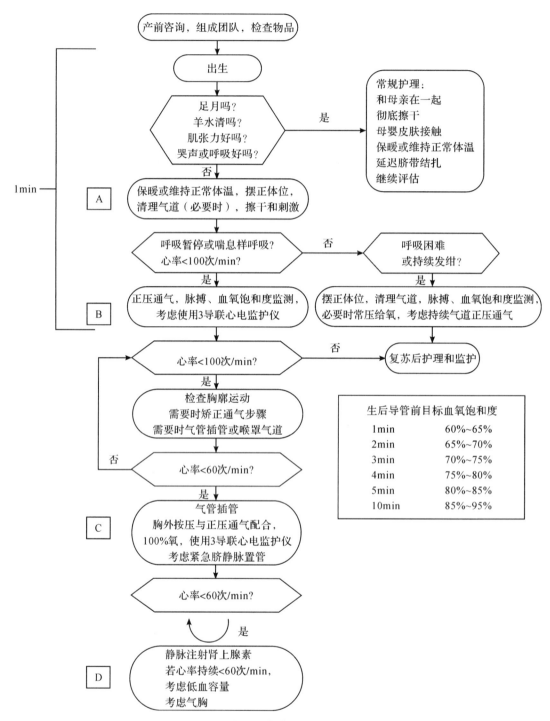

图 4-7　新生儿复苏流程(2021 年)

表 4-11　新生儿复苏流程

操作内容	完　成	未完成	备　注
1.产前咨询:核对孕产妇信息,询问孕龄、胎儿数、羊水和高危因素。			
2.人员准备:洗手,穿手术衣,戴手套,组队并分工明确。			
3.物品准备:吸引器、辐射台、氧源、氧饱和度检测仪、复苏气囊和面罩、新生儿喉镜及镜片、气管导管、胎粪吸引管、注射器、听诊器、生理盐水、盐酸肾上腺素等。			
4.快速评估:足月吗? 羊水清吗? 哭声或呼吸好吗? 肌张力好吗?			
5.初步复苏(A):保持体温,摆正体位(鼻吸气位),清理呼吸道(先吸口再吸鼻),擦干全身,移去湿巾,必要时刺激呼吸;有中心性发绀,常压给氧或持续气道正压通气(CPAP)。有条件者应做血氧饱和度监测和3导联心电监测。			若羊水胎粪污染且患儿有气道阻塞表现,需先行气管插管吸引胎粪。
6.评估:心率、呼吸。			6s 完成。
7.气囊面罩正压人工呼吸(B):(1)指征:呼吸暂停或抽泣样呼吸,心率＜100 次/min;(2)有条件,监测血氧饱和度;(3)正确选择气体;(4)面罩正确盖住口鼻;(5)频率:40～60 次/min,并做到捏占 1/3、放占 2/3 时间;持续 30s;(6)胸廓扩张不良可矫正通气:调整面罩、纠正体位、清理呼吸道、轻微张口、压力不足时增大压力或考虑气管插管;(7)停用指征:已经改善(有自主呼吸、心率＞100 次/min、肤色转红);应用无改善,改气管插管。			
8.再次评估心率,可同时评估呼吸、氧饱和度。			
9.胸外按压(C):(1)指征:正压人工呼吸后心率＜60 次/min;继续正压人工呼吸,须气管插管配合;(2)按压部位:胸骨下 1/3 段;(3)方法:拇指法,每次按压回弹手指不可离开皮肤、按压深度为胸腔前后径的 1/3;(4)胸外按压与正压人工呼吸配为 3:1,即 90 次/min 和 30 次/min;(5)停用指征:心率＞60 次/min;按压 60s 后心率＜60 次/min 需给盐酸肾上腺素。			胸外按压需与气管插管正压通气协调配合。
10.再次评估心率,可同时评估呼吸、血氧饱和度。			

续表

操作内容	完成	未完成	备注
11.药物治疗(D)：(1)肾上腺素：①指征：正压人工呼吸 30s 及配合胸外按压 60s 后，心率＜60 次/min；②剂量：脐静脉给药为 1：10000 肾上腺素 0.1～0.3ml/kg，气管内给药为 0.5～1.0ml/kg；③途径：脐静脉或气管内；④速度：快速给药。(2)扩容剂：①指征：有低血容量的新生儿(苍白、低灌注)且对复苏措施无反应时考虑扩充血容量；②扩容剂：生理盐水；③剂量：10ml/kg；④途径：脐静脉；⑤速度：要求缓慢推入(5～10min)。			
12.再次评估心率，可同时评估呼吸、血氧饱和度。			
13.复苏效果不佳，需考虑气胸、低血容量等。			
14.复苏成功后需转入新生儿监护病房。			
15.垃圾分类处理，整理用物。			
16.书写抢救操作记录。			

注意：操作过程中认真仔细，动作规范、熟练，无菌观念强，关爱患儿。

练习题

1.新生儿复苏过程中，以下哪一项是最重要和最有效的措施　　　　　　　　　（　　）

A.给氧　　　　　　　　　　　　B.施行胸外按压

C.正压人工呼吸　　　　　　　　D.给肾上腺素

2.以下哪一项是原发性呼吸暂停而不是继发性呼吸暂停的特征　　　　　　　（　　）

A.血压下降

B.心率减慢仅对肾上腺素有反应

C.喘息性呼吸仅用正压人工呼吸有效

D.对触觉刺激有反应

3.ABCD复苏方案是指　　　　　　　　　　　　　　　　　　　　　　　（　　）

A.阿氏评分、碳酸氢钠和胸外按压

B.评估、责任和危急

C.阿氏评分、血容量和协作护理

D.气道、呼吸、循环和药物

4.复苏过程中评估和决策主要基于以下哪三个体征　　　　　　　　　　　（　　）

A.呼吸、血压、肤色　　　　　　B.血压、肤色、心率

C.呼吸、心率、肤色　　　　　　D.呼吸、血压、心率

5.新生儿刚出生时,你将问有关新生儿的哪4个问题?　　　　　　(　　)

A.单胎分娩、羊水清、有呼吸和哭声、脐带有三条血管

B.足月妊娠、羊水清、有呼吸和哭声、肌张力好

C.低出生体重、羊水清、有呼吸和哭声、肤色红润

D.温暖、羊水清、有呼吸和哭声、母乳喂养

练习题参考答案:1.C　2.D　3.D　4.C　5.B

(潘佳容、叶盛)

第六节　婴儿喂养
Infant feeding

一、母乳喂养

(一)母乳喂养的优点

对婴儿

1.母乳含有最天然的营养成分,其成分能随着婴儿月龄增加而变化以适应婴儿的营养需求。

2.母乳喂养能保护婴儿免受感染、腹泻等疾病的侵袭。

3.母乳喂养能预防过敏性疾病,如湿疹、过敏性鼻炎和哮喘等疾病。

4-3　婴儿喂养（中、英文）

4.母乳喂养能促进婴儿脑细胞和智力的发育,吸吮的运动对语言能力的发展有促进作用。

5.母乳喂养能强化母婴情感纽带,为婴儿的情商培养奠定基础。

对母亲

1.母亲产后哺乳可刺激子宫收缩、复原。母亲哺乳期月经推迟,还可起到一定的避孕作用。

2.母乳喂养能降低母亲患乳腺癌和卵巢癌等疾病。

3.母乳喂养能帮助母亲尽快恢复体型。

4.母乳喂养的母亲更自信,母乳喂养对母亲与宝宝一生的交流起到重要的作用。

对家庭和社会

1.母乳喂养方便,安全又经济实惠,还能随时供应。

2.母乳喂养的孩子身体素质好,不易患病,有利于提高全民身体素质和家庭和睦。

（二）母乳喂养的姿势（宝宝的头和身体成一条直线）

1.摇篮式：母亲将婴儿抱在怀里，用一手臂的肘关节弯曲部支撑宝宝的头部，使宝宝的腹部紧贴住母亲的身体，另一只手支撑着乳房，并控制母乳流速（见图4-8）。

2.橄榄球式：让宝宝在母亲身体一侧，用前臂支撑他的背，让颈和头枕在母亲的手上。如果母亲刚刚从剖宫产手术中恢复，那么这样是一个很合适的姿势，因为这样对伤口的压力很小（见图4-9）。

3.交叉式：与摇篮式的位置一样，但是用对侧的手来支撑宝宝头部，前臂支撑身体（见图4-10）。

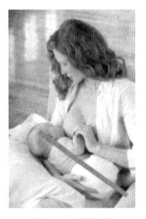 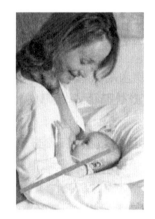 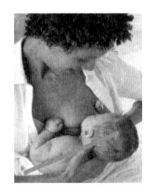

图4-8　摇篮式　　　　　　图4-9　橄榄球式　　　　　图4-10　交叉式

4.侧卧式：母亲可以在床上侧卧，让宝宝的脸朝向母亲，使宝宝的嘴和乳头保持水平，使宝宝的腹部紧贴住母亲胸腹部。这是一种比较舒适的姿势（见图4-11）。

（三）母乳喂养的过程

（1）哺乳前，母亲先洗手，用温开水清洗乳头、乳晕。

（2）哺乳时母亲应自己选择舒适的姿势，产后最初几天可取侧卧位，以后宜采用端坐位，哺

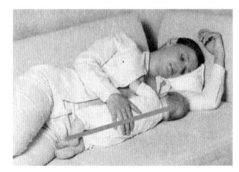

图4-11　侧卧式

乳一侧的脚稍抬高（可以置一小凳于脚下），抱婴儿于斜坐位，让婴儿的头、肩枕于哺乳侧的肘弯，用另一手的示指、中指轻夹乳晕两旁使婴儿含住大部分乳晕及乳头吸吮，并能自由地用鼻呼吸。每次哺乳时间约10～20min，应根据婴儿吸吮能力和体质强弱适当调整，以吃饱为度。

（3）哺乳结束，为防止溢乳，应将婴儿竖起直抱，头部紧靠母亲肩上，用手掌轻拍背部，帮助咽下的空气排出，然后将婴儿置右侧卧位，以防溢乳造成窒息。

二、人工喂养

人工喂养是指由于各种原因不能进行母乳喂养时,用其他奶粉冲剂代替母乳来喂养宝宝。其原因有母亲泌乳不足、回归工作等,部分是因为母亲正接受化学药物治疗或放射治疗,母亲患有急性传染病、艾滋病、乳房疱疹等疾病或者婴儿自身有疾病,如苯丙酮尿症、其他氨基酸代谢病需要特殊的奶粉喂养。

配方奶粉是以牛乳为基础的改造奶制品,相较于其他兽乳,营养成分相对更接近于人乳,更适合于婴儿的消化,所以在不能进行母乳喂养时,配方奶粉应作为优先选择的乳类来源。

(一)人工喂养的优缺点

1.优点:母乳喂养只能是母亲一个人来完成,人工喂养家庭成员可以一起分担,减轻母亲的劳累。人工喂养能够让宝宝与其他亲人有非常亲密的接触,喂奶可以让父亲进行,这对于宝宝和爸爸的关系可以有更进一步的发展,有助于家庭和谐。人工喂养每次宝宝吃了多少奶都能非常清楚。

2.缺点:各种代乳品都不含免疫物质,配方奶粉中的乳清蛋白可能会有致敏的因素,因此人工喂养的宝宝容易发生过敏,患哮喘、湿疹等过敏性疾病。喂养的奶瓶等器具消毒不严格容易细菌污染,引起婴儿腹泻、败血症等。

(二)人工喂养正确步骤

人工喂养的正确步骤如图 4-12 所示。

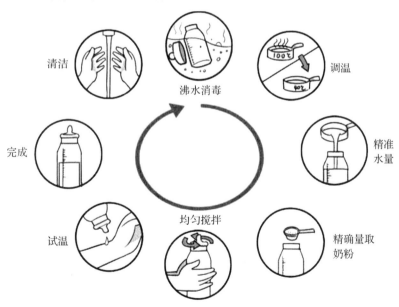

图 4-12　人工喂养的正确步骤

(三)配方奶冲调流程

配方奶冲调流程见表 4-12。

表 4-12　配方奶冲调流程

操作内容	完　成	未完成	备　注
1.确认奶粉的保质日期。			
2.准备好消毒完毕的奶瓶和奶嘴。			
3.煮沸的开水放置至合适的温度。			提倡用煮沸后放凉后的温开水冲调奶粉。
4.洗净双手。			
5.奶瓶里倒入适量的温水。			步骤不同奶粉浓度也会不同。
6.用奶粉标配的奶粉勺加入对应的奶粉勺数。			掌握多少毫升水对应多少勺奶粉量。
7.充分摇匀,让奶粉溶解。			奶粉冲好后,不能上下摇晃,否则会产生气泡,孩子喝了容易胀气。应该平行摇晃,或者再放在双手中间搓
8.喂养时,可以用手腕内侧皮肤测温,以感觉温热而不烫手为宜。			温度以感觉温热不烫手为宜。
9.坐位式喂养婴儿。			
10.调配好的奶液应立即食用,常温不能超过2h,未喝完的奶液建议尽快丢弃。			
11.喂养结束,及时清洗奶瓶和奶嘴,并在下一次喂养前消毒。			

注意:操作过程中认真仔细,动作规范、熟练,无菌观念强。

练习题

1.母乳喂养的优点,除外　　　　　　　　　　　　　　　　　　　　　（　　）

A.母乳喂养能保护婴儿免受感染、腹泻、中耳炎等疾病侵袭

B.母乳喂养能预防过敏性疾病,如哮喘、湿疹,预防肥胖、高血压等慢性病

C.母乳喂养婴儿促进脑细胞和智力的发育,吸吮的运动对语言能力的发展有促进作用

D. 母乳喂养能准确掌握宝宝的进食量

E. 母乳喂养能帮助母亲尽快恢复体型

2.母乳喂养的常用姿势是　　　　　　　　　　　　　　　　　　　　（　　）

A.摇篮式　　　　　　　B.橄榄球式　　　　　　　C.平卧式

D.交叉式　　　　　　　E.侧卧式

3.下面哪项不是母亲不能坚持母乳喂养的原因　　　　　　　　　　　（　　）

A.母乳不足　　　　　　B.母亲正接受化学治疗或放射治疗

C.母亲吸毒　　　　　　D.母亲患乙型肝炎

E. 母亲患艾滋病

4. 调制配方奶粉的正确步骤是 （ ）

A. 在调配奶粉前,应先洗净双手

B. 选用煮沸消毒后的干净奶瓶和奶嘴

C. 提倡用煮沸放凉后的温开水冲调奶粉

D. 先加奶粉,再加入适宜比例的水

E. 严格按照奶粉说明书按比例配制,避免过稀或过浓

5. 人工喂养的缺点,除外 （ ）

A. 各种代乳品都不含免疫物质

B. 喂养的奶瓶等器具消毒不严格容易细菌污染,引起婴儿腹泻、败血症等

C. 人工喂养的宝宝容易发生过敏

D. 人工喂养的宝宝容易患上哮喘、湿疹等过敏性疾病

E. 人工喂养不能够让宝宝与其他亲人有非常亲密的接触

练习题参考答案:1. D 2. C 3. D 4. D 5. E

(姚丹)

第五章 急救常见操作

第一节　成人基础生命支持
Adult basic life support

一、临床案例

你在急诊室实习,某天中午,你在护士站电脑内为患者开具药物,上级医生因抢救室传呼而临时离开,一位电工师傅爬在梯子上换走廊天花板上的灯泡。突然你听到有人大叫一声,你走出护士站时看见电工已倒在地上,通过除颤仪获取的心电图如图 5-1 所示。

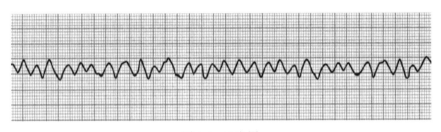

图 5-1　心电图

 思考题

1. 作为第一目击者,此刻你应该怎么办?

2. 请描述详细的抢救流程。如果有 2 人在场,如何配合来开展抢救?

3. 生存链有哪些重要环节? 实施高质量心肺复苏的要素有哪些?

二、成人基础生命支持操作指南

(一)目　的

早期识别心搏骤停,尽快启动应急反应系统,快速重建循环与呼

5-1　成人基础
心肺复苏(英文)

吸,尽快获取除颤仪并快速除颤,以挽救生命。

（二）适应证

各种原因导致的心脏和呼吸骤停。

（三）禁忌证

无绝对禁忌证,下列情况可不提供心肺复苏处理:

1.具有已签名并生效的"不进行心肺复苏"(Do not Resuscitation,DNR)的医嘱。

2.患者已出现明显的不可逆死亡征象,如尸斑、尸僵、尸体腐烂、身首异处等。

（四）操作前准备

1.抢救前应以保证环境安全为前提,包括施救者、心搏骤停者和旁观者的安全。

2.安置患者体位:将患者仰卧于硬、平的表面以利操作。

3.操作者位于患者一侧,取易于进行呼吸复苏和心脏按压的位置;如可能,戴好手套。

（五）操作步骤

1.早期评估

确定是否无反应。用双手轻轻拍击患者肩膀,大声问:"你怎么了?"

2.早期获取帮助

判断患者无反应后,大声呼救,拨打"120"或当地的急救电话并设法获得除颤仪。

3.尽早开始CPR的C-A-B步骤

(1)判断有无颈动脉搏动和有效呼吸。将2～3个手指放于喉结并轻轻向同侧移动直至到达喉结与胸锁乳突肌之间的纵沟内,用5～10s时间检查是否有颈动脉搏动,同时扫视胸廓检查有无有效呼吸。对非医护人员来说,不主张进行脉搏检查,一旦无有效呼吸,即视为无有效循环。整个评估过程不超过10s。

如果患者有脉搏但无有效呼吸,应进行呼吸复苏,每分钟进行10次呼吸,即每6秒进行一次呼吸。

如果无颈动脉搏动和有效呼吸,则开始进行胸外按压,用手掌根部置于胸骨下半段,即胸骨正中两乳头之间的按压位置上,将双肘关节伸直,借助身体向下的重力垂直按压,有节律地数次数,下压胸骨5～6cm,按每分钟100～120次的速度按压。注意:每次按压后应使胸廓回弹至正常位置。

(2)开放气道。用仰头提颏法开放气道:轻轻地用一只手将患者下颌抬高,同时另一手将患者前额向后压使头后仰。疑有外伤者采用改良性下颏前冲法开放气道。如此法无法有效地开放气道,可改用仰头提颏法。清除患者口腔内清晰可见的异物和分泌物。

通过口对口或屏障装置给予两次呼吸复苏(每次用时1s)。将患者鼻子捏住,施救者常规吸气后严密封住患者口唇进行吹气,观察胸廓是否抬起。如胸廓未抬起,可调整患者头部位置后再次尝试,如仍未成功,则进行胸外按压。

以按压30次后通气2次(每次用时1s)的步骤实施,持续进行直至除颤仪到达或专业施救者到达进行替换。如可能,每5个回合大约2min的按压与通气后或按压者感觉疲劳时更换按压人员以保证按压质量。

4.早期除颤

尽早连接除颤仪以评估节律，并按指征对室颤和无脉性室性心动过速患者实施除颤，越早除颤成功率越高，每延搁 1min，除颤成功率将下降 7%～10%。除颤后立即继续进行 2min CPR，然后再评估节律和实施后续抢救。

5.双人 CPR

专业急救人员实施双人 CPR 时，其中一人位于患者一侧进行心脏按压，另一人位于患者头部保持其气道开放并使用简易呼吸球囊按 E-C 法提供呼吸复苏。双人 CPR 时的按压速率同单人施救，30 次按压后暂停按压以进行 2 次呼吸复苏，每次通气用时 1s。有高级气道设施（如气管插管）时，按压与通气可同步进行。此时按 100～120 次/min 的速率持续不间断地进行按压，通气频率为 10 次/min（每 6s 一次）。大约每 2min 或按压者感觉疲劳时及时更换施救人员位置，并尽可能减少按压的中断（按压中断时间不超过 10s）。

专业施救者成人基础生命支持的流程见图 5-2。

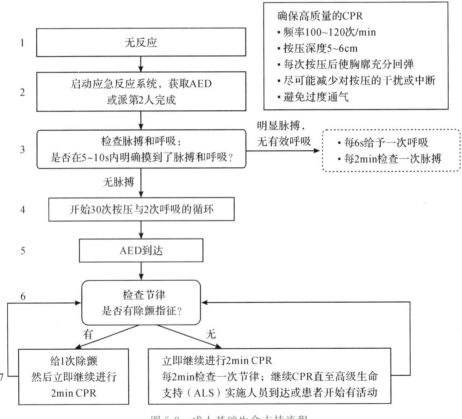

图 5-2 成人基础生命支持流程

(六)注意事项

1.CPR 质量监测

复苏时应持续监测患者的情况以评估复苏的有效性，有条件者可借助呼末二氧化碳波形图监测来判断复苏的有效性。为判断患者是否已恢复自主循环，可每 2min 进行一次评估。

2.CPR 中的特殊情况

(1)更换场所:心肺复苏应就地实施,不能为图救援者方便而移动患者,除非进行有效 CPR 后患者已恢复自主循环,或专业人员已到达可进行持续、不中断的 CPR。如果复苏所在的现场不安全,如着火的大楼内,则应将患者转移到安全区域后再开始 CPR。

(2)楼梯:患者须从楼梯上下运送时可在楼梯的顶端或尾端进行 CPR,然后快速运送至预先设定并做上标记的地点,停下来进行 CPR,并尽快到达下一地点,再进行 CPR。CPR 的停顿时间应尽可能地短(理想状态下不超过 10s)。

(3)担架:通过救护车运送患者的过程中不要中断 CPR。使用较低的担架时,复苏者可位于患者的一侧,保持按压的位置固定。对于较高的担架或运送床,复苏者可将膝盖跪于担架或床上进行心脏按压。

(七)并发症及处理

心肺复苏术的常见并发症有肋骨骨折、胸骨骨折、肋骨与胸骨分离、剑突断裂、张力性气胸、血胸、肺挫伤、肝脾撕裂伤、心脏损伤/破裂以及脂肪栓塞等。心脏按压时恰当放置手的位置,可以减少这些并发症的发生但并不能完全避免。放弃对心搏骤停者进行有效 CPR 的唯一情况是患者已死亡。需注意,切勿因害怕并发症而影响或延搁有效 CPR 的实施。

(八)相关知识

1.美国心脏协会(AHA)《2020 版心肺复苏与心血管急救指南》中的重点更新

(1)生存链的第 6 个环节——康复,被添加到了所有的成人和儿童的院内外的 4 个生存链之中。

(2)识别心搏骤停事件后,非专业施救者应立即启动应急反应系统并同时开始心肺复苏;鼓励未受过培训的施救者实施单纯按压式 CPR。该方法较易实施,复苏效果与标准心肺复苏无较大差异,且急救中心调度员更易于通过电话实施指导。紧急调度系统可利用移动电话技术向有意愿的旁观者发出提醒,指示附近发生了可能需要 CPR 或使用 AED 的事件是合理的,研究发现,该方法的运用与缩短旁观者反应时间、提高旁观者 CPR 实施率、加快除颤启动以及提高出院生存率有相关性。

(3)继续关注保证高质量心肺复苏的各要素,包括足够的按压深度(成人下压胸骨 5~6cm)和速率(100~120 次/min)、按压后胸廓的充分回弹、最大限度地减少按压中断、提供有效通气并避免过度通气等。可借助 CPR 教练角色的应用来实时监测 CPR 的质量并提供反馈和指导,以提高能改善心肺复苏成功率的心脏按压所占比例(chest compression fraction,CCF),研究显示,每提高 10%的 CCF,可使心肺复苏成功率提高 11%。

(4)医务人员应关注结合 CPR 教练角色的高效团队训练。受过良好训练的施救者组成的高效团队可以使复苏过程中的胸外按压、气道管理、除颤和用药等各项抢救措施尽快实施并使 CCF 的目标值达到 80%以上。

(5)在 CPR 期间建议使用实时的视听反馈装置来优化 CPR 效果;一项随机对照研

究显示，在提供按压深度和回弹的音频反馈后，院内心搏骤停患者的出院存活率提高了25％；如可行，使用动脉血压或呼气末一氧化碳（ETCO$_2$）等生理参数来监测和优化CPR效果。有研究数据显示，如已有气管插管或动脉置管时，使用ETCO$_2$或舒张压监测CPR效果时心搏骤停恢复自主循环（ROSC）可能性提高。调整按压目标使ETCO$_2$值至少为10mmHg，理想情况下为20mmHg或更高，作为评价CPR的质量可能很有用。

（6）由室颤或无脉性室性心动过速引起的心搏骤停，早期除颤配合高质量CPR的实施对提高生存率至关重要；对于非电击节律的患者，立即进行高质量心肺复苏并尽早使用肾上腺素可以提高生存率。

（7）认识到所有的心搏骤停事件并非完全相同，这对患者获得最佳预后至关重要，许多情况如电解质紊乱、妊娠、心脏手术后等都需要专门的针对性治疗。

（8）儿童心肺复苏：对于婴儿，单人施救者可在乳头连线正下方放置2根手指或用双拇指进行心脏按压，研究表明，与2根手指按压相比，双拇指环绕技术可能会改善CPR质量，尤其是深度；如果施救者无法达到指南建议的按压深度，则使用一只手的掌根部进行按压也是合理的；对于有脉搏但无呼吸或呼吸不足的婴幼儿，可每2～3s进行一次呼吸（20～30次/min）；对有高级气道的婴幼儿实施CPR时，可基于年龄和临床状况将呼吸频率定为每2～3s给1次（20～30次/min）。临床数据表明，1岁以下婴儿至少30次/min，较大儿童至少25次/min的较高通气频率与小儿院内心搏骤停的ROSC改善和存活率提高相关。

（9）孕妇心搏骤停的管理以孕产妇复苏为重点，必要时准备及早实行围死亡期剖宫产，以挽救婴儿生命并提高母体复苏成功率。对孕妇实施CPR时应考虑子宫侧移以缓解主动脉-下腔静脉的压迫，并关注孕期更易发生缺氧的特点，优先考虑孕妇的氧合和气道管理。

（10）心搏骤停恢复自主循环（ROSC）后治疗是生存链的一个关键组成部分，需要全面、结构化、多学科来系统实施让患者获得最佳结果的一系列措施。为确保最佳神经功能预后，对于ROSC后无法遵循指令的患者，立即开始目标温度管理非常有必要；对颅脑损伤性心搏骤停幸存者进行准确的神经功能预后监测至关重要，以确保具有显著恢复潜力的患者不会因治疗撤退而出现某些不良结果。

（11）出院时应向心搏骤停幸存者及其照顾者提供治疗、监测和康复计划，以优化家庭护理到门诊诊治之间的过渡。

2.电学治疗

（1）尽早使用自动体外除颤仪（AED）进行除颤是院前急救生存链中非常重要的环节，在院内环境下如门诊、检查区域等也可配备AED，以便对突发心搏骤停者尽早实施除颤，提高患者的生存率。

（2）院内可配备手动除颤仪，医护人员可以更快地识别可电击节律并完成除颤。对室颤和无脉性室性心动过速患者实施1次除颤后立即进行CPR的流程未改变，施救者应尽可能缩短心脏按压停顿与除颤之间的间隔，并在放电完成后立即开始CPR。《2020版心肺复苏与心血管急救指南》建议，如有可能，在2min心肺复苏后评估的前15s进行除颤仪的预充电,可减少 CPR 与除颤之间的延搁。

(3)单相波和双相波除颤仪均可用于除颤或电复律,可选择固定或递加能量类型的设备实施放电;《2020 版心肺复苏与心血管急救指南》建议,应根据设备制造商提供的推荐能量来实施除颤或电复律,如不确定,可使用设备默认的最高能量;如果首次电击终止心律失常未获成功,对于可递加型设备,后续的电击可考虑更高能量。

3.简易呼吸球囊操作规程

5-2 简易人工呼吸球囊(中文)

简易呼吸球囊也称为球囊-瓣膜-面罩装置(Bag-Valve-Mask,BVM),由人工呼吸球囊、单向瓣膜和面罩组成,可与高级气道设施一起使用。简易呼吸球囊通气是一项需要经过专门训练才能掌握的技能。操作者可使用该装置连接氧气进行通气,当未连接高级气道设施时,提供的是正压通气,因此可能会产生胃膨胀和其他并发症。

(1)适应证:为自主呼吸不充分或呼吸停止的患者提供正压人工通气支持。

(2)物品准备:口咽及鼻咽通气管;各种型号的面罩;吸引装置;带储氧袋的简易呼吸球囊及连接管。

(3)患者准备:

①确保气道开放及正确的头部位置。

②吸除气道中的异物、分泌物、血液等。

(4)操作步骤:

①连接氧气,流量为 8~15L/min,如使用带有储氧袋的简易呼吸球囊,则能增加氧浓度。

②对于未插管的患者,选择合适的面罩连接球囊,确保设备完好。

③使用 E-C 法:操作者站在患者头后侧,用面罩罩住患者口鼻,面罩窄的一端盖在鼻子侧,用一只手的大拇指及示指置于面罩顶部组成英文字母"C"并用力下压面罩,其余 3 个手指组成英文字母"E"将患者的下颌抬起,另一手挤压球囊(见图 5-3A)。两人操作时一人用 E-C 法固定面罩与开放气道,另一人挤压球囊(见图 5-3B)。

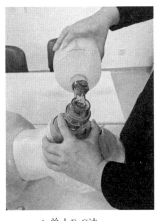

A.单人E-C法

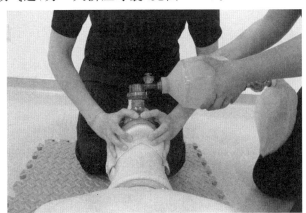

B.双人E-C法

图 5-3 单人与双人 E-C 法球囊面罩通气

④对于气管插管患者,连接球囊与气管插管,用一手保持头部的正确位置,另一手挤压球囊。

⑤若胸廓匀称地起伏,则表示潮气量充足、面罩密封良好或气管插管与球囊之间衔接紧密。

（5）注意事项:

①如果患者没有咳嗽或咽喉反射,可置入口咽通气道以保持气道通畅。

②气道压力过高或潮气量过大可导致胀气、气胸、胃膨胀、气压伤等一系列后果。为避免这些并发症,应选择合适的球囊尺寸;通气的潮气量不要太大,在通气时可见胸廓抬起即可,一般为 6～7ml/kg,每次通气用时为 1s。通气时注意不要用力过猛或频率过快。

③为防止肺过度膨胀,球囊的减压瓣膜设定的上限压力为 30～35cmH$_2$O,由于儿童的肺顺应性差以及具有较高的气道阻力,使操作者在开放减压瓣膜时不一定能观察到胸廓的上抬,此时须关闭减压瓣膜或更换无减压装置的球囊以保证较高压力梯度的送气。

④选择恰当的面罩尺寸,确保密封良好。对于未行插管的患者,单人使用简易呼吸球囊实施通气往往比较困难,为保证足够的通气,可使用双人通气技术,其中一人保持气道的开放和面罩与患者面部的密合,另一个人挤压球囊。某些情况下,单人施救时使用便携面罩装置可能更为有效。

⑤在 CPR 中,如果已放置高级气道设施,如气管插管,则复苏者不需要中断按压来进行通气,即此时可持续不间断地进行按压,呼吸复苏时,可用简易呼吸球囊连接气管插管,按 10 次/min(每 6s 给 1 次)的频率通气,避免给予过多次数呼吸和潮气量过大。

（6）并发症:

①胃胀气会导致呕吐、误吸,因此必要时可置入胃管。

②气道压力过高会导致气胸及其他气压伤。

③面罩与脸部密封不够可导致低通气而引起缺氧。

④如面罩太大,压及眼部可致眼外伤。

三、单人施救成人心肺复苏流程

单人施救成人心肺复苏流程见表 5-1。

表 5-1　单人施救成人心肺复苏流程

操作内容	完　成	未完成	备　注
1. 评估环境安全。			
2. 拍击患者双侧肩膀,判断有无反应。			
3. 呼喊求救,启动应急反应系统(EMS),并让人获取 AED。			
4. 触摸操作者同侧的颈动脉搏动,同时扫视胸部查看有无正常呼吸,用时至少 5s,不超过 10s。			
5. 将患者置于仰卧位,并放至硬质平面上。			

续表

操作内容	完　成	未完成	备　　注
6.立即开始高质量心脏按压。 (1)双手置于胸骨下半段的正确位置,以正确的姿势和手法实施按压。 (2)足够的按压频率:100～120 次/min(30 次按压在 15～18s 内完成)。 (3)足够的按压深度:下压胸骨 5～6cm。 (4)按压后让胸壁充分回弹。 (5)减少按压中断(中断时间不超过 10s)。			如有反馈装置,关注按压深度不超过 6cm。
7.实施有效的人工通气。 (1)仰头抬颏法开放气道,方法正确、动作规范。 (2)连续吹气 2 次,每次持续 1s,总时间不超过 10s。 (3)气道通畅,胸廓抬起良好,无明显漏气。 (4)无过度通气。			避免用手指压迫患者下颌的软组织。
8.按压与通气比 30∶2。			
9.AED 到达后,立即开启电源并按语音提示操作,持续抢救直至高级救援人员到场接手。			
10.如需要,每 5 个循环或约 2min 再次评估。			
11.整理患者衣物,体现人文关怀。			
12.仪表端庄、态度端正、操作熟练、动作到位。			

注意:操作过程中动作规范、熟练、关爱患者。

四、简易呼吸球囊操作流程

简易呼吸球囊操作流程见表 5-2。

表 5-2　简易呼吸球囊操作流程

操作内容	完　成	未完成	备　　注
1.检查简易呼吸球囊、面罩的功能状态并连接储氧袋和氧气,调整氧流量至 8～15L/min。			
2.按需准备各型号口咽/鼻咽通气管、吸引装置。			
3.按需吸除气道内的分泌物、血液等。			
4.操作者站于患者头部,移去患者前胸部的厚重衣物。			
5.用 E-C 法固定面罩和开放气道。			开放婴儿气道时注意避免头部过度后仰;双人通气时,一人开放气道和扣面罩,另一人挤压球囊。
6.挤压球囊约 1/3 至一半,通气时能看见胸部起伏(成人通气量约为 500～600ml)。			一般为 6～7ml/kg,避免潮气量过大。

续表

操作内容	完 成	未完成	备 注
7.成人每 6s 通气一次（10 次/min），婴幼儿每 2～3s通气一次（20～30 次/min），每次通气用时 1s。			
8.避免过度通气。			通气时注意不要用力过猛或频率过快。
9.观察通气的有效性、患者面色与口唇改善情况，并监测氧饱和度。			
10.每 2min 评估脉搏情况一次。			
11.整理患者衣物，体现人文关怀。			
12.整理物品，正确丢弃一次性吸引管等医疗废弃物。			

注意：操作过程中动作规范、熟练，关爱患者。

练习题

1.对任何年龄患者进行胸外按压的频率是 　　　　　　　　　　　　　（　　）

A.30～40 次/min B.50～60 次/min

C.100～120 次/min D.150～200 次/min

2.成人 2 人CPR 的按压与通气比为 （　　）

A.30∶2 B.5∶1 C.20∶2 D.15∶2

3.理想状态下，心脏按压的中断应 （　　）

A.限制在 10s 内 B.患者评估需多久就停多久

C.大于 10s D.每 5min 暂停一次

4.以下哪项是高质量 CPR 的要素 （　　）

A.按 80 次/min 的频率按压 B.尽可能减少胸部回弹

C.按压深度约 2.5cm D.减少对按压的干扰

5.对于无颈部外伤证据的意识丧失患者，以下哪一项是开放气道的最佳方法（　　）

A.拉舌-手指清理法 B.仰头抬颏法

C.单纯头后仰 D.使用面罩

6.在基础生命支持流程中，单人专业施救者在判断患者反应后的下一步骤是（　　）

A.检查瞳孔 B.检查脉搏

C.启动应急反应系统 D.开始 CPR

7.以下哪项描述了胸外按压后胸廓能完全回弹 （　　）

A.每次下压胸廓 2.50～3.75cm

B. 借助身体的重量按压，使患者胸部总是处于稍稍下压状态

C. 每次按压使胸廓稍下陷，这样胸廓更容易回弹

D. 去除作用于双手的身体重量，允许胸廓回弹至正常位置

8. 成人患者心脏按压的深度建议为 （　　）

　A. 至少 2.5cm　　　　B. 至少 5cm　　　　C. 至少 7.5cm　　　　D. 至少 10cm

9. 实施成人心脏按压时应将手放于哪一位置 （　　）

　A. 上腹部　　　　　　　　　　B. 胸骨中点

　C. 胸骨的下半段上　　　　　　D. 胸骨的上半段上

10. 如何观察对患者实施的呼吸复苏是有效的 （　　）

　A. 每次呼吸复苏时腹部可见抬起　　　B. 每次呼吸复苏时胸部可见抬起

　C. 呼吸球囊被充分挤压　　　　　　　D. 通气面罩周围听到气体漏出声

练习题参考答案：1. C　2. A　3. A　4. D　5. B　6. C　7. D　8. B　9. C　10. B

（张悦怡）

第二节　成人气道梗阻（窒息）急救
Relief of adult foreign-body airway obstruction

一、临床案例

你在心内科病房轮转，清晨，患者起床并开始吃早餐，突然 4 号房间 1 床的家属大声喊叫："医生快来！我家人说不出话了！"你走进病房发现患者口唇发绀，无法说话和咳嗽，并痛苦地用双手抓着脖子。

 思考题

1. 该患者的初步诊断是什么，应立即采取什么措施？如何实施？

2. 针对目前情况所实施的操作需注意什么？

3. 如实施操作过程中患者转为昏迷应如何处理？

4. 如果遇到的是非常肥胖的患者该如何实施抢救？

5. 该抢救操作常见的并发症有哪些？如何预防？

二、成人气道梗阻（窒息）急救操作指南

（一）目　的

早期识别并解除成人的气道梗阻，重建良好的通气与氧合功能，从而预防呼吸和心

搏骤停的发生。

（二）适应证

气体交换不良的部分气道梗阻和完全性气道梗阻。

（三）操作前准备

1.评估患者情况，确认为完全气道梗阻或其他气体交换不良的部分气道梗阻。

2.安置患者于坐位或站立体位。

（四）操作步骤

1.如患者意识清醒但不能咳嗽、说话或呼吸，并用手抓住颈部，则询问其是否无法喘气，如患者点头，则告知他你将为其提供帮助。气道异物梗阻患者的特异性征象见图5-4。

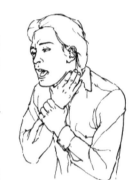

图5-4 气道异物梗阻
患者的特异性征象

2.实施膈下腹部冲击法，又称海姆立克手法（the Heimlich maneuver），具体方法为（见图5-5A）：

（1）施救者站或跪于患者身后，双手绕过患者腋下；

（2）一只手握拳，将拇指侧朝向患者腹部并置于脐与剑突连线的中点（或脐上2指）；

（3）用另一只手抓住握拳手，用快速向上、向内的力量冲击腹部，每次冲击必须单独而有力；

（4）重复冲击直至异物被冲出且患者能够呼吸、咳嗽或讲话，或患者转为昏迷。

3.对于过度肥胖或妊娠晚期的妇女应选择胸部冲击法，具体方法为（见图5-5B）：

（1）施救者站于患者背后，用双臂绕过患者腋窝，环绕其胸部；

（2）用握拳的拇指一侧朝向患者胸骨，另一只手抓住握拳手并置于胸骨的下半段（即心脏按压的部位），勿压于剑突或肋缘上；

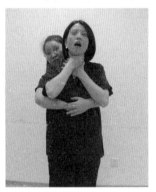

A.膈下腹部冲击法

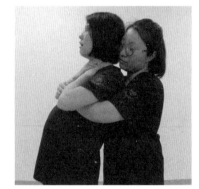

B.胸部冲击法

图5-5 膈下腹部冲击与胸部冲击法

（3）实施向后的力量进行冲击，直至异物被冲出，且患者能够呼吸、咳嗽或讲话，或患者转为昏迷。

4.如患者转为昏迷,则需实施 CPR。具体步骤为:

(1)启动应急反应系统并设法获取自动体外除颤仪(AED);

(2)安置患者于仰卧位,并立即从胸外按压开始进行 CPR;

(3)30 次按压后打开气道,并查看口腔有无异物,如有异物则用手指小心去除;

(4)尝试吹气(1s/次),如胸廓无抬起,调整头部位置后再次尝试吹气;

(5)继续按 30∶2 的按压-通气比进行 CPR 直至患者能讲话、移动、呼吸或专业人员到达接管。

5.判断有无气体移动,并观察吹气时胸部抬高或明显的异物排出等梗阻解除的征象。在异物去除后,救援者应:

(1)给予 2 次呼吸;

(2)检查有无颈动脉搏动,如果没有,进行胸外按压,有条件时接上 AED 或其他手动除颤仪;

(3)如果自主循环恢复但仍没有呼吸,应继续行呼吸复苏,按 10 次/min 的频率进行(每 6s 给 1 次呼吸),并每隔 2min 检查 1 次颈动脉搏动情况;

(4)如果患者已恢复循环和有效呼吸,则继续监测其心搏和呼吸情况直至专业急救人员到来。

6.当患者发生意外,而无他人在场时,可使用自我膈下腹部冲击法,具体步骤为:

(1)一只手握拳,将拇指侧朝向腹部,另一只手抓住握拳手,放于脐与剑突连接的中点;

(2)使用快速移动的方法将膈肌向内、向上按压;

(3)如上述手法未成功,可将上腹部快速顶住坚硬物表面如椅背、桌角等进行冲击,重复进行直至异物排出。

(五)注意事项

1.膈下腹部冲击法适用于清醒成人的气道梗阻,可能需重复多次。

2.胸部冲击可致胸膜腔内压明显增加或产生与腹部冲击相同或更高的气道压力,从而利于气道异物梗阻的解除,故适用于清醒的过度肥胖成人或妊娠晚期妇女。

3.昏迷患者应立即开始实施 CPR。

4.昏迷患者在实施 CPR 2min 后,应查看口腔有无异物,简单的查看不应延搁通气和 30 次胸外按压的时间。

5.手指挖异物法仅限专业人员使用,只在看见固体异物时运用,不提倡用手指盲目挖异物,因其可能对患者或复苏者有害。对于抽搐、癫痫患者应避免使用手挖异物。

6.经实施腹部或胸部冲击成功解除梗阻后,应让患者去医院进行检查,以确保没有发生误吸或其他因腹部冲击手法所致的并发症。

7.任何情况下均不能在真人身上试着练习实施胸部和膈下腹部冲击。

(六)并发症及处理

使用 Heimlich 手法可能会引起内脏器官损伤,如导致胸、腹腔内脏器的破裂或撕裂,还可能会引起胃反流和误吸。CPR 可能引起肋骨骨折、胸骨骨折、剑突断裂、张力性气胸、血胸、肺挫伤、肝脾撕裂伤、心脏损伤或破裂等。为减少上述并发症，施救者在操作时应恰当放置手的位置，避免将手放于剑突或肋骨上进行冲击或按压；实施上述手法后，医生应常规检查患者以排除任何可能危及生命的并发症。

（七）相关知识

气道梗阻可直接导致通气及循环问题，尤其在患者意识丧失时，故掌握急救的方法尤为重要。对于溺水患者，气道梗阻并不常见。水非固体异物，不会阻塞气道。尽管在溺水患者的口咽部常可发现沙子、海藻等异物，但并无证据显示它们能完全阻塞气道。因此，不提倡对溺水患者常规使用去除气道异物的手法。许多溺水患者吸入的一些水会在上呼吸道和气管内得到吸收，因此应立即开始实施CPR，包括进行呼吸复苏以纠正机体缺氧是最重要的急救措施。

1.气道梗阻的原因

上呼吸道梗阻可由昏迷及心搏骤停引起。昏迷患者舌后坠可导致上呼吸道梗阻；心搏骤停或进行CPR时胃内容物的反流、头面部外伤、出血等均可引起上呼吸道梗阻，尤其在患者昏迷时更容易发生。

成人的气道异物梗阻常发生于进餐时，肉是梗阻最为常见的原因。其他不同种类的食物和异物也可引起儿童异物梗阻和成人异物梗阻。与食物梗阻相关的因素包括试图吞咽大块、未经充分咀嚼的食物，患者血中乙醇水平升高及戴有义齿等。老年患者伴有吞咽困难时，尤其要注意小心饮水和进食，以降低异物梗阻的风险。气道梗阻常被误认为是心脏病急性发作。

2.气道梗阻的预防

（1）食物应切成小块并充分咀嚼，尤其是戴有义齿者。

（2）咀嚼或吞咽时避免谈笑。

（3）避免过多饮酒，尤其是进餐时。

（4）儿童口中有食物时勿让其走、跑或玩。

（5）珠宝、大理石饰品、图钉等物品应放在儿童不易获取的地方。

（6）避免给咀嚼功能较差的儿童吃花生、爆米花、热狗类等需充分咀嚼的食物。

3.气道梗阻的识别

早期识别气道梗阻是抢救成功的关键。将其与晕厥、脑卒中、心脏病突发、癫痫、药物过量或其他引起急性呼吸衰竭的情况加以区别是非常重要的，因其治疗方法完全不同。任何人尤其是年轻人突然发生呼吸停止，并逐渐出现口唇发绀、意识丧失而又无任何较为明显的原因，即应考虑异物梗阻的可能。

气道梗阻可分为部分梗阻和完全梗阻。

（1）部分气道梗阻：可分为气体交换良好和气体交换不良两种情况。

气体交换良好：患者可保持清醒，咳嗽有力，咳嗽时可闻及哮鸣音。此时，医务人员应鼓励患者用力咳嗽，需陪伴在旁但勿打扰患者。如果患者的气道梗阻持续存在，应及时通知急救系统。

气体交换不良：可直接发生，也可由气体交换良好的状况转变而来，其临床表现为无力,无效咳嗽,吸气时高音调杂音,逐渐加重的呼吸困难,甚至口唇出现发绀。其治疗处理同完全气道梗阻。

(2)完全气道梗阻:患者不能说话、呼吸、咳嗽或出现呼吸窘迫征象(见图5-4),应检查患者是否为异物梗阻。此时,患者气体交换受阻,血氧饱和度将急剧下降。因气道阻塞可妨碍气体进入肺组织,患者可出现意识丧失,若不及时采取措施,死亡将不可避免。

4.膈下腹部冲击法的原理

膈下腹部冲击法是用于解除清醒成人的气道异物梗阻的方法,它通过抬高膈肌,驱动肺内气体排出而形成人工咳嗽,最终使梗阻在气道的异物随气流排出。该手法还可用于1岁以上的儿童,对婴儿不提倡使用。

三、成人气道梗阻(窒息)急救流程

成人气道梗阻(窒息)急救流程详见表5-3。

表5-3　成人气道梗阻(窒息)急救操作流程

操作内容	完　成	未完成	备　　注
1.评估患者有无口唇发绀、无法呼吸或咳嗽等气道梗阻征象,告知患者你将提供帮助。			
2.安置患者于坐位或站立位。			
3.清醒患者实施膈下腹部冲击法。 (1)站或跪于患者身后,双手绕过其腋下; (2)一手握拳,将拇指侧朝向患者腹部,另一手抓住握拳手置于脐与剑突连线中点,使用快速向上、向内的力量冲击腹部; (3)反复冲击直至异物排出或患者转为昏迷。			
4.清醒孕妇或体型过大者实施胸部冲击法。 (1)站于患者背后,用双臂绕过患者腋窝,环绕其胸部; (2)用握拳的拇指一侧朝向患者胸骨,另一手抓住握拳手,置于胸骨下半段的心脏按压相同部位,实施向后的用力冲击; (3)反复冲击直至异物排出或患者转为昏迷。			勿在剑突或肋缘上冲击。
5. 失去反应或昏迷的患者实施CPR。 (1)如果患者失去反应,立即呼救,让人去启动应急反应系统并设法获取AED; (2)安置患者仰卧于硬、平的表面并立即开始心脏按压; (3)30次按压后打开气道,查看口腔有无异物,看见异物时用手指小心去除; (4)尝试吹气,如胸廓无抬起,调整头部位置后再次尝试吹气; (5)继续CPR直至异物解除、患者能说话、呼吸或专业人员到达接管。			未看见口腔内有异物时切勿盲目用手指清除。

续表

操作内容	完 成	未完成	备 注
6.窒息解除后处理。 (1)进行2次有效呼吸后检查有无颈动脉搏动，如需要，开始CPR； (2)如果患者有脉搏但无呼吸，每6s给1次呼吸，并每2min检查一次脉搏； (3)如果患者已恢复自主呼吸并能触及脉搏，继续监测生命体征直至高级救援人员到来。			对于已恢复呼吸的昏迷患者可置于侧卧位。
7.妥善安置患者，转送至医院急诊室进行相应检查，以排除冲击手法所致并发症。			

注意：操作过程中认真仔细，动作规范、熟练，关爱患者。

练习题

1.一位气道异物梗阻的成人患者突然失去意识，让人去打急救电话后，施救者下一步应采取的措施是 （ ）

　　A.联系患者的私人医生　　　　B.实施腹部冲击

　　C.用手指盲目清除异物　　　　D.从胸外按压开始做CPR

2.解除清醒成人的严重气道异物梗阻的最佳方法是 （ ）

　　A.实施膈下腹部冲击法

　　B.给2次呼吸，每次呼吸后重新放置头部位置

　　C.进行背部拍击

　　D.立即开始进行CPR

3.如何判断患者的气道异物梗阻已经解除 （ ）

　　A.患者无法说话、呼吸或咳嗽　　　B.实施腹部冲击后患者失去反应

　　C.每次吹气时胸部有明显隆起　　　D.吹气时有较大阻力且无胸廓隆起

4.餐馆内的一位男性在进餐时出现了严重气道异物梗阻的征象，你马上对其进行腹部冲击，但随后患者即失去了反应，你将其置于地板上，旁观者已打"120"急救电话，下一步该怎么办 （ ）

　　A.打开气道后实施手指挖异物法至少2min

　　B.从胸外按压开始进行CPR，每次打开气道后查看有无可见异物，如有，则小心取出

　　C.继续进行腹部冲击，直至异物排出，然后开始CPR

　　D.做2min胸部冲击，然后开始CPR

5.成功解除昏迷的成人患者的气道异物梗阻后，你对患者进行评估发现其有颈动脉搏动，但仍无有效呼吸，此时应如何实施呼吸复苏 （ ）

　　A.每2s给1次呼吸(30次/min)　　B.每4s给1次(15次/min)

　　C.每5s给1次(12次/min)　　　　D.每6s给1次(10次/min)

练习题参考答案：1.D　2.A　3.C　4.B　5.D

（张悦怡）

第三节　电除颤和电复律
Electrical defibrillation & cardioversion

一、临床案例

患者,男性,56 岁,因突发胸闷难受 30min 送来医院急诊室,原有急性冠脉综合征病史 6 年。预检处测得生命体征如下:体温 36.2℃,血压 88/56mmHg,呼吸 25 次/min,脉搏 172 次/min,患者面色苍白伴大汗淋漓。心电图见图 5-6 所示。

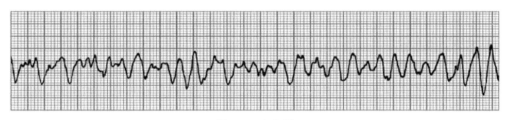

图 5-6　心电图

 思考题

1.该患者的初步诊断是什么,应立即采取什么措施?

2.针对目前情况,实施操作前需做哪些准备?

3.上述操作过程中需注意些什么? 有哪些常见并发症?

4.如果患者突然丧失意识,无法触及颈动脉搏动,在进行 CPR 的同时需实施哪项操作? 操作过程中需注意什么?

二、电除颤和电复律操作指南

(一)目　的

利用除颤仪进行放电以消除致命的室颤或无脉搏室性心动过速,使心脏恢复有效的自主心律和泵血功能,从而恢复其对周围组织的灌注和氧供;或用于终止血流动力学不稳定的快速性心律失常,如房颤、房扑等。

5-3　电除颤
（中文）

(二)适应证

1.电除颤:室颤和无脉搏性室性心动过速。

2.电复律:终止临床情况不稳定的有脉搏性快速性心律失常,包括阵发性室上性心动过速、房扑、房颤和室性心动过速;病情稳定的患者在实施给氧和抗心律失常药物等措施无效时也可考虑行同步电复律。对于存在胸痛、呼吸困难、意识水平下降、低血压、肺水肿、充血性心力衰竭、心肌缺血或心肌梗死等病情不稳定的快速性心律失常患者,应立即进行同步电复律。

（三）同步电复律的禁忌证

1.洋地黄中毒引起的快速性心律失常。

2.室上性心律失常伴高度或完全性房室传导阻滞。

3.伴有病窦综合征者。

4.三个月内有栓塞史者，或经超声心动图检查发现左房内有血栓而未行抗凝治疗者。

5.左房极度扩大、严重心功能不全未行纠正或病程较长的房扑或房颤患者；电解质紊乱尤其是低血钾患者，应在纠正后实施电复律。

6.甲状腺功能亢进是同步电复律的相对禁忌证，因同步电复律会增加合并此病患者的致命性心律失常的危险。

（四）操作前准备

1.用物准备

具有同步功能的除颤仪、除颤电极板、导电糊、心电监护与导线，按压板；复苏用物，如抢救车、急救药物、简易呼吸球囊、吸引器和气管插管等；复律前使用的镇静、镇痛剂和急救起搏设备等。

2.患者准备

去除患者身上的金属物品和药物贴膜，让患者躺在干燥的地方，必要时擦干患者的前胸和剃除胸毛。电复律前做好患者及其家属的解释工作并签署知情同意书（紧急情况下除外）。评估患者生命体征、建立静脉通路并备齐气道管理等抢救设备。如病情允许，应获取一份标准的 12 导联心电图或一段心电节律走纸记录以进行评估，同时对有意识的患者使用咪达唑仑等镇静剂和芬太尼、吗啡等镇痛剂。

（五）操作步骤

1.打开除颤仪，选择"电极板"（PADDLE）导联，使用电极板快速获取心电图（此时除颤板相当于心电图的电极）；也可按标准 3 导联法将除颤仪的导联线与患者胸壁相连，选择Ⅰ、Ⅱ、Ⅲ导联获取心电图。

2.快速分析心律，除颤者需确认为室颤或无脉搏室性心动过速，且患者处于心搏骤停状态。

3.除颤时应采用非同步模式。一般除颤仪开机后自动处于非同步状态。

4.进行电复律时应使机器处于同步状态，按同步按钮以激活同步模式并等待屏幕显示"Sync"。处于同步状态后，应确保患者的每一个 QRS 波群都有定标点（见图5-7），必要时调整监护仪上的 R 波增幅。除颤仪应在同步状态下放电，如随意放电，可能会诱发室颤。

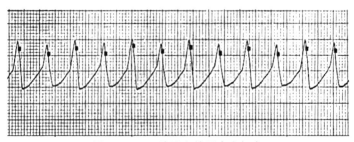

图 5-7　QRS 波群上的同步定标点

5.将电极板涂上适量导电糊。

6.选择能量。按照制造商提供的建议能量来进行除颤和电复律,如不确定,可参照以下方法:除颤时单相波机器选用360J的能量,双相波机器可根据机器类型选择120J或150～200J的能量,如不明确机器类型,可选择200J的默认能量。电复律能量选择方法:规则窄波如阵发性室上速和房扑患者,双相波机器首次可选用50～100J的能量;单相波机器选用200J的能量,如需要可逐渐递加;不规则窄波如房颤患者,双相波机器可选用120～200J的能量,单相波机器选用200J的能量;规则宽波如单形性室速患者,双相波机器选用100J的能量;不规则宽波如多形性室速患者的复律剂量同除颤(非同步)。

7.正确摆放电极板,确认位置正确,并与胸壁接触良好。对于安置起搏器的患者,不要将电极板直接放于起搏器上。常用的电极板放置的位置包括:

(1)前-侧位:将胸骨的电极板置于右锁骨下胸骨的右缘;心尖的电极板置于左乳头与腋中线之间(见图5-8A)。女性患者的心尖电极应置于左锁骨中线第5、6肋间隙与腋中线之间。

(2)前-后位:较为常用(见图5-8B),前片电极置于心前区,后片电极放于心脏后方、左肩胛线的肩胛下角处。

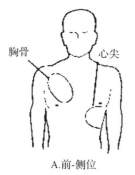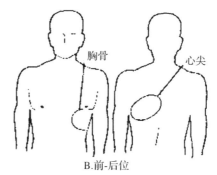

A.前-侧位　　　　　　　　　　B.前-后位

图5-8　除颤电极片的位置

8.按充电按钮,等待充电完成的提示:机器有声音提示,同时在屏幕上会显示所选择的电量。

9.清场,确保周围人员和操作者自己都没有直接或间接接触到患者;关闭或移去患者的供氧装置(如连接呼吸球囊的供氧装置)。

10.在电极板上施加10kg左右的压力,同时按下两块电极板上的放电键,等待放电完成(见图5-9)。

11.室颤患者除颤后应立即从心脏按压开始实施CPR,2min后再次评估患者的心律并进行后续抢救。

12.复律后应观察监护仪上的心律情况。如果未成功转复,应选择合适的能量再次复律。如果复律成功,记录生命体征并获取复律后心电图的走纸记录。

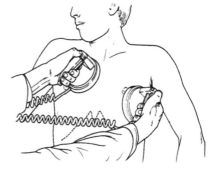

图5-9　除颤仪放电

13.放电后检查皮肤有无烧伤,清除电极板上的导电糊,整理用物。

(六)注意事项

1.除颤时,电极板不能放在心电图导联线和电极片上,粘贴心电图电极片时应事先避开安置除颤板的位置,尤其是右上和左下两片电极。

2.过多的胸毛会影响电极板和胸壁的接触情况,使除颤效果下降,故在除颤前应予以剃除;患者躺在水中或胸部有水时会引起导电,造成除颤时电流丧失,因此,应先将患者移至干燥处并擦干皮肤;操作者除颤时勿站在有水的地板处,以确保自身安全。患者胸部有药物贴膜时,应先行去除并擦拭干净。切忌将除颤板直接放在药物贴膜上面,因为贴膜会阻碍能量的传导而导致除颤失败,同时还会造成局部皮肤的灼伤。

3.置有永久性心脏起搏器或植入性除颤仪(ICD)的患者,必须调整电极板的放置部位,离心脏植入性装置至少2.5cm。体内的ICD电极可能因覆盖部分的心外膜而干扰通向心脏的电流,如需要,可改变电极板的位置,如置于前-后位。除颤或复律成功后,应重新检查起搏器的功能是否完好。

4.除颤时的电流量受到胸壁阻抗的影响。当胸壁阻抗过高时,低能量的电击将不能产生足够的电流以成功除颤。为降低胸壁阻抗,应使用除颤专用导电糊而不要用超声检查用导电糊替代。涂导电糊时,应掌握合适的量,太少可致胸壁烧伤,太多则使电流分散而致除颤无效。理想的状况是将导电糊均匀地涂满电极板,放在胸壁时没有外溢。不能将两个电极板对合以涂匀导电糊。

5.放电时,在除颤板上施加一定的压力很重要,可使电极板和皮肤紧密接触,以减少胸壁的阻抗,提高除颤或复律的效果。

6.严重低温、低氧、酸中毒及电解质紊乱等影响心肌代谢状况的因素可对除颤能否成功造成影响。

7.对于室颤患者,需要配合心肺复苏的实施,应尽可能减少最后一次按压和除颤的间隔时间,不要延搁除颤的实施。如有可能,在除颤仪充电时也要进行胸外按压。

8.在行同步电复律之前,应纠正电解质紊乱。低钾与低镁血症将使患者在随后的复律过程中极易出现危及生命的心律失常;如有可能,进行同步电复律的当天应停用地高辛,因为介于中毒剂量范围的地高辛浓度将增加复律后室性心动过速和室颤发生的危险性。

9.多形性室速(如尖端扭转性室速)时,因机器较难识别R波而无法实施同步电复律,此类患者可先试用药物疗法(如硫酸镁)或去除诱因(如纠正电解质紊乱等),如情况紧急,可直接实施非同步除颤。

10.婴幼儿除颤:婴幼儿除颤的能量选择为:首次除颤可选用2J/kg的能量,再次除颤可选用2～4J/kg的能量,电复律的起始能量为0.5J/kg,随后的电击能量应加倍。一般除颤仪都备有婴幼儿专用除颤板;体重大于10kg的婴幼儿,建议使用成人除颤板以减少胸壁的阻抗。除颤时,两块电极板之间的距离不得少于2.5cm。新生儿可能需保持侧卧位并使用前-后放置的电极片。

11.应告知行电复律治疗后直接出院的患者,若出现胸痛、气促、下肢肿胀、眩晕、虚弱乏力、视物或语言障碍等征象时，必须立即到医院就诊。

（七）并发症及处理

1.烧伤：导电物质不足或过量均可引起。准确安置电极板并正确施压可减少危险的发生率。

2.室颤：电击时如果其他人接触患者或床，可导致室颤。实施放电前应全面清场以确保人员安全；复律时，QRS波群感知不良可引起电流的不恰当释放而导致室性心动过速或室颤的发生，尤其是电流在 T 波的升支段释放时。如果发生室颤，应立即进行非同步除颤。

3.肺栓塞：在慢性房颤患者中较为常见。电复律前开展抗凝治疗可减少肺栓塞发生的危险。

4.脑血管栓塞：较少见，但在心房壁活动度减弱的患者中应注意。

5.其他：部分患者可有肌肉酸胀感；偶见一过性磷酸肌酸激酶（CPK）、乳酸脱氢酶（LDH）以及谷丙转氨酶（ALT）升高；复律后可能有一过性 ST 段抬高等。

（八）相关知识

1.除颤仪的维护与检测

除颤仪平时应保持在持续充电状态。应定期进行检测，以保证机器随时处于功能状态。检测频率可根据每个医院的制度而定。使用频率较高的科室如急诊室、监护室等应每班检测一次，病房、门诊等使用频率较低的科室可每天检测一次。如机器未能通过常规测试，应通知临床工程科进行检测和维修。临床工程科人员应定期（至少每季度一次）对仪器进行保养、检测并记录。不同厂家生产的不同类型的除颤仪，其测试方法可有所不同，故应参照仪器制造商提供的仪器使用说明书，选择正确的检测方法进行维护。

2.双相波除颤仪检测步骤

（1）确认蓄电池和数据卡都装备完好，切断除颤仪的电源。

（2）持续按住"条图"键（Strip）的同时打开机器至"手动通"（Manual On），系统将自动完成内部检测，显示"PASS"（通过测试）。

（3）根据除颤仪屏幕和语音提示，完成电极板除颤功能的测试（充电→放电→显示"PASS"）。

（4）根据屏幕提示打印检测报告，检测报告会显示检测日期、时间以及检测的项目。

（5）有体外起搏功能的机器如需检测一次性电极片功能，可在连接起搏或除颤电极片的电缆上接上一个专用于检测的 50Ω 的测试负载，然后进行除颤功能和起搏功能测试；测试完成后自动打印测试结果。

（6）逐项完成检测报告 Checklist 栏中其他项目的检查，包括除颤仪是否清洁、顶部有无放置其他物品、有无损坏的迹象、电源线是否完好无损、心电图导线和除颤板有无断裂和破损、电池和数据卡是否安装完好、打印纸是否足够等。

（7）检测显示"Service Unit"时，提示机器无法使用而需要维修，应通知临床工程科人员进行维修。

3.电复律时的患者宣教

（1）向患者解释电复律操作是对心脏施以较小电脉冲刺激的过程，并有可能需要进行多次电击。

（2）让患者知道电击的感觉。有些患者在感觉到电击时会有一种短促的、非常尖锐的疼痛。镇静剂的使用往往可以消除这种疼痛的记忆。

（3）告知患者操作过程将使用镇静镇痛药物，能使患者放松并使其处于一种嗜睡状态。

（4）复律后的副反应包括皮肤发红及胸壁轻微的酸胀感等。

（5）复律后禁食 2h，待患者完全清醒后进食。

（6）告知从急诊室直接出院的患者，如有胸痛、气促、下肢肿胀、眩晕、虚弱乏力、视物或语言障碍等征象出现，必须及时寻求急救系统的帮助。

三、电除颤操作及电复律操作流程

电除颤操作流程详见表 5-4，电复律操作流程详见表 5-5。

表 5-4　电除颤操作流程

操作内容	完　成	未完成	备　注
1.规范穿戴工作衣、帽、鞋。			
2.准备操作用物：除颤仪、导电糊、心电图走纸、干纱布。			
3.患者取平卧位并暴露其胸壁，持续进行心脏按压直到除颤仪到位。			建议除颤者站在心肺复苏的按压员对侧。擦干胸壁，去除胸壁的软膏或贴膜。
4.打开除颤仪并确认为非同步状态。			
5.使用除颤仪的电极板（Paddle）功能快速获得心电图，或通过电极片连接导联获取心电图节律。			首次除颤建议用 Paddle 模式快速获取心电图。
6.确认患者为需要除颤的室颤或无脉搏性室速节律。			
7.按制造商建议选择合适的能量或使用除颤仪的默认能量；建议儿童用 2～4J/kg。			设备准备期间他人继续进行心脏按压。
8."C"形涂抹导电糊并正确放置电极板。			导电糊应均匀涂抹在 2 块电极板上，切勿相互摩擦。电极板分别安置于胸骨右缘和心尖区。
9.电极板充电：按充电按钮并等待充电完成的提示。			

操作内容	完成	未完成	备注
10.清场并实施放电:环顾四周并大声清场以确认无人接触患者或床,在电极板上施加一定力量后同时按下2块电极板的"放电"按钮。			
11.移开电极板,立即从胸外按压开始继续进行2min(或5个循环)CPR。			确保高质量的CPR操作。
12.评估:2min后再次评估:检查心电图节律,如仍为可除颤节律则再次除颤,除颤后立即进行约2min或5个循环CPR。			
13.后续抢救:按正确的心搏骤停治疗流程实施抢救;关注高质量的CPR和每2min一次的除颤,配合用药和气管插管等措施的实施。			勿因用药而中断CPR,如因抢救操作而需中断按压,则中断时间应限制在10s内。
14.处置:①恢复自主循环后,继续心监护和监测患者生命体征并妥善安置;②设备清洁处理后归位。			

注意:操作过程中认真仔细,动作规范、熟练,关爱患者

表5-5　电复律操作流程

操作内容	完成	未完成	备注
1.规范穿戴工作衣、帽、鞋。			
2.准备操作用物:除颤仪、导电糊、干纱布、镇静镇痛剂;口述需准备氧气、吸引器、呼吸球囊、气管插管、抢救药品等抢救物品。			
3.核对患者姓名、住院号等信息,评估是否有左房血栓、外周动脉栓塞史等,了解血钾和其他电解质水平,观察患者皮肤情况;向患者及其家属解释并获取知情同意(紧急情况除外)。			
3.建立静脉通路,进行心电监护和生命体征监测,病情允许时做12导联心电图。			
4.检查除颤仪并确认设备处于功能状态			
5.患者去枕平卧于硬板床上,避免接触床上任何金属部分,充分暴露胸壁;清醒患者予以镇静、镇痛剂并评估镇静水平(睫毛反射消失)。			去除胸壁的软膏或贴膜并擦干胸部,防止形成异常电流通路。
6.开启除颤仪并选择同步模式,按需接上除颤仪的导联线。			屏幕上显示同步/Sync标识或同步灯长亮。

续表

操作内容	完 成	未完成	备 注
7.选择合适的能量。			按制造商的建议选择能量或使用设备的默认能量。
8."C"形涂抹导电糊于电极板上并正确安置：将胸骨电极板置于胸骨右缘的右锁骨下，心尖电极板置于左锁骨中线第4肋间。			2块电极板切勿相互摩擦。导电糊应均匀涂抹和分布在患者胸部以免烧伤。
9.电极板充电：再次确认为"同步"模式，按充电键并等待数秒直至充电完成。			充电完成时有声音提示并在屏幕上显示所选能量。有些设备需要安置电极板后才能成功充电。
10.清场并实施放电：确认电极板与皮肤接触良好并施加一定力量，环顾四周并大声清场，确保安全后同时按下2块电极板的"放电"键，等待放电完成后移开电极板。			
11.复律后评估：触摸颈动脉并观察监护仪上的心律变化。如未成功转复，应选择合适的能量再次复律。			若患者出现心搏骤停，应立即开始CPR。如为可除颤节律，需立即进行除颤。
12.复律成功后，获取心电图走纸并记录电复律情况。			
13. 监测生命体征并妥善安置患者，注意保暖；电极板等设备清洁处理后归位。			

注意：操作过程中认真仔细，动作规范、熟练，关爱患者。

练习题

1. 一位胸部不适的患者突然丧失了意识。在心电监护仪上，你观察到下述节律。除颤仪已到位。首先应采取的措施是　　　　　　　　　　　　　　　　　　（　　）

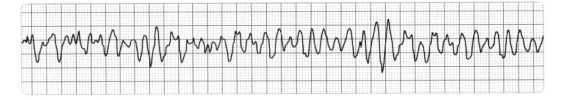

A.进行气管插管并经导管给予2mg肾上腺素

B.建立静脉通路并给予1mg肾上腺素

C.给予1次除颤

D.从胸外按压开始做2min CPR 或5个循环的按压和通气操作

2. 患者刚从心搏骤停状态复苏成功。复苏中用了300mg胺碘酮。目前患者出现严重的胸部不适伴大汗淋漓，并丧失意识，心电图节律如下。下一步措施是　　　　（　　）

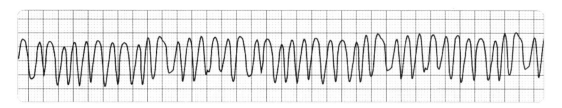

A. 再给予 150mg 胺碘酮

B. 立即实施非同步高能量放电（用除颤剂量）

C. 再给予 300mg 胺碘酮

D. 立即实施同步电复律

3. 你需要给一个 70kg 重的成人实施除颤，用双相波机器，建议使用的能量为

（　　）

A. 50J　　　　　　B. 100J　　　　　　C. 200J　　　　　　D. 300J

4. 用单相波机器进行同步电复律时，患者突然发生室颤，以下正确的首选措施为

（　　）

A. 给予 3mg 肾上腺素　　　　B. 从心脏按压开始进行 5 个循环 CPR

C. 用 360J 进行非同步电击　　D. 用 360J 进行同步电击

5. 你正在给一位不稳定性心动过速的女性进行同步电复律，患者突然呼之不应，无法触及脉搏，节律转为不规则、混乱无序的室颤波形，你充电到 200J 后按下"电击"键，但是除颤仪不能进行放电，这是因为　　　　　　　　　　　　　　　　　　　　（　　）

A. 除颤仪电池故障

B. "同步"键故障

C. 同步模式下无法对室颤进行放电

D. 监护电极脱落致出现假性室颤节律

6. 除颤时下列哪项描述是正确的　　　　　　　　　　　　　　　　　　　　　（　　）

A. 为防止皮肤烧伤应涂上导电糊

B. 为保证周围人的安全应大声清场

C. 电极板不能放在电极线或起搏器上

D. 以上均对

练习题参考答案：1. C　2. B　3. C　4. C　5. C　6. D

（张悦怡、林玲）

第四节　经口气管内插管
Orotracheal intubation

一、临床案例

患者，男性，50 岁，因"车祸致昏迷 3 小时"入院。既往有 12 年"慢性支气管炎"病史。查体：体温 37.2℃，血压 130/80mmHg，呼吸 15 次/min，脉搏 90 次/min，指脉氧饱和度 95％。昏迷，GCS 评分 4 分，双侧瞳孔等大等圆，直径 3mm，对光反射存在，头部可见皮肤擦伤。可闻及鼾声，有呼吸暂停现象，两肺呼吸音略粗，未闻及干湿啰音。心律齐，各瓣膜区未闻及明显杂音。腹平、软，肝脾肋下未及，移动性浊音阴性。四肢无畸形。头颅 CT 示双侧额颞叶广泛脑挫裂伤，中线结构居中。

思考题

1.该患者首先要进行哪项操作？

2.该操作有哪些适应证？

3.该项操作应如何进行？操作过程中需注意些什么？

4.该项操作有哪些并发症？

二、经口气管内插管术操作指南

(一)目　的

1.保护气道，维持气道通畅，防止异物进入呼吸道。

2.及时清除气道内分泌物或血液。

3.及时有效地进行人工或机械通气。

4.便于吸入全身麻醉药物。

5.便于对心搏骤停患者进行持续、不间断的胸外按压。

(二)适应证

1.呼吸、心搏骤停或窒息。

2.各种全身麻醉。

3.呼吸衰竭、严重低氧血症及二氧化碳潴留。

4.自主呼吸障碍。

5.呼吸保护性反射(咳嗽、吞咽反射)迟钝或消失。

6.气道不全梗阻或分泌物过多。

7.因诊断或者治疗需要。

（三）禁忌证

1.绝对禁忌证

无绝对禁忌证，无法进行经口气管插管的某些情况选择其他入路的气管插管。

2.相对禁忌证

(1)咽喉水肿，气道急性炎症。

(2)头面颈部或者咽喉气管外伤。

(3)咽喉部血肿、脓肿、烧灼伤、肿瘤或异物。

(4)不稳定的颈椎骨折或脱位。

(5)主动脉瘤压迫或侵蚀气管壁。

(6)严重的凝血功能障碍。

（四）操作前准备

1.患者准备

(1)向患者或其家属解释操作的目的及必要性，可能的风险和需配合的事项，安慰患者，消除紧张情绪。

(2)插管前的检查及评估：检查患者口腔、张口度、颈部活动度、咽喉部情况，判断是否存在困难气道。

(3)监测患者生命体征。

(4)签署知情同意书。

2.操作者准备

戴口罩、帽子，规范洗手，戴手套（不要求无菌）。

3.物品准备及检查

(1)物品准备：手套、氧气源、球囊面罩、药品（镇静药、镇痛药、肌松药）、合适的喉镜、合适的气管导管及管芯、10ml注射器、牙垫、胶布、吸引器及吸痰管、听诊器、呼吸机。

喉镜：分为传统喉镜和可视喉镜。本节仅介绍传统喉镜。传统喉镜分为镜片和镜柄两个部分，根据镜片的不同，分为Macintosh型（弯型）和Miller型（直型），每种由小到大分为5个型号，成人多选择3号或4号Macintosh型及2号或3号Miller型。

气管导管：根据功能不同可分为多种类型。选择导管的原则为根据年龄、性别判断患者气管内径的大小，选择与气管内径相匹配的导管。成人多选择内径为7.0mm、7.5mm或8.0mm的导管。

(2)物品检查：检查球囊密合性，球囊面罩连接是否妥当。注气检查气管导管套囊是否漏气，并将气管导管的导芯插入气管导管，重塑至需要的曲度，但切勿使导芯前段露出导管。检查喉镜光源是否正常工作。检查吸引器是否正常工作。

（五）操作步骤

1.摆放体位，开放气道：术者站在患者头侧，调整病床高度，使患者的头位于插管者剑突水平。患者取仰卧位，枕部下垫一薄枕，头后仰，下颌向前、向上，使口腔、咽及喉在一个中心轴线上。颈椎损伤患者注意颈椎保护。气管插管患者体位见图5-10。

2.清理呼吸道：术者左手拇指、示指分开患者口唇及门齿，右手持吸引器清理呼吸道内异物，移除活动性义齿（假牙）。

3.去氮给氧：术者左手 E-C 法扣住面罩，右手按压球囊加压给氧至少 2min。

4.暴露声门：术者右手拇指推开患者下唇和下颌，示指抵住门齿，必要时使用开口器，使口腔张开。

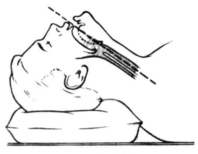

图 5-10　气管插管体位

左手持喉镜，沿右侧口角进入，然后右手保持患者头部后仰，用喉镜片向左推开舌体，沿中线慢推镜片达下咽部，即可见会厌。如为弯型喉镜［继续推进喉镜片进入会厌谷（舌与会厌之间的空间）］，向前上提拉，即可显露声门。如为直型喉镜，则需将其前段放置于会厌喉面后壁，挑起会厌，显露声门。

5.插入气管导管：右手持气管导管，沿喉镜压舌板凹槽送入，经声门时轻旋导管进入气管。导管过声门 1cm 后，请助手拔出导芯。如遇导管被声带阻拦，可尝试先拔出导芯，轻旋导管使导管头撑开声带进入气管。再将导管送入气道 4～6cm，或送入至导管尖距门齿 20～22cm（女性）或 22～24cm（男性）处。

6.放置牙垫：气管导管定位完毕后，放置牙垫，退出喉镜。

7.套囊充气：给气管导管套囊充气，约 3～5ml，触摸外套囊，其弹性似鼻尖。

8.确认导管位置：观察导管口是否有气体随呼吸进出，无呼吸者可用球囊压入气体，观察胸廓起伏情况，或者听诊双肺有无对称的呼吸音，并听诊上腹部有无气过水声，以确定导管是否在气管内。如可能，使用可证实位置的设施（如 CO_2 探测器或呼气末 CO_2 监测仪）来帮助确定导管的正确位置。

9.固定导管：用胶布或气管内插管固定器将牙垫与气管导管固定于面颊，并复位头部。

10.连接简易呼吸器或呼吸机。监测患者生命体征及指脉氧饱和度。

11.整理物品，书写记录。

（六）注意事项

1.若时间和病情允许，应开放静脉通路，连接好监护仪，并在插管前用非回吸面罩或球瓣面罩给予患者至少 3min 的纯氧，增加氧储备。

2.对于非困难气道患者，在插管前需使用镇痛、镇静及肌松药物，诱导插管。

3.操作前，如患者为可预计的困难气道，则禁止全身使用镇静、肌松药物，但可适当使用雾化或者表面麻醉辅助插管。

4.颈椎损伤患者，插管时禁止颈椎出现相对位移，必须保持严格的线性固定。

5.上提喉镜时将着力点始终放在喉镜的顶端，严禁用门齿作支点。

6.对颈短、喉结过高、体胖而难以暴露声门者，可借助用手按压喉结、将肩垫高的措施以清楚地暴露声门。

7.气管导管套囊充气要适当，可使用气压计测压，至 20～30mmHg 即可。

8.插管后保持头部轻度后仰，可减少导管对咽喉壁的压迫刺激作用。

9.插管动作要轻柔,操作迅速准确,勿使缺氧时间过长。

10.经口气管内插管留置时间一般不超过 72h。

（七）并发症

1.近期并发症

（1）牙齿、黏膜、嘴唇、咽喉、声带的机械性损伤。

（2）剧烈呛咳、喉头及支气管痉挛。

（3）呕吐及胃内容物误吸致吸入性肺炎。

（4）心率增快及血压剧烈波动导致心肌缺血;严重的迷走神经反射导致心律失常,甚至呼吸、心搏骤停。

（5）气管插管误入食管。

2.长期留置气管插管并发症

（1）单侧或者双侧声带损伤。

（2）气道黏膜溃疡、喉头或气管水肿,严重者可出现气管-食管瘘。

（3）气管导管被分泌物或痰痂阻塞。

（4）导管套囊脱落、漏气、破裂等。

（5）病原菌进入气道,引起院内感染。

（八）相关知识

1.气道评估的 LEMON 法

L——Look:从外表整体观察困难插管者的体征。

E——Evaluate:评估患者解剖结构是否适用直接喉镜。具体评估患者的上下门齿间距和甲颏间距。

M——Mallampati:由易到难分为以下四级。

Ⅰ级:可以看到软腭、悬雍垂、咽腔和腭咽弓;

Ⅱ级:可以看到软腭、悬雍垂和咽腔;

Ⅲ级:可以看到软腭和悬雍垂根部;

Ⅳ级:仅见硬腭。

其中,Ⅲ级、Ⅳ级为可预计困难气道。

O——Obstruction 或 Obesity:上气道机械性梗阻或者肥胖均为可预计困难气道。

N——Neck:颈部活动度,其中颈部后伸最为重要。

2.心搏、呼吸骤停者气管插管后通气与胸外按压的配合

潮气量:所给潮气量应让胸廓有可见的抬起,过度肥胖者可稍微增加一些潮气量。

频率:心肺复苏过程中按 10 次/min 的频率进行通气(约每 8s 给1次),当不需要配合胸外按压时(如未伴发心搏骤停的呼吸骤停),按 10～12 次/min 的频率进行通气(每5～6s给 1 次)。每次通气应持续 1min。

按压-通气周期:一旦气管导管到位,按压者应以 100～120 次/min 的频率持续提供胸外按压,进行通气时也不需要中断。每 2min 更换 1 次按压人员。

3. 侧卧位经口气管内插管

近年来侧卧位经口气管内插管越来越受临床医生推崇，其应用范围如下：

（1）胸腹贯穿伤等无法仰卧位的急诊手术；

（2）脓毒症、饱胃、呼吸道或消化道出血等高误吸风险患者；

（3）需侧卧体位进行手术的患者；

（4）特殊体位手术、术中临时改变麻醉方式或紧急情况的气道保护等。

区别于传统仰卧位插管，侧卧位经口气管内插管更有利于临床工作中不同手术体位或特殊情况的应用。操作过程中患者取侧卧体位（左/右，根据手术需要或患者的舒适性），头下方垫适当高度枕头，配合约束带妥善固定保护患者，患者上侧手臂放于患者腋中线处，头后仰使口腔、咽及喉在一个中心轴线上。如果操作者侧卧位经口气管内插管操作空间不足，可将患者面部向前、向上倾斜 5°～15°，躯干向后倾斜 10°～20°。

三、经口气管插管流程

经口气管插管流程详见表 5-6。

表 5-6　经口气管插管流程

操作内容	完　成	未完成	备　注
1. 操作者准备：洗手，戴口罩、帽子。			
2. 核对患者信息，如姓名、病历号、操作相关信息等。			
3. 评估患者病情：检查患者头颈活动度、张口度、咽喉部情况，评估是否存在困难气道可能。			
4. 签署知情同意书：解释操作目的和必要性。			
5. 监测患者生命体征：心电图、血压、指脉氧饱和度等。			
6. 物品准备：球囊面罩、大小合适的气管导管、气管导芯、喉镜、喉镜片、10ml 注射器、牙垫、胶布、吸痰设备、听诊器等。			
7. 物品检查：检查各种物品的消毒状态及有效期，气管导管通畅性，导管套囊有无漏气，喉镜灯光是否正常；导芯插入导管并塑形至合适的曲度。			导芯前端勿露出导管。
8. 摆放体位：将患者仰卧位，枕部下垫适当高度枕头，头后仰，下颌向前、向上，使口腔、咽及喉在一个中心轴线上。			
9. 去氮给氧：E-C 法扣住面罩，球囊面罩给氧至少 2min。			

续表

操作内容	完 成	未完成	备 注
10 开放并清理气道:右手拇指、示指分开口唇及门齿,清理口腔异物或分泌物,取下有松动的义齿。			
11.暴露声门:术者右手开放患者口腔,左手持喉镜沿右侧口角进入口腔,然后右手保持患者头部后仰,用喉镜片向对侧推开舌体,沿中线慢推镜片达会厌谷,将喉镜片置入会厌谷并将喉镜向前上方提起,显露声门。			
12.插入气管导管:右手持气管导管,沿喉镜片凹槽送入,至声门时轻旋导管进入气管,同时拔出导芯,将导管送入气道4～6cm。			气管插管时间小于1min。
13.放置牙垫,退出喉镜。			
14.套囊充气:向导管前端套囊内充气至饱满,软硬度适当。			弹性似鼻尖。
15.确认导管位置:观察导管口是否有气体随呼吸进出;无呼吸者可用球囊压入气体,观察胸廓起伏情况;或听诊双肺呼吸音是否对称并听诊上腹部有无气过水声。			如插入食道,拔出导管后务必面罩充分给氧后再插管。
16.固定气管导管和牙垫,连接简易呼吸器或呼吸机。			口唇无受压,胶布固定牢固。
17 安置患者,监测患者生命体征及指脉氧饱和度,并做好记录。			
18.整理用物,污物丢弃。			

注意:操作过程中认真仔细,动作规范、熟练,无菌观念强,关爱患者。

练习题

1.下列哪项不是经口气管插管的适应证 （ ）

A.严重的颅脑外伤(GCS 评分＜8 分)

B.急性呼吸窘迫综合征(ARDS)引起严重低氧血症

C.儿童气道异物

D.上呼吸道完全梗阻

E.呼吸、心搏骤停

2.下列关于成人气管导管深度的判断不正确的是 （ ）

A.插入气管内的距离为 4～6cm

B.前额发际正中至胸骨的距离

C.导管尖端距门齿的距离为 22cm 左右

D. 鼻尖至耳垂外加 4～5cm

E. 气管隆凸上 1～2cm

3. 以下哪项不是气管插管相对禁忌证   （   ）

A. 颈 5 椎体爆裂性骨折   B. 严重喉头水肿

C. 会厌炎   D. 出血性休克

E. 血小板减少性紫癜

4. 下列哪项不是气管插管的近期并发症   （   ）

A. 心动过缓、心律失常   B. 呼吸道损伤

C. 肺不张   D. 喉头肉芽肿

E. 吸入性肺损伤

5. 下列确认导管在气管内的方法不正确的是   （   ）

A. 气管导管在直视下进入声门

B. 听诊双肺可闻及肺泡呼吸音

C. 存在自主呼吸的患者导管口随胸廓起伏，有气体进出

D. 呼气末二氧化碳检测发现有规则的呼气末方波

E. 纤维支气管镜检查发现有气管结构

练习题参考答案：1. D   2. B   3. D   4. D   5. B

（方向明、王海宏）

第五节 环甲膜穿刺术
Thyrocricocentesis

一、临床案例

患儿，男性，2 岁，因患"感冒"晨起口服"布洛芬混悬液"5ml，约 1h 后，出现进行性呼吸困难加重、心悸、颜面水肿、口唇发绀等症状，到医院就医期间出现端坐呼吸，可闻及喉鸣音，可见三凹征，后突然意识丧失。诊断为药物过敏、急性喉头水肿性窒息。

 思考题

1. 该患者首先要进行的操作是哪项？

2. 该操作有哪些适应证？

3. 该项操作应如何进行？操作过程中需注意些什么？

4. 该项操作有哪些并发症？

二、环甲膜穿刺术操作指南

(一)目 的

环甲膜穿刺术是对无法立即解除上呼吸道梗阻或者暂时不具备插管条件的患者紧急开放气道的临时急救措施,亦可经环甲膜穿刺达到气管内辅助治疗、用药的目的。

(二)适应证

1.各种原因引起的急性上呼吸道完全或者不完全阻塞,严重呼吸困难,需紧急开放气道,但不宜行气管切开者。

2.需行气管切开,但缺乏必要器械时。

3.3岁以下儿童不宜行气管切开者。

4.诊断或者治疗的需要,如注射表面麻醉药或导入气管留置给药管。

(三)禁忌证

1.无绝对禁忌证,但对于存在出血倾向者需仔细评估相关风险。

2.已明确呼吸道阻塞发生在环甲膜水平以下时,不应行环甲膜穿刺术。

(四)操作前准备

1.患者准备

(1)向患者及其家属解释操作目的及必要性、可能的风险和需配合的事项,安慰患者,消除紧张情绪。

(2)有严重血小板减少或凝血功能异常的患者,如病情允许,可输血小板或新鲜血浆,纠正后再行穿刺。

(3)签署手术知情同意书。

2.操作者准备

戴口罩、帽子,规范洗手。

3.物品准备

无菌手套、治疗盘、环甲膜穿刺针或7～9号粗注射针头、无菌注射器、2%利多卡因或其他可替代的局麻药、纱布、0.5%碘伏或其他皮肤消毒剂、棉签或无菌棉球及胶带。需要时准备简易呼吸器氧气源、气管留置给药管等。

(五)操作步骤

1.体位:患者取仰卧位,去枕,肩部垫高,头部尽可能向后仰,使气管向前突出,头颈保持中线位。

2.选择适宜的穿刺点:在环状软骨与甲状软骨之间正中处可触及一凹陷,即环甲膜。穿刺点位置见图5-11。

3.消毒麻醉:穿刺部位用碘伏常规消毒2次,戴无菌手套,用2%利多卡因逐层作局部浸润麻醉。

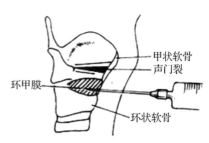

图 5-11 环甲膜穿刺点

4.穿刺：以左手示指和中指固定环甲膜两侧皮肤，右手持注射器针自环甲膜处垂直刺入，到达喉腔时有落空感，回抽注射器有空气抽出，此时患者常出现咳嗽反应。

5.注射器固定于垂直位置可注入少量表面麻醉药，如丁卡因等，然后根据穿刺目的进行其他操作。若以紧急开通气道为目的，则需用 20～22 号大针头刺入。

6.拔出注射器，穿刺点用消毒干棉球压迫止血。

7.若导入气管留置给药管，则在针头退出后用纱布包裹固定。

8.术后观察患者穿刺点局部是否存在皮下气肿及出血等情况，并交代注意事项。

9.整理物品，书写穿刺记录。

（六）注意事项

1.环甲膜穿刺通常是呼吸复苏的一种急救措施，应争分夺秒，在尽可能短的时间内实施。在病情危急情况下可不经过消毒及麻醉等步骤直接刺入。

2.由于该项操作仅作为一种急救措施，故在患者初期复苏成功后，应改为气管切开或做消除病因处理。

3.环甲膜穿刺不能偏离颈部中线，以免碰到大血管，造成大出血。

4.穿刺进针不宜过深，避免损伤喉后壁黏膜。

5.为方便观察回抽气体，通常在注射器中留置生理盐水或者剩余的局麻药。

6.回抽必须有空气，待确定针头在喉腔内后才能给药。

7 如遇血凝块或分泌物阻塞穿刺针头，可用注射器注入空气，或用少许生理盐水冲洗，以保证其通畅。

8.注射药物时嘱患者勿吞咽及咳嗽，注射速度要快，注射完毕后迅速拔出注射器及针头，用消毒干棉球压迫穿刺点片刻以止血。针头拔出以前应防止喉部上下运动，否则容易损伤喉部黏膜。

9.注入药物应以等渗盐水配制，pH 值要适宜，以减少对气管黏膜的刺激。

10.如穿刺点皮肤出血，干棉球压迫止血的时间可适当延长。

11.术后如患者咳出带血的分泌物，嘱患者勿紧张，一般在 1～2 天内即可消失。

（七）并发症

1.皮下气肿

皮下气肿是术后最常见的并发症，一般多限于颈部，不需做特殊处理。

2.出　血

若术中穿刺点少量出血，则可经压迫止血；若损伤动脉，压迫止血失效，则可行血管结扎止血。对凝血功能障碍者应慎重穿刺。

3.喉后壁黏膜损伤

喉后壁黏膜损伤多为出血及针刺伤所引起，多可自行愈合。

4.气管-食管瘘

罕见。较小的、时间不长的瘘口，有时可自行愈合；瘘口较大或时间较长，上皮已长入瘘口者，需手术修补。

（八）相关知识

急性上呼吸道梗阻是由多种原因引起的较常见的急症之一，临床上以吸气困难为主要特征，常出现吸气性喉鸣音，呼吸不规则，点头或张口呼吸及三凹征等，迅速诊断非常重要，确诊越早，治疗越及时，预后越好。常见病因有：上呼吸道软组织的各种感染，如急性咽喉炎、白喉、咽后壁脓肿；上呼吸道外伤、化学毒物腐蚀、烧伤；呼吸道异物；占位性病变；喉痉挛、喉水肿；睡眠呼吸暂停综合征。

三、环甲膜穿刺术流程

环甲膜穿刺术流程详见表5-7。

表5-7 环甲膜穿刺术流程

操作内容	完　成	未完成	备　注
1.操作者准备：规范穿戴工作衣，洗手，戴口罩、帽子。			
2.核对患者信息，如姓名、病历号等。			
3.明确适应证，排除禁忌证：确认患者存在上呼吸道阻塞；评估意识、呼吸形态、脉搏、血压，询问过敏史，监测凝血功能等。			
4.告知患者操作目的和必要性、可能的风险和需要配合的事项，签署知情同意书。			
5.物品准备（注意有效期）：无菌手套、环甲膜穿刺针包、无菌注射器、无菌纱布、2％利多卡因、0.5％碘伏、棉签或者无菌棉球、胶带等。			
6.体位：协助患者取仰卧位，在其肩背部垫一软枕，指导其头向后仰，头颈保持中线位；不能耐受者可取半卧位。			
7.穿刺点定位：环状软骨与甲状软骨之间正中处。			正确识别环甲膜很重要，严防在环甲膜以外穿刺，避免造成喉部或气管损伤。
8.常规消毒，戴无菌手套，铺巾；用2％利多卡因逐层局部麻醉。			紧急情况或无条件时可不考虑消毒及麻醉。
9.以左手示指和中指固定环甲膜两侧皮肤，右手持穿刺针自环甲膜正中处垂直刺入。			1.环甲膜穿刺不能偏离颈部中线，以免碰到大血管造成大出血；2.进针时不可用力过猛，以免损伤气管后壁及食管。
10.观察穿刺部位皮肤有无出血，如出血较多，注意止血，避免血液流入气管内。			
11.到达喉腔时有落空感，即刻外接装有生理盐水的注射器并回抽，可见大量气泡进入注射器。			

续表

操作内容	完 成	未完成	备 注
12.垂直固定穿刺针,并注入少量表面麻醉药。			
13.根据穿刺目的进行其他操作:外接氧气源进行人工通气或导入气管留置给药管等。			通气时要由专人固定穿刺针导管,以防移位。
14.吸出气道内分泌物,观察患者呼吸状况是否改善。			
15.拔出注射器,穿刺点用消毒干棉球压迫止血。			
16.安置患者,术后再次评估,交代患者注意事项。			
17.垃圾分类处理,整理用物。			
18.书写穿刺记录。			

注意:操作过程中认真仔细,动作规范、熟练,无菌观念强,关爱患者。

练习题

1.下列哪些患者不适宜行环甲膜穿刺术 （   ）

A.急性喉梗阻　　　　　　　B.咽喉部烧伤导致窒息

C.困难气道,需表面麻醉辅助插管　D.气管隆嵴处外生性肿瘤堵塞气道

2.下列哪项是环甲膜穿刺的禁忌证 （   ）

A.长期口服阿司匹林　　　　B.下呼吸道梗阻

C.意识丧失　　　　　　　　D.甲状腺肿大

E.3 岁以下婴儿

3.下列哪项不是环甲膜穿刺的并发症 （   ）

A.颈部皮下气肿　　　　　　B.出血

C.感染　　　　　　　　　　D.血流动力学不稳定

E.气管-食管瘘

4.以下关于环甲膜穿刺术的描述,不正确的是 （   ）

A.环甲膜穿刺针抽出气体即可明确针尖位于气管中

B.喉源性呼吸困难时,气管内通常呈负压状态,是环甲膜穿刺损伤喉后壁黏膜的危险因素

C.环甲膜穿刺时,适当往头端倾斜穿刺针可避免损伤喉后壁

D.环甲膜穿刺是呼吸复苏的急救措施,在初期复苏成功后应改为其他方式

练习题参考答案:1.D　2.B　3.D　4.C

（方向明、徐佳）

第六节 中心静脉穿刺置管术
Central venous catheterization

一、临床案例

患者,男性,62 岁,因"黑便 1 周,呕血 3 小时"入院。患者 1 周前出现黑便,每天 1～2 次,成型,无明显腹痛,无心悸、头晕,未重视,3h 前中餐后出现呕血,色鲜红,量约 500ml,急来我院就诊。查体:体温 36℃,血压 85/45mmHg,呼吸 22 次/min,脉搏 115 次/min,急性病面容,两肺呼吸音清,未闻及干湿啰音。心率115 次/min,律齐,各瓣膜区未闻及明显杂音。腹无膨隆,肠鸣音 5 次/min,全腹软,剑突下轻压痛,无反跳痛,肝脾肋下未及,墨菲征阴性,移动性浊音阴性。既往有原发性高血压病,无糖尿病,无肝病病史,无手术外伤史,无输血史。

思考题

1.为积极开展支持治疗,下一步需进行哪项操作?

2.操作前需进行哪些准备?

3.该项操作应如何进行? 操作过程中需注意些什么?

4.该项操作有哪些并发症? 应该如何预防?

二、中心静脉穿刺置管术操作指南

中心静脉是指距离心脏较近的大静脉,主要指双侧的颈内静脉和锁骨下静脉以及股静脉。

(一)目 的

1.在外周静脉穿刺困难的情况下获取静脉血标本。

2.通过留置导管建立深静脉通道,用于行胃肠外营养或快速补液治疗。

3.经静脉系统的血流动力学(如 Swan-Ganz 导管、中心静脉压监测)等检查。

4.介入治疗(如射频消融、深静脉滤网植入)等。

(二)适应证

1.外周静脉穿刺困难的患者。

2.需要长期输液治疗的患者。

3.需要大量、快速扩容通道的患者。

4.需要胃肠外营养治疗的患者。

5.需要特殊药物治疗(如化疗、高渗、刺激性药物等)的患者。

6.需要血液透析、血浆置换术的患者。

7.危重患者抢救和大手术期需行中心静脉压监测的患者。

8.需要 Swan-Ganz 导管监测的患者。

9.需经中心静脉介入心导管进行检查或治疗的患者。

(三)禁忌证

1.绝对禁忌证

(1)穿刺部位有感染。

(2)广泛腔静脉系统血栓形成。

2.相对禁忌证

(1)有明显出血(凝血)功能障碍。

(2)静脉炎。

(3)血管硬化。

(4)先前静脉操作导致的血肿瘀青。

(5)穿刺部位烧伤或软组织损伤。

(6)穿刺部位远端存在动静脉瘘。

(7)穿刺部位远端需行外科手术。

(8)不合作、躁动不安的患者,必要时可给予镇静剂后再进行置管操作。

(9)患有腔静脉综合征.近期安装过起搏器的患者不能通过上肢静脉或颈内静脉置管,应选择股静脉。

(四)操作前准备

1.患者准备

(1)向患者及其家属解释操作目的及必要性、可能的风险和需配合的事项,安慰患者,消除紧张情绪,必要时抗焦虑及镇静治疗。

(2)有严重血小板减少或凝血功能异常的患者,需输血小板或新鲜血浆纠正后再行穿刺。

(3)签署知情同意书。

(4)摆好体位,暴露穿刺部位。

2.操作者准备

(1)规范洗手,戴口罩、帽子。

(2)穿无菌手术衣,戴无菌手套。

3.物品准备

中心静脉置管包、2%利多卡因、无菌注射用水、肝素盐水、无菌手套、0.5%氯己定溶液、手术包、手术铺巾、敷贴、静脉输注液体及输液器。

（五）操作步骤

常用的穿刺部位有颈内静脉、锁骨下静脉和股静脉。

1. 颈内静脉

（1）解剖：颈内静脉起源于颅底，下行后与颈动脉、迷走神经并行，共同包裹于颈动脉鞘之中。在颈动脉鞘内，颈内静脉位于颈动脉的外侧。颈内静脉全程均被胸锁乳突肌覆盖，上部位于胸锁乳突肌的前缘内侧，中部位于胸锁乳突肌锁骨头前缘的下方和颈总动脉的前外方，下行至胸锁关节处与锁骨下静脉汇合成无名静脉，继续下行与对侧的无名静脉汇合成上腔静脉进入右心房。成人颈内静脉较粗大，易于被穿中，其内径平均为1.2cm以上，最大内径可达2.0cm。其与无名静脉汇合处呈纺锤形扩张，称为颈静脉下球，内有2～3个静脉瓣，有阻止血液反流的作用（有时导丝不能送入就是因为被它阻挡所致）。临床上一般选用右侧颈内静脉穿刺置管，因为右侧无胸导管，并且右颈内静脉与无名静脉和上腔静脉几乎成一直线，同时右侧胸膜顶部较左侧低。为了避免对动脉的损伤，必须了解其走行情况。两侧颈总动脉在颈动脉鞘内、颈内静脉的内侧，上行至甲状软骨上缘高度分为颈内动脉和颈外动脉。对颈内静脉穿刺过程中，容易损伤的是颈总动脉。

（2）穿刺入路：依据颈内静脉与胸锁乳突肌之间的相互关系，可分别在胸锁乳突肌的前、中、后三个方向进针，如图5-12所示。

①前路：操作者以左手示指和中指在中线旁开约3cm，于胸锁乳突肌前缘中点相当于喉结或甲状软骨上缘水平触及颈总动脉搏动，并向内侧推开颈总动脉，在颈总动脉外缘约0.5cm处进针，针干与皮肤成30°～45°角，针尖指向同侧乳头或锁骨的中内1/3交界处。前路进针造成气胸的机会不多，但易误入颈总动脉。

②中路：胸锁乳突肌下端胸骨头和锁骨头与锁骨上缘组成一个三角，称胸锁乳突肌三角，颈内静脉正好位于此三角形的中心位置（见图5-12）。在三角形的顶端处约离锁骨上缘2～3横指（3～5cm）作为进针点，进针时针干与皮肤成30°角，与中线平行直接指向足端。如果穿刺未成功，将针尖退至皮下，再向外倾斜10°左右，指向胸锁乳突肌锁骨头的内侧后缘或同侧乳头，通常都能成功。遇有肥胖、儿童以及全麻后患者，胸锁乳突肌标志常不清楚，此时须利用锁骨内侧端上缘的小切迹作为骨性标志，颈内静脉正好经此而下行与锁骨下静脉汇合，穿刺时用左手大拇指按压，确认此切迹，在其上方约1.0～1.5cm处进针，针干与中线平行，指向足端前进，一般刺入2～3cm即入颈内静脉。

临床上目前一般选用中路穿刺。因为此点可直接触及颈总动脉，误伤颈总动脉的机会较少，也不易伤及胸膜腔。另外，此处颈内静脉较浅，穿刺成功率高。

③后路：在胸锁乳突肌的外侧缘中、下1/3的交点或在锁骨上缘3～5cm处作为进针点。此处的颈内静脉位于胸锁乳突肌的下面略偏外侧，穿刺时嘱患者的头部尽量转向对侧，针干一般保持水平，在针头进入胸锁乳突肌的深部时，应将针头指向胸骨柄上窝方向。针尖不宜过分向内侧深入，以免损伤颈总动脉。

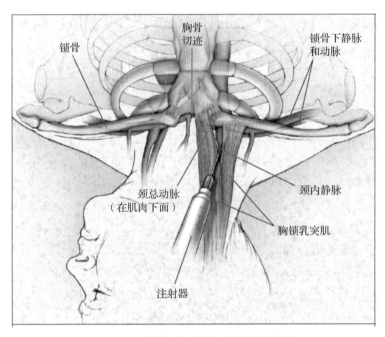

图 5-12 颈内静脉及锁骨下静脉穿刺位点

（3）操作方法

①准备物品：深静脉穿刺导管，2％利多卡因，2％葡萄糖酸氯己定醇皮肤消毒液，无菌手套，一次性穿刺包，无菌手术衣，无菌铺巾，无菌敷贴。

②步骤如下（现以颈内静脉中路穿刺置管为例）：

a.患者去枕仰卧，头向后仰并转向对侧，最好取头低脚高位 15°～30°，使颈内静脉充盈，以便穿刺成功，且可避免并发气栓，必要时肩部垫高；若患者存在肺动脉高压或充血性心力衰竭，则可保持水平卧位穿刺。

b.触摸并确认胸锁乳突肌三角顶点作为皮肤定点。对于清醒患者遇有胸锁乳突肌触摸不清，可嘱患者抬头并深吸气，常可显露胸锁乳突肌的轮廓。

c.戴消毒手套，常规消毒皮肤、铺巾。

d.由于颈内静脉与颈总动脉相距很近，为避免误伤动脉，应预先确定穿刺的角度和深度，在正式穿刺前强调先用细针试穿。用细针连接盛有局麻药（一般用 2％利多卡因）的注射器，在皮肤定点处作皮丘，进针时针干与皮肤成 30°角，与中线平行直接指向足端，边进针边回抽，并保持一定的负压，当确认细针进入的血管为静脉后，改用穿刺针穿刺，按试穿针的角度、方向及深度进行穿刺，如穿入较深，针尖已穿破颈内静脉，则可慢慢退出，边退针边回抽，抽到静脉血后，减少穿刺针与颌面的角度，当回抽和注入血液很通畅时，注意固定好穿刺针的位置，不可移动，否则极易滑出静脉。

e.经穿刺针插入导引钢丝，插入时不能遇到阻力，有阻力时应调整穿刺针位置，包括角度、斜面方向和深浅等，或再回抽血液直至通畅为止，然后再插入导引钢丝，直至插入注射器尾端 30cm 左右，退出穿刺针，压迫穿刺点，同时擦净导引钢丝上的血迹。需用静脉扩张器的导管，可插入静脉扩张器扩张皮下或静脉。

f.将导管套在导引钢丝外面,导管尖端接近穿刺点,导引钢丝必须伸出导管尾端,用左手拿住,右手将导管与钢丝一起插入一部分,待导管进入颈内静脉后,边插导管至适当深度(一般导管插入深度为 12~15cm),边退钢丝,再接注射器回抽血液以确定通畅,即可接上输液装置进行输液。

g.将导管固定片固定在接近穿刺点处,缝针固定导管,最后用敷贴固定。

(4)注意事项

①熟悉颈部局部解剖,穿刺点定位要准确。

②进针深度:一般为 1.5~3.0cm,肥胖者为 2~4cm。

③掌握穿刺针的方向,避免过度内偏,可减少颈总动脉损伤的可能。

④穿刺时,穿刺针尖的落点不一定正巧在血管的中央,有时可偏在一侧。或者穿刺针进入过深,顶于血管的对侧壁,此时可抽得回血但导丝推进会有困难,遇此情况不能用暴力强行推进,可将穿刺针连接注射器慢慢地边抽吸边退出导管,直至回血畅通,再重新插入导丝,若经几次进退仍无法顺利插入,则需重新穿刺。改变方向时必须先撤至皮下再进针。操作过程中不可强行推送任何器械进入血管,动作要轻,操作要规范。

⑤血管穿刺最关键,刺中血管后主要依据颜色、压力确认是否刺入静脉。

⑥穿刺针进入静脉后,要固定住位置,小心移位。

⑦操作过程中嘱患者不要大幅度呼吸,尤其是中心静脉压很低时,一定要避免空气进入,注意发生空气栓塞的可能。

⑧导丝不可插入过深,以免进入心脏引起心律失常、心肌损伤,同时还要注意导丝全部滑入血管的可能。

⑨导管出现封堵现象时可使用注射器尽力回抽,严禁向内推注,以防肺栓塞发生,仍不通时只能进行拔管处理。

⑩掌握多种进路方式,不要片面强调某一进路的成功率而进行反复多次的穿刺。

(5)置管位置及深度

中心导管尖端的理想位置应在上腔静脉的上部近右心房处,在 X 线平片上应在心包影以上的位置——成人约在两侧锁骨头下缘连线以下 2cm 处,相当于上腔静脉与心包影的分界水平。估计值:身高<100cm 者,深度(cm)=(身高÷10)-1;身高>100cm者,深度(cm)=(身高÷10)-2。

2.锁骨下静脉

(1)解剖结构(见图 5-12)

锁骨下静脉是腋静脉的延续,由第 1 肋外缘呈轻度向上的弓形,位于锁骨内侧约1/3的后上方,行至胸锁关节的后方,与颈内静脉汇合,其汇合处向外上方的开放角叫静脉角。锁骨下静脉较表浅、粗大,成人周径可达 2.0cm,常处于充盈状态,静脉壁与筋膜附着,管腔不易塌陷,可重复使用,尤其是循环血量不足而静脉穿刺困难时,锁骨下静脉穿刺的成功率较高。锁骨下静脉与颈内静脉在相当于胸锁关节及前斜角肌内缘处汇合形成静脉角,此处右侧有淋巴导管,左侧有胸导管汇入,穿刺右侧较安全,以免误伤胸导管。右侧锁骨下静脉比左侧粗,变异小。锁骨下静脉与颈内静脉汇合处的后方约 5mm 便是肺尖,因胸膜顶和肺尖较第一肋软骨高出 3～4cm,如进针角度过大或潜行过深,均易刺破胸膜和肺组织。

（2）穿刺技术

①体位:平卧,最好取头低足高位,使双肩下垂,锁骨中段抬高,借此使锁骨下静脉与肺尖分开。患者面部转向穿刺者对侧,借以减小锁骨下静脉与颈内静脉的夹角,使导管易于向中心方向送入,而不致误入颈内静脉。

②穿刺点选择:

a.锁骨下进路:锁骨中、内 1/3 交界处,锁骨下方约 1cm 为进针点,针尖向内轻度向头端指向锁骨胸骨端的后上缘推进;在穿刺过程中尽量保持穿刺针与胸壁呈水平位,贴近锁骨后缘。

b.锁骨上进路:在胸锁乳突肌的锁骨头外侧缘,锁骨上缘约 1.0cm 处进针。穿刺针与身体正中线成 45°角,与冠状面保持水平或稍向前成 15°角,针尖指向胸锁关节;缓慢向前推进,且边进针边回抽,一般进针 2～3cm 即可进入锁骨下静脉,直到有暗红色回血为止。然后穿刺针由原来的方向变为水平,以使穿刺针与静脉的走向一致。

③步骤如下(以锁骨下进路为例):

a.术野常规消毒、铺巾。

b.确定锁骨下静脉的位置,局部麻醉后,穿刺针头与皮肤成 30°～45°角向内上穿刺,针头保持朝向胸骨上窝的方向,紧靠锁骨内下缘徐徐推进,边进针边抽动针筒使管内形成负压,一般进针 4cm 后可抽到回血(深度与患者的体型有关)。如果以此方向进针已达 4～5cm 仍不见回血,不要再向前推进,以免误伤锁骨下动脉,应慢慢向后撤针并边退边抽回血,如果在撤针过程中仍无回血,可将针尖撤至皮下后改变进针方向,使针尖指向甲状软骨,以同样的方法徐徐进针,一旦进入锁骨下静脉的位置即可抽得大量回血,此时再轻轻推进 0.1～0.2cm,使穿刺针的整个斜面在静脉腔内,并保持斜面向下。将导丝自穿刺针尾部插孔缓缓送入,使管端达上腔静脉后,再退出穿刺针。待将导管引入中心静脉后再退出导丝。抽吸与导管连接的注射器,如回血通畅,说明管端位于静脉内。插管深度:左侧一般不宜超过 15cm,右侧一般不宜超过 12cm,以能进入上腔静脉为宜。

c.取下注射器,并将导管与输液器相连接。妥善固定导管,用敷贴覆盖穿刺部位。

3.股静脉

股静脉解剖位置见图 5-13,穿刺操作如下:

（1）体位:患者取仰卧位,膝关节微屈,臀部稍垫高,髋关节伸直并稍外展外旋。

（2）穿刺点选择:穿刺点选在腹股沟韧带中、内 1/3 交界处下方 2～3cm 处,股动脉搏动处的内侧 0.5～1.0cm 处为穿刺点(见图 5-13)。

（3）进针方法:右手持穿刺针,针尖朝脐侧,斜面向上,针体与皮肤成 30°～45°角,肥胖患者角度宜偏大。沿股动脉走行进针,一般进针深度 2～5cm。注射器保持持续负压状态。见到回血后再作微调,宜再稍进或退一点,同时下压针柄 10°～20°,以确保导丝顺利进入。

（4）基本操作:同锁骨下静脉穿刺或颈内静脉穿刺。

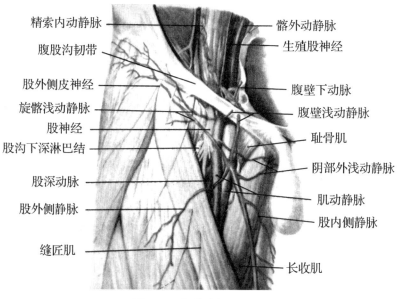

图 5-13　股静脉解剖位置

（六）注意事项

1.严格执行无菌操作,以防发生感染。

2.操作者应熟悉静脉周围解剖关系,穿刺动作应轻柔,未抽到血液时可先向深部刺入,然后边退针边抽吸直至有血液抽出;也可再次确定穿刺部位,稍微调整穿刺方向后重新穿刺。穿刺过程中,若需改变穿刺方向,必须将针尖退至皮下,以免增加血管的损伤。

3.应掌握多种进针穿刺技术,穿刺不成功达 3 次时应中止操作,不可在同一部位反复多次穿刺,以免造成局部组织的严重创伤和血肿。

4.穿刺过程中,如果抽出鲜红色的动脉血,提示误穿动脉,应拔出针头,按压 3～5min 后重新确定穿刺部位再行穿刺。

5.导管质地不可太硬,插入深度以导管顶端插至下腔静脉与右心房交界处即可,不宜过深,以免发生大血管及心脏损伤。

6.穿刺成功后应立即缓慢推注生理盐水,以免血液在导管内凝固,阻塞管腔。

7.导管固定要牢固,以防脱出。

8.锐器伤:按照美国疾病预防控制中心提出的标准预防(standard precaution)措施,原则上操作者应将所有患者的血液视为有传染性体液,必须采取必要的防护,并尽量避免可能伤及自身的危险动作。一旦被误伤,应尽快报告,并接受必要的预防性治疗。

（七）并发症及处理

1.气　胸

无论是颈内静脉还是锁骨下静脉穿刺,都有穿破胸膜顶和肺尖造成气胸的可能。

原因：主要由穿刺时针干的角度和针尖的方向不当所致。锁骨下进路时，针干与皮肤角度太大使针尖离开锁骨下缘，很容易穿破胸膜和肺尖。颈内静脉穿刺时，为避开颈总动脉而针尖指向过于偏外，往往会穿破胸膜顶和肺尖。如果仅为一针眼产生少量气胸不需要特殊处理，多可自行吸收。如果针尖在深部改变方向使破口扩大，再加上正压机械通气，气胸会急剧加重甚至形成张力性气胸。

处理：插管后行常规 X 线检查，可及时发现有无气胸存在。少量气胸一般无明显临床症状，气胸小于 20% 可不做处理，但应每日行胸部 X 线检查，如气胸进一步发展，则应及时放置胸腔闭式引流管。如果患者插管后迅速出现呼吸困难、胸痛或发绀，应警惕张力性气胸的可能。一旦明确诊断，应立即行粗针胸腔穿刺减压或置胸腔闭式引流管，必要时请胸外科医生开胸处理肺部破口。

2. 血肿及血胸

原因：在行锁骨下进路穿刺时，若进针过深，易误伤锁骨下动脉造成血肿；若同时穿破胸膜势必会引起血胸。其中，颈内静脉穿刺尤其容易损伤动脉。

处理：锁骨下静脉穿刺误伤锁骨下动脉时，应立即撤针并在锁骨上局部加压止血 5～15min，改换穿刺点或经锁骨上路穿刺锁骨下静脉。颈内静脉穿刺损伤动脉时，只要及时退针并行局部压迫 3～5min 即可止血，不至于造成严重后果。如果血肿较大，必要时需行血肿清除术。

3. 液　胸

液胸的临床表现有以下几点：①从此路给药（麻醉药、肌松药等）均无效；②测量中心静脉压时出现负压；③此路输液通畅但抽不出回血。

原因：无论是颈内静脉还是锁骨下静脉穿刺，在送管时若穿透静脉而送入胸腔内，则液体都输入胸腔内导致液胸。

处理：若出现上述现象应确诊导管在胸腔内，不应再使用此通路，而应另行穿刺置管。原导管不宜当时拔出，应开胸后在外科医生监视下拔除原导管，必要时从胸腔内缝合止血。

4. 空气栓塞

原因：穿刺前未使患者取头低位，如患者处于低血容量状态或吸气状态，当静脉穿刺成功后，一旦撤掉注射器将导致静脉与大气相通，由于心脏的舒张而将空气吸入心脏，容易发生空气栓塞。对后天性心脏病（无心内分流）患者，进入少量空气不至于引起严重后果，但对有心内分流的先天性心脏病患者（尤其是右向左分流的发绀患者）可能引起严重后果。

处理：嘱患者取头低位，插管时不要大幅度呼吸，可避免发生空气栓塞的可能。

5. 心肌穿孔

如果导管太硬且送管太深直至右心房，由于心脏的收缩而穿破心房壁（也有穿破右室壁的报道），在心脏直视手术下切开心包即能发现，只需给予适当处理即可。但在非心脏手术或是抢救危重患者时常常引起心包压塞，如不能及时发现并做出正确诊断，后果十分严重，死亡率很高。

预防方法:不用劣质导管,送管不宜过深,一般送入 12～15cm 即可。

6.感　染

导致感染的常见原因包括:①导管消毒不彻底;②穿刺过程中无菌操作不严格;③术后护理不当;④导管留置时间过久。

处理:在病情允许的情况下,导管留置时间越短越好;若病情需要,则最长应于置管后 7～10 天即须拔管或重新穿刺置管。

7.导管栓子

原因:常由于回拔导管时导针未同时退出,致使导管断裂,导管断端滞留于静脉内而形成。

处理:导管栓子一般需在透视下定位,由带金属套圈的取栓器械经静脉取出。

8.导管位置异常

最常见的导管异位是锁骨下静脉穿刺导管进入同侧颈内静脉或对侧无名静脉。

原因:多由针尖方向不正确导致。

处理:置管后应常规行 X 线导管定位检查。发现导管异位后,应在透视下重新调整导管位置,如不能得到纠正,则应将导管拔除,再选择其他穿刺部位置管。

9.静脉血栓形成

原因:锁骨下静脉及属支血栓形成可发生于长期肠外营养支持时,常继发于异位导管所致的静脉血栓或血栓性静脉炎。

处理:这一并发症常需经导管注入造影剂后方可明确诊断。一旦诊断明确,即应拔除导管,并进行溶栓治疗。近年来应用的硅胶导管可明显降低静脉血栓形成的发生率。

三、中心静脉穿刺置管术流程

中心静脉穿刺置管术流程详见表 5-8。

表 5-8　中心静脉穿刺置管术流程

操作内容	完　成	未完成	备　注
1.洗手,佩戴口罩、帽子。			
2.自我介绍。			
3.核对患者信息,如姓名、病历号、操作相关信息等。			
4.明确适应证,排除禁忌证(评估生命体征,询问过敏史,监测凝血功能等,必要时予患者吸氧、心电监护、指脉氧饱和度监测)。			
5.签署知情同意书,告知患者操作目的。			

续表

操作内容	完 成	未完成	备 注
6.告知患者操作中的配合事项（摆好体位后,不要随意改变）。			
7.备物:准备操作用物并检查物品有效日期。			
8.摆放体位,暴露穿刺部位。必要时采用头低脚高位,促进患者下肢静脉血液回流,降低穿刺难度。			
9.操作者准备:外科洗手,穿无菌手术衣,戴无菌手套。			
10.穿刺包内检查:检查有效期及穿刺包内各穿刺置管配件是否齐全、有无损坏、导管管腔是否通畅。准备消毒液、肝素盐水、2%利多卡因。			
11.定位:在胸锁乳突肌三角顶端,离锁骨上缘2～3横指处,触摸到颈内动脉,向右侧旁开0.5cm作为进针点。			
12.定位:(1)颈内静脉通常以胸锁乳突肌末端和锁骨末端所形成的三角形的顶点作为穿刺点;(2)锁骨下静脉选取锁骨中点内侧1～2cm处(或锁骨中点与内1/3之间)锁骨下缘为穿刺点;(3)股静脉选取腹股沟韧带中、内1/3交界处下方2～3cm,股动脉搏动处的内侧0.5～1.0cm处为穿刺点。			推荐应用超声定位和评估。
13.消毒铺巾:严格无菌操作,常规消毒(注意消毒范围、待消毒液自然干燥后再行操作)、铺巾。			
14 局麻:2%利多卡因逐层浸润麻醉。			
15.穿刺及置管:(1)左手固定穿刺处皮肤;(2)右手持针穿刺,注意针尖方向,穿刺角度正确;(3)刺入静脉后有穿透感且回抽静脉血通畅;(4)固定好穿刺针,依次置入导丝、扩张器、中心静脉导管,妥善固定;(5)肝素封管;(6)局部消毒,无菌敷贴覆盖穿刺处。			
16.协助患者恢复体位和整理衣物,术后再次评估患者,交代患者注意事项。			
17.垃圾分类处理,整理用物。			
18.书写操作记录。			

注意:操作过程中认真仔细,动作规范、熟练,无菌观念强,关爱患者。

练习题

1. 下列哪项不是深静脉穿刺置管的适应证　　　　　　　　　　（　　）
   A. 长期输液治疗　　　　　　　　B. 大量、快速扩容
   C. 血液净化　　　　　　　　　　D. 心功能不全

2. 颈内静脉穿刺置管时,通常选择右侧颈内静脉而非左侧,其原因与下列哪项无关
   　　　　　　　　　　　　　　　　　　　　　　　　　　　　（　　）
   A. 右颈内静脉与无名静脉和上腔静脉几乎成一直线
   B. 右侧胸膜顶低于左侧
   C. 右侧无胸导管
   D. 右侧颈内静脉容易暴露

3. 采取前路法行右颈内静脉穿刺置管时,针尖通常指向　　　　　（　　）
   A. 右侧乳头　　　　　　　　　　B. 左侧乳头
   C. 右侧胸锁关节　　　　　　　　D. 左侧胸锁关节

4. 采取右锁骨上进路穿刺置管时,正确的体位是　　　　　　　　（　　）
   A. 头部垫小枕、头转向左侧　　　B. 肩部垫小枕、头转向左侧
   C. 头部垫小枕、头转向左侧　　　D. 肩部垫小枕、头转向右侧

5. 股静脉穿刺置管的进针点应选择　　　　　　　　　　　　　　（　　）
   A. 股动脉外侧 0.5～1cm、腹股沟韧带上方 0.5～2cm 处
   B. 股动脉外侧 0.5～1cm、腹股沟韧带下方 0.5～2cm 处
   C. 股动脉内侧 0.5～1cm、腹股沟韧带上方 0.5～2cm 处
   D. 股动脉内侧 0.5～1cm、腹股沟韧带下方 0.5～2cm 处

6. 股静脉穿刺置管前,应了解患者相关情况,下列哪项可不包括　（　　）
   A. 有无疝手术史　　　　　　　　B. 有无出血倾向
   C. 有无结核病史　　　　　　　　D. 有无股静脉血栓形成

7. 深静脉穿刺置管导丝在插入过程中如遇阻力,下列哪种做法是错误的　（　　）
   A. 适当轻柔地调整穿刺针的位置　B. 用力强行推进
   C. 退出导丝及穿刺针,重新穿刺　D. 必要时选择其他路径穿刺

8. 负压进针穿刺时未见回血,下列哪项可能性小　　　　　　　　（　　）
   A. 进针方向不合适　　　　　　　B. 进针角度不合适
   C. 静脉壁被推扁后贯穿　　　　　D. 进入动脉

9. 当穿刺针进入动脉时,正确的处理是　　　　　　　　　　　　（　　）
   A. 迅速置入导管
   B. 退出穿刺针,立即重新穿刺
   C. 退出穿刺针,行较长时间压迫止血
   D. 立即经静脉注射止血药

10. 发生导管感染的原因不包括　　　　　　　　　　　　（　　）

A. 无菌操作不严格　　　　　　　B. 患者全身情况差

C. 导管留置时间长　　　　　　　D. 置管后未及时使用抗生素

11. 置管后发生感染的表现不包括　　　　　　　　　　　　（　　）

A. 突发呼吸困难　　　　　　　　B. 局部红肿、疼痛

C. 血常规提示白细胞数增高　　　D. 其他原因不能解释的寒战、发热

练习题参考答案：1. D　2. D　3. A　4. B　5. D　6. C　7. B　8. D　9. C　10. D　11. A

（方向明、王海宏）

第七节　电动洗胃机洗胃法
Gastric lavage with electric gastrolavage machine

一、临床案例

患者，女性，35 岁，因"口服地西泮（安定片）100 片 1 小时"入院。患者既往有"抑郁症"病史。查体：体温 36.8℃，血压 130/80mmHg，呼吸频率 12 次/min，脉搏 90 次/min，嗜睡状态，双侧瞳孔等大，直径 1mm。两肺呼吸音清，未闻及干湿啰音。心率 90 次/min，律齐，各瓣膜区未闻及明显杂音。全腹软，无压痛，无反跳痛，肝脾肋下未触及，神经系统检查阴性。

 思考题

1. 为达到早期治疗效果，下一步需进行哪项操作？

2. 该项操作应如何进行？操作过程中需注意些什么？

3. 该项操作有哪些并发症？应该如何预防？

二、电动洗胃机洗胃法操作指南

（一）目　的

洗胃是指将一定成分的液体灌入胃腔内，混合胃内容物后再抽出，如此反复多次。其目的是清除胃内未被吸收的毒物或清洁胃腔，临床上用于药物及食物中毒、胃部手术及检查前准备。口服中毒后应尽早进行洗胃，争取在 1h 内进行，而传统认为需在服毒后 6h 内洗胃。对于超过上述时限的中毒，目前认为洗胃术的作用并不明确，还存在争议。

（二）适应证

1. 经口摄入有毒物质：凡经口摄入各种有毒物质，如农药、过量药物、食物中毒者，为迅速清除毒物，均应尽早、尽快洗胃。

2. 检查或术前准备：幽门梗阻伴大量胃液潴留患者需做钡餐检查或手术前的准备，急性胃扩张需排出胃内容物减压者均宜被置入导管进行抽吸及灌洗。

（三）禁忌证

1. 对摄入强腐蚀剂（如强酸、强碱）的患者应禁忌洗胃，胃穿孔、上消化道出血急性期食管或贲门狭窄或梗阻、心肺复苏仍在进行中、存在意识障碍等气道不安全因素但没有建立有效的气道保护患者禁忌洗胃。

2. 对于存在食管静脉曲张、主动脉瘤、严重心脏病及妊娠患者，应慎重洗胃。

（四）操作前准备

1. 患者准备

（1）了解病情，意识，所服毒物的名称、剂量及时间，了解患者口鼻皮肤及黏膜情况。

（2）患者取下活动性义齿（假牙），清洁口腔。

（3）向患者及其家属解释操作目的及必要性、可能的风险和需配合的事项，安慰患者以消除其紧张情绪。

（4）签署知情同意书。

2. 操作者准备

戴口罩、帽子，规范洗手。

3. 物品准备

（1）最常用的洗胃液为 37～40℃ 温开水，也可用生理盐水、1∶5000 高锰酸钾溶液、2% 碳酸氢钠溶液等。洗胃液的温度一般以 25～38℃ 为宜，过冷易导致体温下降，使得血液循环速度减慢，从而减少心输出量，诱发血压下降；过热则会促使胃内血管扩张而加快毒物吸收。根据病情选择合适的洗胃液。

（2）电动洗胃机及附件（进水管、出水管、进胃管）（见图 5-14）、手套、弯盘 2 只、胃管、纱布 2 块、棉签、液体石蜡、甘油注射器、胶带、咬口器、牙垫、治疗巾、听诊器、血管钳、有刻度的水桶和污物桶、试管、水温计。

（3）检查洗胃机的性能及管道连接是否正确。

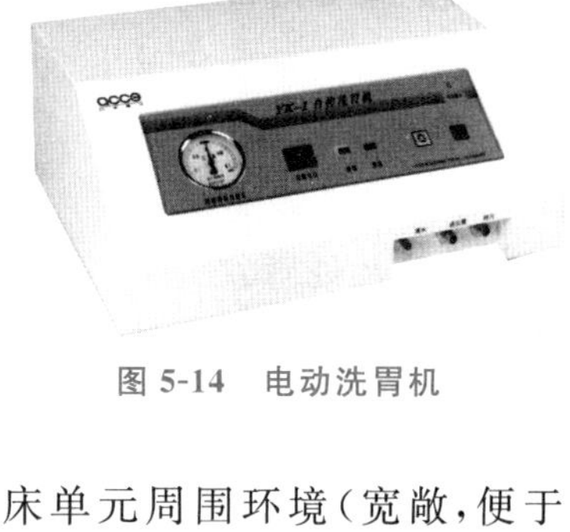

图 5-14　电动洗胃机

（五）操作步骤

1. 携带用品至患者床边，核对患者姓名、床号，评估床单元周围环境（宽敞，便于操作）。

2. 连接管道：进水管、出水管及进胃管，并放入水桶。

3. 管道排气：接通电源，按"启动"键，管道排气，关闭"启动"键，将出水管放入污物桶内。

4. 安置患者体位：清醒患者取半卧位或左侧卧位，昏迷患者取平卧位或左侧卧位。

5.插胃管:戴手套,胃管由鼻腔或口腔插入。用液体石蜡润滑胃管,口插管先放入咬口器,胃管插入深度为55～70cm,并确定其在胃内,留取胃液标本。

6.洗胃操作:连接胃管,按"启动"键,每次灌入量约300～500ml,如出入量不平衡,进胃液量大于出胃液量时,按不同型号机器的要求进行操作,每按一次"平衡(Balance)键",机器自动减少进液量,增加出液量,不可连续使用此键。同时观察患者病情及洗胃液情况。

7.反复冲洗直至洗出液转为澄清。

8.拔管:先将胃管与洗胃机脱开,用血管钳夹闭或用手反折胃管,在患者吸气末拔出胃管。对于有机磷农药中毒者,建议留置胃管24h以上,以便进行反复洗胃。

9.按不同型号洗胃机的程序进行清洗、消毒、保养洗胃机及其附件。记录洗胃液量以及患者情况。

(六)注意事项

1.强腐蚀性毒物中毒时,不宜进行插管洗胃,以免引起黏膜穿孔或被腐蚀的血管出血,而应按医嘱给予药物及物理性对抗剂,如牛奶、蛋清、米汤、豆浆、氢氧化铝凝胶等保护胃黏膜。

2.昏迷患者洗胃时,应气管插管,将气囊充气以保护气道,并去枕平卧,头偏向一侧,以防止分泌物或液体误吸而引起吸入性肺炎或窒息。

3.洗胃过程中应密切观察病情变化,配合抢救;若出现腹痛或吸出血性液体、血压下降等症状,应立即停止洗胃,积极处理。

4.使用电动洗胃机进行洗胃时,应保持吸引器通畅,不漏气,且压力适中。

5.拔除胃管时,保持管内一定的负压或反折胃管,在吸气末拔出,以防误吸。

(七)并发症及处理

1.急性胃扩张

预防及处理:①洗胃过程中,保持灌入液量与抽出液量平衡。②防止空气吸入胃内。③密切观察病情变化及上腹部是否膨隆。④对于已发生急性胃扩张的患者,协助患者取半卧位,将头偏向一侧,并查找原因对症处理。

2.上消化道出血

预防及处理:①插管动作要轻柔,快捷;插管要深度适宜,成人距门齿55～70cm。②做好心理疏导,尽可能消除患者过度紧张的情绪,积极配合治疗,必要时给予适当的镇静剂。③抽吸胃内液时负压适度。④如发现吸出液混有血液,应暂停洗胃,经胃管灌注黏膜保护剂、制酸剂和止血药,严重者应立即拔出胃管,经静脉滴注止血药。

3.窒　息

预防及处理:①插管前胃管上涂一层液体石蜡,以减少胃管对喉头的摩擦和刺激。②患者取侧卧位,及时清除口腔及鼻腔分泌物,保持呼吸道通畅。③操作人员应熟练掌握胃管置入技术,严格按照证实胃管在胃内的3种方法(a.用注射器抽取胃内容物。b.用注射器快速注入10～20ml空气,同时用听诊器在胃区听到气过水声。c.置管末端于水中,看到无气泡逸出)进行检查,确认胃管在胃内后,方可进行洗胃操作。④备好物品,如发生窒息,立即停止洗胃,及时处置,进行心肺复苏及其他必要的措施。

4.咽喉、食管黏膜损伤、水肿

预防及处理:①对清醒的患者做好解释工作,尽量取得其配合。②正确使用开口器,操作必须轻柔,严禁动作粗暴。③对气管黏膜损伤者,可予消炎药物行雾化吸入;对食管黏膜损伤者可适当使用制酸剂及黏膜保护剂。

5.吸入性肺炎

预防及处理:①患者取左侧卧位,头稍低并偏向一侧。②对昏迷患者洗胃前行气管插管,将气囊充气,可避免胃液吸入呼吸道。③洗胃过程中,保持灌入液量与抽出液量平衡,严密观察并记录洗胃出入液量。④洗胃完毕,协助患者多翻身、拍背,以利于痰液排出,对有肺部感染迹象者应及时应用抗生素。

6.低钾血症

预防及处理:①选用生理盐水洗胃。②洗胃后检查血清电解质,及时补充钾、钠等。

7.虚脱及寒冷反应

预防及处理:①对清醒患者洗胃前做好心理疏导,尽可能消除患者紧张、恐惧的情绪,以取得合作。②注意给患者保暖,及时更换浸湿衣物。③洗胃液温度应最好控制在37～38℃。

8.胃穿孔

预防及处理:①对误服腐蚀性化学品者禁止洗胃。②加强培训医务人员洗胃操作技术,洗胃过程中,保持灌入量与抽出量平衡,严格记录出入洗胃液量。③洗胃前详细询问病史,对有洗胃禁忌证者,一般不予洗胃;有消化道溃疡病史但不处于活动期者的洗胃液应相对减少,一般每次300ml左右,避免穿孔。④电动洗胃机在洗胃时的压力不宜过大。⑤洗胃过程中应严密观察患者病情变化,如神志、瞳孔、呼吸、血压及上腹部是否饱胀,有无烦躁不安、腹痛等。⑥对胃穿孔者应立即行手术治疗。

(八)相关知识

1.洗胃液选择

(1)中毒原因不明时,洗胃液一般选用温开水或温生理盐水。

(2)待毒物性质明确后,采用拮抗剂洗胃。

(3)安眠药生物碱、毒蕈碱等中毒可选用1∶5000～1∶20000高锰酸钾溶液。(禁用于对硫磷中毒者)

(4)有机磷农药、甲醇、乙醇等中毒者,可选用2%～4%碳酸氢钠溶液。(不宜用于敌百虫、水杨酸盐和强酸类中毒)

(5)磷中毒服用少量硫酸铜后,用大量清水彻底洗胃。

(6)服用汽油、柴油等有机溶剂者,可先用液体石蜡200ml,使有机溶剂溶解而不被吸收,再用蒸馏水或生理盐水洗胃。

2.胃管放置方法

(1)清醒患者:一般来说,将胃管经口腔或鼻腔插入均可。对清醒合作的患者,应向其说明洗胃的重要性和需配合的注意事项,嘱患者做吞咽动作,并快速将胃管置入胃内。

（2）昏迷患者:当胃管插至 14～16cm 时,将患者头部托起,使下颌靠近胸骨柄,以增加咽喉通道弧度,便于胃管沿后壁滑行;也可利用喉镜,看清食管口部位,从而保证插管的成功率。

（3）躁动患者:可在压舌板、舌钳、开口器协助下放置口含管,并迅速插入胃管,注意勿误入气管。

3.胃管插入长度

传统上,胃管插入长度为 45～55cm（贲门下段及胃体小部）,目前认为以前额发际到剑突的长度为准,可延长至 55～60cm。也可行个体化测量,经口插管时应准确测量"耳垂－鼻尖－剑突"的距离,并按此长度插入胃管;经鼻插管时,在实测长度的基础上再延长 10～15cm,此长度插管的洗胃效果较好,胃黏膜损伤较少。

三、电动洗胃机洗胃法流程

电动洗胃机洗胃法流程详见表5-9。

表5-9　电动洗胃机洗胃法流程

操作内容	完　成	未完成	备　注
1.规范穿戴工作衣,洗手,戴口罩、帽子。			
2.核对患者信息,如姓名、病历号等。			
3.明确适应证,了解患者病情（服毒名称、剂量、时间等）;排除禁忌证,测量生命体征,询问过敏史,监测凝血功能等。			
4.告知患者操作目的和必要性,签署知情同意书。			
5.了解患者有无口鼻腔黏膜病史,指导患者取出义齿。			
6.准备操作用物并检查物品有效日期:电动洗胃机及附件（进水管、出水管、进胃管）、胃管、手套、弯盘 2 只、纱布、棉签、液体石蜡、甘油注射器、胶布、咬口器、牙垫、血管钳、治疗巾、听诊器、留取检验标本的容器、水温计、有刻度的水桶和污物桶;注意洗胃液的选择。			洗胃液的选择:最常用 37～40℃温开水或温生理盐水,适用于毒物不明时的紧急洗胃或无特异拮抗剂的毒物中毒洗胃;详见（八）相关知识 1.洗胃液选择。
7.协助患者摆好体位:清醒患者取半卧位或左侧卧位;昏迷患者去枕平卧,头偏向一侧。			昏迷患者洗胃前需行气管插管,防止误吸。
8.洗胃机检测:打开电源开关、洗胃机开关,检查机器性能,关洗胃机开关。			
9.连接管道:将进液管、接胃管、排液管分别与洗胃机各相应管口连接。			

续表

操作内容	完　成	未完成	备　注
10.戴手套,检查胃管灭菌有效期,测量插入长度。			
11.用液体石蜡润滑胃管前端后,自患者鼻腔或口腔缓缓插入;当胃管插入 10～15cm,相当于咽喉部时,嘱患者做吞咽动作,顺势轻轻将胃管推进(如昏迷患者,则轻轻将患者头部抬起,使下颌靠近胸骨柄,以增加咽喉通道弧度);将胃管插入 45～55cm。			
12.注射器连接胃管抽吸胃液,证实胃管在胃内后固定胃管,需要时留取标本,胃管与进胃管连接。			回抽有胃内容物或剑突下听诊有气体注入胃内的气过水声可确认胃管位置,必要时行腹部 X 线摄片确认。
13.打开洗胃机开关,洗胃机进行自动抽吸冲洗胃;反复冲洗至吸出液体澄清为止;洗胃中要注意出入量的平衡,观察患者的反应、生命体征,如有腹痛、吸出血性液体或有休克征象要立即停止洗胃,必要时留取标本。			
14.洗胃完毕,反折胃管拔出。			
15.再次评估患者,交代患者注意事项。			
16.正确清洗、消毒洗胃机。			
17.垃圾分类处理,整理用物。			

注意:操作过程中认真仔细,动作规范、熟练,无菌观念强,关爱患者。

练习题

1.下列哪项不是洗胃的适应证　　　　　　　　　　　　　　　　　　　　（　　）

A. 经口摄入的有毒物质,如农药、食物中毒者

B. 幽门梗阻伴大量胃液潴留患者需做钡餐检查或手术前的准备

C. 急性胃扩张需排出胃内容物减压者均宜置入导管抽吸及灌洗

D. 误服硫酸患者

E. 怀疑服用过量药物所致昏迷患者

2.洗胃液的选择不正确的是　　　　　　　　　　　　　　　　　　　　　（　　）

A. 有机磷农药、甲醇、乙醇等中毒者可选用 2%～4% 碳酸氢钠溶液

B. 磷中毒用清水洗胃

C. 服用汽油、柴油等有机溶剂,可先用液体石蜡 200ml,使其溶解而不被吸收,再用蒸馏水或生理盐水洗胃

D. 安眠药中毒者可选用 1∶5000～1∶20000 高锰酸钾溶液

E. 中毒原因不明时,洗胃液一般选用温开水或温生理盐水

3. 以下哪项不是洗胃术禁忌证　　　　　　　　　　　　　　　　　　（　　）

A. 妊娠　　　　　　　　B. 强酸、强碱中毒

C. 严重心脏病　　　　　D. 消化道出血

E. 肠梗阻

4. 下列哪项不是洗胃的并发症　　　　　　　　　　　　　　　　　　（　　）

A. 呕吐　　　　　　　B. 胃穿孔　　　　　　　C. 窒息

D. 急性胃扩张　　　　E. 吸入性肺炎

5. 电动洗胃时,每次灌入量为　　　　　　　　　　　　　　　　　　（　　）

A. 800～1000ml　　　B. 500～800ml　　　　C. 300～500ml

D. <300ml　　　　　　E. >1000ml

练习题参考答案:1. D　2. B　3. E　4. A　5. C

（陈乃云、徐佳）

第六章　眼科常用操作

第一节　外眼检查 External ocular examination

一、临床案例

患者,女性,35岁,因"双眼球前突1个月"就诊。患者1个月前发现双眼前突,伴轻度畏光流泪,无复视。患者既往有"甲状腺功能亢进症"病史。

思考题

1. 为进一步明确诊断及治疗,下一步需进行哪些检查操作?
2. 这些操作应如何进行? 操作过程中需注意些什么?

二、外眼检查操作指南

(一)目　的

通过检查发现外眼疾病,主要指眼睑、泪器、结膜、眼球运动及位置、眼眶等眼的附属器可能存在的疾病。

(二)适应证

主诉有眼附属器异常者。

(三)禁忌证

急性泪囊炎患者不宜行泪道冲洗检查。

(四)操作前准备

1. 患者准备
向患者及其家属解释操作目的及必要性,安慰患者以消除紧张情绪。

2. 操作者准备
戴口罩、帽子,规范洗手。

3.物品准备

手电筒、荧光钠液、表面麻醉剂、5ml 注射器、6 号钝针头、0.9％生理盐水、Hertel 突眼计。

（五）操作内容

1.光线要求

光线明亮。

2.体位

患者与医生面对面而坐,头正,双眼向前平视。不能配合的儿童,由家属或助手抱坐。

3.眼睑检查

通过视诊和触诊,利用自然光或手电筒光观察:眼睑是否对称,有无睑裂增宽、眼睑缺损、睑球粘连、内眦赘皮以及眼睑闭合功能是否正常;眼睑有无水肿、红肿、压痛,有无皮下瘀血、气肿、肿块,皮肤色泽如何;睫毛排列是否整齐,有无变色、倒睫、缺损、双行睫;睫毛根部有无充血、鳞屑、脓痂或溃疡;睑缘有无充血、肥厚、内翻、外翻;睑板腺开口有无充血或阻塞;双眼眉弓是否等高,如果不等,眉弓较高一侧常由上睑下垂所引起。

4.泪器检查

观察泪腺区有无红肿、压痛及肿块,局部皮色如何。注意观察泪小点位置,有无外翻,泪小点是否闭塞。泪囊区有无红肿、压痛或瘘管,挤压泪囊部是否有黏液或脓性分泌物自泪小点流出。有溢泪症时,可采取荧光素钠试验法、泪道冲洗法检查泪道有无阻塞。

（1）荧光素钠试验法:将 1％～2％荧光钠液滴入结膜囊内,2min 后擤鼻,如带黄绿色,即表示泪道可以通过泪液。

（2）泪道冲洗:患者取坐位或卧位,以棉签蘸表面麻醉剂放于上下泪小点之间,闭眼3～5min。取出棉签,患眼向上注视。操作者左手拉开下眼睑,暴露下泪小点。用 5ml 注射器套上 6 号钝针头。将针头垂直插入泪小点,深约 1.5～2.0mm,然后转动90°,使针尖朝向鼻侧,即针头的长轴平行于睑缘。针尖沿泪小管缓慢前进,如无阻力可推进 5～6mm。向管内推注液体,用力均匀、适当。患者诉有水流入口、鼻或咽部,表示泪道可通过泪液。冲洗时如遇阻力较大,有逆流或从另一泪小点流出的情况,则表示泪道有阻塞。

（3）注意事项:

①对于不合作的患者冲洗泪道时必须固定头部,以保证安全。

②对于泪小点狭小者,先用泪小点扩张器扩大后再冲洗。

③操作轻柔、准确,切忌损伤角膜、结膜、泪小点和泪小管。进针遇到阻力时不可暴力推进,以防损伤泪道或形成假道。

④冲洗前应预先告知患者感受,告知鼻腔和口腔会有水流入,请患者勿紧张,并予以积极配合。

5.结膜检查

充分暴露上下睑结膜及球结膜。指导患者眼向上看,医生将拇指置于下眼睑的中部边缘,向下后轻按压,即可暴露下眼睑及下穹隆结膜。指导患者眼向下看,医生用示指和拇指捏住上眼睑的中部边缘并轻轻向前下牵拉,示指轻压睑板的同时,拇指向上捻转翻开上眼睑,而后将上眼睑皮肤固定于眶骨上缘,暴露上睑结膜及上穹隆结膜。将上、下眼睑分开即可观察球结膜。

正常睑结膜透明、光滑,血管纹理清晰;正常球结膜透明、有光泽,可看见下方的白色巩膜。应注意观察有无充血、水肿、出血、溃疡、乳头、滤泡及瘢痕,有无假膜(伪膜)、结石等情况。当球结膜充血时,应分清睫状充血、结膜充血及混合充血。另外,应注意观察穹隆结膜。正常穹隆结膜特点与睑结膜相同,注意观察有无瘢痕、变浅、眼球粘连以及异物等情况。

6.眼球位置及运动检查

检查眼球位置时应注意观察眼球大小,是否突出或内陷,是否偏斜;眼球是否震颤;眼球各方位运转怎样。

检查眼球突出的简单方法是使患者取坐位,头稍后仰,检查者站在患者背后,用双手示指同时提高患者上睑,从后上方向前下方看两眼突出程度是否对称。如需精确测量眼球前后位置是否正常,并记录其突出的程度,可用 Hertel 突眼计测量。此种突眼计主要由一个带刻度的平杆和两个测量器组成。一个测量器固定于平杆的一端,另一个在杆上可以自由滑动,以适应不同的眶距,且可从平杆刻度上读得眶距的值。测量器上附有小刻度板及两个交叉成45°角的平面镜,分别反映刻度板数值及角膜顶点影像。测量时,检查者与受检者对面而坐,将突眼计两端切迹处嵌于受检者的颞侧眶缘,此时由两侧测量器平面镜中看到的角膜顶点投影在标尺上的毫米数即为眼球突出度,同时由平杆上的刻度得知两眼眶距的值。追踪观察时,应取同一眶距。

检查眼球运动时,嘱患者向左、右、上、下及右上、右下、左上、左下 8 个方向注视手电筒光源,以了解眼球向各方向转动有无障碍。将手电筒光源沿中线缓慢地向患者鼻子移动以观察双眼的集合反应。

注意事项:
①检测眼球突出度时,两眼需平视前方。
②检查眼球运动时,头保持不动。

7.眼眶检查
观察两侧眼眶是否对称,眶缘触诊有无缺损、压痛或肿物。

三、外眼检查流程

外眼检查流程详见表 6-1。

表 6-1　外眼检查流程

操作内容	完成	未完成	备　注
1.洗手,佩戴口罩、帽子。			
2.核对患者信息,如姓名、病历号、操作相关信息等。			
3.明确适应证,排除禁忌证。			
4.向患者解释操作目的和必要性。			

续表

操作内容	完　成	未完成	备　注
5.告知患者操作中的配合事项,指导并协助患者摆好合适的体位。			
6.准备操作用物并检查物品有效日期。			
7.患者和医生采取正确的体位。			
8.正确检查外眼:眼睑、泪器、结膜、眼球运动及位置、眼眶。			
9.检查中评估,整个过程体现人文关怀。			
10.检查后再次评估患者,向患者交代注意事项。			
11.垃圾分类处理,整理用物。			
12.书写检查记录。			

注意:操作过程中认真仔细,动作规范、熟练,无菌观念强,关爱患者。

练习题

1.中国人的眼球突出度正常平均值为_____ mm,两眼差不超过_____ mm。

2.冲洗泪道时,向_____泪小点注入生理盐水,如患者诉有水流入口、鼻或咽部,则表示_____。

练习题参考答案:1.12~14　2　2.下　泪道通畅

（童剑萍、周萍）

第二节　视力检查 Visual acuity examination

一、临床案例

患儿,女性,12岁,因"双眼逐渐视物模糊半年"就诊。患儿半年前无明显诱因下出现双眼逐渐视物模糊,无头晕、头痛、恶心、呕吐,无视物双影,无畏光、流泪,无眼红、眼痛等不适。既往无系统性疾病。

思考题

1.为进一步明确诊断及指导治疗,下一步需进行哪些检查操作?

2.这些操作的目的是什么? 应如何进行? 操作过程中需注意些什么?

二、视力检查操作指南

(一)目　的

通过检查了解患者的视力情况,主要反映黄斑区的视功能。

(二)适应证

1.眼病患者。

2.健康体检者。

(三)禁忌证

无。

(四)操作前准备

1.患者准备

向患者及其家属解释操作目的及必要性,安慰患者,以消除其紧张情绪。检查应在标准的照明环境中进行,患者可以戴眼镜也可以不戴眼镜。

2.操作者准备

戴口罩、帽子,规范洗手。

3.物品准备

国际标准视力表和近视力表。

(五)操作步骤

1.远视力检查

(1)注意事项:①先右后左;②标准照明;③标准的检查距离;④视标与受检眼等高。

(2)检查步骤

①检查距离:5m。

裸眼或佩戴常规远矫正眼镜(或角膜接触镜),由上而下指点视力表上的字符,受检者在3s内读出字符的缺口方向,且能完全正确认清的那一行的视标对应的数字为受检者的视力,把能辨认的最小视标的数字记录下来;如果一行中有半数的视标读错,该行的上一行就是该受检者的视力。

②如果受检者对最低一行字符(0.1)仍不能辨别,应嘱咐受检者逐步向视力表走近,直到认清为止。如:

检查距离=3m

可辨认视力表0.1视标

视力=0.1×检查距离(m)/5

　　　=0.1×3/5=0.06

③指数检查法

当视力低于0.02(即在视力表前1m处,仍不能辨认第1行者)。

受检者背光而坐,检查者手指向光线,指间距离与指粗相同,由1m远处逐渐移向被检眼，记录受检者能辨认手指数的最远距离。

如在 30cm 处能说出指数，则记录为：指数/30cm（FC/30cm）。

④手动检查法

对于 5cm 处不能辨认指数者，应检查受检者对眼前手动的反应情况，记录能辨认眼前手动的最远距离。

如受检者能辨认眼前 20cm 处的手动，则记录为：手动/20cm（HM/20cm）。

⑤光感检查

如果眼前手动不能识别，则检查光感。在暗室进行。

受检者严格遮住健眼，不得露光。

检查者手持光源，测试患眼能否辨认灯光的最远距离。

如在 3m 远处能分辨灯光，则记录为：光感/3m（LP/3m）。

如在眼前仍不能分辨灯光，则记录为：无光感（NLP）。

⑥光定位检查法

严格遮住健眼，患眼向正前方注视，眼和头部不得转动。

检查者将灯光移至距患眼 1m 处，分别置于上、下、左、右、左上、左下、右上、右下及中央 9 个方向，让患眼辨认光源的方向。

判断正确者记为"＋"，反之则记为"－"，并标明鼻侧、颞侧。

2.近视力检查

（1）检查前注意事项：①近视力表（或阅读视力卡）；②良好的阅读照明；③放在视力表定位的距离，一般为 30cm；④如果近视力很差，可以改变距离，直至获得最佳的测量结果，记录视力并标明实测距离。

（2）检查步骤如下：

①裸眼或佩戴常规近矫正眼镜（或角膜接触镜），受检者手持遮眼板遮一只眼并不要眯眼睛，先测右眼，后测左眼。

②展示视力表，鼓励受检者读出尽可能小的字符直至在一行中有半数的字符读错，该行的上一行就是该受检者的视力。

③遮盖另一只眼重复以上测量。

三、视力检查操作流程

视力检查操作流程见表 6-2。

表 6-2　视力检查操作流程

操作内容	完　成	未完成	备　注
1.洗手，佩戴口罩、帽子。			
2.核对患者信息，如姓名、病历号、操作相关信息等。			
3.明确适应证。			

续表

操作内容	完　成	未完成	备　注
4.向患者解释操作目的和必要性。			
5.告知患者操作中的配合事项,指导并协助患者摆好合适的体位。			
6.检查环境和操作用物的准备。			
7.正确检查视力:(1)先右眼后左眼;(2)视力表选择;(3)正确的检查距离;(4)正确的检查方法;(5)正确的结果判读。			
8.检查中评估,整个过程体现人文关怀。			
9.检查后再次评估患者,向患者交代注意事项。			
10.垃圾分类处理,整理用物。			
11.书写检查记录。			

注意:操作过程中认真仔细、动作规范、熟练,关爱患者。

练习题

1.使用国际标准视力表,远视力检查距离为　　　　　　　　　（　　）
A.1m　　　B.2m　　　C.4m　　　D.5m　　　E.6m
2.检查某人视力,如果在2m处才能看清0.1处的视标,则该眼视力为（　　）
A.0.10　　　B.0.01　　　C.0.02　　　D.0.04　　　E.0.05
3.关于视力检查,下列说法不正确的是　　　　　　　　　　　（　　）
A.视力表须有适当的光线照明
B.远视力检查时,不同的视力表有不同的检查距离
C.用指数检查法时应让受检者面光而立
D.如果患者的视力低于1.0,加针孔镜检查视力有改进则可能是屈光不正
E.若受检者距眼前手指5cm处仍不能识别,则须行手动检查

练习题参考答案:1.D　2.D　3.C

（童剑萍、董枫）

第三节　检眼镜检查法 Ophthalmoscopic examination

一、临床案例

患者,男性,52 岁,因"突发左眼眼前黑幕遮盖 2 天"来我院就诊。患者 2 天前无明显诱因下出现左眼眼前黑幕遮盖,无眼胀、眼痛,无头痛、发热等其他不适。患者有"高度近视"病史,平时戴镜矫正。查体:体温 37.2℃,血压 115/80mmHg,呼吸 20 次/min,脉搏 80 次/min。

思考题

1.为进一步明确诊断及治疗,下一步需进行哪些检查操作?

2.这些操作的目的是什么? 应如何进行? 操作过程中需注意些什么?

3.该项操作会有哪些不适? 患者应如何配合检查?

二、检眼镜操作指南

常用的检眼镜有直接检眼镜和间接检眼镜,直接检眼镜使用简单易学。间接检眼镜由于放大倍数小,所以其可见范围大,所见影像为倒像。用间接检眼镜检查眼底所见视野比直接检眼镜大,能比较全面地观察眼底情况。辅以巩膜压迫器,可看到锯齿缘,有利于查找视网膜裂孔。

（一）目　的

通过检查发现玻璃体、视神经、视网膜和脉络膜可能存在的疾病。

（二）适应证

1.眼病患者,特别是怀疑有玻璃体或眼底病变者。

2.健康体检者。

（三）禁忌证

无。

（四）操作前准备

1.患者准备

向患者及其家属解释操作目的及必要性,安慰患者,以消除其紧张情绪。检查应在暗室环境中进行,条件允许时患者最好在检查前散瞳（需排除散瞳禁忌证）。

2.操作者准备

戴口罩、帽子,规范洗手。

3.物品准备

直接检眼镜。

(五)操作步骤

1.体　位

(1)患者:患者面朝医生而坐,头正或稍向上仰,双眼向前平视,戴镜者需摘去眼镜。

(2)医生:医生取站立位。检查右眼时站于患者右侧,右手持检眼镜用右眼观察;检查左眼时站于患者左侧,左手持检眼镜用左眼观察,另一只手可轻放于患者头部。

2.检眼镜的握姿

单手持镜,将其紧贴在鼻梁近内眦部或额头(调整至适于自己检查的最佳位置,务必紧贴面部),使视线能够顺利通过小孔,并用单手示指调节轮盘,增加或减少度数。

3.屈光介质检查

(1)开始检查时转动检眼镜转盘,先用+8D～+10D的镜片,检眼镜距受检眼10～20cm,以透照法检查眼屈光介质。由前逐次向后,分别检查角膜、晶状体及玻璃体。

(2)正常时,瞳孔区呈橘红色反光。如屈光间质有混浊,则在红色反光中会出现黑影,此时嘱患者转动眼球,如黑影移动方向与眼动方向一致,则表明该混浊位于晶状体前方,反之,则位于晶状体后方,如不动则在晶状体中。

4.眼底检查

(1)将检眼镜置于受检眼前约2cm处,将转盘拨到"0"处,根据检查者和受检者眼的屈光状态,旋转检眼镜转盘,直至看清眼底。

(2)嘱患者向正前方注视,检眼镜光源经瞳孔偏鼻侧约15°可检查视乳头,再沿血管走向观察视网膜周边部,最后嘱患者注视检眼镜灯光,以检查黄斑区。

(3)眼底观察要点:

①视乳头:大小及形状,有无先天发育异常;颜色,有无视神经萎缩;边界,有无视乳头水肿或炎症;有无病理凹陷(常见于青光眼)。

②视网膜:黄斑区及中心凹光反射情况;视网膜有无出血、渗出、色素增生或脱失,如有,需描述其大小、形状及数量等。

③视网膜血管:血管的管径大小是否均匀一致;血管颜色;动静脉比例及形态;有无搏动及交叉压迫。

④对明显的异常可在视网膜图上绘出。

(六)注意事项

1.检查结束后应将检眼镜的转盘拨回"0"处,以免转盘上的镜片受到污染。

2.直接检眼镜所见并非眼底的实际大小,为实物放大14～16倍后的影像。

3.一般检查时可不散大瞳孔,若要详细检查眼底则可散瞳后检查。对于怀疑闭角型青光眼患者或前房较浅者,需谨慎散瞳,否则可能导致闭角型青光眼发作。

4. 对于高度屈光不正者，直接采取检眼镜观察较困难，此时可选择间接检眼镜。

三、直接检眼镜检查流程

直接检眼镜检查流程详见表6-3。

表6-3　直接检眼镜检查流程

操作内容	完　成	未完成	备　注
1.解释操作目的和必要性。			
2.规范洗手，戴口罩、帽子。			
3.指导并帮助患者摆好体位。			
4.检查右眼时，医生站在患者右侧，右手持镜，以右眼观察；检查左眼时，医生站在患者左侧，左手持镜，以左眼观察。医生与患者如有戴镜，均需摘去眼镜。			一般先右眼后左眼，或者先患眼再对侧眼，即使单眼发病也需进行双眼检查。
5.医生单手持镜，检眼镜紧贴面部使视线顺利通过小孔，用示指贴紧转盘的边缘调整度数以方便观察。			
6.先用侧照法观察眼的屈光间质有无混浊，将镜片转盘拨到＋8.0D～＋10.0D,检眼镜距受检者10～20cm处，分别检查角膜、晶状体和玻璃体。			
7. 再将检眼镜置于被检者前2cm处，将转盘拨至"0"处，拨动转盘到看清眼底为止。			
8.嘱患者注视正前方，检眼镜光源经瞳孔偏鼻侧约15°可检查视乳头，再沿血管走向观察视网膜周边部，最后嘱患者注视检眼镜灯光以检查黄斑区。			必要时可散瞳后检查(需排除散瞳禁忌证)。
9 结束后将检眼镜转盘拨回"0"处，关闭电源。			
10.完整书写检查记录。			
11.安置患者，向患者交代注意事项。			

注意:操作过程中认真仔细，动作规范、熟练，关爱患者。

练习题

1.以下哪项不是屈光间质　　　　　　　　　　　　　　　　　　　　　　（　　）

A. 角膜　　　　　　B. 房水　　　　　　C. 睫状体

D. 晶状体　　　　　E. 玻璃体

2.下列关于用直接检眼镜进行眼底检查的描述中,正确的是　　　　　(　　)

A.检查眼底时,检查者用右眼观察受检者左眼

B.检查右眼眼底时,检查者左手持检眼镜

C.检查既可在暗室内进行,也可在光线充足处进行

D.检查应在暗室内进行

E.为体现节力原则,无论检查哪侧眼底,均应位于患者正对面,而不应左右移动

3.下列有关眼底及眼底检查的描述中,正确的是　　　　　　　　　(　　)

A.为提高清晰度,检查须在光线充足处进行

B.正常时,动静脉管径之比为1:3

C.正常黄斑为暗红色

D.正常时,视乳头中心有一针尖样反光点

E.正常时,黄斑区有丰富血管

练习题参考答案:1.C　2.D　3.C

(汤霞靖)

第四节　裂隙灯检查法 Slit-lamp examination

一、临床案例

患者,男性,65岁,因"双眼视物模糊3年"来我院就诊。3年来患者双眼视物模糊逐渐加重,无眼胀、眼痛,无畏光、流泪,无发热等其他不适。患者既往有"糖尿病"病史,规律服药,自诉血糖控制可。查体:体温36.7℃,血压125/83mmHg,呼吸19次/min,脉搏75次/min。

思考题

1.为进一步了解患者眼部情况,明确诊断及指导治疗,下一步需进行哪些检查操作?

2.这些操作应如何进行? 操作过程中需注意些什么?

二、裂隙灯检查操作指南(直接焦点照明法)

(一)目　的

了解眼部包括眼睑、泪器、结膜、角膜、前房、虹膜、晶状体及前部玻璃体等情况。

(二)适应证

眼病患者、健康体检者。

（三）禁忌证

无。

（四）操作前准备

1.患者准备

向患者及其家属解释操作目的及必要性,安慰患者,消除紧张情绪。嘱患者坐于裂隙灯前。

2.操作者准备

戴口罩、帽子,规范洗手,更换裂隙灯下颌托上的垫纸。

（五）操作步骤

1.体　位

医生:坐于裂隙灯目镜前方,根据自己的屈光度数调整目镜及目镜间距。

患者:①成人或可配合的儿童:坐于裂隙灯前,调整座椅、检查台、颌架及裂隙灯显微镜的高度,使受检者下颌舒适地置于下颌托上,前额紧贴于头架的额带横档上,然后调整下颌托使双眼至托架上的黑色标记高度。嘱受检者向前注视或注视视标。受检者为儿童时可嘱其改坐为跪于椅上。②无法配合的儿童:由家属抱坐,家属坐于检查椅上,双手托于儿童腋下,将儿童下颌靠在下颌托上,前额尽量贴近头架的额带横档上。

2.眼部观察

前后、左右及上下调节操纵杆,使裂隙灯光线聚焦于检查的部位,根据需要,调节裂隙灯与显微镜之间的夹角、光线强弱和裂隙灯光的宽窄。

（1）眼睑、泪器及结膜:以裂隙灯宽光为光源,在低倍镜下观察,先看一下眼睑及结膜的整体情况,然后再将裂隙灯的灯光调为裂隙光,从受检者鼻侧到颞侧细致地检查1～2遍（需翻转上睑才能看清睑结膜）（见图6-1）。观察内容包括:眼睑正常的解剖结构,皮肤颜色,有无炎症、伤口、水肿、皮疹、包块、压痛或捻发音;眼睑或眦部有无糜烂,有无睑内翻、外翻、倒睫、上睑下垂、闭合不全、睑板腺开口有无异常（见图6-2）;上、下泪小点的形态位置有无异常,结膜上皮的改变,结膜上的色素、异物、新生物,以及结膜下的血管形态,有无乳头增生和滤泡形成等。

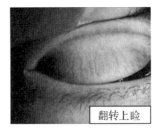

图6-1　翻转上睑检查睑结膜

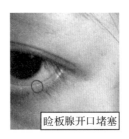

图6-2　检查示下睑睑板腺开口堵塞

（2）角膜：检查时把裂隙灯调为裂隙光，调整裂隙灯光源的角度、宽度，从受检者的鼻侧检查到颞侧，裂隙光线通过透明的角膜时，即形成一个角膜的光学切面（见图 6-3），显示出角膜上皮、基质和内皮各层次，观察角膜弯曲度、厚度，有无异物或角膜后沉着物，以及浸润、溃疡等病变的层次和形态。在角膜上皮损伤或有溃疡时，可借助荧光素染色进一步观察，角膜上皮破损处有嫩绿色染液，上皮完整处不着色。此外，该方法也可用于观察泪膜情况。

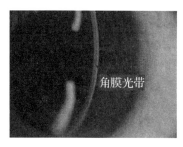

图 6-3　裂隙灯检查示角膜光带

（3）前房：即角膜光带与虹膜晶状体光带之间的透明空间。在病变时，房水可发生混浊，此时将裂隙调成圆孔而发出圆锥形光线，在它通过的路径上观察，如出现一条灰白色的半透明反光，即所谓房水闪辉，阳性发现是虹膜睫状体炎的重要体征之一。用与显微镜成 30°角的裂隙灯光照射周边部前房，根据同一个切面上其深度跟角膜厚度的比值还可以对前房的深度做出粗略的估计，并作为诊断青光眼的参考依据。

（4）虹膜和瞳孔：通常是采用宽光带进行观察。正常虹膜呈棕褐色，表面有许多纹理，构成形态不一、大小不同的隐窝。主要观察虹膜纹理是否清楚，颜色是否正常，有无新生血管、结节、震颤，有无撕裂、穿孔或异物，与角膜或晶状体有无粘连。用弥散光可以观察瞳孔的大小、形状、位置、两侧是否对称、瞳孔有无闭锁（见图 6-4）。利用裂隙灯的开关了解瞳孔对光反射是否灵敏。

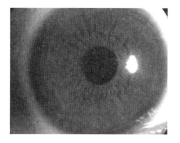

图 6-4　裂隙灯检查虹膜与瞳孔

（5）晶状体：把裂隙灯调为裂隙光，晶状体在光束照射下可形成一个光学切面，切面由前向后由皮质、核、后囊膜构成（见图 6-5）。主要观察晶状体是否透明，位置是否正常，有无震颤，如有混浊应注意其部位、范围、形状、颜色，必要时要散瞳检查。

（6）玻璃体：将焦点移向晶状体的后面时可以看到前部 1/3 玻璃体的切面图，正常透明的玻璃体为胶冻样组织。观察玻璃体有无混浊、积血及液化等情况。

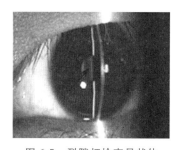

图 6-5　裂隙灯检查晶状体

（六）注意事项

1.裂隙灯检查时除采用直接焦点照明法外，还有另外 5 种检查方法，分别为弥散光照明法、镜面反光照射法、后方反光照射法、角巩膜缘分光照明法和间接照射法。在实际临床操作中，应灵活组合使用 6 种不同的方法，以免遗漏病变的细微改变。

2.检查结膜、角膜、巩膜时，光源与显微镜的夹角一般为 45°。检查前房、晶状体和前部玻璃体时，夹角应＜30°。

3.注意裂隙灯显微镜的维护和保养，使用完毕后应及时关闭电源。

（七）裂隙灯其余5种检查方法简介

1.弥散光照明法

本法利用弥散光线，低倍放大，对结膜、角膜、虹膜与晶状体进行全面的检查。

2.镜面反光照射法

本法是利用光线照在角膜和晶状体表面形成的镜面反射区，借亮度增强检查该区组织。具体操作如下：先将裂隙灯的光线自颞侧照射在角膜上，此时在角膜鼻侧出现一光线平行六面体，在角膜颞侧出现一小长方形的发亮反光区。这时使检查眼稍向颞侧移动，同时把裂隙灯光稍向颞侧移动，使光学平行六面体与反光区重合。利用此法，可观察角膜表面的脱落细胞，焦点向后可查见角膜内皮的花纹，晶状体前囊、后囊以及核上的花纹。

3.后方反光照射法

本法是借后方反射的光线检查眼的结构。检查时将光线的焦点照射在被检查组织后方的不透明组织或反光面上，而显微镜焦点则调整在被观察的组织上，如观察角膜，光线可照射于虹膜或混浊的晶状体上，如观察晶状体前部，需将光线焦点照射于晶状体后囊上，观察晶状体后囊可利用眼底反射的光线。利用本法易于检查角膜上皮水肿、水泡，角膜后的细小沉着物、晶状体细小空泡及后囊混浊等。

4.角巩膜缘分光照明法

利用光线通过透明组织内的折射与反射，来观察角膜的不透明体。检查时，把光线照在角巩膜缘上，由于光线在角膜内发生曲折反射，在整个角巩膜缘上形成一个光环，此环在照射对侧角膜缘时最亮。正常角膜除在角巩膜缘呈现一光环和因巩膜突起所致暗影环外，角膜上别无所见，但角膜上若有不透明体，如云翳、角膜后壁沉着物等，就能清楚地显现。因此，本法对于检查角膜的细微改变甚为有用。

5.间接照射法

本法是用光线照射在组织的一部分上，借光线在组织内的分散、曲折和反射，对被照射处附近的遮光物进行分辨。此时，显微镜的焦点与光线的焦点不在一起，光线的焦点在遮光物旁，而显微镜的焦点可调节在遮光物上。本法便于观察虹膜血管、瞳孔括约肌以及角膜中的水泡和血管等。

裂隙灯显微镜除了可以观察角膜、前房、虹膜、晶状体等眼前节组织外，再将焦点向后移还可观察前1/3玻璃体内的病变。配合前房角镜、眼底接触镜及三面镜等附件，也可检查房角、后部玻璃体及视网膜。

三、裂隙灯检查流程

裂隙灯检查流程详见表6-4。

表 6-4　裂隙灯检查流程

操作内容	完　成	未完成	备　注
1.解释操作目的和必要性。			
2.戴口罩、帽子,规范洗手。			
3.调整目镜瞳距和屈光度,更换裂隙灯下颌托上的垫纸。			
4.调整座椅和检查台的高度,戴镜患者需要取下眼镜,嘱其下颌与前额紧贴头靠,调整下颌托高度使双眼至黑色标记高度。			
5.打开裂隙灯光源,前后、左右及上下调动操作杆,按需调整裂隙灯光线强弱及宽窄、裂隙灯与显微镜之间的夹角。			
6.先右眼后左眼,或先患侧眼再对侧眼,从前往后依次检查眼睑、泪器和结膜、角膜、前房、虹膜和瞳孔、晶状体和前1/3玻璃体等眼部结构。			必要时可散瞳后检查(需排除散瞳禁忌证)。
7.裂隙等复原,关闭电源。			
8.完整书写检查记录。			
9.安置患者,向患者交代注意事项;垃圾分类处理,整理用物。			

注意:操作过程中认真仔细,动作规范、熟练,关爱患者。

练习题

1.下列哪种方法可以明确诊断白内障　　　　　　　　　　　（　　）
A.裂隙灯显微镜　　　B.验光　　　　C.视野检查
D.视觉诱发电位　　　E.UBM
2.角膜是主要的屈光介质,其屈光度相当于　　　　　　　　（　　）
A.19D凸透镜　　　B.20D凹透镜　　　C.42D凸透镜
D.43D凸透镜　　　E.45D凸透镜
3.简述裂隙灯下老年性皮质性白内障4个期的特点及对视力的影响。

练习题参考答案:1.A　2.D
3.①初发期:周边部皮质呈楔状混浊,晶状体大部分透明,瞳孔区未受累,一般不影响视力。②未成熟期:又称膨胀期,晶状体呈不均匀的灰白色混浊,此期视力明显减退,难以看清眼底。③成熟期:晶状体完全混浊呈乳白色,虹膜投影消失,视力降至光感或手动。④过熟期:晶状体皮质分解或液化,前房变深,虹膜震颤。由于核下沉视力有所提高。

（汤霞靖）

第七章　耳鼻咽喉科常用操作

第一节　外鼻、鼻腔、鼻窦和口咽检查
Examination of external nose, nasal cavity, nasal sinuses and oropharynx

一、临床案例

患者,男性,25 岁,因"鼻塞、脓涕 1 年"就诊,近 1 年每次感冒时鼻塞脓涕症状加重,常伴有头痛,并时有咽痛、发热。患者既往有"慢性扁桃体炎"病史。查体:体温 36.8℃,血压 110/70mmHg,呼吸 20 次/min,脉搏 70 次/min。

思考题

1. 为进一步明确诊断及指导治疗,下一步需进行哪些检查操作?

2. 这些操作应如何进行? 操作过程中需注意些什么?

3. 该项操作有哪些并发症? 应该如何预防和处理?

二、外鼻、鼻腔、鼻窦和口咽检查操作指南

(一)目　的

通过检查发现外鼻、鼻腔、鼻窦及口咽可能存在的疾病。

(二)适应证

主诉有鼻部或咽部不适者。

(二)禁忌证

无。

(四)操作前准备

1. 患者准备

向患者及其家属解释操作目的及必要性,安慰患者,以消除其紧张情绪。

2.操作者准备

戴口罩、帽子、额镜,规范洗手。

3.物品准备

前鼻镜、鼻内镜、压舌板、1%麻黄素、1%丁卡因和棉片。

(五)操作步骤

1.体　位

医生:于椅子坐正,距离受检者约30cm。检查过程中应保持舒适放松的体位,有利于检查与操作,不要做转头、扭颈、弯腰等姿势来迁就光线和视线,可通过调节光源与额镜来达到光线要求。

患者:(1)成人或可配合的儿童:患者与医生面对面而坐,头正,双眼向前平视,下颌微收,双臂下垂,双手置膝上,上身稍前倾、不靠椅背,腰直,臀部靠近检查椅背,双膝并拢(见图7-1)。

(2)不能配合的儿童:家属或助手正坐,上身稍前倾,抱坐儿童于腿上,一只手环儿童双臂与前胸以固定双手,另一只手扶其额部以固定头部,双腿轻夹其双下肢,注意勿让其双脚蹬地,将其轻柔固定。儿童背靠家属或助手前胸,面向医生。不能配合的儿童的耳鼻喉科检查体位见图7-2。

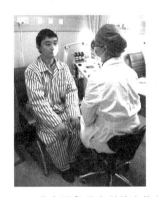

图7-1　成人耳鼻咽喉科检查体位

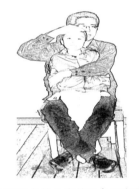

图7-2　不能配合的儿童的耳鼻咽喉科检查体位

2.外鼻检查

视诊:注意鼻梁的形状、鼻翼、皮肤、前鼻孔的形状和外鼻周围;触诊:鼻尖、鼻翼、鼻背是否有触痛,外鼻是否有肿块、畸形。

3.鼻腔检查

(1)前鼻镜检查:

①前鼻镜的选择:根据受检者前鼻孔的大小选择合适的前鼻镜。

②检查者左手执前鼻镜,右手扶持受检者的颏部,调节受检者的头位。受检者面对检查者端坐,上身稍前倾。以左手拇指和示指末节捏住前鼻镜的关节,将前鼻镜柄一脚贴于掌心,其余三指附于另一柄脚上,使前鼻镜闭合。

③将闭合的前鼻镜镜唇与鼻底平行,轻缓放入受检者鼻前庭内,注意镜唇前端勿超过鼻内孔以防损伤鼻黏膜。轻轻张开镜唇,同时调整额镜角度,使光焦点集中在受检部

位(见图 7-3)。

④调整受检者头位(适当的头位有助于观察鼻腔解剖结构)，分为三个位置。

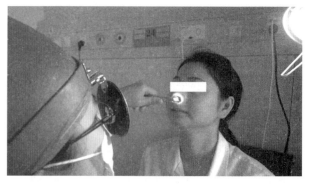

图 7-3　前鼻镜检查

第一位置：受检者头稍向前倾，可看到下鼻甲、下鼻道、总鼻道下部、鼻中隔前下区和鼻腔底部。

第二位置：头向后仰约 30°，可看到中鼻甲、部分中鼻道、鼻中隔和总鼻道中部及嗅裂一部分。

第三位置：头再向后仰 30°，可看到中鼻甲前端、鼻丘、嗅裂后部和鼻中隔上部。注意鼻中隔偏曲、鼻腔新生物情况。

(2)内镜检查(详见本节补充内容)。

4. 鼻窦检查

(1)视诊：注意与鼻窦相应的面部皮肤是否有红肿、隆起。周围邻近组织是否出现异常情况，如眼睑肿胀、结膜充血、眼球突出或移位及张口困难等。鼻窦囊肿者有对应颜面部隆起。

(2)触诊：注意与鼻窦相应的面部皮肤是否有压痛。

(3)鼻腔和鼻窦的内镜检查(详见本节补充内容)。

5. 口咽检查

(1)嘱患者放松，用压舌板暴露唇颊，观察牙、牙龈、硬腭、口底及舌有无新生物、溃疡和出血，以及伸舌有无偏斜。

(2)再以压舌板压迫患者舌体的前 2/3，压低舌背，充分暴露口咽部的黏膜，观察悬雍垂的形态，有无水肿、溃疡及过长情况；两侧腭扁桃体是否有肿大或萎缩，有无分泌物、角化物，有无溃疡和新生物；两侧腭舌弓和腭咽弓有无充血；咽后壁有无充血和淋巴滤泡，有无肿胀隆起和分泌物。

(3)暴露后嘱患者发长"啊"音，观察软腭的运动状况。

(六)注意事项

1. 前鼻镜检查时如下鼻甲肿胀妨碍观察，可先将 1% 麻黄素棉片置于下鼻甲与鼻中隔之间 3min 后去除，待鼻腔黏膜收缩后再行检查。

2. 鼻内镜检查时，进入鼻腔因温差镜面有雾形成，可事先将镜面用热水加温。

3. 检查口咽部时避免操作粗暴，防止患者因反射敏感诱发恶心、呕吐而导致误吸。

(七)并发症及处理

鼻腔检查时操作粗暴容易擦伤鼻黏膜导致鼻出血，可用 1% 麻黄素棉片置于出血处即可止血。

(八)补充内容

鼻腔和鼻窦的内镜检查

先用含丁卡因及麻黄素的棉片(1‰丁卡因与1‰麻黄素比例为1∶1)收缩和表面麻醉鼻腔黏膜。持0°或30°角镜沿鼻底进入鼻腔,越过鼻中隔后缘,左右转动镜面观察鼻咽情况。然后逐步退出,分别指向鼻腔内各个需要检查的部位,如鼻甲、鼻道、鼻窦口。观察上颌窦口需用70°角镜。

鼻内镜检查主要观察显示部位的黏膜形态、分泌物性质、有无糜烂或血管扩张;中鼻道内各结构的形态,如钩突的大小、额窦、前组筛窦和上颌窦的开口;各处有无黏膜息肉或真菌团块;有无新生物,其表面形态如何等。当镜端到中鼻甲后端时镜面外转,应观察蝶筛隐窝、蝶窦开口和后组鼻窦开口的形态、有无分泌物等。

三、外鼻、鼻腔、鼻窦和口咽检查流程

外鼻、鼻腔、鼻窦和口咽检查流程详见表7-1。

表7-1　外鼻、鼻腔、鼻窦、口咽检查流程

操作内容	完成	未完成	备注
1.洗手,佩戴口罩、帽子。			
2.核对患者信息,如姓名、病历号。			
3.告知患者操作目的和必要性。			
4.指导并协助患者摆好体位。			
5.准备操作用物并检查物品有效日期。			
6.医生体位正确。			
7.正确佩戴额镜及对光。			
8.外鼻视诊。			
9.正确使用前鼻镜,完成鼻腔3个位置的检查。			
10.口咽部检查。			
11.安置患者,向患者交代注意事项。			
12.垃圾分类处理,整理用物。			
13.完成书面记录。			

注意:操作过程中认真仔细,动作规范、熟练,无菌观念强,关爱患者。

📒 练习题

1.前鼻镜张开时不能超过以下哪个结构　　　　　　　　(　　)

A.前鼻孔　　　　B.鼻内孔　　　　C.鼻小柱

D.后鼻孔　　　　E.鼻翼

2.前鼻镜检查的第一位置可以看到哪些结构 （ ）

A.下鼻甲、下鼻道　　B.中鼻甲、中鼻道　　C.上鼻甲、上鼻道

D.鼻咽部　　　　　　E.蝶筛隐窝

3.下列哪项不是鼻内镜检查所能观察到的结构 （ ）

A.中鼻甲　　　　　　B.钩突　　　　　　C.上颌窦开口

D.蝶筛隐窝　　　　　E.额窦腔

练习题参考答案:1.B 2.A 3.E

(杨蓓蓓、李旋)

第二节　鼻咽检查
Examination of the nasopharynx

一、临床案例

患者,男性,45 岁,因"鼻涕中带血 3 个月,发现左颈部肿物 1 个月"就诊。查体:体温 37.1℃,血压 130/80mmHg,呼吸 20 次/min,脉搏 67 次/min,左侧颈动脉三角区域触及质硬肿物。

思考题

1.当前病情首先需要做什么检查?

2.该项操作应如何进行?

二、鼻咽检查操作指南

（一）目　的

对鼻咽部进行视诊以明确有无病变存在。

（二）适应证

怀疑鼻咽部存在病变者。

（三）禁忌证

无。

（四）操作前准备

1.患者准备

向患者及其家属解释操作目的及必要性,安慰患者,消除紧张情绪。

2.操作者准备

戴口罩、帽子、额镜,规范洗手。

3.器械准备

检查所需工具或者仪器(鼻镜、间接鼻咽镜、杨格鼻咽镜、硬管或者纤维内镜等)。

(五)鼻咽部检查法

1.前鼻镜检查法

用前鼻镜经鼻腔观察后鼻孔及鼻咽部。一般来说,前鼻镜经鼻腔不易观察后鼻孔及鼻咽部,但在使用血管收缩剂(如麻黄碱)使鼻甲充分收缩后或者鼻腔特别宽大者(如患萎缩性鼻炎时),有时能窥及后鼻孔及鼻咽部。

2.间接鼻咽镜检查法(即后鼻镜检查法)

(1)检查时手持小号间接喉镜或者间接鼻咽镜,先在酒精灯或加热器上烤热,不使镜面生雾,再将镜背置于检查者手背上测试其温度,直至温而不烫方可用于检查。

(2)将额镜的反射光线照到咽后壁。

(3)左手持压舌板将舌前2/3压下,并稍向前轻按使之固定于口底。

(4)右手以执钢笔姿势将镜从左侧口角(镜面向上)送到软腭和咽后壁之间,调整镜面呈45°倾斜,对好光,此时镜中反映出后鼻孔的一部分,先找到鼻中隔后缘,并以之为据,分别检查其他各处。

(5)若镜面过小,不能一次反映出后鼻孔和鼻咽部的全部情况,还须适当转动和倾斜镜面分别观察各部(见图7-4~图7-6)。鼻咽部检查应注意咽隐窝、咽鼓管圆枕、鼻咽顶壁等部位,观察有无新生物、溃疡、黏膜粗糙、炎症或出血等,且应注意双侧对比。咽隐窝是鼻咽癌好发部位,此处饱满常是鼻咽癌的早期特征之一。

3.直接鼻咽检查法

目前较少应用。检查前用1％丁卡因表面麻醉咽部黏膜,用杨格鼻咽镜从口腔放入,越过鼻咽向上后方伸入鼻咽部,可直接观察鼻咽顶及后壁,左右转动该镜,可看到两侧咽隐窝(见图7-7)。

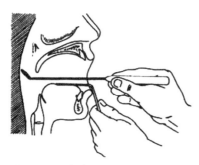 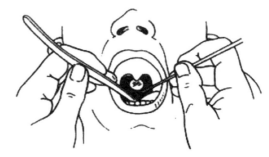

图7-4　间接鼻咽镜检查(侧面观)　　　图7-5　间接鼻咽镜检查(正面观)

4.鼻咽镜(硬镜)检查法

患者取平卧、坐位或者半坐卧位皆可。检查前用1％丁卡因棉片表面麻醉鼻腔,棉片上可加少许血管收缩剂(如1％麻黄碱)。检查者站于患者头部右侧,检查时将左手放

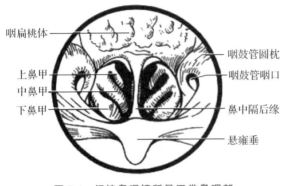

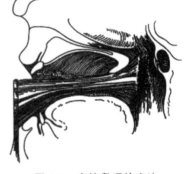

图 7-6　间接鼻咽镜所见正常鼻咽部　　　　图 7-7　直接鼻咽检查法

在患者鼻翼处固定鼻咽镜，右手示指和拇指以执笔状持镜送入鼻腔，经鼻腔底插入鼻咽部，并左右转动鼻咽镜，使之能窥及鼻咽全貌（见图 7-8）。如鼻腔有阻塞性病变（如鼻中隔严重偏曲或者占位性病变），而致鼻咽镜不能通过鼻腔时，可经口腔越过软腭至口咽部，即可向上窥及鼻咽部结构。检查前行口咽黏膜表面麻醉。若检查时软腭阻挡视线，可用拉钩或者经口鼻牵拉软腭。

5. 纤维鼻咽镜及电子纤维鼻咽镜检查法

纤维鼻咽镜为纤维内镜的一种，具有可弯曲、照明度良、较细和图像清晰等特点，多配备吸引、活检及摄录像功能（见图 7-9）。纤维鼻咽镜检查几乎无创伤，患者痛苦少。电子纤维鼻咽镜作为新一代纤维内镜，除具有纤维鼻咽镜的各种优点外，还可将图像转换成数字信号，传输至图像处理器，可使图像更清晰。两者检查方法基本相同。检查前根据患者具体情况对鼻腔或者口咽部实施表面麻醉或者无须麻醉。患者体位取平卧或者坐位均可。纤维鼻咽镜可从鼻腔导入鼻咽部，亦可经口腔绕过软腭游离缘向上至鼻咽部。

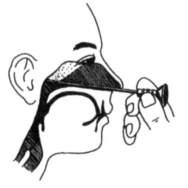

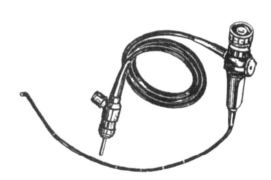

图 7-8　鼻咽镜（硬镜）检查法　　　　　图 7-9　纤维鼻咽镜

6. 鼻咽触诊法

鼻咽触诊法主要用于儿童。患儿取坐位，检查者在患儿右后方，左手示指固定患儿颊部，右手示指经口腔伸入鼻咽部（见图 7-10）。若患儿较小，应由助手抱好固定。有时为了避免检查者手指被咬伤，可使用金属指套。此项检查较痛苦，故检查前应向患儿家属说明，并对口咽及鼻咽施行表面麻醉。操作时动作应轻柔、迅速。

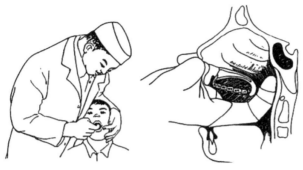

图 7-10 鼻咽触诊法

三、间接鼻咽镜检查法流程

间接鼻咽镜检查法流程详见表 7-2。

表 7-2 间接鼻咽镜检查流程

操作内容	完 成	未完成	备 注
1.洗手,佩戴口罩、帽子。			
2.核对患者信息,如姓名、病历号。			
3.告知患者操作目的和必要性。			
4.指导并协助患者摆好体位。			
5.准备操作用物并检查物品有效日期。			
6.医生体位正确。			
7.正确佩戴额镜及对光。			
8.正确选择镜子,加热去雾,测试温度。			
9.正确使用压舌板。			
10.合适位置放置间接鼻咽镜。			
11.调整角度全面观察鼻咽部。			
11.安置患者,向患者交代注意事项。			
12.垃圾分类处理,整理用物。			
13.完成书面记录。			

注意:操作过程中认真仔细,动作规范、熟练,无菌观念强,关爱患者。

练习题

1.间接鼻咽镜检查不能看到的结构是 （　　）

A.鼻中隔　　　　　B.下鼻甲　　　　　C.腺样体

D.上颌窦　　　　　E.咽隐窝

练习题参考答案:1.D

(李 旋)

第三节　耳的一般检查

The routine examination of ears

一、临床案例

患者,女性,45 岁,因"左耳反复流脓 20 余年"就诊。查体:体温 36.8℃,血压 110/76mmHg,呼吸 20 次/min,脉搏 70 次/min。

思考题

1.为进一步明确诊断和指导治疗,下一步需进行哪些检查操作?

2.这些操作应如何进行? 操作过程中需注意些什么?

二、耳的一般检查操作指南

(一)目　的

通过检查发现耳部可能存在的疾病。

(二)适应证

主诉有耳部不适者。

(三)禁忌证

外耳道肿胀,疼痛不能耐受检查者(非绝对禁忌)。

(四)操作前准备

1.患者准备

向患者及其家属解释操作目的及必要性,安慰患者,以消除其紧张情绪。

2.操作者准备

戴口罩、帽子、额镜,规范洗手。

(五)操作步骤

1.体　位

医生:在椅子上坐正,距离患者约 30cm,高度与患者保持平齐。检查过程中应保持舒适放松的体位,有利于检查与操作,不要做转头、扭颈、弯腰等姿势来迁就光线和视线,而可通过调节光源与额镜来达到光线的要求。

患者:受检者侧坐,受检耳朝检查者。

2.耳廓、外耳道口及耳周检查

(1)视诊:看耳廓大小、形状、位置,有无畸形、缺损,有无增厚、红肿,两侧是否对称,耳周、乳突尖部有无异常。如耳廓向前外方推移,应注意耳后有无脓肿。此外,尚应注意耳周有无红、肿、瘘口、瘢痕、赘生物及皮肤损害等。

(2)触诊:医生用两手以同等压力触压两侧乳突尖及鼓窦区,注意有无触压痛,耳周淋巴结是否肿大。若指压耳屏或牵拉耳廓时出现疼痛或疼痛加重,则提示外耳道炎或疖肿。若耳后肿胀,则应注意有无波动感。若遇到瘘口,则应以探针探查其深度及瘘管走向。

(3)嗅诊:某些疾病的分泌物有特殊臭味,有助于鉴别诊断。如胆脂瘤中耳炎的脓液有特殊的腐臭,中耳癌等恶性肿瘤的分泌物常有恶臭。

(4)听诊:根据耳聋患者言语的清晰度及语音的高低有助于初步判断耳聋的程度及性质。感音神经性聋者常高声谈话,而传导性耳聋者常轻声细语。

3.外耳道及鼓膜检查

受检者侧坐,受检耳朝向检查者。检查者坐定后调整光源及额镜,使额镜的反光焦点投照于受检耳之外耳道口,并按下述方法进行检查。

(1)检查方法

①徒手检查法(manoeuvre method):又分双手、单手检查法和婴幼儿检查法。

a.双手检查法:检查右耳时,对于成年人,检查者用左手牵拉耳廓向后上方,右手示指或拇指压住耳屏前的皮肤使之向前,从而使弯曲的外耳道软骨部位变直,外耳道口增宽,便可窥视外耳道及鼓膜各部;左耳反之(见图7-11)。

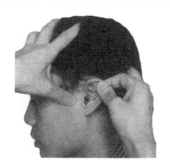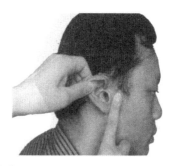

图7-11　双手检查法

b.单手检查法:检查右耳时,检查者用左手拇指和中指从上方牵拉耳廓向后上方,示指向前压住耳屏,使弯曲的耳道变直,空出右手将合适的耳镜放入外耳道,并用左手拇指、示指固定,由右手进行各种操作。检查左耳时,右手拇指和中指从下方将耳廓向后上方牵引,示指压耳屏前皮肤使之向前,使外耳道口增宽,耳道变直,空出左手自由操作(见图7-12)。

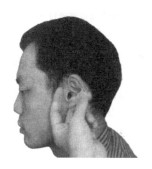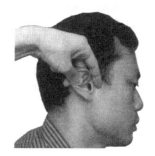

图7-12　单手检查法

c.婴幼儿检查法：婴幼儿外耳道狭窄，甚至呈裂隙状，其弯曲方向是向内、向前、向下，鼓膜的倾斜度较大，约有35°，故检查时应将耳廓向后、向下牵拉，同时将耳屏向前推移，从而使外耳道增宽变直，才能观清全貌。检查时应两侧对比，以便发现轻微的病变。

②窥耳器检查法：窥耳器(ear speculum)形状如漏斗，口径大小不一（见图7-13）。检查时，应根据外耳道的宽窄，选用口径适当的窥耳器。检查方法有双手和单手检查法。

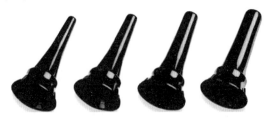

图 7-13　窥耳器

a.双手检查法：检查右耳时，检查者的左手牵拉耳廓使外耳道变直，右手将耳镜轻轻沿外耳道长轴置入外耳道内，使窥耳器前端抵达软骨部即可（见图7-14）。注意勿超过软骨部和骨部交界处，以免引起疼痛。

b.单手检查法：检查左耳时，左手拇指及示指持窥耳器，先以中指从耳甲艇处将耳廓向后上方推移，随后即将窥耳器置于外耳道内。检查右耳时，仍以左手拇指及示指持耳镜，中指及无名指牵拉耳廓，外耳道变直后随即将耳镜置入（见图7-15）。此法可空出右手，便于操作，但要求检查者有娴熟的技巧。

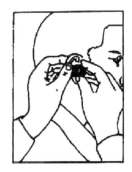

图 7-14　窥耳器双手检查法

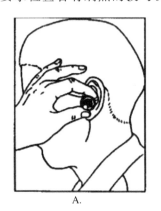

A.

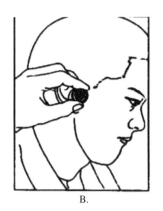

B.

图 7-15　窥耳器单手检查法

③电耳镜检查法：电耳镜(electro-otoscope)是自带光源和放大镜的窥耳器，借此可仔细地观察鼓膜，发现肉眼不能察觉的细微病变。有的耳内镜的放大镜焦距可在一定程度内随意调节，放大倍数较高，利于观察鼓膜的细微病变。由于电耳镜便于携带且无需其他光源，尤其适用于卧床患者及婴幼儿（见图7-16）。

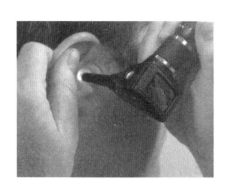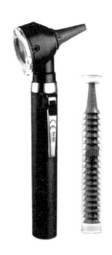

图 7-16　电耳镜及其检查法

④鼓气耳镜检查法：鼓气耳镜(siegle speculum)是在漏斗形窥耳器后端安装一放大器，在窥耳器的一侧通过鼓气耳镜细橡胶管与橡胶球连接。鼓气耳镜可以用于观察鼓膜活动度及鼓膜上微小穿孔。检查时，利用额镜反射光线和电耳镜的光线进行观察，将适当大小的鼓气耳镜置于外耳道内，注意使耳镜与外耳道皮肤紧贴，然后通过反复挤压、放松橡胶球，使外耳道交替产生正、负压，引起鼓膜内、外相对运动。当鼓室积液或鼓膜穿孔时，鼓膜活动度降低或消失；咽鼓管异常开放和鼓膜菲薄时，鼓膜活动度明显增加。鼓气耳镜还可发现细小的穿孔，通过负压吸引作用使不易窥见的脓液从小穿孔向外流出。此外，也可用鼓气耳镜检查镫骨底板活动度、迷路有无瘘管，以及进行鼓膜按摩等治疗（见图 7-17）。

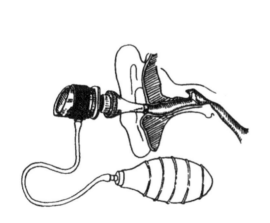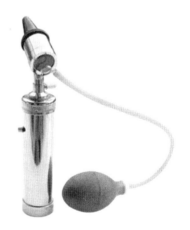

图 7-17　鼓气耳镜及其使用方法

(六)注意事项

检查外耳道和鼓膜时，首先应注意外耳道内有无耵聍栓塞、异物，外耳道皮肤是否红肿，有无疖肿、新生物、瘘口、狭窄、骨段后上壁塌陷等。如耵聍遮挡视线，应清除之。外耳道有脓液时，须观察其形状及气味，同时应做脓液细菌培养及药敏试验，并将脓液彻底洗净、拭干，以便窥清鼓膜（见图 7-18）。

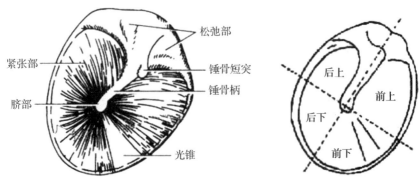

图 7-18　鼓膜解剖结构

除耳镜外，其他方法从一个方向不易窥及鼓膜的全貌，必须按需要稍稍变换受检者的头位，或将耳镜的方向向上、下、前、后轻轻移动，方能看到鼓膜的各个部分。在鼓膜各标志中，以光锥最易辨识，初学者可先找到光锥，然后相继观察锤骨柄、短突及前、后皱襞，区分鼓膜的松弛部和紧张部。除鼓膜的各标志外，还应注意鼓膜的色泽、活动度，以及有无穿孔等。鼓膜或中耳病变时，鼓膜可出现不同程度的变化；急性炎症时，鼓膜充血、肿胀；鼓室内有积液时，鼓膜色泽呈黄色、琥珀色或灰蓝色，透过鼓膜可见液面或气泡；鼓室硬化症时，鼓膜增厚，萎缩变薄，出现钙斑。若鼓膜有穿孔，应注意穿孔位置和大小，鼓室黏膜是否充血、水肿，鼓室内有无肉芽、息肉或胆脂瘤等。

三、耳部检查流程

耳部徒手检查法流程详见表 7-3。

表 7-3　耳部徒手检查法流程

操作内容	完　成	未完成	备　注
1.洗手,佩戴口罩、帽子。			
2.核对患者信息如姓名、病历号、操作相关信息等。			
3.告知患者操作目的以及操作中的配合事项。			
4.准备操作用物并检查物品有效日期。			
5.指导患者坐好体位,检查耳朝向医生。			
6.正确佩戴额镜及对光。			
7.耳廓、外耳道口及耳周检查。			
8.双手徒手检查外耳道及鼓膜情况。			成人牵拉耳廓向后上方,婴幼儿向后、向下牵拉。
9.单手徒手检查外耳道及鼓膜情况。			
10.耳镜双手徒手检查外耳道及鼓膜情况。			需选用合适口径的窥耳器。
11.耳镜单手徒手检查外耳道及鼓膜情况。			

续表

操作内容	完　成	未完成	备　注
12.垃圾分类处理,整理用物。			
13.术后再次评估患者,交代患者注意事项。			
14.书写操作记录。			

注意:操作过程中认真仔细,动作规范、熟练,无菌观念强,关爱患者。

练习题

1.鼓膜的光锥位于哪个象限 　　　　　　　　　　　　　　　　　（　　）

A.前上象限　　　　B.前下象限　　　　C.后上象限

D.后下象限　　　　E.松弛部

练习题参考答案:1.B

（戴利波、付勇）

第四节　耵聍、外耳道异物取出
Management of cerumen and foreign bodies in external acoustic meatus

一、临床案例

患者,女性,40岁,因"挖耳后左耳?2天"就诊。查体:见左耳外耳道内棉球样异物,周围可见大块片状耵聍。查体:体温36.8℃,血压110/75mmHg,呼吸20次/min,脉搏70次/min。

思考题

1.为进一步诊疗,下一步需进行哪些检查操作?

2.这些操作应如何进行? 操作过程中需注意些什么?

3.该项操作有哪些并发症? 应该如何预防和处理?

二、耵聍、外耳道异物取出操作指南

（一）目　的

取出耵聍及外耳道异物。

（二）适应证

外耳道异物及耵聍栓塞。

（三）禁忌证

外耳道皮肤因耵聍或异物刺激出现明显的炎性反应，如充血、肿胀甚至有渗出物时，应先控制感染，待急性炎症消退后再行操作。

（四）操作前准备

1.患者准备

向患者及其家属解释操作目的及必要性，安慰患者，以消除其紧张情绪。

2.操作者准备

戴口罩、帽子及额镜，规范洗手。

3.物品准备

膝状镊、耵聍钩、刮匙、冲洗针头及针筒、吸引器、75％乙醇、95％乙醇、1％丁卡因。

（五）操作步骤

1.体　位

详见"第七章　第一节　外鼻、鼻腔、鼻窦和口咽检查"一节，但需患者的患耳朝向医生。

2.耵聍取出

（1）对于较小或成片状者，可用镊子取出。

（2）耵聍钩取法：将耵聍钩沿外耳道后上壁与耵聍栓之间轻轻地伸至外耳道深部，注意不要过深，以防损伤鼓膜，然后轻轻转动耵聍钩钩住耵聍栓，将其钩出（见图 7-19）。

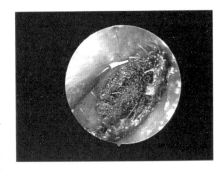

图 7-19　外耳道

（3）外耳道冲洗法：对于采用上述方法取出耵聍困难者可用此法。冲洗前需先将耵聍膨化，用 5％～10％碳酸氢钠溶液滴耳，每天 3～4 次，3～4天后待其全部或部分膨化，再冲洗。操作时，操作者用左手牵住耳廓向后上方（牵婴幼儿耳廓向后下方），右手持冲洗器，将冲洗液对着外耳道后上壁注入，直到洗净为止（见图 7-20）。注意冲洗针头不要过深，以防损伤鼓膜。耳廓下方需放置弯盘，接流出耳道的冲洗液。

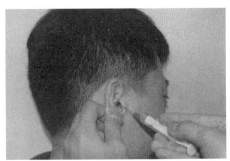

图 7-20　外耳道冲洗法

（4）抽吸法：对于水渍、感染或应用药物软化后的耵聍均可采用此法，特别是对于外耳道狭窄者更为适宜。注意：吸引器压力不宜太大，抽吸应在明视下进行。

3.外耳道异物取出

应根据患者情况，异物大小、形状和嵌塞的部位决定手术方法。

（1）动物类异物：可于外耳道内滴入油剂、75％乙醇或 1％丁卡因等，使其窒息或麻醉后,用消毒水自外耳道后上壁向内冲洗,使异物内侧受液体压力而被冲出,或直接用钳子夹取,或用吸引器吸取。

(2)植物类异物:可用刮匙或异物钩钩出。刮匙或异物钩应自异物与外耳道壁之间的缝隙伸入或自外耳道前下方伸入(离鼓膜相对较远),以防损伤外耳道皮肤及鼓膜,对于易泡胀的异物,可滴入95%乙醇使其脱水缩小后再行取出。

(3)非生物性异物:如珠子、石子等,也应选用适当的异物钳或钩将其取出。

对于以上异物经上述方法处理仍不能取出者,可作耳道辅助切口取出。自外耳道上壁由内向外切,在耳轮脚与耳屏间略向上延长,以扩大外耳道,便于取出异物。

(六)注意事项

1.取出过程如患者出现口唇发白、头晕、心率下降等症状,应立即将患者平卧,并注意患者的心率、呼吸。

2.操作动作轻柔,尽量不损伤外耳道及鼓膜。

(七)并发症及处理

异物取出后如外耳道皮肤及鼓膜有损伤,应全身或局部用抗生素预防和控制感染;若鼓膜出现穿孔,需嘱患者避免耳道进水。

三、耵聍、外耳道异物取出流程

耵聍、外耳道异物取出流程详见表7-4。

表7-4　耵聍、外耳道异物取出流程

操作内容	完　成	未完成	备　注
1.洗手,佩戴口罩、帽子。			
2.核对患者信息,如姓名、病历号、操作相关信息等。			
3.告知患者操作目的以及操作中的配合事项。			
4.准备操作用物并检查物品有效日期。			
5.指导患者坐好体位,治疗耳朝向医生。			
6.正确佩戴额镜及对光。			
7.选用正确的方法取耵聍。			本病例为片状耵聍,选用镊子钳取。
8.用异物钳取出异物。			动作轻柔,避免损伤外耳道及鼓膜。
9.再次观察外耳道及鼓膜情况。			
10.垃圾分类处理,整理用物。			
11.术后再次评估患者,向患者交代注意事项。			若耳道、鼓膜有充血或鼓膜穿孔等情况,需告知患者避免耳道进水。
12.书写操作记录。			

注意:操作过程中认真仔细,动作规范、熟练,无菌观念强,关爱患者。

练习题

1. 下列关于耵聍或外耳道异物取出的描述，哪项是错误的　　　（　　）

A. 动物性异物需将其麻醉或致死后取出

B. 已泡胀的异物，可先用 95％乙醇使其脱水后取出

C. 合并外耳道感染、化脓性中耳炎者，忌用冲洗法取耵聍

D. 合并外耳道感染，充血肿胀明显时，应立即将异物取出，同时抗感染治疗

E. 使用抽吸法取耵聍时，吸引器压力不宜太大，抽吸应在明视下进行

练习题参考答案：1. D

（杨蓓蓓、戴利波）

第五节　气管切开术 Tracheotomy

一、临床案例

患者，男性，71 岁，因"声音嘶哑 4 个月，气促 2 周"入院。患者吸烟 40 余年，每日 3 包。查体：体温 37.3℃，血压 150/80mmHg，呼吸 27 次/min，脉搏 67 次/min，SpO_2 90％，端坐体位，不能平卧，间接喉镜见声门区巨大菜花样新生物，右侧声带固定。右侧颈动脉三角区域触及质硬肿物，大气道闻及吸气性喉鸣音，三凹征阳性。

思考题

1. 当前病情需要如何处置？

2. 操作前需进行哪些准备？

3. 该项操作应如何进行？操作过程中需注意些什么？

4. 该项操作有哪些并发症？应该如何预防？

二、气管切开术操作指南

（一）目　的

气管切开术是解除喉梗阻所致呼吸困难的急救手术，也是下呼吸道分泌物潴留所致呼吸衰竭的重要辅助性治疗手段。

（二）适应证

1. 咽部阻塞而致呼吸困难。

2. 各种原因所致喉梗阻。

3.各种原因所致下呼吸道分泌物潴留。

4.各种原因造成的呼吸功能减退,需长期使用呼吸机辅助呼吸者。

5.某些头颈手术的前置手术。

(三)禁忌证

非紧急气切需注意凝血功能及其他全身情况能否耐受手术。(相对禁忌)

(四)操作前准备

1.向患者及其家属解释操作目的及必要性、可能的风险和需配合的事项,签署手术知情同意书。

2.除准备手术器械外,宜备氧气、吸引器、气管内麻醉插管、麻醉喉镜以及抢救药物。

3.详细了解病情,并进行颈部触诊以了解气管位置,颈前有无影响气管切开的肿块,如甲状腺肿大。

4.必要时行颈部正侧位片或者CT检查,了解气管位置和病变情况。

5.对于儿童或者严重呼吸困难者,可以预先插入麻醉插管或气管镜。

6.气管套管有不同型号,使用时根据患者年龄选择相应套管。

7.操作者戴口罩、帽子,着手术衣,戴无菌手套。

8.物品准备:气管切开包、无菌手套、10ml注射器、2%利多卡因针、1%肾上腺素针、0.5%碘伏、无菌棉球、纱布。

(五)操作步骤

1.体　位

患者取仰卧位,肩下垫枕,头后仰,保持正中位(见图7-21)。

2.麻　醉

一般采用局部麻醉,用含0.1%肾上腺素的0.5%～1.0%利多卡因于颈前中线行皮下浸润,上起甲状软骨,下至胸骨上切迹,气管两侧软组织也可注射少量麻醉剂。

3.切　口

分直切口与横切口2种(见图7-22)。常规使用直切口:于颈前正中上自环状软骨下缘,下至胸骨上切迹稍上,切开皮肤及皮下组织,用拉钩将皮肤向两侧牵引,可见颈白线。横切口:自环状软骨下缘3cm处,沿颈前做一横切口,长约3～4cm,切开皮肤及皮下组织,向上、下分离,可见颈白线。

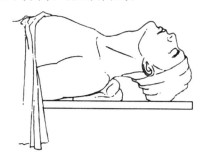

图7-21　气管切开术体位

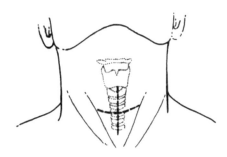

图7-22　气管切开术的切口

4.分离带状肌

于颈白线处做一小切口,用血管钳或直剪插入,上下钝性分离两侧带状肌,直至暴露气管前筋膜(见图 7-23),注意保持正中位。

5.暴露气管

分离两侧带状肌后,即可见甲状腺峡部覆盖于第 3～4 气管环前壁,将其周围筋膜略分离,然后用拉钩将峡部向上拉,使气管前壁暴露(见图 7-24)。

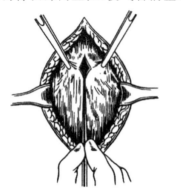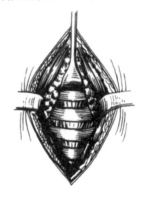
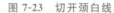

图 7-23　切开颈白线　　　　图 7-24　暴露气管前壁

6.切开气管

气管前壁暴露后,在非紧急情况下,成人患者可用注射器穿刺气管环间隙,注入 1%利多卡因数滴,避免气管切开后发生剧烈咳嗽。自正中切开,自下向上挑开第 2～4 气管环,一般切断 2 个环即可(见图 7-25),避免操作第 1 气管环,亦不可低于第 5 气管环,避免损伤大血管和胸膜顶。

7.安放气管套管

气管切开后,立即放入气管扩张器或者弯血管钳,将气管撑开,把准备好的带管芯的气管套管沿扩张器插入气管内,立即取出管芯(见图 7-26)。这时若有分泌物自管内咳出,证明气管套管插入气管内,用吸引器将分泌物吸出。待气管套管通畅后,放入套管内管。将气管套管系带绕至颈后打结固定,防止气管套管脱落。

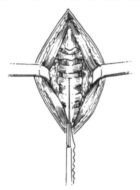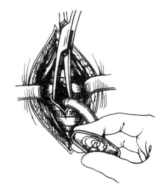

图 7-25　切开气管　　　　图 7-26　插入气管套管

8.切口处理

仔细检查切口,如有血管出血,应予以结扎止血。如切口过长可于套管上方用丝线缝合 1～2 针,但不宜过紧。最后放一块开口纱布垫于气管套管周围覆盖切口。

(六)注意事项

1.体 位

如患者呼吸十分困难,不能平卧,可采用半坐位或者坐位,但肩下垫枕,头向后仰,使气管向前突出。对于儿童或不合作者,应由助手用双手固定其头部并保持正中位,便于手术。

2.麻 醉

病情危急时,因患者痛觉迟钝,为争取时间,可不用麻醉。对于儿童,为避免挣扎,消除恐惧及减少手术意外(如因术中缺氧导致心搏骤停),可采用经气管内插管后再行手术。

3.切 口

切口大小要和气管套管对应,若切口太长,气管套管容易滑脱,造成气管前壁损伤,引起继发性出血;若切口太小,放置套管时压迫软骨环使之内翻,容易导致气管坏死,引起瘢痕狭窄和拔管困难。

4.分离带状肌

分离气管周围组织时不要偏离中线,不要分离得太宽、太深,以免损伤重要的血管、神经。常用手指触摸气管定位,两侧拉钩力量要均衡,不要一侧用力太大把气管拉向一侧,损伤食管。

5.暴露气管

如甲状腺峡部肿大,影响气管前壁暴露,可将峡部与气管前壁分离,分离时用两把血管钳平行夹住峡部,在两钳之间切断峡部,并向两侧分离,峡部断端用丝线缝扎。气管前壁显露后,气管前筋膜不宜分离,以免发生纵隔气肿或气胸。此时可以用注射器穿刺确认气管,然后注入少量 2% 利多卡因,以减少气管切开后的剧烈呛咳。

6.切开气管

刀尖不宜插入过深,防止损伤气管后壁造成气管-食管瘘。如需插入带气囊的气管套管,可在气管切口两侧切去少量软骨,形成圆形瘘口,便于气管套管插入,但儿童不宜做圆形瘘口,以防气管狭窄。气管第一环及环状软骨不可切断,以免后遗喉狭窄。如时间允许,在气管切开前应妥善止血。

7.安放气管套管

插入气管套管后如无分泌物咳出,则以棉纱少许在管口处观察其是否随呼吸气流飘动,如无飘动,可能是套管未插入气管内,应拔出套管重新插入。

8.切口处理

套管下方不宜缝合,以免发生皮下气肿,同时便于伤口引流。管芯应系于套管的纱条上,避免遗失,以备套管脱出后重新插入时使用。

（七）并发症及处理

1. 伤口出血

（1）原发性出血：较多见，多因术中止血不彻底，或者术后患者剧烈咳嗽，局部小静脉扩张，使已止血的出血点再出血。一般局部用凡士林纱条或者碘仿纱条压迫，并给予镇静、止咳、止血等药物，多可止血。如不能止血，需打开切口，找到出血的血管并给予结扎。

（2）继发性出血：较少见。大血管糜烂破裂所致的继发性出血是极为严重的并发症，常在几分钟内导致患者死亡。死亡原因是气道阻塞和急性失血。所以，首先应有效止血和保持气道通畅，同时积极输血、输液，保证有效的循环血量。可先将带气囊的气管插管或者套管插入并吹起气囊，保证气道通畅，并有一定的压迫作用。如仍出血，可用敷料或者手指压迫出血处以暂时止血，同时通知手术室及麻醉师，在全麻下劈开胸骨，暴露并结扎无名动脉。

2. 套管脱出

套管常因咳嗽、挣扎、皮下气肿、套管过短、套管系带太松或者患者自行将套管拔出等原因脱出，故应严密观察，及时重新插入。一般在床边进行，以弯血管钳将气管切口撑开，套管即可插入。有困难时，需将缝合的切口拆开，重新插入套管。

3. 皮下气肿

皮下气肿是气管切开术后常见的并发症，约占 14%，轻者仅限于切口附近，重者可延至枕部、颌面部、胸部、背部及腹部等处，甚至可波及大腿。皮下气肿本身无生命危险，但严重时常合并气胸、纵隔气肿，甚至心包积气，可危及生命。一般对皮下气肿应严密观察其发展，并注意有无其他气肿存在。严重者，应及时拆除缝线，便于气体逸出。

4. 纵隔气肿和气胸

纵隔气肿和气胸是气管切开术的严重并发症，可影响呼吸和循环，严重者可导致死亡。若气体量少，且无症状，可不予处理。若气体量逐渐增加，有明显症状时，应积极去除诱发因素，完全解除呼吸道阻塞，并请胸外科医生协助放气手术。

5. 急性肺水肿

多发生于呼吸困难较久的患者，表现为呼吸困难，胸部听诊有明显水泡音。可用加压给氧法治疗，对于严重者可静脉输注利尿剂。

6. 肺部并发症

行气管切开术后，经气管套管的非生理性呼吸不利于下呼吸道广阔的黏膜面，可引起支气管炎、支气管肺炎或肺炎等。有时这些并发症是由分泌物或者痂皮阻塞下呼吸道所引起的症状，而非单纯炎症性病变，除了使用抗生素、雾化吸入、给氧和祛痰剂外，还需要反复吸引，必要时反复施行支气管镜检查，直接吸引或者钳除痂皮或脓痂。

7. 呼吸骤停

对于长期呼吸道阻塞的患者，气管切开后可发生呼吸骤停。其原因是长期二氧化碳蓄积或缺氧，导致高碳酸血症，可抑制呼吸中枢，此时呼吸的调节主要靠颈动脉体的化学感受器接受缺氧的刺激。一旦气管切开，缺氧改善，颈动脉体的刺激消除，而高碳酸血症的呼吸抑制作用未消除,因而发生呼吸骤停。此时应继续实施人工呼吸,并注射呼吸兴奋剂,静脉注射碳酸氢钠溶液及高渗葡萄糖溶液紧急抢救;但这种呼吸骤停亦可自行恢复。

8.气管瘘管

气管瘘管多发生于带管时间较长的患者,因伤口周围皮肤向内卷入形成瘘管,导致拔管后颈部伤口不能愈合,应手术切除瘘管,并修补缝合。

9.气管-食管瘘

气管-食管瘘表现为进食时呛咳,从气管套管中咳出食物。食管吞钡 X 线透视可见钡剂从食管流入气管。如瘘口不大,则采用鼻饲、碘仿纱条填塞,可自行缓解。若瘘口较大,则需手术修补。

10.喉、气管狭窄

喉狭窄多因气管切开位置过高,损伤环状软骨或合并感染造成环状软骨坏死所致。根据狭窄程度可行喉扩张术或喉成形术。气管狭窄多发生于气管切口处,轻者可无症状,若狭窄处直径小于 4mm,则可出现呼吸困难和喘鸣,应行气管成形术。

11.拔管困难

排查喉、气管疾病,积极治疗,待炎症消退后再予以拔管;如有喉、气管狭窄,可行直接喉镜或支气管镜检查,并施行扩张术或成形术;如有肉芽组织,应予以摘除或激光烧灼;以精神因素为主的,应进行说服解释和指导患者练习口鼻呼吸,切勿操之过急,以免发生意外;如套管太粗,可换小一号套管,再试行堵管。

12.其他并发症

少见并发症有纵隔炎、肺不张、喉返神经瘫痪及气管内溃疡。如手术操作细致、套管选择恰当,可避免发生这类并发症。

(八)相关知识

气切套管及其选用:患者术后必须佩戴气管套管,并依靠套管进行呼吸,故套管质量好坏和大小、长短是否合适,均非常重要。金属气管套管由内管、外管、管芯三部分组成,外管上带有底板(见图7-27)。另一种塑料或硅胶气管套管的外套管上还带有气囊,适合需要机械通气的患者使用(见图7-28)。临床上,金属气管套管根据外管内径的大小、外管长短来分类,例如气管套管外管内径 9mm,长度 75mm,我们就称其为 9 号气管套管。现将各气管套管的号码、内径大小、长度和患者适用年龄列于表7-5中。

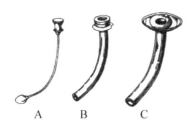

A.管芯;B.内管;C.外管

图 7-27 气切套管

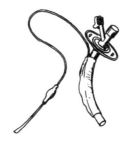

图 7-28 带气囊的气切套管

表 7-5　气管套管的选用

号　　码	4.0	4.5	5	6	7	8	9	10
内　径(mm)	4.0	4.5	5	6	7	8	9	10
长　度(mm)	40	45	55	60	65	70	75	80
适用年龄	1～5个月	6个月～1岁	2岁	3～5岁	6～12岁	13～18岁	成年女子	成年男子

三、气管切开术流程

气管切开术流程详见表 7-6。

表 7-6　气管切开术流程

操作内容	完　成	未完成	备　　注
1.洗手,佩戴口罩、帽子。			
2.核对患者信息,如姓名、病历号、操作相关信息等。			
3.明确适应证,排除禁忌证(测量生命体征,询问过敏史,监测凝血功能等)。			
4.告知患者操作目的,签署知情同意书。			
5.告知患者操作中的配合事项。			
6.准备操作用物并检查物品有效日期。			
7.患者一般取仰卧位,头后仰,肩下垫枕,保持正中位。			
8.常规消毒,戴无菌手套,铺巾。			
9.2%利多卡因局部浸润麻醉。			
10.做切口。			
11.分离带状肌。			
12.暴露气管,穿刺确认气管。			
13.切开气管。			气管切口不宜过高或过低,一般为2～4气管环。
14.安放气管套管,并固定。			气管套管系带松紧合适。
15.切口处理。			
16.再次评估患者血压、脉搏、呼吸等生命体征情况,安置患者,交代注意事项。			
17.垃圾分类处理,整理用物。			
18.书写操作记录。			

注意:操作过程中认真仔细,动作规范、熟练,无菌观念强,关爱患者。

练习题

1. 下列不需要行气管切开术的是 （　　）
A. 重度喉梗阻　　　　B. 长期昏迷患者　　　　C. 重症肌无力
D. 甲状腺癌　　　　　E. 下咽癌

2. 气管切开位置选择不正确的是 （　　）
A. 第 1 气管环　　　　B. 第 2 气管环　　　　C. 第 3 气管环
D. 第 4 气管环　　　　E. 第 5 气管环

3. 以下哪项是气管切开术的绝对禁忌证 （　　）
A. 肺功能衰竭　　　　B. 心搏骤停　　　　　C. 凝血功能障碍
D. 心力衰竭　　　　　E. 以上都错

4. 下列哪项不是气管切开术的并发症 （　　）
A. 切口出血　　　　　B. 拔管困难　　　　　C. 吞咽困难
D. 肺部感染　　　　　E. 皮下气肿

5. 适合成年女子的金属气管套管的型号是 （　　）
A. 6 号　　　　　　　B. 7 号　　　　　　　C. 8 号
D. 9 号　　　　　　　E. 10 号

练习题参考答案：1. D　2. A　3. E　4. C　5. D

（李旋、戴利波）

第六节　环甲膜切开术 Cricothyreotomy

一、临床案例

患者，男性，80 岁，因"吞咽痛半年，声音嘶哑 2 个月，进行性气急 1 周"入院。查体：体温 37.8℃，血压 170/90mmHg，呼吸 30 次/min，脉搏 95 次/min，SpO_2 80%，烦躁，发绀，大汗淋漓，端坐体位，不能平卧，颈部粗短，未触及气管，间接喉镜见会厌部有巨大菜花样新生物，声门不能窥及。双侧颈部可触及多发质硬固定肿物，大气道闻及吸气性喉鸣音，吸气性四凹征阳性。

思考题

1. 需如何紧急处置当前病情？
2. 该项操作应如何进行？操作过程中需注意些什么？

二、环甲膜切开术操作指南

（一）目　的

环甲膜切开术是在患者呼吸极度困难，需要即刻开放人工气道，但缺乏实施气管切开术的必要条件时，为抢救患者生命所采用的一种急救手术方式。

（二）适应证

同气管切开术。

（三）禁忌证

无。

（四）操作前准备

1.向患者及其家属简要解释操作的目的、必要性、并发症和需配合的事项，即刻签署手术知情同意书。

2.迅速准备氧气、吸引器、气管导管、麻醉喉镜以及抢救药物。

3.操作者戴口罩、帽子和手套。

4.手术器械准备：手术刀、气管套管、2％利多卡因针、5ml 注射器及纱布。

（五）操作步骤

1.体　位

患者取仰卧位，头部保持正中位。

2.麻　醉

用 2％利多卡因在颈前甲状软骨和环状软骨之间的区域做皮下浸润麻醉。病情危急时，甚至可以不做麻醉。

3.切　口

左手示指摸清甲状软骨下缘和环状软骨上缘，拇指和中指固定甲状软骨翼板，在左手示指指引下于甲状软骨和环状软骨之间作一长 3～4cm 的横切口，切开皮肤（见图 7-29）。

4.切开环甲膜

在示指摸清甲状软骨和环状软骨后，切开环甲膜，直达喉腔（见图 7-30）。

5.安放气管套管

切开环甲膜后，将刀柄末端插入环甲膜切口内，将其撑开（见图 7-31），顺势将气管套管插入气管内。套管用纱布系带固定于颈部。

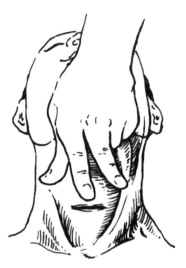

图 7-29　环甲膜切开术切口

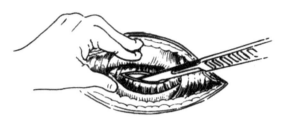

图 7-30 切开环甲膜

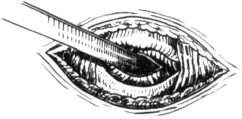

图 7-31 用刀柄撑开环甲膜切口

（六）注意事项

1. 如果手边没有气管套管，可用气管导管甚至其他管状替代物，如橡皮管、塑料管等代替。代用空心管插入后也要固定，以免掉进气管内。

2. 套管插入后要检查气管套管内有无呼吸气流，以防止喉腔黏膜未切开，将套管插入环甲膜和喉腔黏膜之间。

3. 在最危急的情况下，如果没有手术刀，则用粗穿刺针、粗注射器针头或其他任何锐器迅速自环甲膜刺入（环甲膜穿刺术），并撑开切口，多可转危为安。

（七）并发症及处理

（1）出血：如果术中损伤环甲动脉，对于有明显出血者，需扩大切口，便于彻底止血。

（2）喉狭窄：多数学者认为，环甲膜切开术只能应急之用，带管时间不能超过48h，以免发生感染及瘢痕组织形成导致喉狭窄。呼吸困难缓解后，宜改常规气管切开术。

三、环甲膜切开术流程

环甲膜切开术流程详见表 7-7。

表 7-7 环甲膜切开术流程

操作内容	完 成	未完成	备 注
1. 洗手，佩戴口罩、帽子。			
2. 核对患者信息，如姓名、病历号、操作相关信息等。			
3. 明确适应证（测量生命体征，询问过敏史，监测凝血功能等）。			
4. 告知患者及其家属操作目的，签署知情同意书。			
5. 告知患者操作中的配合事项。			因病情紧急，以上步骤尽量简化或多位医生同时进行。
6. 患者一般取仰卧位，头后仰，保持正中位。			
7. 常规消毒，戴无菌手套，铺巾。			若病情紧急，可忽略此步骤。

续表

操作内容	完　成	未完成	备　注
8.局部浸润麻醉。			若病情紧急,可忽略此步骤。
9.定位环甲膜。			
10.切口。			
11.再次定位环甲膜。			
12.切开环甲膜。			
13.撑开环甲膜。			
14.安放气管套管。			
15.固定。			
16.再次评估患者血压、脉搏、呼吸等生命体征情况,安置患者,交代注意事项。			
17. 垃圾分类处理,整理用物。			
18.书写操作记录。			

注意:操作过程中认真仔细,动作规范、熟练,无菌观念强,关爱患者。

练习题

1.环甲膜的位置在 　　　　　　　　　　　　　　　　　　　　　　　（　　）

A.舌骨与甲状软骨之间 　　　　　　B.甲状软骨和环状软骨之间

C.环状软骨和第1气管环之间 　　　　D.环状软骨和第2气管环之间

E.以上都不对

2.环甲膜切开术后带管不宜超过 　　　　　　　　　　　　　　　　（　　）

A.24h　　　　B.48h　　　　C.72h　　　　D.96h　　　　E.一周

练习题参考答案:1.B　2.B

（李旋、戴利波）

第八章 护理常用操作

第一节 吸氧法 Oxygenic therapy

一、临床案例

患者,男性,70岁,退休工人。患者因间断咳嗽、咳痰、喘息 10 余年,加重 4 天,以慢性支气管炎急性发作、慢性肺源性心脏病、呼吸衰竭收住入呼吸内科。入院查体:体温 38.2℃,血压 130/92mmHg,呼吸 28 次/min,脉搏 98 次/min,口唇发绀,呼吸急促,颈静脉怒张,肝-颈静脉回流症阳性,桶状胸,双肺呼吸音减弱,无药物过敏史。

思考题

1. 作为床边医生,首先给患者选择何种氧疗方式?
2. 为进一步明确诊断及指导治疗,下一步还需要做哪些检查?
3. 氧疗的方法有哪些?
4. 氧疗的并发症有哪些? 如何防范?

二、吸氧法操作指南

8-1 吸氧法
(中、英文)

(一)目 的
供给患者氧气,改善由缺氧引起的各种症状。

(二)氧疗方法

1. 鼻塞和鼻导管法

鼻塞和鼻导管法是临床最常用的方法之一,适用于轻度缺氧患者。此方法给氧吸入氧浓度不确定,提供的氧气流量一般不超过 6L/min,氧浓度可以用公式进行估计:氧浓度(%)=21+4×氧流量(L/min)。值得注意的是,本公式仅限于鼻导管吸氧6L/min以下成人患者的氧浓度估算。鼻塞法有单塞和双塞两种。单塞法选用适宜的型号塞于一侧鼻前庭内,并与鼻腔紧密接触(另一侧鼻孔开放),吸气时只进氧气,故吸氧浓度较稳定,但固定比较麻烦,临床使用较少。双塞法为两个较细小的鼻塞同时置于双侧鼻孔,鼻塞周围尚留有空隙,能同时呼吸空气,患者较舒适,且容易固定,是目前临床最常用的吸氧方式,但吸氧浓度不够稳定。鼻导管法是将一导管经鼻孔插入鼻腔顶端软腭后部(见图 8-1),吸氧浓度恒定,但时间长了会有不适感且易被分泌物堵塞,目前临床已很少使用。鼻塞、鼻导管吸氧法一般只适宜低流量供氧,若流量比较大(超过 6L/min)就会因流速和冲击力很大让人无法耐受,同时容易导致气道黏膜干燥。

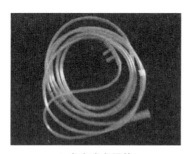

A.鼻塞式鼻导管

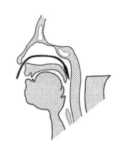

B.鼻导管法给氧

图 8-1　鼻导管及其给氧示意图

2.漏斗法

将面罩置于患者的口鼻部上方 1～3cm,用绷带或细棉线适当固定。此法适用于小儿及气管切开的患者。气管切开患者的吸氧,临床现在常规用气切面罩代替漏斗法吸氧,佩戴更加方便。

3.面罩法

将面罩置于患者的口鼻部,氧气自下端输入,呼出的气体从面罩两侧孔排出。由于口腔、双侧鼻腔都能吸入氧气,效果较好,适用于病情较重、氧分压明显下降者。面罩吸氧需要注意氧流量要大于 5L/min,避免因面罩死腔带来的二氧化碳重复吸入。5～10L/min 的面罩吸氧流量可以提供 35%～50%的氧浓度。

4.氧气头罩法

将患者的头部置于头罩内,将氧气接于进孔上,可以保持罩内一定的氧浓度、温度、湿度。此法多用于小儿,临床已很少使用。

5.氧气帐法

氧气帐法是用透明塑料薄膜制成的帐膜,将患者的头部及胸部严密罩在帐膜里,用特制的仪器控制氧流量,可在氧气帐内放置氧浓度和温、湿度测量仪,保持帐内的氧浓度和温、湿度。因为氧气帐价格昂贵,耗氧量大,一般只适用于大面积烧伤患者及新生儿抢救。

6.文丘里面罩法

文丘里面罩根据文丘里(Venturi)原理制成,即氧气经狭窄的孔道进入面罩时在喷射气流的周围产生负压,携带一定量的空气从开放的边缘流入面罩。文丘里面罩可以根据患者氧气的需求调整氧浓度和总流量,面罩边缝的大小可改变空气与氧的比率,从而控制总的气体流量和混合气体氧浓度。由于喷射入面罩的气流大于患者吸气时的最高流速和潮气量,可保持吸氧浓度恒定,且高流速的气体能冲刷呼出气体,避免二氧化碳重复吸入。文丘里面罩法常用于治疗低氧血症伴高碳酸血症的患者。

7.机械通气给氧法

当患者病情危重,建立人工气道后,可用呼吸机进行机械通气,此时可根据患者需求,在呼吸机上调节 21%～100% 的氧浓度给患者供氧。呼吸机使用的氧源一般多用氧气钢瓶或墙式高压氧源。使用氧气钢瓶时通常安装有压力表和减压阀,压力表显示瓶内的氧压(储氧量),减压阀显示减压后供给的氧压。使用时将呼吸机氧气管与氧源连接即可。

8.高压氧疗法

高压负离子氧疗法简称高压氧疗法,即将患者置于超过一个大气压下呼吸 100% 氧气的一种内科治疗方法。过程分为加压、高压下供氧、减压三个阶段,常用于 CO 中毒或者脑损伤后的康复治疗等。

(三)评 估

1.患者目前的病情与治疗情况。

2.患者的缺氧情况、血气分析的结果。

3.患者的鼻腔有无分泌物堵塞,有无鼻中隔偏曲等。

4.患者的合作程度。

(四)计 划

1.患者及家属能说出氧疗的目的并配合操作。

2.患者及家属能说出用氧期间的安全知识。

3.选择合适的氧疗方法。

4.患者的呼吸状况能得到改善。

(五)操作前准备

1.患者准备

向患者及家属解释吸氧目的及必要性、可能的风险和需配合的事项,安慰患者,消除紧张情绪。

2.操作者准备

规范洗手,戴口罩、帽子。

3.物品准备

治疗室内准备用物:一次性碗 2 只、无菌蒸馏水、氧气流量表(壁式吸氧法与氧气钢瓶法使用的流量表是有区别的)、湿化瓶、一次性吸氧管、棉签、纱布、胶布 2 条、污物盒。湿化瓶内装入无菌蒸馏水 1/3～1/2 满,一次性碗中盛水(按取用无菌溶液的无菌技术进行操作)。氧气钢瓶法吸氧还需要准备氧气筒、扳手。

(六)操作步骤

1.鼻塞式鼻导管吸氧法(壁式吸氧法)操作步骤

(1)携用物至患者床边,核对患者身份,向患者做好自我介绍。

(2)体位:安置患者体位,评估患者鼻腔情况,有无受伤手术史,用棉签清洁鼻腔。

（3）装表：关氧气流量表开关，将流量表插入壁式氧气孔并听到"咔嚓"声，装上湿化瓶。

（4）连接氧气鼻导管，调节合适的氧流量。

（5）试气：将鼻导管头端插入装有蒸馏水的治疗碗内，看到有气泡冒出。

（6）固定：将鼻塞式鼻导管放入双侧鼻腔后绕过双侧耳后，并用固定襻固定于颌下。

（7）安置患者，解释用氧注意事项，整理用物，处理污物。

（8）记录：用氧方式、用氧开始时间、氧流量、签名。

（9）观察：缺氧状况有无改善，氧气装置有无漏气，是否通畅，流量是否准确。

（10）停止吸氧：向患者说明停氧的理由，取下吸氧管，揩净鼻面部，用纱布包裹，从氧气表分离吸氧管。关流量开关，卸湿化瓶，从壁式氧气孔拔出氧气表，闭合氧气孔。整理用物，洗手，记录氧气停止时间和患者反应、签名。

2.鼻塞式鼻导管吸氧法（氧气钢瓶吸氧法）操作步骤

（1）推氧气筒，携用物至患者床边，核对患者身份，向患者做好自我介绍。

（2）体位：安置患者体位，评估患者鼻腔情况，有无受伤手术史，用棉签清洁鼻腔。

（3）装表：打开氧气筒大开关试气后关氧气筒大开关，徒手安装氧气流量表，初步固定后用氧气扳手固定流量表于氧气筒上。

（4）关流量表小开关，开氧气筒大开关，开流量表小开关调节合适的氧流量，连接氧气鼻导管。

（5）试气：将鼻导管头端插入装有蒸馏水的治疗碗内，看到有气泡冒出。

（6）固定：将鼻塞式鼻导管放入双侧鼻腔后绕过双侧耳后，并用固定襻固定于颌下。

（7）安置患者，解释用氧注意事项，整理用物，处理污物。

（8）记录：用氧方式、用氧开始时间、氧流量、签名。

（9）观察：缺氧状况有无改善，氧气装置有否漏气，是否通畅，流量是否准确。

（10）停止吸氧：向患者说明停氧的理由，取下吸氧管，揩净鼻面部，用纱布包裹，从氧气表分离吸氧管。关氧气筒大开关，关流量表小开关，卸湿化瓶，用氧气扳手卸下氧气表。整理用物，洗手，记录氧气停止时间和患者反应、签名。

（七）氧疗的副作用及预防

1.氧中毒

氧中毒是指长时间、高浓度的氧吸入导致肺实质的改变。预防措施：避免长时间、高浓度氧疗及经常做血气分析，动态观察氧疗的治疗效果。

2.肺不张

肺不张是吸入高浓度氧气后，肺泡内氮气被大量置换，一旦支气管有阻塞其所属肺泡内的氧气被肺循环血液迅速吸收，引起吸入性肺不张。预防措施：避免长时间地吸入高浓度氧气，鼓励患者做深呼吸，多咳嗽和经常改变卧位、姿势，加强排痰，防止分泌物阻塞。

3.呼吸道分泌物干燥

氧气是一种干燥气体，长期吸入后可导致呼吸道黏膜干燥，分泌物黏稠，不易咳出，且有损纤毛运动。预防措施:中、高流量氧气在吸入前一定要先湿化,定期给予雾化吸入。

4.晶状体后纤维组织增生

晶状体后纤维组织增生与吸入氧的浓度、持续时间有关。预防措施:应控制氧浓度和吸氧时间。

5.呼吸抑制

低氧血症伴二氧化碳潴留患者,在吸入高浓度的氧气后,解除缺氧对呼吸的刺激作用所致。预防措施:对低氧血症伴二氧化碳潴留患者,应控制给氧浓度,维持 PaO_2 在 $60mmHg(SpO_2 88\%\sim92\%)$ 即可。

(八)相关知识点

氧浓度(%)=21+4×吸入氧气流量(L/min),仅适用于鼻导管吸氧。

低浓度吸氧:吸氧浓度在 30% 以下;

中浓度吸氧:吸氧浓度在 30%~50% 之间;

高浓度吸氧:吸氧浓度在 50% 以上。

三、鼻导管吸氧流程

鼻导管吸氧流程详见表 8-1。

表 8-1　鼻导管吸氧流程

操作内容	完　成	未完成	备　注
1.洗手,佩戴口罩、帽子。			
2.核对患者信息,评估病情及缺氧情况,选择正确吸氧方式与氧疗目标。			一般要求吸氧后 $SpO_2\geqslant94\%$,有二氧化碳潴留的患者 $SpO_2\geqslant88\%$。
3.告知患者操作目的及配合事项。			
4.物品准备:氧气筒、氧气扳手、氧气流量表、湿化瓶、无菌蒸馏水 1 瓶、吸氧管、棉签、治疗碗等。			
5.检查吸氧装置、蒸馏水、吸氧管完好程度与有效期。将蒸馏水倒入湿化瓶(1/3~1/2 满),小治疗碗内倒入适量蒸馏水。			
6.检查患者鼻腔情况,有无鼻息肉、鼻中隔偏曲或有无分泌物堵塞,用 2 根棉签蘸取少量蒸馏水,分别清洁双侧鼻腔。			
7.装表:打开氧气筒检查钢瓶内氧气压力,安装氧气流量表。			
8.连接湿化瓶和吸氧管,调节合适的氧流量。			氧流量控制在 1~6L/min。
9.试气:吸氧管开口放入盛蒸馏水的碗内,有气泡逸出,即为通畅。			

续表

操作内容	完　成	未完成	备　注
10. 为患者佩戴吸氧管,鼻塞置入鼻腔,调节松紧度。			
11. 记录给氧时间、氧流量和患者指脉血氧饱和度,并向患者及家属交代用氧安全,切实做好"四防"。			
12. 再次评估患者,观察患者精神状态,氧饱和度有无改善。			
13. 停用氧气时向患者及家属做好解释工作。取下吸氧管,关流量开关,取下氧气装置。记录停氧时间。			
14. 垃圾分类处理,整理用物。			

注意:操作过程中认真仔细、动作规范、熟练,无菌观念强,关爱患者。

练习题

1. 慢性Ⅱ型呼吸衰竭患者,比较适宜的吸氧方式为 （　　）

A. 鼻导管吸氧 2L/min,SpO_2 85%　　　　B. 鼻导管吸氧 5L/min,SpO_2 90%

C. 鼻导管吸氧 2L/min,SpO_2 98%　　　　D. 鼻导管吸氧 5L/min,SpO_2 98%

2. 肺性脑病或Ⅱ型呼吸衰竭不能用高浓度吸氧的原因是 （　　）

A. 解除缺氧对颈动脉窦的兴奋性,使呼吸中枢的刺激减少

B. 可引起氧中毒

C. 促使二氧化碳排出过慢

D. 诱发代谢性碱中毒

3. 下列哪项不属于吸氧的副作用 （　　）

A. 氧中毒　　　　　　　　　　　　　B. 气胸

C. 呼吸道分泌物干燥　　　　　　　　D. 眼晶状体后纤维组织增生

4. Ⅱ型呼吸衰竭是指 （　　）

A. $PaO_2 < 60mmHg$,$PaCO_2 < 50mmHg$　　　B. $PaO_2 > 60mmHg$,$PaCO_2 < 50mmHg$

C. $PaO_2 < 50mmHg$,$PaCO_2 > 60mmHg$　　　D. $PaO_2 < 60mmHg$,$PaCO_2 > 50mmHg$

5. Ⅰ型呼吸衰竭是指 （　　）

A. $PaO_2 < 60mmHg$ 或 $PaCO_2 > 50mmHg$　　B. $PaO_2 < 60mmHg$ 或氧合指数 < 300

C. $PaO_2 > 80mmHg$ 或氧合指数 < 300　　　D. 以上都不是

练习题参考答案:1. B　2. A　3. B　4. D　5. B

（徐培峰、方海云）

第二节　吸痰法 Aspiration of sputum

一、临床案例

男性,64 岁,农民,吸烟史 40 年,20～30 支/天。目前因"慢性支气管炎急性发作,阻塞性肺气肿,肺心病(失代偿),右心功能不全,Ⅱ型呼吸衰竭"入住 ICU。入院后半小时患者出现意识模糊,氧饱和度继续下降,血气分析显示:$PaO_2 50mmHg$,$PaCO_2 70mmHg$,立即给予气管插管。呼吸机使用过程中,气道峰压增加,继而出现高压报警。听诊患者双侧呼吸音粗糙,心率较前增快,氧饱和度进行性下降至 85%。

思考题

1.患者可能出现了什么情况,接下来该做哪些评估和操作?

2.气管插管期间,如何判断患者是否需要吸痰?

3.气管内吸痰应如何进行? 操作过程中需注意些什么?

4.气管内吸痰有哪些并发症? 应该如何预防?

二、经口、经鼻、经人工气道吸痰操作指南

8-2　吸痰
(中、英文)

(一)目　的

清理呼吸道分泌物,保持呼吸道通畅。

(二)适应证

适用于危重、老年、昏迷及麻醉后患者因咳嗽无力、咳嗽反射迟钝或会厌功能不全,不能自行清除呼吸道分泌物或误吸呕吐物而出现呼吸困难时,在患者窒息的紧急情况下,如溺水、吸入羊水等,更应立即采用吸痰术。

(三)禁忌证

相对禁忌证:急性肺出血时不宜频繁吸痰,气管内注射表面活性物质后半小时内不宜吸痰。

(四)评　估

1.患者的神志、呼吸状况,判断是否有呼吸困难,听诊是否有痰鸣音。

2.患者的病情和治疗措施,使用呼吸机者需了解目前的呼吸机控制模式。

3.患者的口鼻腔是否正常,有无鼻中隔偏曲。

4.患者的合作程度或镇静状态。

(五)计　划

1.患者或家属能说出吸痰的必要性,清醒患者表示愿意配合。

2．选择合适的吸痰方法（经口、经鼻、经人工气道吸痰）。

3．患者的呼吸道分泌物被及时吸净，气道通畅，缺氧改善。

4．患者呼吸道未发生机械性损伤。

（六）操作前准备

1．患者准备：向患者及其家属解释吸痰目的及必要性、可能的风险和需配合的事项，安慰患者，以消除其紧张情绪。

2．操作者准备：戴口罩、帽子，规范洗手。

3．物品准备（在治疗室完成）：负压吸引装置（备床边）、吸氧装置（备床边）、氧气连接管、一次性治疗碗（已经倒好生理盐水）、生理盐水、一次性吸痰管、听诊器、呼吸球囊、治疗盘、治疗车、黄色垃圾袋。

（七）操作步骤

1．经口、鼻吸痰法操作步骤

（1）携用物至床边，向患者（若患者为清醒状态，向患者解释）或家属（若患者为昏迷状态，向家属解释）解释：吸痰的必要性和重要性、吸痰过程中可能出现的不适，拉床帘。

（2）吸痰前评估：呼吸状态、痰鸣音（肺部听诊6个部位）、指脉搏氧饱和度。

（3）给患者安置合适的体位，病情许可时应抬高床头30°。

（4）开动吸引器，检查吸引器功能状态，将压力调节至吸痰需要的负压（吸痰的压力：100～120mmHg（0.013～0.016MPa），最大不超过200mmHg（0.026MPa）。

（5）打开吸痰管外包装，暴露末端，戴无菌手套，取出吸痰管（确保一只手始终保持无菌，提插吸痰管）。将吸痰管的连接头与负压吸引管相连，用治疗碗内的无菌生理盐水试吸（检查吸痰管是否通畅，再次确认负压）。

（6）单手握持吸痰管经口或经鼻轻柔地插入，待吸痰管进入气管至无法插入后，再上提吸痰管约1cm，另一只手的大拇指堵住吸痰管上口，产生负压后做间歇性吸引，用示指和拇指旋转吸痰管，边吸边提，在痰多处停留以提高吸痰效率，切忌将吸痰管上下提插。每次吸痰后立即给予氧气吸入，每次吸痰管取出后，需抽吸生理盐水，冲洗管内痰液，以免阻塞。若痰液没被吸尽，则需根据患者情况，间歇3～5min后再行吸引，或让患者持续高流量吸氧1～2min后，再行吸引。在吸痰过程中，拿吸痰管的手套及吸痰管应注意无菌操作。

（7）吸痰结束后分离吸痰管，将手套反转脱去并包住用过的吸痰管，关闭吸引器，整理负压皮管。

（8）吸痰后评估：呼吸、氧饱和度、痰鸣音、气道内压力及潮气量（与吸痰前比较）。

（9）根据患者情况调节氧流量，安置患者，调整体位，拉开床帘。

（10）用物处理：手套及吸痰管、治疗碗按一次性物品处理，吸出液应及时倾倒（不应超过瓶的2/3），负压瓶、负压皮管及吸痰用的外用生理盐水（每天应更换1次）。

（11）洗手，并做好记录：吸痰前后呼吸音改变，呼吸状态变化，分泌物清除状况，痰液的量、颜色、性状及有无异味，患者反应等。

2．人工气道吸痰法操作步骤

（1）携用物至床边，向患者（若患者为清醒状态，向患者解释）或家属（若患者为昏迷状态,向家属解释)解释:吸痰的必要性和重要性,吸痰过程中可能出现的不适,拉床帘。

(2)吸痰前评估:呼吸状态、痰鸣音(肺部听诊6个部位)、指脉搏氧饱和度、气道内压力、潮气量等。

(3)给患者安置合适的体位,病情许可时需抬高床头30°。

(4)纯氧吸入1~2min或按压呼吸机纯氧键。

(5)开动吸引器,检查吸引器功能状态,将压力调节至吸痰所需要的负压[吸痰的压力:100~120mmHg(0.013~0.016MPa),最大不超过200mmHg(0.026MPa)]。

(6)打开吸痰管外包装,暴露末端,戴无菌手套,取出吸痰管(确保一只手始终保持无菌状态,提插吸痰管)。将吸痰管的连接头与负压吸引管相连,用治疗碗内的无菌生理盐水试吸(检查吸痰管是否通畅,再次确认负压)。

(7)吸痰。密闭式吸痰管吸痰:一只手握住透明三通,另一只手的大拇指及示指将密闭式吸痰管插入气管插管或气切套管(不要在负压的状态下),用以下方法确定吸痰管插入深度(符合一项即可):吸痰管深度接近气管导管的长度;患者出现咳嗽反射;气管导管在通畅的情况下,吸引管已经无法再深入;有肺叶切除的患者可参考外科医生的建议。间歇性吸引(按下负压控制阀可产生负压):用示指和大拇指旋转吸痰管,边吸边提,在痰多处停留以提高吸痰效率,切忌将吸痰管上下提插,吸引时间不宜超过15s。患者出现氧饱和度下降或呼吸困难时应立即停止吸引。吸痰完成以后,将吸痰管缓缓抽回直到薄膜护套拉直使吸痰管末端(远端)回位在导引管内,按下负压控制阀,同时经蓝色注液口注入外用生理盐水以清洗吸痰管内壁,供下次使用。确定输液器的开关处于关闭状态。

外接普通吸痰管吸痰:单手脱开呼吸机或气管切开面罩,无菌的手将吸痰管轻柔快速地插入气管导管内(不要在负压的状态下),到达合适位置后,用另一只手的大拇指堵住吸痰管上口,产生负压后做间歇性吸引,用示指和大拇指旋转吸痰管,边吸边提,在痰多处停留以提高吸痰效率,切忌将吸痰管上下提插。每次吸痰后立即给予氧气吸入,每次吸痰管取出后,需抽吸生理盐水,冲洗管内痰液,以免阻塞。若痰液没被吸完,则需根据患者情况,用呼吸机给予纯氧吸入或持续高流量吸氧状态,1~2min后再行吸引。吸痰后,评估口、鼻分泌物情况,如有需要,最后进行口、鼻吸引。在吸痰过程中,拿吸痰管的手套及吸痰管应保持无菌。

(8)纯氧吸入1~2min或按压呼吸机"纯氧"键。

(9)吸痰结束后分离吸痰管,将手套反转脱去并包住用过的吸痰管,关闭吸引器,整理负压皮管。

(10)吸痰后评估:呼吸、氧饱和度、痰鸣音、气道内压力及潮气量(与吸痰前比较)。

(11)根据患者情况调节氧流量,安置患者,调整体位,拉开床帘。

(12)用物处理:手套及一次性吸痰管、治疗碗按一次性物品处理,吸出液应及时倾倒(不应超过瓶的2/3),负压瓶、负压皮管及吸痰用的外用生理盐水(每天更换1次或按需随时更换)。

(13)洗手,并做好记录:吸痰前后呼吸音改变,呼吸状态变化,分泌物清除状况,痰液的量、颜色、性状及有无异味,患者反应等。

(八)注意事项

1. 说出常见的吸痰并发症名称与原因,如缺氧(窒息)、黏膜损伤、感染、阻塞性肺不张、气道痉挛、心律失常、心搏停止等。

2. 正确选择吸痰管:一次性吸痰管外径不超过气管导管内径的 1/2(知道气管导管内径如何辨别)。

3. 按需吸痰,确定吸痰指征:清醒患者,主动示意"吸痰";患者咳嗽刺激直接听见痰鸣音或用听诊器听诊时呼吸音粗糙;采用容量控制模式时气道峰压增加或采用压力控制模式时潮气量减少;人工气道内可见痰液;呼吸机流量或压力曲线呈锯齿状震荡(排除呼吸机管路积水);血氧饱和度恶化;胸片改变与分泌物蓄积一致。

4. 确定吸痰管插入的深度和方法。吸痰的压力:100~120mmHg(0.013~0.016MPa),最大不超过 200mmHg(0.026MPa)。

5. 每次吸痰时间不宜超过 15s。

6. 吸痰过程中密切监测心率、呼吸及氧饱和度、面色等情况,避免患者缺氧;吸痰时患者出现氧饱和度下降或呼吸困难时应立即停止吸引。

7. 严格执行无菌操作。

(九)吸痰的并发症及预防

1. 缺氧(窒息)

吸痰过程中中断供氧、吸痰操作过程反复刺激咽喉部引起咳嗽,使呼吸频率下降,或因负压及吸痰管选择不当,导致缺氧。预防:选择合适的吸痰管,吸痰管插入深度不宜过深,一般建议插入吸痰管直至遇到阻力再上提 1~2cm。及时按需吸痰,避免因未及时吸痰而导致的严重后果。吸痰前后根据患者情况给予高浓度氧气吸入,吸痰过程中不宜停氧时间过长。如果患者咳嗽明显,可以暂停操作,待咳嗽缓解后再行吸痰。单次吸引时间不宜超过 15s,患者出现氧饱和度下降或呼吸困难时应立即停止吸引。对于已经发生的低氧血症,应立即给予加大吸入氧流量或加压面罩给氧。

2. 黏膜损伤

吸痰管质量差、粗糙、管径过大,操作者动作粗暴、插管次数多、插管过深、负压过大,患者长期吸氧导致黏膜干燥、呼吸道黏膜原有炎症出现炎性渗出或因患者在插管过程中烦躁、不合作,导致黏膜损伤。预防:选择合适的吸痰管,调节合适的负压,插管过程中动作轻柔,严格掌握吸痰时间及吸痰管插入的深度;对不合作的患者,应根据情况给予适当镇静。

3. 感染

没有严格执行无菌操作,吸痰时上呼吸道对空气的加温作用丧失,各种原因引起的皮肤黏膜损伤均易导致感染。预防:严格执行吸痰过程中的无菌操作,对于痰液黏稠者应给予雾化吸入,加强口腔护理,预防呼吸道黏膜损伤。

4. 阻塞性肺不张

吸痰管外径过大,吸引时氧气被吸出的同时进入肺内的空气过少,吸痰时间过长、压力过高或因为痰痂形成阻塞性吸痰,形成无效吸痰。预防:根据患者情况选择合适的吸痰管,采用间歇吸引的方法,避免吸引负压过高。加强肺部体位治疗、雾化治疗,稀释痰液。吸痰前后注意评估呼吸音情况,及时发现肺不张。

5.气道痉挛

有哮喘基础或哮喘发作的患者,往往因插管刺激使气道痉挛加重。对于气道高敏感患者,吸引前使用少量利多卡因滴入或使用抗组胺药物,气道痉挛发生时,应暂停吸引,给予 β_2 受体激动剂,如沙丁胺醇、喘宁等。严重气道痉挛的,可使用甲强龙静脉推注治疗。

6.心律失常、心搏停止

吸痰刺激致儿茶酚胺分泌过多会导致心律失常的发生。吸痰导致的缺氧和二氧化碳蓄积,气管插管或吸痰管刺激气管隆嵴引起迷走神经反射,严重时致呼吸心搏骤停。预防:预防吸痰过程中低氧的发生,及时识别心律失常,及时给氧及进行急救处理。

三、经口鼻吸痰法流程

以经口鼻吸痰法为例,操作流程详见表8-2。

表 8-2　经口鼻吸痰法流程

操作内容	完　成	未完成	备　注
1.洗手,佩戴口罩、帽子。			
2.核对患者床号、姓名、病历号等(至少两种身份识别)。			
3.评估患者病情及呼吸状况、肺部痰鸣音听诊,评估痰量和痰液黏稠度,有胃管管饲者,在吸痰前暂停管饲。			
4.告知操作目的、步骤、风险和不适,取得清醒患者合作(痰多危急时应立即实施)。			
5.用物准备:负压吸引装置、吸痰管2条、治疗巾、无菌治疗碗2个、手套、无菌生理盐水。必要时备压舌板、开口器、电筒等。			
6.协助患者取合适体位,检查口腔黏膜,取下活动性义齿(假牙)。			
7.连接并检查吸痰装置性能,调节负压至合适压力。			$100\sim120mmHg$,最好不要超过 $200mmHg$。
8.操作手佩戴无菌手套,另一只手将吸痰管与负压吸引管连接(注意不可污染吸痰管远端),试吸,湿润导管。			

续表

操作内容	完　成	未完成	备　注
9.插管:吸痰管放入时先不要给负压,轻轻放入吸痰管于合适位置,遇阻力向外退出 1cm 再按负压进行吸引。			
10.吸痰:左右旋转,向上提出,间断吸引将痰液吸净,每次不超过 15s,两次间隔 3～5min。			
11.间断吸水冲管,保持通畅(从手套内侧脱下手套并包裹吸痰管,然后弃掉)。			
12.观察患者呼吸道改善情况、痰液性状,听诊肺部湿啰音有无减少或消失,心电监护,观察生命体征、SpO_2。			
13.洗手,记录痰量、性状、颜色。			
14.垃圾分类处理,整理用物。			
15.安置患者,向患者交代注意事项。			

注意:操作过程中认真仔细,动作规范、熟练,无菌观念强,关爱患者。

练习题

1.下列哪些属于吸痰的并发症　　　　　　　　　　　　　　　　　　　　　　　（　　）

A.阻塞性肺不张　　　　B.气道痉挛　　　　　C.缺氧(窒息)　　　　D.以上都是

2.以下气管内吸痰手法正确的是　　　　　　　　　　　　　　　　　　　　　　（　　）

A.左右旋转,向上提起,间歇吸引　　　　　　　B.上下提插,间歇吸引

C.左右旋转,向上提起,持续吸引　　　　　　　D.上下提插,持续吸引

3.实施吸痰操作时,正确的负压是　　　　　　　　　　　　　　　　　　　　　　（　　）

A.50～100mmHg　　　　　　　　B.100～120mmHg,最高不超过 200mmHg

C.20～220mmHg　　　　　　　　D.200～250mmHg

4.通常每次吸痰时间为　　　　　　　　　　　　　　　　　　　　　　　　　　（　　）

A.<5s　　　　　　B.<15s　　　　　　C.<30s　　　　　　D.<1min

5.气管内吸痰,吸痰管插入深度多少比较合适　　　　　　　　　　　　　　　　　（　　）

A.吸痰管接近气管导管的长度

B.患者出现咳嗽反射

C.气管导管通畅的情况下,吸引管已经无法再深入

D.以上都是

练习题参考答案:1.D　2.A　3.B　4.B　5.D

（徐培峰、徐伟英）

第三节 鼻饲法 Intubation feeding

一、临床案例

患者因"饮水时出现吞咽困难,伴呛咳,口齿不清,右侧肢体无力,小便失禁3天"急诊入院,急查颅脑 CT 平扫和颅脑磁共振后诊断为"左侧脑梗死"。查体:体温(口)36.3℃,脉搏 74 次/min,呼吸 20 次/min,血压 144/86mmHg,血糖 6.9mmol/L。神清,精神可,对答切题,口齿不清,左侧瞳孔 2mm,右侧瞳孔2.5mm,对光反射存在,双侧眼球各向活动到位,未及眼震。双侧额纹对称存在,右侧鼻唇沟稍浅,伸舌略右偏。颈软无抵抗。左上肢肌力 5 级,左下肢肌力 4 级,右上肢肌力 2 级,右下肢肌力 3 级。右侧肢体感觉减退,四肢腱反射(＋＋),右侧巴宾斯基征阳性,左侧未引出。右侧深浅感觉减退,共济运动无法配合。饮水试验阳性:呛咳多次发生,不能将水喝完。

思考题

1. 为满足患者的营养需求,需要进行哪项操作?
2. 进行鼻饲前需要对患者进行哪些评估?
3. 该项操作应如何进行? 操作过程中需注意些什么?
4. 该项操作有哪些并发症? 应该如何预防?

二、鼻饲法操作指南

(一)目 的

对昏迷或者不能由口进食者,以鼻胃管或鼻空肠营养管供给食物和药物,以维持患者营养和治疗的需要。

(二)适应证

1. 不能由口进食者,如昏迷、口腔疾患及口腔手术后或不能张口者(如破伤风),吞咽和咀嚼困难者。

2. 拒绝进食的患者。

3. 消化道瘘、断肠综合征、炎症性肠道疾病、慢性消耗性疾病,纠正和预防手术前后营养不良者。

4. 早产儿和病情危重的婴幼儿。

(三)禁忌证

食管下段静脉曲张、食管梗阻、胃底静脉曲张,由于心力衰竭、严重感染及手术后消化道麻痹所致肠功能障碍,完全性肠梗阻无法经肠道给予营养者。

（四）评　估

1.患者的病情及治疗情况。

2.患者心理状态及合作程度,是否了解插管的目的及配合意愿。

3.患者鼻腔黏膜是否有肿胀、炎症,有无鼻息肉等影响鼻腔通畅的因素。

（五）计　划

1.患者理解插管的目的,主动配合并能顺利完成插管。

2.患者通过鼻饲能获得基本的营养需求及治疗药物。

（六）操作前准备

鼻饲法是将导管经鼻腔插入胃内或小肠,从管内灌注流食、水分或药物的方法。现以鼻胃管为例介绍管饲法的操作方法。

1.患者准备:向患者及其家属解释鼻饲的目的及必要性、可能的风险和需配合的事项,安慰患者,以消除其紧张情绪。有特殊风险者需签署知情同意书。

2.操作者准备:戴口罩、帽子,规范洗手。

3.物品准备:鼻饲包1个(弯盘1个、治疗碗1只、治疗巾1块、纱布2块)、一次性胃管、灌注器(50ml)、听诊器、灭菌液体石蜡棉球、治疗碗(内盛温开水)、无菌手套、棉签、胶布(H型鼻贴)、手电筒、无菌持物钳、合适的营养液及污物桶。

（七）操作步骤

1.携用物至患者床边,治疗车置于患者右侧床尾,向患者自我介绍,核对患者姓名、病历号。拉好床帘,安置患者体位(平卧位、半卧位)。

2.在手电筒配合下检查鼻腔,询问鼻部通畅情况,用干棉签蘸温水清洁双侧鼻腔,并选择要插管的鼻腔。

3.掀开被子一角,露出患者胸腹部,注意保暖。打开鼻饲包外层,用无菌持物钳取出治疗巾,按照无菌操作原则,用手捏住治疗巾外侧,将治疗巾斜铺于患者右侧肩膀、胸前及上腹部区域。

4.打开一次性胃管和灌注器,用无菌方法放入无菌鼻饲包内待用,取出无菌液体石蜡棉球放入治疗碗中待用。戴无菌手套,用灌注器检查胃管通畅性,封闭胃管末端。

5.插管:测量插入胃管的长度并做好标记(患者鼻尖至耳垂加鼻尖到剑突的长度或前额发际至剑突下),用液体石蜡棉球润滑胃管头端。再次向患者解释准备插管以及插管中需配合的事项。将胃管沿鼻腔内侧缓慢插入,当胃管达咽喉部时(约15cm)嘱患者做吞咽动作(若为昏迷患者,须将其头部抬起,使下颌靠近胸骨柄),然后继续插入胃管至标记处。如患者出现呛咳、发绀、呼吸困难,应立即拔出胃管。插管过程中尽量避免污染胃管。

6.证实胃管在胃内的方法:抽出胃液,听到气过水声(需要两人核对),将胃管尾端放入水中无气体溢出(嘱患者呼吸)。若以上3种方法都无法确定,则予以拍片定位。

7.鼻贴固定胃管,用20ml温水冲洗胃管,按照患者需要,灌注合适的鼻饲液,鼻饲结束后再用20ml温水冲洗胃管后关闭胃管末端备用。

8.宣教注意事项,整理用物,处理污物,洗手,记录置管日期和时间、胃管插入的刻度、所用负压、引流液的性状和颜色、置管过程中患者的反应等。

9.置管期间的注意事项:妥善固定胃管,防止滑脱;观察并记录胃管在胃内的深度并交班;保持口腔清洁,口腔护理每天2次;注意观察患者水、电解质及胃肠道功能恢复情况;每天冲洗胃管以保持引流通畅,有胃肠吻合口者,必须低压冲洗;做好胃管鼻贴护理,防止鼻翼发生压疮。

(八)并发症及预防和处理

1.胃肠道性并发症:腹痛、腹胀、恶心、呕吐、食管反流、腹泻、吸收不良、胃肠道出血、肠梗阻。

2.机械性并发症:鼻炎、耳炎、腮腺炎、咽炎、食管炎、肺吸入、食管糜烂、导管错位、穿孔。

3.代谢性和感染性并发症:钙、镁和磷的代谢紊乱,液体和电解质失调,高渗透压状态,高血糖和低血糖,细菌定植和侵入。

为了降低肠内营养并发症的发生,需要注意以下几点:

1.使用肠内营养泵在恒温下匀速输入稳定浓度的营养液。

2.进行肠内营养时,遵循浓度由低到高,容量从少到多,速度从慢到快的原则。输注速度一般从20ml/h开始,之后以每12~24h增加25ml/h的速度,逐渐增加至80~100ml/h。

3.尽量使用液体状药物,使用固体药物时要充分研磨或溶解。

4.连续管饲时,至少每隔4h用30ml温水脉冲式冲管1次。

5.对于高龄或长期需要采用管饲的患者,可以采用米曲菌胰酶片220mg碾碎后加水10ml或5%碳酸氢钠注射液10ml脉冲式封管,以降低导管堵塞的发生率。

6.配制和保存营养液的过程中,注意无菌原则,避免营养液的污染。

7.推荐使用含纤维素的肠内营养液以减少腹泻的发生,乳糖不耐受的患者应给予无乳糖配方。

8.意识障碍患者,鼻饲前应翻身并吸尽呼吸道分泌物以减少误吸的发生。

9.在鼻饲时,若病情允许,应抬高床头30°或更高,并在鼻饲后半小时内仍保持半卧位。

10.经胃喂养的患者第1个48h内应每4h检测胃残留量,如胃内残留量>200ml,可应用促进胃肠动力药物,或适当延长管饲的间隔期或减慢滴注速度。必要时可以采用通过留置幽门后喂养管进行肠内营养。若没有不耐受的其他表现,不应终止肠内营养。

11.应用肠内营养的患者,需要做好密切的血糖监测,目标血糖控制在6.1~10.0mmol/L。

(九)相关知识

1.肠内营养实施途径

根据实施途径(见图8-2),肠内营养可分为口服和管饲。管饲是将导管插入胃肠道,给患者提供必需的食物、营养液、水及药物的方法，是临床上提供或补充营养的极为重要的方法之一。根据导管插入的途径，可分为：①口胃管，导管由口插入胃内；②鼻胃管，导管经鼻腔插入胃内；③鼻肠管，导管由鼻腔插入小肠，包括鼻十二指肠管和鼻空肠管；④胃造瘘管，导管经胃造瘘口插入胃内，也可经胃造瘘口管插入十二指肠或空肠；⑤空肠造口管，导管经空肠造瘘口插至空肠内。

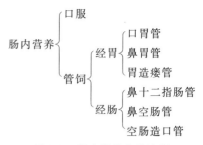

图 8-2　肠内营养实施途径

在临床进行管饲时，应根据胃肠道的病理情况、预计管饲时间和患者情况确定具体途径。

　　鼻饲方法有灌注法和滴注法两种。灌注法可以选择灌注器手推或者微泵推注；滴注法有营养输注管重力滴注和营养输注泵输注两种。推荐采用专用营养输注泵输注，能更安全地控制输注速度和输注量，从而减少患者的不适主诉。

　　2.肠内营养概念

　　经胃肠道进行营养支持的方法称为肠内营养。

　　肠内营养制剂分为要素膳、非要素膳、组件膳和特殊膳四种。

　　(1)要素膳

　　①氨基酸为氮源：爱伦多、维沃；

　　②短肽为氮源：百普素（百普力）（85％短肽、15％氨基酸）；

　　③特点：无须或少许消化，易吸收，无渣，用于胃肠道功能障碍者，如胰腺炎、短肠综合征、炎性肠道疾病等。

　　(2)非要素膳

　　①匀浆膳、整蛋白为氮源：含牛奶配方（混合奶）、无乳糖配方（能全达）；

　　②以酪蛋白为氮源：能全力；

　　③含膳食纤维，以大豆蛋白为氮源：安素、瑞素；

　　④特点：用于胃肠功能较好，优选膳食纤维制剂。

　　(3)组件膳

　　①蛋白质组件、糖类组件、脂肪组件、维生素组件、矿物质组件；

　　②特点：弥补完全膳食对个体差异的不足。

　　(4)特殊膳

　　①创伤用膳食；

　　②肝功能障碍用膳食：肝性脑病的氨基酸选择——支链氨基酸；

　　③肺疾患用膳食：益菲佳；

　　④糖尿病用膳食：瑞代、伊力佳、益力佳；

　　⑤免疫增强型膳食：瑞能；

　　⑥高能量整蛋白：瑞高。

　　3.肠内营养耐受性

　　肠内营养耐受性评分见表 8-3。

表 8-3 肠内营养耐受性评分

评价内容	计分标准						评估日期与结果
	0分	1分	2分	3分	5分	9分	
腹痛NRS分级法	无痛(0分)	轻度疼痛(1~3分):可忍受,能正常生活和睡眠		中度疼痛(4~6分):稍影响睡眠,不能忍受,需用镇痛药	重度疼痛(7~9分):不能忍受,影响睡眠,需用麻醉镇痛药	极度疼痛(10分):严重影响睡眠,尚伴有其他症状或被动体位	
腹胀	无腹胀	轻度:患者诉腹胀,但能忍受,无明显阳性腹部体征		中度:患者诉腹胀,感到明显不适,且腹围增大,腹部隆起		重度:患者诉腹胀且不能忍受,常伴呕吐及呼吸困难,腹部明显隆起	
腹泻	大便正常,每日大便1~3次	I度:大便次数<4次/天,量<500ml,轻微湿软	II度:大便次数4~6次/天,量500~1000ml,大便较湿且不成形	III度:大便次数≥7次/天,量>1000ml,稀便或水样便		IV度:腹泻伴血流动力学改变,危及生命	
恶心、呕吐	I级:无恶心干呕	II级:轻微恶心,腹部不适,但无呕吐	III级:恶心明显,但无内容物吐出		IV级:严重呕吐,有胃液等内容物吐出,必须用药物予以控制或胃肠减压		
肠鸣音	正常:4~5次/min	肠鸣音小于4次/min或大于5次/min		肠鸣音亢进,大于10次/min或肠鸣音消失,1次/(3~5min)			
腹内压	腹内压0~12mmHg	IAHI级,IAP12~15mmHg	IAHII级,IAP16~20mmHg	IAHIII级,IAP21~25mmHg		IAHIV级,IAP>25mmHg	
误吸	无					气管内吸出胃内容物	
血流动力学						血压低于90/60mmHg或乳酸>2mmol/L	
总 分							

肠内营养耐受性评分解读如下：

(1)≤4分：继续肠内营养，可增加量；

(2)5～7分：继续肠内营养，维持原速度，对症治疗；

(3)8～12分：继续肠内营养，减慢速度，2h后复评；

(4)≥13分：停止肠内营养，症状改善后复评；

(5)任意两项评分结果相加≥9分，立即停止肠内营养。

4.吞咽困难的评估

饮水试验：让患者喝一定容量的水，观察有无呛噎、咳嗽、音质改变或努力吞咽等情况。此法可筛查出大部分吞咽困难病例。

具体操作如下：患者取坐位，无法坐位的患者需抬高床头至少45°。嘱患者饮水：1ml→3ml→连续3个5ml。

异常指征：①任意程度的意识水平下降；②饮水之后声音变化；③自主咳嗽减弱；④饮水时发生呛咳。注意：一旦某个饮水过程出现误吸，说明患者存在严重的吞咽困难，应立即停止试验。

若以上饮水过程未出现误吸，即进行洼田氏饮水试验：以水杯盛温水30ml递给患者，嘱其如日常一样将水饮下，注意观察患者饮水经过，并记录所需时间，一般可分下述5种情况：A.一饮而尽，无呛咳；B.两次以上喝完，无呛咳；C.一饮而尽，有呛咳；D.两次以上喝完，有呛咳；E.呛咳多次发生，不能将水喝完。

判断：①正常：A，且在5s之内饮完；②可疑：A，饮完需5s以上或B；③异常：C、D、E。其中B、C为轻度吞咽困难，D为中度吞咽困难，E为重度吞咽困难。

三、鼻饲流程

鼻饲流程详见表8-4。

表8-4　鼻饲流程

操作内容	完　成	未完成	备　注
1.按要求着装，戴好帽子、口罩，洗手。			
2.物品准备：鼻饲包1个（弯盘1个、治疗碗1只、治疗巾1块、纱布2块）、一次性胃管、灌注器(50ml)、听诊器、灭菌液体石蜡棉球、治疗碗（内盛温开水）、无菌手套、棉签、胶布（H型鼻贴）、手电筒、无菌持物钳、合适的营养液、污物桶等；检查各种物品的有效期；物品放在操作者右手边。			
3.携用物至患者床边，向患者自我介绍，依据医嘱单核对姓名、病历号。评估：①患者的病情及治疗情况；②患者心理状态及合作程度；③患者鼻腔黏膜情况及有无鼻息肉；④有无食管梗阻及食管胃底静脉曲张等禁忌证。			

操作内容	完　成	未完成	备　注
4.解释操作目的、过程、注意事项及配合方法,必要时指导患者或家属签署知情同意书。			
5.安置体位:清醒患者取坐位或半卧位,昏迷患者取去枕平卧位,头后仰。			
6.检查鼻腔,询问鼻部通畅情况,清洁双侧鼻腔,并选择要插管的鼻腔。			
7.用无菌持物钳取出治疗巾,将治疗巾斜铺于患者右侧肩膀及胸前、上腹部区域。			
8.打开一次性胃管和灌注器并将其放入无菌鼻饲包内待用,取出无菌液体石蜡棉球放入治疗碗中待用,戴无菌手套,检查胃管通畅性,封闭胃管末端。			
9.测量插入胃管的长度并标记,用液体石蜡棉球润滑胃管头端。			1.插入长度一般为前额发际至胸骨剑突处或由鼻尖经耳垂至胸骨剑突处的距离。 2.一般成人插入长度为45～55cm,应根据患者的身高等确定个体化长度。为防止反流、误吸,插管长度可在55cm以上;若需经胃管注入刺激性药物,可将胃管再向深部插入10cm。
10.插管:再次向患者解释插管中的配合事宜,将胃管沿鼻腔内侧缓慢插入。当胃管达咽喉部时(约15cm)嘱患者做吞咽动作(昏迷患者须将其头部抬起,使下颌靠近胸骨柄),然后继续插入胃管至标记处,如患者出现呛咳、发绀、呼吸困难,应立即拔出胃管,插管过程中尽量避免污染胃管。			吞咽动作可帮助胃管迅速进入食管,减轻患者不适。必要时可让患者饮少量温开水。
11.证实胃管在胃内。			确认胃管插入胃内的方法有:①在胃管末端连接注射器抽吸,能抽出胃液;②置听诊器于患者胃部,快速经胃管向胃内注入10ml空气,听到气过水声;③将胃管末端置于盛水的治疗碗中,无气泡溢出。必要时用X线摄片证实。
12.用鼻贴固定胃管,做好管道标识,包括管道名称、置管日期时间、置管深度。			

续表

操作内容	完　成	未完成	备　注
13.灌注食物：灌注前先连接注射器，抽吸见胃液，再用 20ml 温水冲洗胃管；按照患者需要，灌注合适的鼻饲液，灌注鼻饲液的方法、要求和注意事项，鼻饲结束后再用 20ml 温水冲洗胃管后关闭胃管末端以备用。			1.每次灌注食物前应抽吸胃液以确定胃内残余量和胃管在胃内，以及胃管是否通畅，如胃内残余量大于 200ml 需暂停或减少灌注速度及灌注量。 2.鼻饲液以 38～40℃为宜。
14.宣教注意事项，整理用物，处理污物			
15.记录置管过程及相应参数，鼻饲液的种类、量及患者反应等。			
16.嘱患者维持置管体位 20～30min。			维持原体位有助于防止呕吐。

注意事项：

1.插管时动作应轻柔，避免损伤食管黏膜，尤其是通过食管三个狭窄部位（环状软骨水平处、平气管分叉处、食管通过膈肌处）时。

2.插入胃管至 10～15cm（咽喉部）时若为清醒患者，嘱其做吞咽动作；若为昏迷患者，则用左手将其头部托起，使下颌靠近胸骨柄以利于插管。

3.插入胃管过程中，如果患者出现呛咳、呼吸困难、发绀等，表明胃管误入气管，应立即拔出胃管，协助患者休息后再行插入。

4.每次鼻饲前应证实胃管在胃内且通畅，并用少量温水冲管后再行喂食，鼻饲完毕后再次注入少量温开水，防止鼻饲液凝结。

5.每 4～6h 测定胃残留液，若胃残留液大于 200ml，应暂停或减少灌注液及灌注速度。

6.鼻饲液温度应保持在 38～40℃，避免过冷或过热。新鲜果汁与奶液应分别注入，防止产生凝块，药片应碾碎溶解后注入。

7.鼻饲液分次推注主要用于经胃喂养的非危重患者，优点是操作方便，费用低廉，缺点是较易引起恶心、呕吐、腹胀、腹泻等胃肠道症状。多数患者可耐受间歇滴注。连续滴注，多用于经十二指肠或空肠喂养的危重患者。

8.食管梗阻患者禁忌使用鼻饲法，食管静脉曲张为鼻饲法的相对禁忌证。

9.长期鼻饲者应每天进行两次口腔护理，并定期更换胃管。普通胃管每周更换一次，硅胶胃管每月更换一次。

练习题

1.患者，女，28 岁，身高 160cm，体重 60kg，其体重指数为　　　　　　　　　　（　　）

A.21kg/m² 　　　　B.22kg/m² 　　　　C.23kg/m² 　　　　D.24kg/m²

2.一留置鼻胃管患者，为其连续通过鼻胃管输注瑞能时，应每间隔多久估计胃内残留量　　　　　　　　　　（　　）

A.2h 　　　　　　B.3h 　　　　　　C.4h 　　　　　　D.5h

3.以下哪项是鼻饲的并发症　　　　　　　　　　（　　）

A.胃肠道并发症 　　　　　　B.机械性并发症

C.代谢性和感染性并发症　　　　D.以上都是

4.有一位 WHIPPLE 术后 2 天的患者,医嘱要求使用 0.5% 葡萄糖 500ml 经空肠营养管滴入,输注速度一般从多少开始 （　　　）

A.10ml/h　　　　　B.20ml/h　　　　　C.30ml/h　　　　　D.40ml/h

5.对于老年或长期需要鼻饲的患者,为了降低堵管风险,可以用哪种药物溶解后封管 （　　　）

A.米曲菌胰酶片　　　　　　B.肠溶阿司匹林片

C.华法林片　　　　　　　　D.铝碳酸镁片

练习题参考答案:1.C　2.C　3.D　4.B　5.A

（徐彩娟、徐伟英）

第四节　皮下注射法 Hypodermic

一、临床案例

患者,男性,50 岁,"右肾癌术后 2 周,为行免疫治疗"再次入院,复查血常规、血肝肾功能一切正常,医嘱予重组人白细胞介素 2100 万 U 皮下注射。

思考题

1.操作前进行哪些评估?

2.该项操作应如何进行? 操作过程中需注意些什么?

3.该项操作有哪些并发症? 应如何预防及处理?

二、皮下注射法操作指南

(一)目　的

1.注入小剂量药物,用于需在一定时间内产生药效,而不能或不宜口服给药时,如胰岛素等。

2.预防接种。

3.局部麻醉用药。

(二)适应证

适用于需要皮下注射药物以达到治疗、预防接种等目的的患者。

(三)禁忌证

1.对该药物过敏者。

2.注射部位有各种皮肤破损、炎症、硬结、瘢痕或位于皮肤病灶处，注射时应避开。

3.刺激性强的药物。

（四）操作前准备

1.患者准备

取合适的体位。

2.操作者准备

（1）确认有效医嘱。

（2）向患者解释皮下注射的目的，询问患者身体情况、用药史、过敏史，评估注射部位状况。

（3）洗手，戴口罩。

3.物品准备

治疗车、注射盘、碘伏消毒棉签、消毒干棉签、锐器盒、治疗盘、无菌治疗巾、一次性注射器（1～2ml）、针头（5.5～6号）、医嘱本（治疗执行单或医嘱标签）、药液（按医嘱着手准备）。消毒砂轮、擦灰湿毛巾根据需要进行准备。

（五）操作步骤

1.铺无菌治疗盘，用一次性注射器抽取药液后放入无菌治疗盘内，将注射盘和无菌治疗盘端放于治疗车上。

2.推治疗车至患者床尾。

3.核对患者姓名、病历号及药物过敏史。

4.为患者进行遮挡，取合适体位，暴露注射部位。

5.常规消毒注射部位皮肤。

6.再次核对，排尽注射器内空气，左手绷紧局部皮肤（过瘦者提起皮肤），右手以平执式持注射器，示指固定针栓，针尖斜面向上，与皮肤成30°～40°角，快速刺入皮下，进针约1/2～2/3（见图8-3），松左手，抽吸无回血后，缓慢推注药液。

7.注射完毕后，用干棉签轻压针刺处，快速拔针。

8.再次核对，协助患者取舒适卧位，整理床单位。

9.回治疗室整理用物，必要时做好记录。

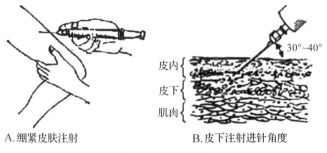

A.绷紧皮肤注射　　　　　　B.皮下注射进针角度

图8-3　皮下注射

（六）注意事项

1.对皮肤有刺激作用的药物一般不做皮下注射。

2.操作过程严格执行查对制度和无菌操作规程。

3.注射时应避开瘢痕、压痛、结节等部位，以防药物吸收不良。

4.在三角肌下缘注射时，针头应稍向外侧，避免伤及神经。

5.持针时，手不可触及针干以免污染。

6.针头刺入角度不宜超过 45°，以免刺入肌层。

7.对于经常注射者，应更换部位，建议轮流交替注射部位，以免局部产生硬结，影响药物吸收。

8.药液<1ml 时，须用 1ml 注射器。

(七)并发症及处理

1.出　　血

(1)正确选择注射部位，避免刺伤血管。

(2)注射前评估患者有无凝血功能障碍，拔针后对局部按压部位要准确，时间要充分。

(3)如针头刺破血管，应立即拔针，按压注射部位，并更换注射部位重新注射。

(4)对于拔针后针口有少量出血者，应予以重新按压注射部位。对于形成皮下血肿者，可根据血肿的大小采取相应的处理措施。对于皮下小血肿者，早期可采用冷敷促进血液凝固，48h 后应用热敷促进瘀血吸收和消散。对于皮下较大血肿者，早期可采取消毒血肿处皮肤后用无菌注射器穿刺以抽出血液，再加压包扎，待血液凝固后，可行手术切开取出血凝块。

2.硬结形成

(1)熟练掌握注射深度，进针时针头斜面向上与皮肤成 30°～40°角快速刺入皮下，深度为针干的 1/2～2/3。

(2)选用锐利针头，注射点需轮流调换，避免在瘢痕、炎症或皮肤破损部位注射。

(3)注射药量少于 2ml 为宜。推药时，速度要缓慢、均匀，以减少药液对局部的刺激。

(4)严格执行无菌操作，防止微粒污染。抽取药液时，用消毒砂轮割锯、碘伏消毒后掰开安瓿。鉴于棉花纤维、玻璃颗粒容易在安瓿颈口和瓶底沉积，注意抽吸药液时不宜将针头直接插到瓶底和安瓿颈口处吸药。一种药物用一副注射器。

(5)做好皮肤消毒，防止注射部位感染。

(6)已形成硬结者，可选用以下方法外敷：①用喜疗妥软膏外涂硬结部位；②用 50% 硫酸镁湿热敷；③将云南白药用食醋调成糊状涂于局部；④取新鲜马铃薯切片外敷硬结处。

3.低血糖反应

(1)对使用胰岛素的患者，应多次反复进行有关糖尿病及胰岛素注射有关知识的宣教，直到患者掌握为止。

(2)注射胰岛素后，应密切关注患者情况。如发生低血糖症状，立即监测血糖，同时口服 10% 葡萄糖溶液 150ml 或 15g 糖或馒头等易吸收的碳水化合物，严重者可静脉推注 50% 葡萄糖溶液 20ml。

4.针头弯曲或针干折断

（1）选择粗细合适、质量过关的针头。

（2）选择合适的注射部位，不在硬结或瘢痕处进针。

（3）协助患者取合适的体位，操作人员注意进针手法、力度及方向。

（4）勿将针干全部插入皮肤内。

（5）出现针头弯曲时，应更换针头后重新注射。

（6）一旦发生针体断裂，医护人员要保持冷静，立即以手捏紧局部肌肉，嘱患者放松，保持原体位，勿移动肢体或做肌肉收缩动作（避免残留的针体随肌肉舒缩而游动），迅速用血管钳将折断的针体拔出。若针体已完全埋入体内，需在X线定位后通过手术将残留针体取出。

（八）相关知识

1.皮下注射

皮下注射是将少量药液或生物制品注入皮下组织的方法。

2.部位

注射部位通常在上臂三角肌下缘、腹部、后背、大腿前侧及外侧（见图8-4）。

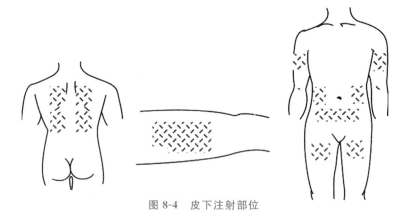

图 8-4　皮下注射部位

三、皮下注射流程

皮下注射流程详见表8-5。

表 8-5　皮下注射流程

操作内容	完　成	未完成	备　注
1.按要求着装，戴好帽子、口罩，洗手。			
2.备齐用物（治疗车、注射盘、碘伏消毒棉签、消毒干棉签、锐器盒、治疗盘、无菌治疗巾，1～2ml一次性注射器，5.5～6号针头、医嘱本、药液、消毒砂轮），用物放置合理，检查药品及物品质量和有效期。			

续表

操作内容	完　成	未完成	备　注
3.准备药液:①铺无菌治疗盘;②按医嘱抽吸药液置于无菌盘内。			抽吸药液不剩、不漏、不污染、剂量准确。
4.携带用物至患者床边,依据医嘱本核对患者姓名、病案号;核对药名、剂量、浓度、用法、时间、有效期。			
5.评估患者病情、过敏史、用药史;患者的意识状态、心理状态、合作程度及对用药的认知;注射部位皮肤及皮下组织情况;询问患者是否有饥饿、头晕、心悸、气短等身体不适。			
6.解释操作的目的、方法、注意事项、配合要点、药物的作用及副作用。			
7.取合适体位,暴露注射部位,注意保护隐私,常规消毒注射部位皮肤。			注射部位通常在上臂三角肌下缘、腹部脐周 2.5cm 以外区域、后背、大腿前侧和外侧。
8.再次查对,排尽空气。			对于特殊药物,如低分子肝素钙注射液,为保证注射剂量的准确性,不用排除注射器内预留气体。
9.采取正确的手法进行注射(左手绷紧局部皮肤,过瘦者提起皮肤,右手以平执式持注射器,示指固定针栓,针尖斜面向上,与皮肤成 30°~40°角快速刺入皮下,进针约 1/2~2/3)。			
10.注药前须抽回血检查;缓慢推注药物;注射过程中需注意患者的表情及反应。			
11.注药完毕后,正确按压和拔针,再次核对姓名及病案号。			
12.整理床单位,妥善安置患者,向患者交代注意事项;垃圾分类处理,整理用物。			
13.记录注射时间、用药情况及患者的反应。			

注意:操作过程中认真仔细,动作规范、熟练,无菌观念强,关爱患者。

练习题

1.皮下注射是将药物注入　　　　　　　　　　　　　　　　　　(　　)
A.表皮　　　　　　　B.表皮与真皮之间
C.真皮　　　　　　　D.真皮与皮下组织之间
E.皮下组织

2.对于皮下注射,下述叙述错误的是　　　　　　　　　　　　　　（　　）

A.注射部位要常规消毒　　　　　　B.药量少于1ml时需用1ml注射器抽取

C.注射器与皮肤成50°角刺入　　　　D.进针长度为针干的1/2～2/3

E.针尖斜面向上

3.在三角肌下缘进行皮下注射时,针头需稍偏向　　　　　　　　　（　　）

A.上　　　　　B.下　　　　　C.内　　　　　D.外　　　　　E.垂直

4.皮下注射的进针角度为　　　　　　　　　　　　　　　　　　　（　　）

A.0°～5°　　　B.30°～40°　　　C.45°　　　D.60°　　　E.90°

5.以下哪项是皮内注射和皮下注射相同的操作　　　　　　　　　（　　）

A.持针方法　　　　　B.进针角度　　　　　C.进针深度

D.抽回血　　　　　E.拔针后按压

6.除以下哪一项外,均可通过皮下注射给予药物治疗　　　　　　（　　）

A.预防接种　　　　　B.局部麻醉　　　　　C.胰岛素治疗

D.刺激性强的药物　　　　　E.以上均是

练习题参考答案:1.E　2.C　3.D　4.B　5.A　6.D

（徐彩娟）

第五节　皮内注射法 Intradermal injection

一、临床案例

患者,女性,15岁,因"淋雨后感冒致咳嗽、胸痛1天"入院。入院诊断:肺炎球菌性肺炎。医嘱予青霉素800万U静脉滴注。

思考题

1.下一步需进行哪项操作?

2.操作前需评估哪些内容?

3.该项操作应如何进行?操作过程中需注意些什么?

4.该项操作有哪些并发症?应如何预防及处理?

二、皮内注射法操作指南

(一)目　的

1.各种药物过敏试验,以观察有无过敏反应。

2.预防接种。

3.局部麻醉的起始步骤。

(二)适应证

适用于需要皮内注射以达到诊疗、治疗目的的患者。

(三)禁忌证

1.对该药物过敏者。

2.刺激性强的药物。

(四)操作前准备

1.患者准备

取合适的体位。

2.操作者准备

(1)确认有效医嘱。

(2)向患者解释操作的目的和方法,详细询问用药史、过敏史、家族史,观察注射部位局部皮肤状况。

(3)洗手,戴口罩。

3.物品准备

治疗车、注射盘、75%乙醇消毒棉签、锐器盒、治疗盘、无菌治疗巾、一次性注射器(1ml)、针头(4.5～5号)、注射单或医嘱单、药液(按医嘱准备)。消毒砂轮、擦灰湿毛巾则根据需要进行准备。

(五)操作步骤

1.核对医嘱,铺无菌治疗盘,将一次性注射器抽取药液后放入已铺的无菌治疗盘内,将注射盘和无菌治疗盘端放于治疗车上。

2.推治疗车至患者床尾。

3.再次核对患者姓名及病案号。

4.取合适体位,选择注射部位,暴露皮肤。

5.以75%乙醇消毒棉签消毒皮肤,消毒范围直径为5～6cm,并排尽注射器内空气。

6.左手绷紧前臂掌侧皮肤(预防接种,选用上臂三角肌下缘部位;局部麻醉,选用局部皮肤部位),右手以平执式(见图8-5)持注射器,使针尖斜面向上,与皮肤成5°角刺入皮内(见图8-6)。

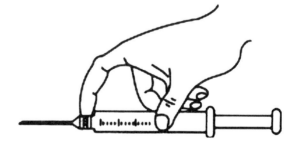

图8-5 平执式持注射器

7.待针尖斜面进入皮内后,放平注射器,左手大拇指固定针栓,右手注入药液0.1ml使局部形成一皮丘(见图8-7)。

8.注射完毕后,迅速拔出针头。

9.再次核对,清理用物,整理床单位。

10.密切观察患者反应,按规定时间由两名护士观察结果并记录。

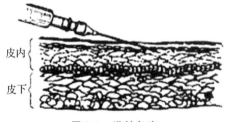

图8-6 进针角度

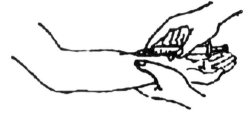

图8-7 皮内注射

(六)注意事项

1.严格执行查对制度和无菌操作规程。

2.对于做皮试者,应详细询问用药史、过敏史、家族史,如患者对皮试药物有过敏史,禁止做皮试。

3.忌用碘类消毒剂,以免影响局部反应的观察。

4.进针角度过大易注入皮下。

5.针尖斜面必须全部进入皮内,以免药液漏出。

6.皮试液必须现配现用,注入药量要准确。

7.标准皮丘:圆形隆起,皮肤变白,毛孔变大。

8.切勿按揉。

9.嘱患者不可用手拭去药液和按压皮丘,以免影响观察结果。

10.应嘱患者20min内不可离开病房、不可剧烈活动,如有不适应立即告知医务人员。

11.20min后观察结果。药物过敏试验结果若为阳性反应,告知患者或家属,不能再用该药,并记录在病历上。

12.若需做对照试验,应在另一侧前臂相同部位,注入0.1ml生理盐水作对照。

(七)并发症及处理

1.过敏性休克

(1)做皮试前,仔细询问有无药物过敏史。

(2)一旦发生过敏性休克,立即停药,患者就地平卧,进行抢救。

(3)立即肌内注射0.1％肾上腺素0.5～1ml(儿童剂量酌减),如症状不能缓解,可每隔30min经肌内或静脉注射0.1％肾上腺素0.5ml,直至脱离危险。

(4)维持呼吸:给予氧气吸入;呼吸受抑制时,肌内注射尼可刹米或洛贝林等呼吸兴奋剂;喉头水肿影响呼吸时,可行气管插管或气管切开术。

(5)抗过敏:根据医嘱,立即给予静脉注射地塞米松5～10mg,应用抗组胺类药,如肌内注射异丙嗪25～40mg。

(6)补充血容量:静脉滴注10％葡萄糖溶液或平衡液扩充血容量,如血压下降不回升,可用低分子右旋糖酐,必要时可用多巴胺、间羟胺等升压药物。

（7）如发生心搏骤停，应立即行胸外心脏按压。

（8）纠正酸中毒。

（9）密切观察患者体温、脉搏、呼吸、血压、尿量及其他病情变化，并做好记录。

2.局部组织反应

（1）正确配制药液，推注药液剂量准确。

（2）避免使用刺激性强的药物。

（3）对已发生局部组织反应者，应进行对症处理，预防感染。对于出现局部皮肤瘙痒者，嘱患者勿抓、挠，并用5％聚维酮碘溶液外涂；对于局部皮肤有水疱者，先用5％聚维酮碘溶液消毒，再用无菌注射器将水疱内液体抽出；注射部位出现溃烂、破损者，应进行外科换药处理。

3.疼　痛

（1）向患者说明注射的目的，取得患者配合。

（2）原则上选用无菌生理盐水作为溶媒对药物进行溶解，准确配制药液。

（3）避免药液浓度过高对机体的刺激。

（4）熟练掌握注射技术。

（5）注射在皮肤消毒剂干燥后进行。

4.注射失败

（1）认真做好解释工作，尽量取得患者配合。

（2）对不合作者，肢体要充分约束和固定。

（3）充分暴露注射部位。

（4）提高注射操作技能，掌握注射的角度与力度。

（5）对无皮丘或皮丘过小等注射失败者，可重新选择部位进行注射。

5.虚　脱

（1）注射前解释，询问患者饮食情况，避免在饥饿下进行治疗。

（2）选择合适的部位，避免在硬结或瘢痕等部位注射，做到"二快一慢"。

（3）对以往有晕针史及体质衰弱的患者，注射时宜采用卧位。

（4）注射过程中随时观察患者情况，如出现虚脱，立即停止注射，患者取平卧位，保暖，针刺人中、合谷等穴位，清醒后予以口服糖开水等，必要时给氧或静推5％葡萄糖，症状可逐步缓解。

6.疾病传播

（1）严格执行一人一针一管，不可共用注射器、注射液和针头。操作过程中，严格遵循无菌操作原则与消毒隔离要求。

（2）使用活疫苗时，防止环境污染，用过的注射器、针头及用剩的疫苗要及时焚烧。

（3）操作者在为不同患者进行注射治疗时需进行洗手或手消毒。

（4）对已出现疾病传播者，应及时治疗。如有感染者，及时抽血化验并及时隔离治疗。

（八）相关知识

1.皮内注射

皮内注射是将少量药液或生物制品注射于表皮与真皮之间的方法。

2.选择注射部位

（1）皮内试验：常选用前臂掌侧下段，因该处皮肤较薄，易于注射，且此处皮色较淡，易于辨认局部反应。

（2）预防接种：常选用上臂三角肌下缘部位进行注射。

（3）需实施局部麻醉处的局部皮肤。

3.常用皮试液的浓度

（1）青霉素浓度：200～500U/ml；

（2）链霉素浓度：2500U/ml；

（3）破伤风浓度：1500U/ml；

（4）头孢菌素浓度：500μg/ml；

（5）结核菌素浓度：50U/ml。

4.青霉素皮内试验结果判断

青霉素皮内试验结果详见表8-6。

表8-6 青霉素皮内试验结果

结　果	局部皮丘情况	全身情况
阴　性	皮丘无改变，周围不红肿，无红晕	无自觉症状
阳　性	局部皮丘隆起，出现红晕硬块，直径大于1cm，或周围出现伪足，有痒感	可有头晕、心慌、恶心，甚至出现过敏性休克

三、皮内注射流程

皮内注射流程详见表8-7。

表8-7 皮内注射流程

操作内容	完　成	未完成	备　注
1.按要求着装，戴好帽子、口罩，洗手。			
2.备齐用物（治疗车、注射盘、75%酒精消毒棉签、锐器盒、治疗盘、无菌治疗巾，1ml一次性注射器，4.5～5号针头、医嘱本、药液、消毒砂轮），用物放置合理，检查药品及物品质量和有效期。			
3.准备药液：①铺无菌治疗盘；②按药物准备浓度正确的皮试液或麻醉药。			抽吸药液剂量准确。
4.携带用物至患者床边，依据医嘱本核对患者姓名、病案号。			

续表

操作内容	完 成	未完成	备 注
5. 评估患者病情、过敏史、用药史;患者的意识状态、心理状态、合作程度及对用药的认知;注射部位皮肤情况;询问患者是否有饥饿、头晕、心悸、气短等身体不适。			对该药物有过敏者禁用,刺激性强的药物不能皮内注射。
6. 解释操作的目的、方法、注意事项、配合要点、药物的作用及副作用。			
7. 取合适体位,暴露注射部位,注意保护隐私,用75%酒精消毒棉签消毒注射部位皮肤。			1. 根据皮内注射的目的选择部位,如药物过敏试验,常选用前臂掌侧下端;卡介苗预防接种常选用上臂三角肌中略下处;局麻则选择麻醉处。 2. 如酒精过敏,则选择其他无色消毒剂进行皮肤消毒。
8. 再次查对,排尽空气。			
9. 采取正确手法注射:左手绷紧前臂掌侧皮肤,右手以平执式持注射器,使针尖斜面向上,与皮肤成5°角刺入皮内,放平注射器,左手拇指固定针栓,右手注入药液 0.1ml 使局部形成一皮丘。			
10. 注药完毕后,迅速拔针,再次核对姓名及病案号。			勿按压针眼,勿离开注射室。
11. 观察反应;对做皮试的患者,按规定时间由两名护士观察结果并记录。			20min 后观察局部和全身反应,作出判断。
12. 整理床单位,妥善安置患者,向患者交代注意事项;垃圾分类处理,整理用物。			
13. 记录。			1. 记录注射时间、药物名称、剂量,患者反应。 2. 将过敏试验结果记录在病历上,阳性用红笔标记"+",阴性用蓝笔或黑笔标记"-"。

注意:操作过程中认真仔细,动作规范、熟练,无菌观念强,关爱患者。

练习题

1. 皮内注射是将药液注入 （ ）

A. 表皮   B. 表皮与真皮之间

C. 真皮   D. 真皮与皮下组织

E. 皮下组织

2. 皮内注射时选用的消毒剂通常是 （ ）

A. 乙醇   B. 碘酒   C. 碘伏   D. 安尔碘   E. 过氧化氢

3. 以下有关皮内注射的描述中,错误的是 （ ）

A. 平执式持注射器   B. 进针角度为针头与皮肤成5°角

C.针尖斜面刺入皮内即可　　　　D.拔针后立即按压

E.拔针后不可抓、挠

4.皮内注射的用途不包括下列哪项　　　　　　　　　　　　　（　　）

A.过敏试验　　　　　　　　　　B.诊断性检查

C.局麻先驱步骤　　　　　　　　D.预防接种

E.给予药物

5.下列哪项不是皮内注射法的并发症　　　　　　　　　　　　（　　）

A.过敏性休克　　　　　　　　　B.局部组织反应

C.虚脱　　　　　　　　　　　　D.疾病传播

E.神经性损伤

6.判断青霉素皮试结果的依据,以下不正确的是　　　　　　　（　　）

A.出现红晕硬结,直径大于 1.5cm,红晕超过 4cm

B.周围出现伪足

C.局部皮丘隆起

D.患者主诉痒、胸闷等症状

E.严重时会出现过敏性休克

练习题参考答案:1.B　2.A　3.D　4.BE　5.E　6.A

（徐彩娟）

第六节　肌内注射法 Intramuscular injection

一、临床案例

患者,女性,65 岁,因右肾囊肿予以腹腔镜下右肾囊肿去顶术,术后出现恶心、呕吐症状,医嘱予甲氧氯普胺针 10mg 肌内注射。

思考题

1.肌内注射常用的定位法有哪些?

2.该项操作应如何进行?操作过程中需注意些什么?

3.该项操作有哪些并发症?应如何预防及处理?

二、肌内注射法操作指南

(一)目　的

1.给予需在一定时间内产生药效而又不能或不宜口服的药物。

2.药物不宜或不能经静脉注射,要求比皮下注射更迅速产生疗效时采用。

(二)适应证

适用于一切可以通过肌内注射药物以达到治疗目的的患者。

(三)禁忌证

1.注射部位有炎症、肿瘤、外伤破溃。

2.有严重出血、凝血功能异常者,如血小板或凝血因子明显减少或用肝素、双香豆素等进行抗凝治疗者。

3.破伤风发作期、狂犬病痉挛期采用肌内注射可诱发阵发性痉挛。

4.癫痫抽搐、不能合作的患者也被列为相对禁忌范畴,必要时可予以镇静治疗。

(四)操作前准备

1.患者准备

取合适的体位。

2.操作者准备

(1)确认有效医嘱。

(2)向患者解释注射的目的,询问患者身体情况,了解注射部位状况,常规询问药物过敏史。

(3)洗手,戴口罩。

3.物品准备

治疗车、注射盘、碘伏消毒棉签、消毒干棉签、消毒砂轮、擦灰湿毛巾、锐器盒、治疗盘、无菌治疗巾、药液(按医嘱准备)、一次性注射器(2～5ml)、医嘱本(医嘱执行单或医嘱标签)。

(五)操作步骤

1.核对医嘱,铺无菌治疗盘,将抽取药液后的一次性针筒放入无菌治疗盘内,将注射盘和无菌治疗盘端放于治疗车上。

2.推治疗车至患者床尾。

3.再次核对患者姓名及病历号。

4.为患者进行遮挡,取合适体位,暴露注射部位。

5.碘伏常规消毒注射部位皮肤。

6.再次查对,排气,以左手拇指、示指错开并绷紧局部皮肤,右手以执笔式持注射器(见图8-8);用前臂带动腕部的力量,将针头迅速垂直刺入肌肉,深度约为针干的2/3,固定针头(见图8-9)。

7.松左手,抽动活塞,观察无回血后,缓慢推药(见图 8-10),同时注意患者的表情及反应。

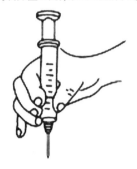
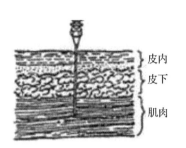

皮内
皮下
肌肉

图 8-8 执笔式持注射器　　图 8-9 肌内注射进针角度

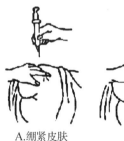
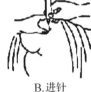
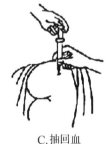
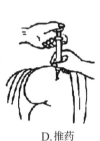

A.绷紧皮肤　　　B.进针　　　C.抽回血　　　D.推药

图 8-10 肌内注射

8.注药完毕,用无菌干棉签轻压进针处,迅速拔针,并按压。

9.再次核对姓名无误,协助患者穿好衣裤,安置舒适卧位,整理床单位。

10.回治疗室,清理用物,必要时做好记录。

(六)注意事项

1.操作过程中,严格执行查对制度和无菌操作原则。

2.为使臀部肌肉松弛,可取下列体位:

(1)侧卧位:上腿伸直,下腿稍弯曲。

(2)俯卧位:足尖相对,足跟分开。

(3)仰卧位:常用于危重患者及不能翻身的患者。

(4)坐位:便于操作,但坐位要稍高。

3.切勿将针干全部刺入,以防针干从根部衔接处折断,导致无法取出。

4.2 岁以下的婴幼儿不宜进行臀大肌注射,因其臀部肌肉未发育完善,较薄,注射可导致肌肉萎缩,或损伤坐骨神经,应选用臀中肌或臀小肌进行注射。

5.对于消瘦者及病儿,进针深度应酌减。

6.选择合适的注射部位,避开炎症、硬结、瘢痕,需避免刺伤神经和血管,回抽无回血时方可注射。对经常注射的患者,应当更换注射部位,若出现局部硬结,可采用热敷、理疗或外敷活血化瘀的中药,如蒲公英、金黄散等。

7.需要两种药物同时注射时,应注意配伍禁忌。

8.观察注射过程中患者的反应,用药后的疗效和不良反应。

9.若针头折断,应嘱患者保持局部与肢体不动,操作者用血管钳夹住断端取出,如全部埋入肌肉,须请外科医生诊治。

(七)并发症及处理

1.神经性损伤

(1)慎重选择药物,正确掌握注射技术。

(2)注射时应全神贯注,避开神经及血管。为儿童注射时还应注意进针的深度和方向。

(3)在注射过程中,若发现神经支配区出现麻木或放射痛,须立即改变进针方向或停止注射。

(4)对中度以下不完全神经损伤者,须行理疗、热敷,促进炎症消退和药物吸收,同时须使用神经营养药物进行治疗。对中度以上完全性神经损伤者,应尽早实施手术探查,进行神经松解术治疗。

2.针头堵塞

(1)根据药液的性质选用粗细合适的针头。

(2)将药液摇匀充分混合(肌内注射长效青霉素时,药液摇匀后,注射前再抽少许溶媒,可防止药液堵塞针头)。

(3)注射时保持一定的速度。

(4)如推药阻力大,无法继续注入时应拔针,更换针头并另选部位进行注射。

(5)加药时由传统的 90° 改为 45° 进针,避开斜面,减少针头斜面与瓶塞的接触面积,减少阻力。

3.局部或全身感染

(1)注意检查注射器的有效日期,不使用过期产品。

(2)注射器及针头如有污染应立即更换。

(3)严格进行无菌操作。

(4)出现感染症状时应给予抗感染治疗,必要时行局部手术切开引流。

4.疼 痛

(1)正确选择注射部位。

(2)掌握无痛注射技术。先用拇指按压注射点 10s,然后常规消毒皮肤、肌内注射。用持针的手掌尺缘快速叩击注射区皮肤后再进针可减轻疼痛。

(3)药液浓度不宜过大,药量不宜过多,注射不宜过快。在股四头肌及上臂三角肌施行注射的药量超过 2ml 时,须分次注射。用生理盐水注射液稀释药物能减轻患者的疼痛。

5.针口渗液

(1)注射部位应选择神经少、肌肉较丰富的部位。

(2)每次注射量以 2~3ml 为限,不宜超过 5ml。

(3)每次注射应轮换部位。

(4)热敷、按摩,加速局部血液循环,促进药液吸收。

（5）在注射刺激性药物时，采用"Z"字形途径注射法：①左手将注射部位皮肤拉向一侧。②右手持注射器，成 90°插入。③确定无回血后，缓慢将药液注入，并等待 10s，让药物充分弥散肌肉。④拔除针头并松开左手对组织的牵引。

（八）相关知识

1. 肌内注射

肌内注射是将一定量药液注入肌肉组织的方法。人体肌肉组织有丰富的毛细血管网，药液注入肌肉组织后，可通过毛细血管壁进入血液循环，作用于全身，起到治疗作用。由于毛细血管壁是多孔的类脂质膜，药物透过的速度较其他生物膜快。

2. 部 位

一般选择肌肉较厚，远离大神经、大血管的部位，如臀大肌、臀中肌、臀小肌、股外侧肌及上臂三角肌，其中最常用的部位为臀大肌。

（1）臀大肌注射定位法：臀大肌起自髂骨翼外面和骶骨背面，肌纤维束斜向外下，止于髂胫束和股骨臀肌粗隆。坐骨神经起自骶丛神经，自梨状肌下孔出骨盆至臀部，在臀大肌深部，约在坐骨结节与大转子之间中点下降至股部，其体表投影：自大转子尖至坐骨结节中点向下至腘窝。臀大肌定位方法有以下两种：

十字法：从臀裂顶点向左或向右划一水平线，然后从髂嵴最高点作一垂直线，将臀部分为四个象限，选其外上象限并避开内角（内角定位：髂后上棘至大转子连线），即为注射区（见图 8-11）。

连线法：取髂前上棘和尾骨连线的外上 1/3 处为注射部位（见图 8-11）。

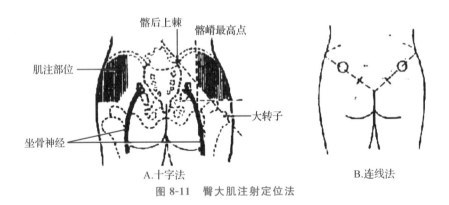

A.十字法　　　　　　　　　　　　B.连线法

图 8-11　臀大肌注射定位法

（2）臀中肌、臀小肌的注射定位法：该处血管、神经较少，且脂肪组织也较薄，故目前使用日趋广泛。其定位方法有以下两种：

构角法：以示指尖和中指尖分别置于髂前上棘和髂嵴下缘处，这样在髂嵴、示指、中指之间构成一个三角形区域，此区域即为注射部位（见图 8-12）。

三指法：髂前上棘外侧三横指处（以患者的手指宽度为标准）。

（3）股外侧肌注射定位法：取大腿中段外侧，膝上 10cm，髋关节下 10cm 处，宽约7.5cm。此区大血管、神经干很少通过，同时部位较广，适用于多次注射或 2 岁以下幼儿注射（见图 8-13）。

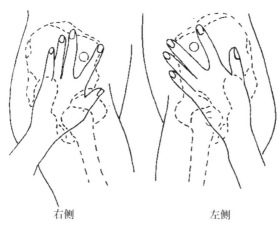

右侧　　　　　　左侧

图 8-12　臀中肌、臀小肌注射定位法

（4）上臂三角肌注射定位法：上臂外侧，肩峰下 2～3 横指处（见图 8-14）。此区肌肉不如臀部丰厚，只能做小剂量注射。

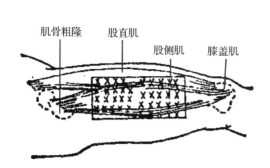

图 8-13　股外侧肌注射定位法

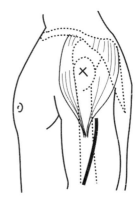

图 8-14　上臂三角肌注射定位法

三、肌内注射流程

肌内注射流程详见表 8-8。

表 8-8　肌内注射流程

操作内容	完　成	未完成	备　注
1.按要求着装，戴好帽子、口罩，洗手。			
2.备齐用物（治疗车、注射盘、碘伏消毒棉签、消毒干棉签、锐器盒、治疗盘、无菌治疗巾、2～5ml 一次性注射器、医嘱本、药液、消毒砂轮），用物放置合理，检查药品及物品质量和有效期。			
3.准备药液：①铺无菌治疗盘；②按医嘱抽吸药液，置于无菌盘内。			抽吸药液不剩、不漏、不污染，剂量准确。

续表

操作内容	完　成	未完成	备　注
4.携带用物至患者床边,依据医嘱本核对患者姓名、病案号,药名、剂量、浓度、用法、时间、有效期。			
5.评估患者病情、过敏史、用药史;患者的意识状态、心理状态、合作程度及对用药的认知;注射部位皮肤及皮下组织情况;询问患者是否有饥饿、头晕、心悸、气短等身体不适。			
6.解释操作的目的、方法、注意事项、配合要点、药物的作用及副作用。			
7.取合适体位,可采用侧卧位、俯卧位、仰卧位或坐位,暴露注射部位,注意保护隐私,常规消毒注射部位皮肤。			为使局部肌肉放松,患者侧卧位时上腿伸直,下腿稍弯曲;俯卧位时足尖相对,足跟分开,头偏向一侧;坐位时椅子稍高,便于操作;仰卧位常用于危重及不能翻身患者。
8.再次查对,排尽空气。			
9.采取正确手法进行注射:以左手拇指、示指绷开并绷紧局部皮肤,右手以执笔式持注射器,用前臂带动腕部的力量,以 90°角快速进针,其深度约为针干的 2/3,固定针栓。			消瘦者及患儿进针深度酌减,切勿将针头全部刺入,以防针干从根部衔接处折断,难以取出。
10.注药前抽回血检查;缓慢推注药物;注射过程中观察患者的表情及反应。			确保针头未刺入血管方可推药。
11.注药完毕,正确按压和拔针,再次核对姓名、病案号。			
12.妥善安置患者,向患者交代注意事项;垃圾分类处理,整理用物。			
13.记录注射时间、用药情况及患者的反应。			

注意:操作过程中认真仔细,动作规范、熟练,无菌观念强,关爱患者。

📖 练习题

1.肌内注射时,以下有关选位方法的描述中,错误的是　　　　　　　　（　　）

A.臀大肌:从尾骨向左或向右划一水平线,然后从髂嵴最高点作一垂线,选其外上象限并避开内角

B.臀大肌:取髂前上棘和尾骨连线的外上 1/3 处

C.臀中、小肌:以示指尖和中指尖分别置于髂前上棘和髂嵴下缘,在示指和中指构成的角内

D.臀中、小肌:髂前上棘外侧三横指处(以患者手指为准)

E.股外侧肌:大腿外侧,髋关节以下、膝关节以上 10cm,宽约 7.5cm 的区域

2.肌内注射时,为使臀部肌肉放松,可采取一些体位,以下描述错误的是　　（　　　）

A.仰卧位:用于不能翻身的患者　　　　　　B.俯卧位:足尖相对,足跟分开

C.侧卧位:下腿伸直,上腿弯曲　　　　　　D.侧卧位:下腿弯曲,上腿伸直

E.坐位:位置要稍高,便于操作

3.肌内注射的进针角度为　　　　　　　　　　　　　　　　　　　（　　　）

A.0°～5°　　　　　B.30°～40°　　　　　C.45°　　　　　D.60°　　　　　E.90°

4.肌内注射时出现以下情况,处理正确的是　　　　　　　　　　　（　　　）

A.有大量回血时,需迅速拔针,按压注射点

B.有回血,继续注射

C.有少量回血,可将针头拔出少许,再回抽,无回血可推药

D.无回血,缓慢推注药液

E.进针后直接注射药液

5.肌内注射与皮下注射操作相同的有　　　　　　　　　　　　　　（　　　）

A.抽回血　　　　　B.进针角度　　　　　C.进针深度

D."两快一慢"　　　E.持针手法

练习题参考答案:1.A　2.C　3.E　4.ACD　5.AD

（徐彩娟）

第七节　动脉穿刺(血气分析标本采集)
Arterial blood gas sampling

一、临床案例

患者,男性,65 岁,因"化脓性胆管炎、感染性休克"入院。现鼻导管吸氧4L/min,自觉呼吸困难,听诊两肺遍布湿啰音。查体:体温 38.4℃,心率 128 次/min,呼吸 30 次/min,血压 100/60mmHg,$SpO_2$82%。为明确呼吸困难的原因,请采集标本进行动脉血气分析,为选择更合适的氧疗方案提供依据。

 思考题

1.为进行动脉血气分析,应如何采集标本?

2.操作过程中需注意哪些?

3.动脉穿刺操作有哪些技术风险?应该如何预防?

二、动脉穿刺操作指南

（一）目　的

1.通过动脉穿刺获取动脉血液标本,以判断血液酸碱度,观察血液中气体成分的动态变化。

2.指导临床氧疗,调节机械通气的各种参数,以及纠正酸碱和电解质失衡。

3.做乳酸和丙酮酸测定。

（二）适应证

各种原因需采集动脉血做血气分析的患者。

（三）禁忌证

1.穿刺部位感染。

2.有严重出血倾向为相对禁忌证。

（四）操作前准备

1.操作者准备

仪表体态符合要求,规范洗手,戴口罩,手消毒。

2.物品准备

注射盘、手套、软垫、碘伏棉签、一次性动脉采血器或2ml注射器(肝素液2ml、软木塞)、干棉签、利器盒、手消剂、血气分析化验单。

3.患者准备

(1)向患者解释动脉血液标本采集的目的、方法、可能存在的风险及注意事项。

(2)评估患者对治疗的配合程度。

(3)评估患者体温、血红蛋白及吸氧的浓度。

(4)评估穿刺部位的皮肤有无瘢痕、红肿痛及动脉搏动情况。

(5)评估操作环境是否清洁,光线是否充足。

（五）操作步骤

1.确认医嘱,查对化验单上患者住院号、姓名和检查项目,并标注患者的体温、血红蛋白、吸氧的浓度。

2.核对患者身份:姓名、住院号及腕带。

3.洗手、戴手套。

4.安置体位:协助患者取舒适平卧位,穿刺侧手掌朝上,腕部垫软垫,手掌自然下垂。

5.选择动脉:首选桡动脉,其次可选股动脉、肱动脉或足背动脉。

6.消毒:以穿刺点为中心,用碘伏棉签环形消毒2次,直径大于5cm,注意待干。

7.定位:操作者用碘伏棉签消毒左手示指及中指后,触摸桡侧腕横纹上2cm或动脉搏动最强处。

8.穿刺:左手固定动脉,右手持针,进针点离定位手指0.5cm处,以针头与皮肤成

$45°\sim90°$角直刺动脉,见鲜红血液后自动回退针芯,抽取 2ml 血液即可。

9.拔针:用干棉签按住穿刺点 $5\sim10$min 以上,对于凝血功能差者,按压时间须延长。

10.封口:拔针后,立即封口以隔绝空气(针筒内有小气泡,应即刻排出),并将注射器来回搓动数次,使抗凝剂与血液充分混匀。

11.送检:再次核对,贴上血气分析化验单立即送检。

12.安置患者并宣教注意事项,关注血气分析结果。

13.脱手套,洗手,处理用物,并做好记录。

(六)股动脉穿刺要点

1.体位:协助患者取仰卧位,充分暴露腹股沟,将穿刺侧大腿稍外展外旋,小腿屈曲成 $90°$角,呈蛙式。

2.定位:腹股沟韧带中点下方 $1\sim2$cm 处以搏动点最明显处为穿刺点(见图 8-15)。

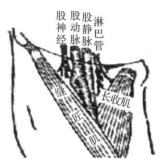

图 8-15 股动脉穿刺引流解剖图

3.穿刺方法:示指、中指放在股动脉上下两侧且都能摸到股动脉搏动,两指中间为穿刺点,针头与穿刺点成 $90°$角垂直进针。

4.按压:用力按压 10min 以上。

(七)注意事项

1.避免反复穿刺或穿刺过深损伤动脉或神经。

2.股动脉穿刺需注意保护患者隐私及保暖。

3.定位要准确,边穿刺边注意回抽,但不可回抽针芯。

4.穿刺部位压迫时间要足够,避免血肿。

5.送检针筒不能有空气,以免影响结果。

6.标本应立即送检,常温下应在 30min 内,冰箱保存不超过 2h。

7.注意自我保护,防止针刺伤。

(八)并发症及处理

1.穿刺局部出血(皮下淤血或血肿)

(1)避免反复穿刺,以减少动脉损伤。

(2)穿刺结束后及时按压正确的穿刺部位 $5\sim10$min 以上,注意用力得当,避免揉搓,避免移位。

(3)对于凝血机制障碍的患者,穿刺时应谨慎,延长按压时间。

(4)如出现皮下血肿,早期应冷敷以减少局部出血,后期可以热敷,加快血肿消退。

2.感 染

(1)严格消毒穿刺部位,防止污染。

(2)严格执行无菌原则。

（九）相关知识

1. 影响动脉血气分析结果的因素

（1）合理的采血部位,标本一定是动脉血;患者处于平静状态下抽血为佳。

（2）封口:用肝素冲洗注射器,采血后针头刺入橡皮塞子与空气隔绝,立即混匀,杜绝气泡。

（3）送检时间:抽血后立即送检测定,若不能及时送检,应保存在 4℃ 环境中,不得超过 2h。

（4）混匀:标本应来回搓动,注意与抗凝剂充分混匀。

2. 动脉血气标本立即送检的原因

为防止空气混入,细胞代谢耗氧使氧分压下降,二氧化碳分压增高造成误诊、误治,从而增加患者的经济负担和精神痛苦。

3. 血气分析静脉血与动脉血的差别

两者的差别能准确判断组织气体代谢及其伴随的酸碱失调情况,静脉血氧分压约为 40mmHg,静脉血二氧化碳分压为 5~10mmHg。

4. Allen 试验

Allen 试验常用于桡动脉置管前（见图 8-16）。

（1）让患者将穿刺侧前臂举高在心脏水平以上,检查者用双手同时压迫患者桡动脉和尺动脉以阻断血流。

（2）让患者反复握拳松开,直至手掌皮肤全部变白。

（3）松开尺侧动脉,观察患者手掌皮肤转红润的时间。

（4）根据手部颜色恢复的快慢可分为以下 3 级:

①6s 内手部颜色恢复红润为一级,即正常,说明尺动脉血流通畅,可以在该侧桡动脉进行穿刺置管。

②7~14s 恢复红润为二级,需谨慎穿刺。

③大于 15s 恢复红润为三级,即异常,说明尺动脉侧支循环障碍,应禁忌在该侧桡动脉置管。

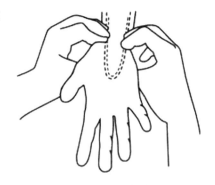

图 8-16　Allen 试验

三、动脉血气分析标本采集流程

动脉血气分析标本采集流程详见表 8-9。

表 8-9　动脉血气分析标本采集流程

操作内容	完　成	未完成	备　　注
1. 查对化验单上患者的病案号、姓名与标本容器以及标签是否一致。			
2. 在化验单上注明体温、血红蛋白、氧浓度。			
3. 按要求着装,戴好帽子、口罩,洗手。			

操作内容	完 成	未完成	备 注
4.备齐用物(治疗车、注射盘、碘伏消毒棉签、消毒干棉签、无菌纱布、弯盘、锐器盒、一次性动脉采血器、一次性垫巾、血气分析化验单、无菌手套、软垫),用物放置合理,检查物品质量和有效期。			
5.携用物至患者床边,依据化验单核对患者姓名、病案号。			
6.评估患者的意识状态、心理状态、合作程度;患者体温、血红蛋白、吸氧浓度;询问患者是否有饥饿、头晕、心悸、气短等身体不适;操作环境光线是否充足。			
7.解释操作的目的、方法、注意事项、配合要点。			
8.选择穿刺动脉,协助患者取舒适体位,选择合适的动脉。 (1)桡动脉穿刺:取舒适体位,腕下垫软枕,背伸位。 (2)股动脉穿刺:拉好床帘保护隐私,取仰卧位,下肢稍外展外旋,暴露采血操作部位。			1.定位准确,避免伤及静脉和神经。 2.首选桡动脉,其次可选股动脉。选桡动脉穿刺前应进行 Allen 试验。必要时在穿刺部位下放置小垫枕。 3.桡动脉穿刺点为距腕横纹一横指处距手臂外侧 0.5～1.0cm,动脉搏动最强处。 4.股动脉穿刺为腹股沟韧带中点下方 1～2cm 或耻骨结节与髂前上棘连线中点,股动脉搏动最明显处。 5.新生儿股动脉位置与髋关节、股静脉、股神经更为接近,穿刺易导致这些部位的损伤,属于禁忌证。在较大年龄的婴幼儿中,股动脉穿刺相对容易和安全,但仍作为最后选择的位置。
9.评估穿刺部位皮肤及动脉搏动情况。			
10.将一次性垫巾置于穿刺部位下,夹取无菌纱布,放于一次性垫巾上,打开橡胶塞。			
11.消毒:以穿刺点为中心环形消毒 2 遍,直径大于 5cm,逐次缩小消毒范围,注意待干。			股动脉穿刺消毒直径大于 8cm。
12.戴无菌手套。			
13. 准备一次性动脉血气采血器,将针栓推至底部,拉到预设位置,除去防针帽。			

续表

操作内容	完成	未完成	备注
14.消毒操作者左手示指和中指,再次核对。			
15.定位动脉搏动最强处,左手固定动脉,右手持针,以 45°~90°直刺动脉,见鲜红血液自动回退 2ml。			采血器内不可有空气,也不可用负压抽吸血液,以免影响检验结果。
16.快速拔针,立即压迫穿刺点 5~10min,并检查出血是否停止。			凝血功能障碍或应用抗凝药物的患者在拔针后按压时间延长至 10min,必要时用沙袋压迫。
17.快速封口:检查有无气泡,并迅速插入软木塞或橡皮塞以隔绝空气。			如有需要排除气泡。
18.双手搓动标本,避免发生凝血。			颠倒混匀 5 次,手搓采样管 5s,以保证血液与抗凝剂充分混匀。
19.再次核对后贴上标签。			血气分析标本必须在采血后立即送检,并在 30min 内完成检测,如进行乳酸检测,需在 15min 内完成检测。如果无法在采血后 30min 内完成检测,应 0~5℃低温保存。
20.操作结束后安置患者,检查穿刺部位有无出血,并宣教注意事项,垃圾分类处理,整理用物。			
21.立即送检标本,洗手,记录。			记录采血送检时间并签名,送检单上要注明当时吸氧状况、体温、血红蛋白、采血时间。
22.关注报告结果。			

注意:操作过程中认真仔细、动作规范、熟练,无菌观念强,关爱患者。

练习题

1.一患者动脉血气分析检查结果为:pH 7.41,$PaCO_2$ 67mmHg,HCO_3^- 42mmol/L;血清 Na^+ 140mmol/L,K^+ 2.5mmol/L,Cl^- 90mmol/L。请判断血气分析结果   （ ）

A.代谢性酸中毒合并呼吸性酸中毒

B.代谢性酸中毒合并呼吸性碱中毒

C.代谢性碱中毒合并呼吸性酸中毒

D.代谢性碱中毒合并呼吸性碱中毒

E.代谢性酸中毒合并代谢性碱中毒

2.进行动脉血气分析时,如标本中混有气泡,可能造成最明显的改变是   （ ）

A.氧分压降低   B.二氧化碳分压升高

C.pH 升高   D.HCO_3^- 降低

E. 剩余碱降低

3. Allen 试验主要是检查　　　　　　　　　　　　　　　　　　（　　）

A. 手掌的血供情况　　　　　　　　　B. 桡动脉畸形

C. 尺动脉畸形　　　　　　　　　　　D. 是否有静脉血栓

E. 手掌的神经支配情况

练习题参考答案:1. C　2. A　3. C

（徐彩娟、徐伟英）

第八节　静脉穿刺采血 Venous blood sampling

一、临床案例

患者,男性,63 岁,因"胸痛 6 小时"急诊入院。患者有原发性高血压病史 12 年,心电图检查显示 aVF 导联 ST 段抬高。初步诊断为心肌梗死。

思考题

1. 为进一步检查明确诊断,下一步需进行哪项操作?

2. 操作前需进行哪些评估?

3. 该项操作应如何进行? 操作过程中需注意什么?

4. 该项操作有哪些并发症? 应该如何预防?

二、静脉采血操作指南

(一)目　的

静脉采血是通过穿刺针进入患者静脉,抽取静脉血标本,用于实验室检查,以协助诊断和治疗疾病。

8-3　静脉采血（英文）

(二)适应证

需要留取静脉血标本,用于完成各种血液实验室检查。

(三)禁忌证

无绝对禁忌证。

(四)操作前准备

1. 患者准备

(1)按要求做好采血前准备,如禁食等。

（2）取合适体位。

2.操作者准备

（1）向患者及其家属解释操作目的及必要性，评估患者的血管情况，选择合适的肢体及静脉。通常采用肘部静脉，当肘部静脉不明显时，可采用手背部静脉、手腕部静脉、股静脉和外踝部静脉，幼儿可采用颈外静脉采血。

（2）评估患者饮食，了解患者采血前准备工作的完成情况。

（3）洗手，戴口罩。

3.物品准备

治疗车、注射盘、消毒棉签、干棉签、消毒压脉带、一次性手套、采血单、小垫枕（或治疗巾）、采血标签、标本容器（干燥试管、抗凝管、血培养管）、一次性采血针、持针器或注射器、锐器盒。

（五）操作步骤

1.核对医嘱、检验单上的床号、姓名、病案号、检验项目，检查标本容器有无破损，是否符合检验要求，将采血标签贴在正确的试管上。

2.携治疗车至患者床尾，端治疗盘至床头柜，核对病案号、姓名是否与检验单上的姓名一致。

3.肘静脉采血时，在肘部下方垫入小垫枕（或治疗巾），选择合适的静脉穿刺点，在穿刺点上方约6cm处系压脉带，嘱患者握拳，使静脉隆起。用消毒棉签，以穿刺点为中心，直径为5cm的范围做环形消毒。

4.再次消毒穿刺点，戴手套。

5.查看一次性真空采血器的有效期，挤压包装袋以检查其密闭性，打开外包装，去除针头外套，检查针头斜面。

6.左手绷紧皮肤，右手进针，保持针头斜面向上，沿静脉走向使针头与皮肤成30°角斜行快速刺入皮肤，然后成5°角向前穿破静脉壁进入静脉腔。确认穿刺入静脉中心位置后，沿着静脉走向将针头推入5～10mm（见图8-17）。

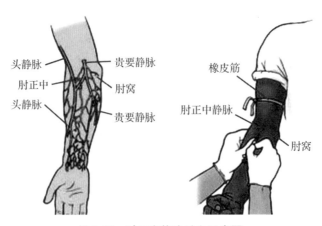

图8-17　肘正中静脉采血示意图

7.见回血后右手固定针翼,左手接采血试管,当针头出血速度变慢(由线状变为点滴状)时反折针头,拔(换)出采血试管,抽血至所需量,含抗凝剂试管需迅速轻轻颠倒混匀几次。松止血带,嘱患者松拳。左手取干棉签压迫穿刺点,右手快速拔出针头。嘱患者屈肘并按压进针点略上方片刻。

8.取下针头,并将其丢弃至锐器盒。如注射器采血,见回血后右手固定注射器,左手采血。

9.再次核对患者的姓名、病案号是否正确。

10.取回压脉带和小垫枕(或治疗巾)。

11.检查穿刺点有无出血,整理衣物、床单位。向患者说明化验结果会及时告知。若患者为空腹状态,指导其可以进食。

12.送检标本,处理废物。

(六)注意事项

1.严格执行无菌操作。

2.若患者正在进行静脉输液、输血,或有 PICC 置管,不宜在同侧手臂采血。

3.需要抗凝的血标本,应将血液与抗凝剂混匀。

4.在采血过程中,应当避免导致溶血的因素影响。

5.如同时采集多个项目的标本,普通注射器的采血顺序:血培养瓶→蓝头管→黑头管→黄头管→绿头管→紫头管。

(七)并发症及处理

1.皮下出血

(1)临床表现:穿刺部位疼痛、肿胀、压痛,肉眼见皮下瘀斑。

(2)处理:早期冷敷,以减轻局部充血和出血,3 天后热敷加速皮下出血的吸收。

(3)预防:棉签按压时间在 5min 以上;拔针后按压手法为棉签与血管走行垂直;上衣衣袖过紧时,要求患者脱去过紧的衣袖后再抽血;提高抽血技术,掌握进针手法。

2.误抽动脉血(股静脉抽血时)

(1)临床表现:如果抽血时注射器针尖误入动脉,不用回抽血液自动上升到注射器里,血液呈鲜红色。

(2)处理:如抽出为鲜红色血液,则提示穿入股动脉,应立即拔针,紧压 5～10min 至无出血为止,再重新穿刺抽血。

(3)预防:准确掌握股静脉的位置,股静脉在股动脉内侧约 0.5cm 处;正确的穿刺手法:洗手后用消毒棉签消毒左手示指和中指,定位,用手指固定,右手持注射器,使针头与皮肤成直角或 45°角在股动脉内侧 0.5cm 处刺入,回抽获得暗红色血提示已达股静脉。

3.晕针或晕血

(1)临床表现:晕针或晕血发生时间短,恢复快,历经 2～4min。先兆期表现:头晕眼花、心悸、心慌、恶心、四肢无力。发作期表现:瞬间昏倒、不省人事、面色苍白、四肢冰凉、血压下降、脉搏细弱。恢复期表现:神志清楚,全身无力,面色转红,四肢转温,心率恢复正常。

（2）处理：立即将患者抬到空气流通处或给予吸氧；患者取平卧位，口服热开水或热糖水，并保暖，症状可缓解。

（3）预防：心理疏导，做好解释工作。教会患者放松技巧。与患者交谈，分散注意力。操作动作应轻柔、准确，做到一针见血。

（八）相关知识

1. 化验结果应该反映个体规律生活、相对平静、体内环境相对平衡状态下的实际情况。因此，对于非急诊患者进行血液检测，一般要求早晨空腹采血。

2. 静脉血标本采集常用的静脉：①四肢浅静脉：上肢常用肘部浅静脉（贵要静脉、肘正中静脉、头静脉）、腕部及手背静脉；下肢常用大隐静脉、小隐静脉及足背静脉。②颈外静脉：常用于婴幼儿的静脉采血。③股静脉：股静脉位于股三角区，在股神经和股动脉的内侧。股静脉穿刺方法：患者取平卧位，下肢稍外展外旋，在腹股沟处触摸股动脉搏动最明显处（见图8-18），在其内侧0.5cm处刺入，针头和皮肤成90°或45°角，抽动活塞见暗红色回血，提示针头已进入股静脉，固定针头，抽取所需的静脉血量。拔出针头后，用无菌干棉签局部压迫止血3～5min至局部无出血。穿刺过程中，如果所抽出的血液为鲜红的动脉血，则提示误穿股动脉，应拔出针头，按压5～10min后重新确定穿刺部位再行穿刺。

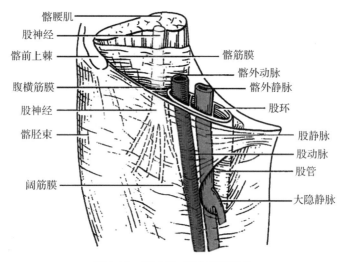

图8-18　股动脉、股静脉解剖图

3. 空腹血是指清晨采血时距前一餐12h左右时所抽取的静脉血。由于餐后12～14h胃肠的消化与吸收活动已基本完毕，因而血液中的各种生化成分比较稳定。此时测得的各种数值可以比较真实地反映机体的生理状态，因而有助于疾病的诊断。

4. 运动对化验结果是有影响的。剧烈运动会打破体液原有的平衡，大量汗水的挥发，以及激素含量的变化，使血液和其他体液中的某些化学成分发生急剧变化，如钾、钠、钙、葡萄糖、尿酸、总胆红素、门冬氨酸氨基转移酶等都有不同程度的上升。

5. 抽血前的注意事项：检查血液有形成分（如白细胞、红细胞、血小板等），空腹、餐后都能进行检查，而不影响结果。检查血液中的化学类成分（如肝功能、肾功能、免疫类项目等)原则上以空腹为好。但若因病情急需,也可随时抽血检查,这能给疾病诊断积累参考数据。检查血脂时,应在检查前 3 天禁服一切降脂药物和进食大量高脂蛋白食物(特别是有高脂血症病史的患者),饮食以素食为主,检查时必须空腹取血。若检查的是空腹血糖,应在进食后 5h 以上,若检查的是餐后血糖,应在平时进食后 2h 准确取血。

6.抽血后在针孔部位略上方按压 3～5min,以压迫止血。不要按揉针孔部位,以免造成皮下血肿。压迫止血的时间应充分,每个人的凝血情况各不相同,个别人需较长时间压迫方可凝血,因此不要看到皮肤表层未出血,就马上停止压迫,可能会因未完全止血而使血液渗至皮肤下面造成瘀青。

三、静脉采血流程

静脉采血流程见表 8-10。

表 8-10　静脉采血流程

操作内容	完　成	未完成	备　注
1.洗手,佩戴口罩、帽子,戴手套。			
2.核对患者信息,如姓名、腕带、病案号、医嘱单、检验诊疗单及操作相关信息等。			
3.准备操作用物并检查有效日期,如治疗盘、无菌棉签、止血带、碘伏、注射器、试管等。选择合适的试管,贴上标签。			真空采血物品:采血针、持针器。
4.告知患者操作目的和注意事项,取合适体位,适当暴露采血操作部位。			通常采用四肢浅静脉、颈外静脉、股静脉。 根据采血目的评估禁食时长、抗生素使用等情况。
5.确定采血血管及穿刺点,在穿刺点上方 6cm 处扎止血带(带子末端向上,松紧适宜),嘱患者握拳,在穿刺点处消毒 2 次,范围直径 5cm,逐次减少,每次消毒需待前一次消毒液干燥后进行。			选择合适采血静脉,评估穿刺处皮肤情况。
6.再次核对医嘱及患者信息,一手固定穿刺点皮肤,一手用注射器沿静脉走行,向近心端与皮肤 20°～30°角刺入,见回血后固定注射器。			核对患者身份及检验项目与试管标签一致。穿刺进针,见回血后右手固定注射器,左手采血。
7.抽取适量血液,松开止血带,嘱患者松拳,迅速拔除注射器,用棉签压迫穿刺点止血。			抗凝管 2ml、非抗凝管 3～5ml、血培养 5～10ml。
8.取下注射器针头,将血液样本注入试管内,不同试管按要求摇匀。再次核对标本后送检。			当需同时抽取几个项目的标本时,一般应先注入血培养瓶,其次注入抗凝管,最后注入干燥试管。 血常规:颠倒混匀 8 次。 凝血功能:颠倒混匀 3～4 次。 生化检查:颠倒混匀 5 次。

续表

操作内容	完 成	未完成	备 注
9.分类处理医疗垃圾及利器,整理用物。			针头丢入锐器盒,注射器、消毒棉签丢入黄色垃圾袋,注射器外包装丢入黑色垃圾袋。
10.操作结束,告知患者及其家属相关注意事项。			
11.记录。			

注意:操作过程中认真仔细,动作规范、熟练,无菌观念强,关爱患者。

练习题

1.以下必须空腹采血的检验项目是 （ ）

A.血常规   B.凝血谱   C.血脂   D.肝肾功能

2.真空采血管采多管血时的顺序是 （ ）

A.血培养瓶→蓝头管→黑头管→黄头管→绿头管→紫头管

B.血培养瓶→蓝头管→紫头管→黑头管→黄头管→绿头管

C.血培养瓶→蓝头管→黄头管→紫头管→黑头管→绿头管

D.蓝头管→黄头管→绿头管→紫头管→黑头管→血培养瓶

3.采血结束按压止血的准确位置是 （ ）

A.穿刺点处   B.穿刺点略上方   C.穿刺点下方   D.穿刺处附近都可以

练习题参考答案:1.C 2.A 3.B

（徐彩娟、徐伟英）

第九节 药物配置 Drug admixture

一、临床案例

患者,男性,63 岁,因"反复气急、咳嗽、咳痰 3 年,加重 10 天"入院。患者有原发性高血压病史 12 年,服药不规律,血压控制情况不清楚。有吸烟、饮酒史 40 余年,平时每日约吸一包(20 支)烟,饮啤酒 2 瓶。查体:体温 38.3℃,血压 137/89mmHg,呼吸 24 次/min,脉搏 93 次/min。听诊:心律齐,各瓣膜区未闻及明显杂音,双肺呼吸音粗,未闻及干湿啰音。胸片提示:双肺炎性渗出改变。医嘱予以抗炎、化痰、补液治疗。

思考题

1.在用药治疗前,拿到药物后需进行哪项操作?

2.操作前需进行哪些评估?

3.该项操作应如何进行? 操作过程中需注意什么?

4.该项操作有哪些并发症? 应该如何防范?

二、药物配置操作指南

(一)目 的

药物配置指医疗机构药学部门根据临床医师处方,经药师审核其配方的合理性后,在超净台装置内进行无菌操作,于静脉输液内添加其他注射药物,使之成为可供临床直接静脉输入或其他给药方式的药液。

(二)适应证

一切需要经过配置使用的药物。

(三)禁忌证

无。

(四)操作前准备

1.环境准备

治疗室清洁、光线明亮。化药前 30min 停止一切打扫,操作台面用消毒湿巾擦拭。

2.操作者准备

戴口罩,规范洗手。

3.物品准备

消毒棉签、干棉签、20ml 一次性注射器、按医嘱准备液体及药物、消毒砂轮、擦灰毛巾、治疗车、污物桶、锐器盒。

(五)操作步骤

1.按输液医嘱备好所需药物,经第 2 人核对准确无误。

2.检查药物外包装有无破损,用湿毛巾擦拭瓶体,检查有无裂痕、渗液,无菌药物的澄清度、有无絮状物及药物有效日期,拉开塑料盖,用消毒棉签消毒瓶塞及瓶颈。

3.检查药物名称、澄清度,用消毒棉签消毒安瓿,取消毒后的砂轮锯安瓿,再次消毒安瓿,打开安瓿后检查药液中有无玻璃碎屑,安瓿放置时标签朝外。

4.取一次性注射器,查看有效期,挤压包装袋检查其密闭性,打开包装,连接针筒和针头,去除针头外套,试气。

5.采取正确手法吸取药液,右手拇指及中指执针栓后端,左手拔帽后,拿起已开启的安瓿,使之倾斜,与水平成 20°角,针尖插入液体最深点稍上方;示指尖放在注射器针管后端边缘,外拉针栓,将安瓿内的液体全部吸入注射器中,然后转动针尖针栓,将针栓稍向下拉一点,排除空气。

6.用消毒棉签消毒输液袋瓶塞及瓶颈,再次查对药物名称,提起加药口与桌面成45°角,持注射器垂直进针至穿透内膜。注入药物后上下转动输液袋,使之充分混匀。

7.拔出针筒,分离针头和针筒,将其放入治疗车下层的污物桶和锐器盒内。

8.检查溶液有无浑浊、沉淀。

9.消毒瓶塞及瓶颈(若为瓶装,套上消毒网套后再消毒),取输液器,查看有效期,挤压包装袋检查其密闭性,打开包装,关闭调节器并插入输液器以备用。

（六）注意事项

1.严格执行无菌操作,操作中严禁随意离开,不能随意交谈,避免空气中的尘埃飞扬及唾液中的细菌对液体造成污染。

2.操作者需有慎独精神,并做到计量精确无误。例如,医嘱中要求加入注射用 KCl 0.75g,若计量不精确,在操作中加入了 1g,就可引起有些患者血钾过高,造成心脏不适,甚至死亡。

3.在配置药物时严格执行操作规程,根据药物的特性采用不同的配置方法,如抗生素必须现配现用。

4.配置中避免空针混用,一支空针只能用于同一种药物。如用一支空针抽吸普通药物后再抽吸奥西康(注射用奥美拉唑钠)等,会造成后者变色、变质,影响其质量。

5.选择合适的溶媒和剂量。

（七）常见并发症及处理

1.配置错误

(1)多为非全量药物配置错误,如应加入 7.5ml 10%氯化钾针,错误地加入 10ml;另有药物剂量错误,如胰岛素 6U 计算错误、皮试错误等。

(2)处理:严格执行查对制度和操作规程,一旦发现错误,应立即更换药物,重新配置。

2.操作者的身体伤害

(1)部分药物对人体有伤害性,如抗癌药物,它在破坏癌细胞的同时,也破坏正常的细胞,多为细胞毒性药物,对人体有致畸、致突变的危害。

(2)处理:特殊药物的配置必须在专门的操作室内进行,同时操作者必须有完善的保护措施,如防护衣、眼罩、手套等。

（八）相关知识

静脉药物配置中心（pharmacy intravenous admixture service，PIVAS）

静脉药物配置中心是指在符合国际标准、依据药物特性设计的操作环境下,经过职业药师审核的处方由受过专门培训的药技人员严格按照标准操作程序进行全静脉营养、细胞毒性药物和抗生素等静脉药物的配置,并为临床提供优质的产品和药学服务的机构。PIVAS 的优点:明确了药师与护理人员的专业分工与合作;加强了对医师医嘱或处方用药合理性的药学审核,发挥了药师的专长与作用;避免了过去化疗药物因开放性加药配置对病区环境的污染和对医务人员的损害;有利于合理用药,提高药物治疗水平,降低治疗费用。

三、药物配置流程

药物配置流程详见表 8-11。

表 8-11 药物配置流程

操作内容	完 成	未完成	备 注
1.清洁台面,用消毒湿巾擦拭。			
2.修剪指甲,规范洗手,戴好口罩。			
3.备齐用物:药物、静脉输液标签、砂轮、一次性输液器、一次性注射器、网套、复合碘医用消毒棉签等,放置合理。			
4.检查一次性物品质量(有效期、有无膨胀、外包装有无破损)。			
5."三查七对",按医嘱准备好药物。			三查:操作前、操作中、操作后查。七对:床号、姓名、药名、剂量、时间、浓度、用法。
6.查对药物名称、浓度、剂量、有效期。查瓶盖有无松动,瓶体有无裂纹及液体有无浑浊、沉淀、絮状物、结晶。			
7.经第2人核对准备无误后贴输液标签。			
8.化药:去输液瓶盖,消毒瓶塞及瓶颈;锯安瓿前后均需消毒;按要求使用一次性注射器;再次查对药物名称、剂量、浓度、有效期;手法正确,抽药液不余、不漏、不污染;将药液注入输液瓶内,摇匀并检查液体有无浑浊、沉淀、絮状物、结晶。			符合无菌操作原则,针头不可触及安瓿外口。针尖斜面向下,有利于吸取药液。抽吸时不可用手握活塞。
9.再次核对后弃去安瓿,套网套,消毒瓶塞及瓶颈。			
10.检查一次性输液器,把一次性输液器插入输液瓶内,关闭调节器。			
11.垃圾分类处理,整理用物。			

注意:操作过程中认真仔细,动作规范、熟练,无菌观念强,关爱患者。

练习题

1.药物配置操作台应用以下哪种物品进行清洁消毒 ( )

A.自来水擦拭即可 　　　　B.50%乙醇擦拭

C.75%乙醇擦拭 　　　　D.生理盐水擦拭

2.乙醇擦拭药物配置操作台的原则是 （　　）

A.从上至下、由内而外

B.从上至下、由外而内

C.从下至上、由内而外

D.从下至上、由外而内

3.以下哪个环节需双人核对 （　　）

A.药师排药　　　　　　　B.医生开立医嘱

C.工人送药　　　　　　　D.护士给药

练习题参考答案:1.C　2.A　3.A

（徐彩娟、徐伟英）

第十节　静脉输液 Intravenous infusion

一、临床案例

患者,男性,63 岁,因"反复头晕、黑蒙 2 个月,晕厥 1 次"入院。患者有原发性高血压病史 12 年,服药不规律,血压控制情况不清楚。否认吸烟、饮酒史。有青霉素皮试阳性史。查体:体温 37.1℃,血压 127/89mmHg,呼吸 22 次/min,脉搏 43 次/min。听诊:心律不齐,各瓣膜区未闻及明显杂音,双肺呼吸音略粗,未闻及干湿啰音。院外动态心电图检查显示:Ⅱ度房室传导阻滞,2:1 下传,时见高度房室传导阻滞。今局部麻醉下行永久性起搏器植入术,术后予以左氧氟沙量针 0.5g 静滴抗感染治疗。

思考题

1.为进一步给患者用药,下一步需进行哪项操作?

2.操作前需进行哪些评估?

3.该项操作应如何进行? 操作过程中需注意什么?

4.该项操作有哪些并发症? 应该如何预防?

二、静脉输液操作指南

(一)目　的

静脉输液是一种利用液体静压原理,经静脉输入大量无菌溶液或药物的治疗方法(见图 8-19)。

8-4　静脉输液

（二）适应证

适用于一切需要静脉输入药物的患者。

（三）禁忌证

无绝对禁忌证,心力衰竭者谨慎大量输液。

（四）操作前准备

1.患者准备

（1）按需排尿、排便。

（2）取舒适体位。

2.操作者准备

（1）确认有效医嘱。向患者解释输液的目的,评估患者既往用药史,询问过敏史。

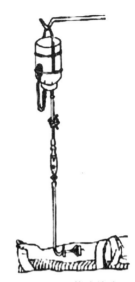

图 8-19　静脉输液

（2）评估局部皮肤、血管情况或静脉置管情况。目前通常采用的输液工具是外周静脉留置针,留置时间≤96h,输液前应评估穿刺部位及静脉走向有无红、肿、热、痛。

（3）戴口罩,规范洗手。

3.物品准备

治疗车、注射盘、清洁手套、消毒棉签、干棉签、灭菌敷贴、胶布、一次性输液器、静脉留置针、肝素帽、灭菌透气薄膜、已消毒的压脉带、治疗巾、按医嘱准备液体、冲管液(用一次性注射器抽取 5ml 生理盐水)、治疗单、污物桶。

（五）操作步骤

1.按静脉输液医嘱备好所需药物,经第 2 人核对准确无误后,贴上输液标签。

2.检查溶液有无浑浊、沉淀。

3.消毒瓶塞及瓶颈,取输液器,查看有效期,挤压包装袋并检查其密闭性,打开包装,关上调节器开关,插入输液器。

4.将治疗车推至患者床尾,核对床尾卡上的床号、姓名、病案号。

5.将输液瓶挂在输液架上,一次性排气至头皮针衔接处,关闭调节器,将输液管挂在输液架上。

6.戴清洁手套。

7.已有静脉置管患者的静脉输液,步骤如下:

（1）用消毒棉签消毒肝素帽顶部及边缘;取冲管液(5ml 生理盐水)、排气,穿刺入肝素帽后回抽,见回血后脉冲式推入;冲管后拔出针筒,再次消毒肝素帽。

（2）核对患者的病案号、姓名,脱去输液器头皮针的塑料小帽,检查针头斜面,再次排气,检查输液管内确无气泡。

（3）将头皮针刺入肝素帽,打开调节器,头皮针头及肝素帽连接处用无菌敷贴固定,固定应以患者舒适、牢固、美观为原则。

8.无静脉置管患者的静脉输液,步骤如下:

（1）垫治疗巾，扎止血带，选择富有弹性、粗直、血流丰富的血管，注意避开静脉瓣。松止血带。

（2）检查留置针、灭菌透气薄膜的有效期、型号及密闭性，并打开包装。

（3）扎止血带，用消毒棉签以穿刺点为中心进行消毒，直径 8cm，撕敷贴、胶布备用。

（4）再次消毒，核对患者姓名，取下输液管道，连接留置针，再次排气，检查留置针针头、输液管道内气泡是否排尽。

（5）左手绷紧患者皮肤，嘱其握拳，右手以 15°～30°角进针。

（6）见回血后，压低穿刺角度（5°～15°角）再进 0.2cm，退出针芯约 0.5～1cm，送软管（见图 8-20）。

（7）松止血带，嘱患者松拳，打开调节器，退出针芯。

（8）用灭菌透气薄膜、敷贴、胶布固定，在灭菌透气薄膜上注明穿刺日期和时间。撤止血带和治疗巾（见图 8-21）。

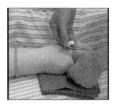 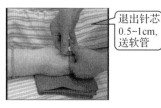

图 8-20　静脉留置针穿刺图　　　　图 8-21　静脉留置针固定图

（9）调节滴速，再次核对患者的病案号、姓名，检查药物。安置好患者的肢体位置，将呼叫器置于患者可及的位置。

（10）做好患者的药物宣教，整理用物，记录，观察患者的输液情况。

（六）注意事项

1.严格执行无菌操作及查对制度，注意药物的配伍禁忌，有计划地安排输液顺序。

2.对长期输液患者应注意保护和合理使用静脉；对输液的昏迷患者或儿童，必要时可备夹板绷带。

3.输液过程中加强巡视，观察患者局部及全身反应，注意穿刺处有无渗漏；随时处理故障，及时接瓶，防止空气进入，造成气栓。

4.抗生素必须现配现用，抽吸药物时保持剂量准确。

5.对于连续静脉滴注患者，须每日更换输液器。

（七）并发症及处理

1.发热反应

（1）临床表现：在输液过程中出现发冷、寒战或发热，轻者体温 38℃，并伴有头痛、恶心及呕吐，重者出现高热、呼吸困难、烦躁不安、血压下降、抽搐、昏迷，甚至危及生命。

（2）处理：对于发热反应轻者，减慢输液速度，注意保温。对于高热者，给予物理降温，观察生命体征，并按医嘱给予抗过敏药物及激素治疗。对于严重发热反应者，应停止输液,对症处理,保留输液器具和溶液进行检查。对于需继续输液治疗者,应重新更换液体、输液器、针头及注射部位。

(3)预防:液体使用前要认真检查如下几个方面:瓶签是否清晰及药物的有效期;瓶盖有无松动和缺损,瓶身有无裂纹;药液是否有变色、沉淀的现象,以及澄清度;塑料袋有无漏气现象;安瓿的割锯与消毒情况。操作者应改进加药的习惯性进针方法,将加药时习惯的垂直进针改为斜角进针,勿使用大针头及多次穿刺瓶塞。严格执行一人一具。严格遵守无菌操作原则,穿刺技术过硬。固定良好,避免输液速度过快。合理用药,注意药物配伍禁忌。

2.静脉炎

(1)临床表现:沿静脉走向出现条索状红线,局部出现发红、肿胀、灼热、疼痛的症状,有时伴有畏寒、发热等全身症状。静脉回流不畅,甚至发生阻塞。

(2)处理:将患肢抬高,制动。局部热敷:用50%硫酸镁行湿热敷;中药:用如意金黄散或仙人掌外敷;如患者伴有全身感染,应使用抗生素治疗。

(3)预防:严格执行无菌操作规程,静脉穿刺一次成功,固定牢固,对长期静脉输液者,应有计划地更换输液部位以保护静脉。严禁在瘫痪的肢体处行静脉穿刺和补液治疗。最好选用上肢静脉,因下肢静脉血流缓慢而易产生血栓和炎症。对于刺激性较强的药物,需选用粗血管。严格控制药物的浓度和输液速度。严防输液微粒进入血管。严格掌握药物配伍禁忌。更换留置针敷贴时,需严格执行相应的操作规程。患者应加强营养,增强机体的自我修复能力。

3.急性肺水肿

(1)临床表现:患者突然出现呼吸困难、胸闷、气促、咳嗽、咳泡沫样痰或咳粉红色泡沫样痰。严重时稀痰液可从口鼻涌出,听诊肺部出现大量湿性啰音。

(2)处理:发生肺水肿时立即减慢或停止输液。病情允许情况下取端坐位,两腿下垂,高浓度给氧,湿化瓶内可加入20%～30%酒精溶液以湿化氧气。必要时进行四肢轮扎(用止血带或血压计袖带),可减少静脉回心血量。

(3)预防:注意调节输液速度,尤其对老年人、儿童、心脏病患者的输液速度不宜过快,液量不宜过多。经常巡视,避免因体位或肢体改变而加快滴速。

4.空气栓塞

(1)临床表现:患者出现突发性胸闷、胸骨后疼痛、眩晕、血压下降,随即呼吸困难,严重发绀,有濒死感,听诊心脏有杂音。若空气量少,仅在到达毛细血管时发生堵塞,则损害较小;若空气量大,则会在右心室内阻塞肺动脉入口,使血液不能进入肺内,气体交换发生障碍,引起严重缺氧而立即死亡。

(2)处理:发生空气栓塞时,立即置患者左侧卧位和头低足高位,给予高流量氧气吸入。严密观察患者病情变化,及时对症处理。

(3)预防:注意检查输液器是否紧密,有无松脱,排尽空气。及时更换或添加药液,及时拔针。需加压输液时,应有专人守护。

5．血栓栓塞

（1）临床表现：若不溶性微粒过多、过大，可直接堵塞血管，局部出现红、肿、热、痛、压痛、静脉条索状改变，引起血管栓塞，导致组织缺血、缺氧、坏死。

（2）处理：抬高患肢，制动，停止患肢输液。局部热敷，做超短波理疗或微波治疗仪照射，2次/天，每次15～20min。严重者，采取手术切除栓子。

（3）预防：避免长期大量输液。为患者行穿刺前应消毒双手。正确切割安瓿，锯安瓿前后应消毒颈段。正确抽吸药液，方法正确，抽吸时针头应置于安瓿的中部。加药时，针头选侧孔针。应使用输液终端滤器。

6．疼　痛

（1）临床表现：药液滴入后，患者感觉输液针头周围剧烈疼痛，继而出现红肿。患者往往需忍痛坚持治疗或因疼痛难忍而停止输液。若药液外漏血管，易引起穿刺部位出现皮肤肿胀。

（2）处理：对于液体漏出血管外导致局部皮肤肿胀者，应拔针另选部位重新穿刺，并行局部热敷，肿胀可自行消退。

（3）预防：注意药物配制的浓度，对血管有刺激性药液宜选用大血管并减慢液体滴速，加强巡视。

7．败血症

（1）临床表现：输液过程突然出现寒战、高热、恶心、呕吐、腰痛、发绀、呼吸及心率增快，甚至出现四肢厥冷、血压下降、神志改变，而全身各组织器官又未能发现明确的感染源。

（2）处理：立即弃用原补液，重新建立静脉通道。按医嘱给予抗生素治疗。对于合并休克者，另建静脉通道，维持血压。对于有代谢性酸中毒者，应纠正酸中毒。

（3）预防：配制药液、营养液及开展导管护理等操作时，需严格遵守无菌操作原则，用密闭式一次性塑料输液器。认真检查输入液体质量，经常巡视。对需要行24h持续输液者，应每日更换输液器，并更换敷料。

8．神经损伤

（1）临床表现：输液部位出现肿胀、瘀血或伴有发冷、发热、局部疼痛、不能触摸，可出现相关功能受限。

（2）处理：对于输液部位红肿、硬结者，应严禁热敷，可用冷敷2次。桡神经损伤后不宜过多活动，可进行理疗、红外线短波照射，每天2次。

（3）预防：使用刺激性药液时，应先用等渗盐水行静脉穿刺，确定成功后才连接输液器，严密观察药液有无外漏。静脉穿刺应一次成功。对长期输液患者，应保护好血管。

9．导管堵塞

（1）临床表现：推药阻力大，无法将注射器内的药液推入体内。静脉输液不畅。有时可见导管内有凝固的血液。

（2）处理：回抽确认有无回血、是否完全堵塞；若是深静脉置管堵塞，可用尿激酶正压封管融通；若是外周静脉置管，可以直接拔管。

（3）预防：穿刺前要连接好输液装置。穿刺时要及时回抽。穿刺后要加强巡视。结束输液后要冲封管。

10. 药物外渗性损伤

(1)临床表现:局部肿胀疼痛,皮肤温度低。血管收缩药液渗出的局部表现为肿胀、苍白、缺血、缺氧。

(2)处理:若为化疗药或对局部有刺激的药物,宜进行局部封闭治疗,实施局部冰敷、热敷、理疗;对于血管收缩药外渗者,可采用拮抗剂以扩张血管,同时可用喜疗妥、美得喜软膏外涂;对于高渗药液外渗者,应立即停止输液并用0.25%普鲁卡因5~20ml溶解透明质酸酶50~250U,注射于渗液部位,以促进药物扩散、稀释和吸收;若高渗药液外渗超过24h且已产生局部缺血时不能使用热敷,因局部热敷会增加耗氧,加速组织坏死。

(3)预防:根据药物和患者病情,选择合适的输液工具;输液前确认静脉置管是否通畅,输液过程中应加强观察、巡视,尽早发现药物外渗。

(八)相关知识

静脉输液工具选择的标准

美国静脉输液护理学会(INS)标准规定:应在治疗方案、持续时间、能力和可获得的护理设备资源的基础上选择导管的类型,以满足患者血管通路所需。在满足治疗方案的前提下,选择管径最细、长度最短、管腔最少的导管。

1. 头皮钢针

保留时间短,易发生渗漏,需进行重复多次穿刺为其局限性。治疗护理指南推荐意见:头皮钢针可用于单次血标本采集,谨慎选用钢针,给予短期(<4h)单次静脉输液治疗。

2. 外周静脉留置针

由于导管材料具有很好的韧性,对血管刺激性小,可较长时间留置在血管中,并能保持静脉通道的持续通畅,减少头皮钢针反复穿刺给患者带来的痛苦和对静脉的损伤。同时,安全型静脉留置针的应用降低了针刺伤的发生率,减少医务人员感染风险。对于其常规留置时间,美国疾病预防控制中心(CDC)提出以72~96h为宜。

3. 中心静脉导管(central venous catheter,CVC)

临床中除利用CVC给予化疗药物外,还用于抽取血标本、输注血液制品、镇痛药、抗生素和完全肠外营养,并可用于监测中心静脉压力。但CVC的穿刺需较高的技术水平和丰富的经验,穿刺操作可致出血、血气胸、静脉血栓形成等并发症,因为解剖、局部肿瘤的生长、瘢痕、感染等因素导致其不能被置入。美国CDC建议CVC导管留置时间为2~4周。

4. 经外周静脉穿刺置入中心静脉导管(peripherally inserted central catheter,PICC)

近几年,PICC在临床上得到了越来越广泛的应用。由于其管径较长,可以经外周静脉置入,明显减少了出血和经锁骨下静脉穿刺置管时导致气胸的危险。目前,PICC的临床应用范围已扩大到输注各种液体,尤其是刺激性、毒性大的化疗药物的治疗,同时还可以通过PICC获取血液标本及检测中心静脉压。INS建议PICC带管时间最长可达1年。

5.植入式静脉输液港（venous port access，VPA）

VPA 是一种可植入皮下并长期留置在体内的静脉输液装置，可用于输注各种药物、补液、营养支持治疗、输血、血样采集等。与其他各种外在的中心静脉导管相比，VPA 感染发生率低。由于 VPA 在没有使用时为非暴露状态，因此患者可进行所有的日常活动，包括游泳。另外，VPA 的置入操作更加复杂，收费也更高，同时也有使用寿命，通常为 1000～2000 针。

三、静脉输液流程

静脉输液流程详见表8-12。

表 8-12　静脉输液流程

操作内容	完　成	未完成	备　注
1.环境清洁。			
2.已修剪指甲，规范洗手，戴好口罩。			
3.评估患者血管或静脉置管情况。			评估注射部位皮肤、静脉和肢体血液循环情况，穿刺部位有无创伤、手术史。
4.备齐用物：药物与液体、静脉输液标签、复合碘医用消毒棉签、一次性输液器、穿刺用静脉留置针、透明敷贴、一次性压脉带、小敷贴、一次性乳胶手套、治疗巾等，放置合理。			
5.检查一次性物品质量。			
6.推车至患者床前，向患者解释，协助大小便，取舒适位。			
7.确认患者身份，询问过敏史，核对药物。			询问患者姓名，核对药物名称、浓度、剂量、效期、途径。
8.把液体挂在输液架上，一次性排气成功。			茂菲氏液面保持在 1/2～2/3。
9.选择血管，首选前臂静脉，避开关节。			
10.穿刺及输液：垫巾，扎止血带（穿刺点上方10～15cm处），选择静脉；以穿刺点为中心环形消毒，直径8cm，消毒2遍，准备留置针、灭菌透气薄膜、肝素帽；再次确认患者身份，将输液管道连接留置针，再次排气，检查有无排尽气泡；左右旋转，松动针芯，切忌上下拉动；以 15°～30°角直刺静脉，见回血后降低角度再进针少许，退针芯、送套管，手法正确；松止血带，嘱患者松拳，松调节器；以穿刺点为中心，用无菌透明敷贴固定，对延长管进行"U"形固定。肝素帽要高于导管尖端，敷贴标识上应注明穿刺日期、时间、操作者姓名。			操作过程不跨越无菌区或违反无菌原则。 一次穿刺成功； 二次消毒； 二次排气； 三松：松压脉带、松拳、松调节器。

续表

操作内容	完 成	未完成	备 注
11.撤止血带和治疗巾,为患者安置舒适体位,正确调节滴速。			一般成人 40～60 滴/min,儿童 20～40 滴/min;对心肺肾功能不良者、老年体弱者、婴幼儿以及输入刺激性较强的药物、含钾药物、高渗性药物或血管活性药物等,应减慢滴速。对严重脱水、血容量不足、心肺功能良好者输液速度可适当加快。
12.再次查对,记录输液日期、时间、签名,向患者做好解释。			
13.用 5～10ml 无菌生理盐水进行脉冲式,正压封管(边推边拔,推液速度大于拔针速度),夹闭小夹子于近心端。手法正确。			
14.确认留置针固定正确,向患者做好解释、宣教。			
15.整理床单位,妥善安置患者;垃圾分类处理,整理用物。			

注意:操作过程中认真仔细,动作规范、熟练,无菌观念强,关爱患者。

练习题

1.以下哪种情况无须更换外周静脉留置针　　　　　　　　　　　(　　)
A.已留置使用 4 天　　　　　　　　B.局部穿刺处有条索状发红情况
C.穿刺处持续渗液　　　　　　　　D.灭菌透气薄膜卷边、污染

2.医嘱予以脂肪乳、乐凡命针等营养支持,建议不能使用以下哪种输液工具(　　)
A.CVC　　　　　　　　　　　　B.Port
C.PICC　　　　　　　　　　　　D.外周静脉留置针

3.以下哪个不是静脉输液并发症　　　　　　　　　　　　　　(　　)
A.感染　　　　　　　　　　　　B.肺水肿
C.溶血反应　　　　　　　　　　D.静脉炎

练习题参考答案:1.D　2.D　3.C

(徐彩娟、徐伟英)

第十一节　输血技术 Blood transfusion

一、临床案例

患者，男性，65 岁，右肺癌术后 8h，咳嗽后右侧胸腔闭式引流管突然引出鲜红色不凝固血液 600ml，血压 92/60mmHg，心率 118 次/min，急诊查血常规：血红蛋白 69g/L，血小板计数 $99\times10^9/L$，请予以输注红细胞 2U。

 思考题

1. 输血前应准备哪些工作？

2. 输血前应核对哪些内容？

3. 操作过程中需注意哪些事项？

4. 输血有哪些不良反应？应如何预防？

二、输血操作指南

(一)目　的

1. 补充血容量：增加有效循环血量，提升血压，增加心排血量，促进循环。

2. 纠正贫血：增加血红蛋白含量，促进携氧功能。

3. 补充血浆蛋白：维持血浆胶体渗透压，改善营养状态。

4. 补充血小板和各种凝血因子：改善凝血功能，有助于止血。

5. 补充抗体、补体等血液成分：增强机体免疫能力。

(二)适应证

1. 各种原因的大出血。

2. 贫血或低蛋白血症。

3. 严重感染。

4. 凝血功能障碍。

5. 置换治疗。

(三)禁忌证

急性肺水肿、充血性心力衰竭、肺栓塞、恶性原发性高血压、真性红细胞增多症、肾功能极度衰竭、对输血有变态反应者。

(四)操作流程

1.操作者准备

(1)仪表符合要求,规范洗手,戴口罩。

(2)严格掌握输血适应证,填写临床输血申请单。

(3)对于无家属、无意识患者的紧急输血,应报卫生主管部门同意并备案。

2.患者准备

(1)解释输血的目的以及在输血过程中有可能出现的不良反应、注意事项。

(2)签署输血治疗同意书。

(3)根据配血要求采集血清标本做血型鉴定和交叉配血试验。

(4)患者取舒适卧位,排空大小便。

3.血液准备

(1)配血:把已抽取的受血者血清标本,与已填写的临床输血申请单和配血单一起送往血库,做血型鉴定和交叉配血试验。

(2)评估患者:接到血库电话,确认配血成功。评估患者全身情况、血型及输血史,测量生命体征,并评估输血静脉。

(3)提血:提专用提血箱到血库,与血库工作人员进行双人核对,先检查血袋有无破损、血液质量及有效期,再核对交叉配血单、血袋及血卡上的信息,核对无误后在血库提血单上签名。

(4)输血前,再次进行双人核对。检查血袋有无破损、血液质量及有效期,核对住院首页、原始血型、交叉配血单、血袋及血卡信息,核对无误后在交叉配血单核对栏内双签名。

4.物品准备

注射用品、输血器、生理盐水、输血前用药、住院病历(住院首页、医嘱单、原始血型单)、交叉配血单、血袋、输血反馈卡。

(五)环境准备

清洁、整齐、光线适宜。

(六)操作步骤

1.确认输血医嘱合法、有效。

2.核对患者身份:姓名、住院号及腕带上的信息。

3.用生理盐水接输血器建立静脉通路。

4.执行输血前用药。

5.再次双人床边核对:血袋有无破损、血液质量及有效期,核对住院首页、原始血型、交叉配血单、血袋及血卡信息,无误后在交叉配血单上输注栏内进行双签名。

6.轻轻摇匀血液,用输血器连接血袋。

7.调节滴数:红细胞悬液先调至15～30滴/min,血小板悬液调至30～75滴/min。

8.完成输血相关记录:患者输血前的生命体征,输血种类及输血量,输血前用药及输血滴速。

9.15min 后评估患者生命体征,局部静脉情况及有无输血反应。

10.调整滴速:将红细胞悬液调节至 60 滴/min,血小板悬液则根据患者的耐受程度可调节至 75 滴/min。

11.输血完毕后,用生理盐水冲净输血器管内的血液,评估患者生命体征及有无输血反应。

12.安置患者,处理用物,完成输血记录。

13.输血结束后 1h,再次评估患者的生命体征及有无输血反应。

14.填写输血反馈卡,连同血袋一起送血库保存 24h。

(七)注意事项

1.严格遵守无菌操作原则和输血规程。

2.采集配血标本时,禁止同时采集两位患者的血标本以免发生混淆。

3.严格执行双人查对制度,确保输血治疗准确无误。

4.血液从血库取出后,勿剧烈震动,输血前应轻轻摇匀,以免红细胞大量破裂而引起溶血。

5.库存血不能加温,以免血浆蛋白凝固变性而引起反应。如血液过冷时,可在室温下放置 15～20min 后输入。

6.血液内不得加入其他药物,如钙剂、酸性或碱性药物、高渗或低渗溶液,以防血液凝集或溶血。

7.血液应从血库现取现用,取回后于 4h 内输完(血小板应尽快输入),避免久放致血液变质或污染。

8.在输血前后及输注两袋血液之间,应用生理盐水进行冲洗,避免浪费血液或发生凝集反应。

9.整个输血过程中,应严密观察患者的生命体征及病情变化,若有输血反应,应及时处理,并保留血液以做检查分析。

(八)并发症及处理

1.发热反应

(1)预防致热源,执行无菌操作。

(2)应于提血后 30min 内进行输注,在 4h 内输完(血小板应尽快输入)。

(3)对于反应轻者,应减慢输血速度;对于反应重者,应立即停止输血,并对症处理。

(4)血袋连输血器做细菌学送检。

2.溶血反应

(1)认真做好血型鉴定及交叉配血试验。

(2)严格执行双人核对制度。

(3)严格执行血液保存制度。

(4)发生溶血反应后立即停止输血,并将血袋连同输血器一起送检验。

（5）对患者双侧腰部进行封闭处理，并用热水袋热敷，以解除肾血管痉挛，保护肾脏。

（6）碱化尿液，避免肾小管堵塞。

（7）严密观察血压和尿量变化，及早预防休克和急性肾功能衰竭的发生。

（8）稳定患者情绪。

3.过敏反应

（1）正确管理血液制品及供血者。

（2）输血前酌情使用抗过敏药物。

（3）对于轻者应减慢输血速度；对于重者应立即停止输血，给予抗过敏等对症处理。

4.与大量输血有关的反应（循环负荷过重、枸橼酸钠中毒）

（1）严格控制输血速度。

（2）做好预防及对症治疗。

（九）相关知识

1.血液质量检查

（1）血浆或血小板：正常时呈黄色，如呈乳糜状或暗灰色、有明显气泡、絮状物，则说明质量不合格。

（2）红细胞悬液：正常时呈暗红色或鲜红色，如呈紫红色，血液中有大量凝血块，则说明质量不合格。

（3）全血：如未摇动时，血浆层与红细胞层界面清楚，轻轻摇动后，非常均匀，无血块，则表明血液质量合格；如未摇动时，血浆层与红细胞层界面不清或交界面出现溶血，则说明血液质量不合格。

2.输血程序

申请输血、供血、核对、输血、输血后评价。

三、输血操作流程

输血操作流程详见表8-13。

表8-13　输血流程

操作内容	完　成	未完成	备　　注
1.仪表整洁，规范洗手，戴口罩。			
2.严格掌握输血适应证，填写临床输血申请单。			
3.解释输血的目的，有可能出现的不良反应及注意事项。			
4.签署输血治疗同意书。			
5.根据配血要求采集血清标本做血型鉴定和交叉配血试验。			
6.评估患者全身情况，血型，输血史，生命体征，输血静脉通路。			

续表

操作内容	完　成	未完成	备　注
7.血库提血应由双人核对:交叉配血结果、血液质量。			全血、红细胞从血库提出后 30min 内给患者使用。
8.输血前双人核对:患者信息、血型、血液成分及质量、血量、血袋号、血卡号、血袋上采血日期、有效期、配血试验结果。			
9.物品准备:血液制品、血交叉配血报告单、生理盐水、一次性输血器、留置针、乳胶手套等,质量检查。			血液制品质量检查: ①血浆和血小板正常为淡黄澄清,若呈乳糜状或暗灰色,或者血浆中有明显气泡、絮状物或粗大颗粒,需退回血库。②红细胞呈暗红色,若呈紫红色或有血凝块,需退回血库。 ③全血未摇匀前有上下分层,界面清楚,摇匀后呈暗红色,无血凝块。若未摇匀前上下分层不清或摇匀后出现血凝块,需退回血库。
10.确认输血医嘱合法、有效及输血前用药情况。			
11.核对患者身份:姓名、住院号及腕带、血型。			
12.协助患者取舒适卧位。			
13.用生理盐水建立静脉通路 22 号以下留置针。			
14.执行输血前用药。			
15.再次进行双人核对(血液质量及配血试验结果)。			
16.轻轻摇匀血液,用输血器连接血液袋。			
17.调节输血滴数。			红细胞混悬液和全血:前 15min 15～30 滴/min,15min 后约 60 滴/min。血浆和血小板:前 15min 30～75 滴/min,15min 后约 75 滴/min。
18.15min 后评估并调整滴速。			1 袋血 4h 内输完
19.输血完毕,用生理盐水冲管。			
20.严密观察生命体征及病情变化,若有输血反应须及时处理。			急性输血反应包括过敏、非溶血性发热反应、溶血反应、循环负荷过重。
21.安置患者并宣教注意事项。			

续表

操作内容	完 成	未完成	备 注
22.洗手。			
23.垃圾分类处理,整理用物。			
24.完成输血文书记录。			
25.填写输血反馈卡,连同血袋送血库保存24h。			

注意:操作过程中认真仔细,动作规范、熟练,无菌观念强,关爱患者。

练习题

1.某患者大量输注库存血后出现手足抽搐,血压下降,心率减慢。心电图出现 QT 间期延长。你认为该患者最有可能出现的并发症是 ( )

A. 过敏反应   B. 枸橼酸钠中毒

C. 急性左心衰竭   D. 空气栓塞

E. 溶血

2.针对输血引起的过敏反应,下列处理措施有误的是 ( )

A. 呼吸困难者给予氧气吸入治疗

B. 重度过敏者立即给予肾上腺素 1mg 静脉推注

C. 监测患者生命体征变化

D. 不管程度轻重,一律立即停止输血

E. 循环衰竭者给予抗休克治疗

3.某患者输血后 15min 出现恶心、呕吐、四肢麻木、腰背部剧烈疼痛,并出现面部潮红,体温升高,血压较前下降。你认为该患者可能发生的不良反应是 ( )

A. 过敏反应   B. 发热反应

C. 溶血反应   D. 出血倾向

E. 空气栓塞

练习题参考答案:1.B   2.D   3.C

(徐伟英)

第九章 临床思维与医患沟通

第一节 以 TBL 方式开展见习医生临床思维课

临床思维是可以训练获得的,仅仅拥有一定的知识和技能储备,没有产生系统的网络体系、逻辑关系,就不会具备良好的临床思维决策能力。我们教师在临床授课过程中也会有很多误区,比如认为讲病例就是临床思维课,重诊断及治疗方案、方法的讲授,而轻视推理过程;上课的时候老师讲的多,学生参与的少,有一些浅显的互动,但是深入到学习方法、思维方式的互动非常少。为了避免这些误区,上好一堂临床思维课,我们参考美国的临床思维教学课程,经过多次的运用和改良,制定了符合我们实际应用的以 TBL 方式开展的临床思维课。

【课程目标】

使见习医生具备发现问题、筛选关键问题、进行疾病画像的能力。

【课程结构】

9-1 临床思维课程(中文)

本课程具有典型的 TBL 结构,具体如下:

1.3～4 人的小组为单位。

2.每个小组有明确的任务清单。

3.小组内充分讨论交流,按照时间要求完成每个任务清单。

4.以小组为单位依次展示结果。

5.教师进行反馈和点评。

【课前学生准备】

1.熟悉临床思维课所在专科的疾病主要症状,并回顾每个症状产生的所有可能的病理生理机制。如心内科见习,需熟悉胸痛、心悸、头晕、劳力性呼吸困难、夜间阵发性呼吸困难等主要症状及产生这些症状的病理生理机制。

2.进一步分析各个症状之间是否存在相关性,如存在相关性,那么其中的病理生理机制是什么。如心悸伴有头晕,其原因可能是心动过速导致舒张期过短引起心脏泵血量减少导致脑供血不足引发头晕,但是为什么有的患者心悸会引起头晕,而有些又不会,这与哪些因素相关呢? 同学们可以小组为单位训练临床发散思维,寻找一切可能性,如心律失常本身原因(频率、节律)、心脏结构器质性原因(梗阻性疾病、反流生疾病、分流、血管及心脏原因)、颈动脉或颅内动脉狭窄等。

3.复习体格检查发现的阳性体征代表的意义。例如,主动脉瓣第一听诊区收缩期杂音的意义,进而杂音是否向颈部传导的意义。双下肢水肿是否凹陷、水肿晨轻暮重,其代表的意义等。

【课前教师准备】

课前需要准备好的教学用物料如下:计时器/闹钟 1 个。

另根据教师上课分组情况,以下物料每组一份:

1.塑封任务清单(4 张表格/套)。

2.标记笔(黑色 1、红色 1、标记笔擦 1)。

教师首先根据自己的专业背景、大纲要求,选择具有代表性的病例,可以选择直接以 PPT 方式展示设计好的典型病例的病史及查体情况,也可以选择标准病人,请学生来进行病史的采集,还可以选择真实的患者进行病史采集和体格检查,当然也可以由老师提供病史,学生仅进行体格检查;各种组合都是可行的。因此,完全可以根据实际情况选择。但是,特别需要关注的是,临床思维课的关键侧重点并不是学习病史采集或查体(这部分在诊断学中已经获得),而是培养发现问题、筛选问题、进行疾病画像的能力。

【课程实施步骤】

步骤 1　学生分组,教师分发物料,建议每组 3～4 个人,分组后每组同步开始进行组内自我介绍并写上自己的名字;时间 1 分钟。

步骤 2　教师介绍思维导图及本次临床思维课的教学目标(见图 9-1);时间 3 分钟。

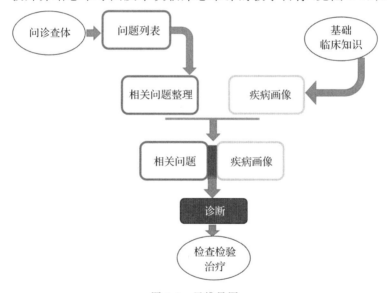

图 9-1　思维导图

步骤 3　教师介绍教学工具,主要介绍 4 张表格,并解答疑问 5 分钟。

第一张表:团队成员及所有问题清单。

第二张表:相关问题整理。

第三张表:诊断和诊断依据(包含鉴别诊断),至少形成 3 个诊断,且必须按照可能性来排序。

第四张表：针对最可能诊断的检验检查结果和治疗原则。

步骤4 病史和查体（真实采集或制成 PPT 直接呈现）。

疾病最好是本学科有代表性的、常见的，而非罕见的。

病史最好是叙述性的甚至繁杂的、口语化的，并非提炼好的。查体部分应该提供全面，而不是仅仅提供阳性体征。

步骤5 按顺序填写工具表（每张5分钟，4张表格共计20分钟，由教师统一计时及提醒，一张表完成后停顿一次，共计停顿3次）。

步骤6 每个小组选出一位发言人进行分享，每组5分钟。

教师可以安排不同的组别分别分享一个不同的表格，也可以重点分享同一张表格。

步骤7 教师反馈，点评，表扬。

教师反馈时特别要注意，本堂临床思维课没有标准答案，没有对错，学生只要在纷繁复杂的资料中提取到"问题"，并且按照自己的思路将问题进行有机的整理和剔除，诊断依据充分，并且与检验检查结果及治疗原则匹配度高，就是完美的。点评过程中需要使用鼓励的语言语调、肢体语言，鼓励学生们充分发散思维及所有合理的逻辑推理。鼓励学生们相互学习及欣赏。

【教师注意事项】

• 病史和查体如果能给出时间由学生自己进行床边补充是最好的。

• 表格填写过程中允许学生自由使用书籍及电子图书馆等进行搜寻。

• 全程分组讨论，每组建议不超过4个人，确保每人能积极参与。

• 教师巡回掌控全体进度，调动每一位的参与，多看少说。

• 教师必须强调：正确的思维训练过程是最重要的，我们一直在接近正确的路上。

• 本课程主要应用于见习医生，如应用于实习医生，建议不仅将病史及体格检查作为呈现材料，还需要增加一些基础的检验检查结果的呈现，以提高实习生检验检查的解读能力和应用能力，以及强化与疾病诊断、鉴别诊断的关系。

【教师课后布置思维训练作业】

建议以 3～4 人小组为单位，每周进行 1～2 次，每次 30 分钟的临床思维训练。

教师提供本学科常见疾病症状及阳性体征的多种交叉组合，请学生按需扩充主要症状时长，并分组推演可能的疾病诊断及鉴别诊断，并阐述理由。

例如：胸痛伴心悸、呼吸困难伴水肿、头晕伴水肿、反复晕厥伴心悸等。

（黄蜀）

第二节　医患沟通的含义及在临床实践中的意义

医患沟通是"医"和"患"之间的人际沟通。良好的医患关系是医患沟通的基础，而医患沟通的质量又反过来影响医患关系的好坏。

什么是医患关系？传统的观点认为"医患关系"即指医生和患者之间的关系。事实上，在现代医疗过程中，"医"不仅仅是指医生，医生只是发挥着主导作用。医疗活动是一个由医生、护士、医技检验人员、后勤管理人员等共同参与、相互协作的过程。"患"也不仅仅是指患者本身。一方面，现代医疗活动扩大了服务范围，不仅针对有病的人，没病的正常人也可能就医，如美容需求者、健康咨询者等。另一方面，患者在就医过程中往往同时有其家属、监护人、所属的单位组织或保险机构等出面与医方打交道，这类人群也是现实中医患关系的角色成员。因此，广义的医患关系应该是指以医生为主体的医务人员（包括医生、护士、医技人员、后勤人员、管理人员等，可简称为医方）与以患者为主体的就医者（包括患者及其家属、监护人、组织单位，以及各种整容美容、健康咨询、身体检查、预防接种等就医者，可简称为患方）在诊断、治疗、用药、手术、护理等过程中形成的人际关系。

医患关系可分为既有区别又有联系的两个方面，即医患间的技术关系和非技术关系；与此相对应，医患沟通也可以分为技术沟通和非技术沟通。一方面，医患关系是一种技术关系。医务人员掌握了更多的医学知识和技能，在技术上，"医"是内行，"患"是外行。良好的医患沟通对病史的采集、诊断的确立、检查的进行以及疗效的提高等都起着重要的作用。在技术沟通的过程中，医者处于主导地位，如果医者处处都以专家自居，独断专行，不经患者知情同意就采取医疗措施，就很容易导致医疗纠纷的出现。另一方面，医患关系又是一种非技术关系。在非技术沟通中，医患双方的情感交流也不容忽视。如果患者感觉到医务人员了解他、关心他、照顾他，并以最佳方案为他治疗时，他会感到有希望、有信心，从而情绪稳定，主动配合治疗，其病情康复也会更好更快；同时，患者对医务人员的信任和尊重也能给医务人员带来成就感，促进医务人员以更大的热情投入医疗工作中。

医患沟通在医学临床实践中具有重要的意义。

首先，加强医学实践中的人文精神是现代医学模式所必需的。现代医学模式即生物—心理—社会医学模式，是在生物医学模式的基础上形成的一个适应现代人类保健观念的新模式。现代医学越来越需要患者的主动参与和配合，医患双方越来越需要有共同的思维和语言。然而，随着医疗仪器和设备的发展，医生对疾病的诊疗越来越依赖仪器和设备，医患关系在某种程度上被"物化"了，导致只见病不见人的情况，这会忽视人的心理和社会因素对疾病和健康的影响，容易导致医患矛盾，不利于患者的康复，也不利于临床医学的发展。只有通过良好的医患沟通，充分调动患者及其家属的积极性，加强临床实践中的人文精神，才有利于疾病的诊疗、医患关系的改善和医疗技术的发展。

"To Cure Sometimes，To Relieve Often，To Comfort Always"（有时去治愈；常常去帮助；总是去安慰）。这是长眠在纽约东北部撒拉纳克湖畔的特鲁多医生的墓志铭。西方医学之父希波克拉底说过，比了解疾病更为重要的是了解患者。作为医生，不能单纯地治病，而是要治疗患病的患者。

其次，提高医务人员的沟通能力，缓和紧张的医患关系，是当前临床医学所必需的。随着社会的进步，行业服务意识的增强，社会民众在其他方面受到良好服务的同时，不可避免地对接受的医疗服务提出更多更高的要求。然而我们部分医生的服务理念与思维方式仍停留在"以医为尊""重病轻人""患者求医"等认知上,忽视沟通技巧,服务言行表现为不愿向患者多解释、不愿多倾听、不愿理解患者的情绪、对患者不够尊重、缺乏人文关怀与情感交流等。另外,医学是一门实践性强、风险性高的学科,许多疾病还没有被人类完全认识,有的疾病虽已被认识但却没有行之有效的治疗方法。虽然医务人员在疾病诊疗过程中已做得很规范、很仔细、很认真了,但仍无法避免出现一些风险,而许多患者对这些情况不能完全了解和知晓,导致医疗纠纷难以避免。因此,加强医务人员的服务和沟通意识,提高医务人员的沟通能力,有利于提高患者对医学局限性和医学风险的了解,有利于取得患者的配合和支持,使得医患双方团结合作,朝着共同的目标而努力,这是当前临床医学所必需的。

世界医学教育联合会在1989年发布的《福冈宣言》中指出:"所有医生必须学会交流和处理人际关系的技能。缺少共鸣（同情）应该被看作与技术不够一样,是无能力的表现。"

（石淑文）

第三节　医患沟通不畅的常见原因

许多医疗纠纷并不是由医疗技术水平低引发的,往往是由医患沟通不畅,导致患者或其家属对医院或医务人员不满而引起的。改善医患关系,减少医疗纠纷发生,最重要的是认识并解决医患沟通不畅的问题。那么,医患沟通不畅的常见原因有哪些呢？概括起来主要有以下几个方面。

一、医生对医患沟通的不重视和不恰当表现

（一）医生对医患沟通不重视的常见表现

1. 只重视药物、手术等具体的治疗措施,忽视患者的心理需求

被西方称为"医学之父"的古希腊著名医生希波克拉底曾经说过:"医生的法宝有三样:语言、药物和手术刀。"语言位于三样法宝之首。医生的语言可以帮助患者树立治疗的信心,也可以让患者感到无助和绝望。现在很多临床医生成为"两片医生"（即药片和刀片）,对医患之间的交流、沟通不重视,由此导致医患矛盾的产生。

2. 不愿意抽出时间接待患者和家属以听其述说

临床工作任务繁重,医生又常常忙于一些事务性的工作,如书写病历等,而很少能抽出时间去床边与患者或其家属进行交流、沟通。有时候,有些医生即使有时间也不愿意与患者或家属多交流、多沟通,比如对新入院的患者没有去床边进行详细的问诊和体格检查,仅凭门诊病历和护理记录就书写住院病史及开出医嘱,或者只听护士汇报而不去床边查房就开出医嘱,导致患者住院多日也不知道自己的主管医生是谁。患者对自

己的病情不了解,会对医院和医生产生不满,如果出现误诊、漏诊或医疗差错等势必会引起医疗纠纷。

3.不能详细地告知患者所要进行的检查治疗方案及其目的、意义和可能的医疗风险

在检查和(或)治疗前,由于医生没有及时与患者进行详细的宣教和沟通,若在检查和(或)治疗过程中或之后出现一些不良反应、并发症甚至意外死亡,必将引起医疗纠纷。

4.对患者的疑问处理不当

对患者的疑问,不是给予耐心的解答,而是采取简单、敷衍的手段进行应对等。

(二)医生不恰当表现的三个主要方面

1.语言表达不妥当

在医疗实践中,常见的医疗纠纷是由医务人员语言表达不准确引起的。例如,一位被怀疑"胃穿孔"的患者去拍腹部平片,而放射科工作人员却很随意地说:"这种情况试试看,也不一定拍得出来"。这会陡然增加患者的思想负担,会使患者对这样的检查失去信心,更会对主治医生乃至医院失去信任。又如,一位被怀疑患有"恶性肿瘤"的患者,在手术中被确诊为"良性肿瘤",仅做了局部切除,术后医生只给予了常规的观察,也未做任何解释,当患者家属感到受"冷落"而去找医生理论时,医生本想安慰家属,却脱口而出:"他的病很轻,我都差点忘了……"这样简单的一句话,使患者家属认定医生不重视患者,也就是这位患者,术后发生了深静脉血栓并发症,虽然这与医疗本身并不存在因果关系,但患方坚持认为并发症是由于医生不负责任所引起的,从而引发了长达数月的医疗纠纷。

2.随便评价他人的诊疗

由于单位的条件、设备和医生的技术水平等因素的不同,不同的医务人员对同一疾病会产生不同的认识,采取不同的治疗方案,可能会导致在发病初期症状不典型阶段的误诊;然而当患者再就诊时,有的医师会不假思索地随便做出评价,并指责前面的医生或医院,例如"这种方案根本无效,怎么这么晚才来"等;还有上级医师当着患者的面批评下级医师,点评治疗方案,评价治疗效果,例如"这就是治疗失败的原因,这样的患者采取XX治疗方案好"等;这些医方内部评价性的语言常常是引起纠纷的祸根,特别是当患者留有后遗症或出现并发症时,患方常常以此为证据找上门来,追究首诊医院或首诊医生的医疗责任。

3.交代预后不客观

我们治疗的对象是不同的个体,同样的治疗和同样的药物,不同患者的反应会有不同,效果也不一样。在治疗过程中,诸如并发症和过敏反应等医疗意外是随时都有可能发生的,有些是当前医学无能为力的。面对医疗过程中的未知数,我们的医生在交代病情时一定要客观、中肯;在交代预后时,不可把话说得太满,例如"治疗一结束,你就可以吃面条了""支架放入气管后,呼吸困难即可缓解"等等,只将最好的结果告诉了患者及其家属,忽视了无效的可能性及并发症的告知。更有甚者,在交代预后时夸大疗效,这样确实增加了患者和家属对治疗的期望值,但由于对发生并发症之类的意外可能性没有任何的了解和思想准备,只要一出现不适反应,患方就会认为是医方的过失,从而引发医疗纠纷。

二、患者对医疗行为认识不足

患者对医疗行为认识不足，主要表现为三个方面。

1. 患者医学知识匮乏

医学是一门具有高度专业性的学科，在医患沟通过程中，由于绝大多数患者医学知识匮乏，很多患者文化水平低下，理解能力不足，如果医生不能将医疗术语通俗化，患者常常会产生"不知所云"的无助感，医患双方对疾病本身、病情、诊疗方式的认知产生差异，从而容易导致医患纠纷。

2. 患者期望值过高

随着经济社会的发展，人们的生活水平得到极大改善，医疗卫生保健意识和维权意识增强，高质量的生活确保人们有实力要求更好的医疗服务。然而，目前的医疗水平仍处于亟待提高的发展中状态，患者对很多疾病存在认知不足或虽有一定认知却束手无策，还有一些疾病病情多变且难以控制，这些因素均会使患者的期望与医疗水平现状不一致而产生矛盾，这也是医疗纠纷的常见原因。

3. 患者把医患关系看作简单的消费关系，认为花钱必须得到满意的回报

事实上，医疗行业是一种高技术、高风险、高责任、高奉献的行业，患者的病情千变万化，个体差异极大，诊疗过程不可避免地会出现一些医务人员无法预料的情况，一旦出现意外，患者就有可能选择不理智的方式来解决问题。

三、缺乏制度保障

医院不注重医患沟通机制的建设，一旦出现医患沟通困难，患者往往找不到解决问题的有效途径。由于没有受到相应的沟通制度约束，一些医务人员往往不愿意与患者进行沟通，这样导致一些医患纠纷得不到妥善处理，最终导致医患关系的紧张。在沟通不能实现的情况下，一些患者就选择了信访、向媒体投诉、破坏医院公共设施、打骂医护人员等方式来表达他们的需求。

四、医学教育理念的落后

由于现行的医学教育只关注医疗技术的教授，忽视对医学生人文精神的培养及相应能力的传授，使得医学生缺乏医患沟通意识，从而导致许多医学生对医患关系和医患沟通的重要性认识不足，缺乏对"健康"定义的新认识，低估了社会、心理、环境等因素在医疗中的作用。医学院的毕业生们尽管习得了大量的医学专业知识，掌握了相当多的新技术，但在临床实际工作中缺乏与患者沟通的心理准备，导致其对复杂的人际关系无所适从。由于医学生在医患沟通技能上缺乏应对策略，故在与患者交往中普遍存在自信心不足、紧张、焦虑等心理状态。一些医生因为不能准确地了解患者的心理状况和心理需求，经常产生非生物因素的医患纠纷，这不仅影响了他们临床技能的发挥，同时也严重损害了他们的心理健康。

（石淑文）

第四节 问诊和体格检查过程中的医患沟通

问诊和体格检查是医生获取对患者进行疾病诊治所需要的各种临床资料的必经过程和重要手段。通过问诊和体格检查所获取的资料对了解患者所患疾病的发生、发展、诊治经过以及既往健康状况具有极其重要的意义,也为以后对患者进行各种诊疗安排提供了最重要的线索和基本资料。同时,问诊和体格检查也是建立医患关系、开展医患合作的开始。而在此过程中建立的医患关系的好坏,将直接影响所收集资料的完整性和准确性,更将成为决定诊治成败的关键因素之一。

在诊疗过程中,良好的医患关系需要双方的互相理解、尊重、信任与配合。在此基础上,医务人员应以患者为中心,尽最大的努力了解并满足患者的需求,使患者和家属满意。因此,医务人员应学习并掌握多种技巧与方法的运用,使得医患合作从一开始(问诊和体格检查)便能够顺利有效地进行。

一、问诊和体格检查前的准备

首先,医生应注重自身的仪容、仪表。得体的仪容仪表是在没有语言交流前能给患者和蔼、端庄、细心、耐心、严谨的印象,为建立融洽的医患关系奠定了良好的基础,甚至可以增强患者的信心,有助于病情的好转。着装要体现职业特色,男的建议系领带、穿长裤、衬衫、皮鞋,避免穿凉鞋、运动鞋及没有领子的上衣;而女医生可以化点淡妆等。其次,要营造良好的问诊环境,要求安静、相对隔音,只有医生和患者参与,这样不仅有利于沟通和理解,更有利于保护患者的隐私,鼓励患者提供真实的病史。

二、问诊过程中的医患沟通

一个完整的医疗问诊可以分为开始会谈、采集信息、解释和计划、结束会谈四个阶段。在这一过程中,医生需要做到巧妙地问、耐心地听、细心地观察、适当地反馈。我们通过临床实践,总结出以下 20 项问诊技巧,帮助大家对问诊过程有一个较为全面的认识与理解。

(一)合理组织安排

医生最好按问诊内容的顺序系统地询问病史,对交谈的目的、进程及预期结果应做到心中有数,统揽全局。

(二)确定时间顺序

这是指主诉和现病史中症状或体征出现的先后次序。医生应问清楚症状开始的确切时间,跟踪自症状首发至目前的演变过程。根据时间顺序追溯症状的演变以避免遗漏重要的资料。例如,有时环境的变化或药物的使用可能就是导致病情减轻或加重的因素。仔细按时间线索询问病情可使问诊者更有效地获得这些资料。建议问诊者可用以下方式提问，例如："……以后怎么样？""然后又……"这样在核实所得资料的同时，可以了解事件发展的先后顺序。如有几个症状同时出现，则必须确定其先后顺序。

（三）使用过渡性语言

过渡性语言是医生问诊时用于两个项目之间转换的语言，是向患者说明即将讨论的新话题及其理由。例如："我们一直在谈论你今天来看病的目的，现在我想问问你过去的病情，以便了解它与你目前的疾病有何关系。能告诉我你小时候的健康情况如何吗？"用了这种过渡性语言，患者就不会困惑你为什么要改变话题以及为什么要询问这些情况。

过渡性语言对促进交流很重要，不用或使用不当，都会妨碍医患关系的和谐发展，甚至使患者产生敌意或不合作。良好的过渡性语言例子有：①过渡到家族史："现在我想和你谈谈你的家族史（新话题）；你也知道，有些疾病在有血缘关系的亲属中有遗传倾向，为了获得一个尽可能完整的家族史，预测和治疗未来的疾病，我们需要了解这些情况。让我们先从你的父母开始吧，他们都健在吗？"（或：你父母亲的健康情况怎样？）②过渡到系统回顾："我已经问了你许多问题，你非常合作，现在我想问问全身各个系统的情况（新话题），以免遗漏病情，这对我了解你的整个健康状况非常重要。"

（四）掌控问诊进度

为了使问诊进展顺利，医生应注意聆听，不要轻易打断患者讲话，让他有足够的时间回答问题，有时允许有必要的停顿（如患者在回顾思索时）。有意的沉默也许令人不安，但也可鼓励患者提供其他方面的有关信息，或者可使患者道出敏感的问题，如果没有这种沉默，患者会省略不谈。如果患者的言行表示需要冷静深思某些问题，则短暂的停顿或许有益。沉默犹如一把利剑，其利弊全仗如何使用它。医生的直觉有助于判断这种交谈中的停顿。

医生欲从难堪的停顿中掌握好进度可总结、归纳已获得的病史，也可以提出现成的问题，如"你能告诉我通常你的一天是怎样度过的吗？"

医生应避免急促地提出一连串问题，使患者几乎没有时间去考虑答案。如果患者不停地谈论许多与病史无关的问题，医生则可客气地把患者引导到病史线索上来，如"你的那些问题我都理解，现在请再谈谈你当时腹痛的情况吧。"

（五）巧用问题类型

一般性问题常用于问诊的开始，用一般性问题去获得某一方面的大量资料，让患者像讲故事一样叙述他的病情。这种提问应该在现病史、过去史、个人史等每一部分开始时使用，如"你今天来，有哪里不舒服？"或者"请告诉我你的一般健康情况吧。"待获得一些信息后，再着重追问一些重点问题。

特殊性问题（直接提问）常用于收集一些特定的有关细节，如"扁桃体切除时你几岁？""你何时开始腹痛的呢？""你腹痛有多久了？"提出特殊的问题获得的信息更有针对性。另一种特殊提问是要求患者回答"是"或"不是"，或者对提供的选择做出回答，如"你曾有过严重的头痛吗？""你的疼痛是锐痛还是钝痛？"但开始时最好是一般性提问："谈谈你头痛的情况吧。"

为了更系统有效地获得准确的资料,医生应遵循从一般到特殊的提问进程,例如,开始提问用"请你告诉我,什么事使你忧虑",而不是"你的工作使你焦虑不安吗？"

在现病史、过去史等每一部分开始提问时,应避免用直接或直接选择性问题,因为这会限制患者提供信息的范围,使获取必要的资料变得困难、费时。如开始时,不用一般性提问,而用不恰当的一系列问题直接提问,会使获取资料的效率较差。其次,不正确的提问可能会得到错误的信息或遗漏重要的资料。

(六)避免以下三种提问方式

(1)诱导性提问。诱导性提问是一种能为患者提供带倾向性特定答案的提问方式,问题的措辞已暗示了期望的答案。这种提问应避免,因为患者易于默认医生的诱导性答案,而不会轻易否定。如："你的胸痛放射至左手,对吗？"

(2)责难性提问。责难性提问常使患者产生防御心理,故不宜使用。如："你为什么吃那么脏的食物呢？"

(3)连续提问。连续提问是指提出一系列问题而不容许患者分别回答每一个问题,可能会使患者对要回答的问题混淆不清。如："饭后痛得怎么样？ 和饭前不同吗？ 是锐痛,还是钝痛？"连续提问也可以是不同问题多个选择答案,如："你家族中有哪位患过癌症、糖尿病、心脏病或原发性高血压吗？"这也常被称为分别连续性提问。

(七)避免重复提问

有时为了核实资料与重申要点,同样的问题需多问几次。例如："你已告诉我,你大便全是血,这是很重要的资料,为了把这弄清楚,请再给我讲一下你大便的情况。"但无计划的重复提问可能会挫伤和谐的医患关系和失去患者的信任。例如,在收集现病史时已获悉一个姐姐和两个兄弟也有类似的头痛,如再问患者有无兄弟姐妹,则表明医生未注意倾听。如果医生结合其他问诊技巧,将有助于减少重复提问。有时可用反问及解释等技巧,以避免使用不必要的重复提问。

(八)强调归纳小结

每一部分结束时,都应进行小结,因为这样做可达到以下目的：
(1)唤起医生的记忆以免忘记要问的问题。
(2)让患者知道医生如何理解他的病史。
(3)提供机会印证患者所述病情。如："刚才你说你的腹痛时好时坏,对吗？"病史的印证通常在小结时进行,但亦可用于难以插话的患者,使其专心倾听。
(4)给患者提供补充病史信息的机会。患者听了医生的归纳小结,如果有遗漏的病史信息,此时会给予补充。

(九)避免使用医学术语

术语即外行难懂的专业性用语或隐语。作为与患者交谈的一种技巧,必须用常人易懂的词语代替难懂的医学术语。医生常常因患者能用1～2个医学术语就误以为他有较高的知识水平。例如，有的患者因耳疾而熟悉"中耳炎"这个词，但他并不懂"心悸"的含义；医生可能因患者用了"中耳炎"这个术语而认为用医学术语提问患者也能理解，这样就可能出现沟通困难。因此，医生应对难懂的术语做适当解释。

（十）勿忘引证核实

为了收集到尽可能准确的病史，医生应引证并核实患者所提供的信息。如果患者提供了特定的诊断和用药，就应问明诊断是如何做出的以及用药的剂量，此外，还要核实其他一些信息，包括饮酒史、吸烟史、兴奋药品和咖啡因服用史，以及过敏史。有关习惯和嗜好方面的情况应包括名称、用量和时间。例如，饮酒史，应问清喝什么酒、喝多少、喝多长时间以及喝酒的方式，并提供机会让患者确认所获信息是否真实。

（十一）具有友善的举止

增进和谐关系的行为就是医生如何使患者感到舒服的举止。视线的接触即为其一，也是问诊技能好坏的关键。如同其他许多习俗一样，注视患者要恰当，过多、过少都不好。换句话说，医生既要注视患者，又要避免凝视或直视患者，否则会让患者感到对话如同一种审讯。其他非语言交流或肢体语言也是一样，适当的时候应保持微笑或赞许性地点头示意。与患者之间不要设置任何障碍，认真交谈时应采取前倾姿势使患者注意倾听。其他重要的友好举止还包括语音、面部表情和不偏不倚的语言暗示以及一些鼓励患者继续谈话的短语，如"我明白""接着讲"等。

（十二）善用赞扬与鼓励

医生应妥善地运用一些赞扬语言，促使患者与自己合作，间断地给予肯定和鼓励，使患者因受到鼓舞而积极地提供信息。这对增进医患关系很有帮助。如以下评论："那你一定很困难"或"那是可以理解的。"一些通俗的赞扬语，如"你已经戒烟了？太好了，那一定用了很大毅力"或者"我很高兴，你能每月做一次乳房的自我检查，这对妇女在家中自己发现乳房包块非常重要。"

（十三）了解患者的看法

询问患者对自己所患疾病的看法，对有效进行诊断和治疗非常重要。患者对病因的信念和关注直接影响他对症状的叙述和对诊断的理解。例如，患者可能认为他因喜吃甜食、食糖过多而导致糖尿病。医生应了解患者所知的有关疾病治疗的知识以便进行教育。上述患者很可能认为停止食糖或甜点就能治愈糖尿病。

医生还应问明主诉以外患者所关心的其他问题，许多患者可能隐藏了他自身所关心的问题，如未被医生发现，未被医生解决，则对治疗不利。例如，一名性传染病患者可以说出他的症状及治疗要求，但很可能隐瞒了他对引起阳痿的忧虑。

（十四）关切疾病影响

一个疾病的诊断往往会对患者、患者家庭和家庭生活方式造成巨大影响。癌症患者即为一例明证。长期的治疗、药物的副作用以及可能降低的家庭收入，必然会影响到患者、家庭成员和家庭生活方式。有时医生提及某些疾病时还会影响患者对自我形象的认识,例如,一名患者心脏病发作后,可能会立即改变他的性生活和体力活动。医生应深入探讨这些问题,以宽慰患者。

(十五)寻找支持和帮助的来源

良好的医患关系,也包括鼓励患者设法寻找经济和精神上的支持和帮助,包括家庭其他成员、朋友、工作单位等,以及有无即刻能帮助患者的个人或团体。此外,医生还可以建议一些患者不知道的慈善机构及自助组织等给予帮助,使患者身心能更快、更直接地获得切实、有效的帮助。

(十六)关心患者的期望

医生应明白患者的期望,了解患者就诊的确切目的和要求。例如,患者所需要的一张处方、一张恢复工作的证明,有些期望需要问诊者与患者共同商讨。在很多情况下,教育患者是决定治疗成功的关键,甚至本身就是治疗方案之一。医生应判断患者最感兴趣的、最想要知道的及每一次可理解的信息量,从而为他提供适当的信息或指导,满足其相关的需求。

(十七)检查患者的理解程度

在许多情况下,被认为依从性差的患者其实是因为不能理解医生的意思所致。这时要巧妙而仔细地利用各种方法,去检查患者的理解程度。医生可要求患者重复所讲的内容,示范检查方法,或提出一种假设的情况,看患者能否做出适当的反应。当患者没有医生直接指导而必须继续治疗时,正确的理解是成功的关键。如药物治疗时,要让患者知道用药的目的、服用方法以及对机体的作用是很重要的。医生如需与患者讨论某些检查结果时亦应如此。如患者没有完全理解或理解有误,应予以耐心讲解并及时纠正。

(十八)承认经验不足

医生应明白自己的能力是否能够为患者提供足够的信息。当自己不能提供足够的信息及建议,应承认自己对这方面的经验不足。例如,一个内科医生将患者转给心脏病专家就是因为自己缺乏心血管特殊检查方面的知识,一旦患者问及缘由时,应承认自己经验不足并立即设法为患者寻找答案。

(十九)鼓励患者提问

问诊时,让患者有机会提问是非常重要的,因为患者可能经常想起一些医生未曾给予的相关信息,或者还有一些问题需要医生回答。医生应明确地给患者机会,鼓励他提问和讨论问题。通常这是在某个关于主要部分交谈结束时进行的,问诊末了再重复提问环节。

(二十)重视结束语

问诊结束时,对上述问诊内容进行归纳、小结、核实,并以结束语表明问诊已结束,并明确说明下一步计划。例如,患者下次就诊或随访计划以及对患者的要求。这样做能减轻患者因患病而出现的慌乱感,更能取得患者的信任与配合。

三、体格检查过程中的医患沟通

体格检查需要医生掌握各系统的体格检查手法和目的,根据每个患者的不同疾病特点,运用自己的感官和借助简便的检查工具来客观地了解和评估患者的身体状况。基本的检查方法主要有五种:视诊、触诊、叩诊、听诊、嗅诊。进行体格检查时应注意以下几项医患沟通内容:

(1)体格检查前应向患者做自我介绍并说明体检的目的。

(2)应避免交叉感染。对患者实施检查前后都应洗手;对传染病患者可穿隔离衣,戴口罩和手套,并做好消毒、隔离工作。

(3)以患者为中心,关心爱护患者。例如,注意患者隐私(关门或拉上床帘);帮助患者上下检查床;帮助患者暴露检查部位(帮助脱鞋穿鞋、脱衣穿衣等)等。

(4)谨慎对待患者的隐私部位,特别是异性。男医生需要给女患者检查私隐部位时,必须有第三者在场。

(5)体格检查中应注意给患者保暖,使其保持舒适。

(6)遵循规范的检查顺序和检查手法,在触诊、叩诊、听诊时更应当循序渐进,注意动作轻柔。

(7)根据问诊获得疾病信息和临床印象,有重点地进行系统的体格检查,避免遗漏和重复。

(8)在体格检查中,要及时与患者交流、对话,了解患者对体格检查的接受程度,以取得患者更好的配合,获得更准确的体格检查结果。

(9)体格检查结果应如实并及时地做好记录,根据患者病情变化告知其是否需要复查。

(10)体格检查结束时,应告知患者此次体格检查所获得的病情信息,并说明下一步的诊疗计划。

（王一红、石淑文）

第五节　外科手术前的医患沟通

知情同意制度是保证医疗质量和医疗安全的核心制度之一,而外科医师的术前谈话又是知情同意的重要内容和主要方式,也是加强医患沟通,防范医疗纠纷的重要举措。据文献报道,80%的医疗纠纷与医患沟通不到位有关,只有不到20%的案例与医疗技术有关。因此,掌握术前谈话的内容与技巧,提高外科医师术前谈话水平,对于建立和谐的医患关系,防范医疗纠纷有着十分重要的意义。

一、术前谈话的内容

不同的手术有不同的谈话内容,但总体上应该包括以下几个方面内容:

(1)介绍病情,告知疾病诊断并给予适当解释。进行术前谈话时首先应该向患者或其家属等介绍患者的病情、目前考虑可能是什么疾病以及这种疾病的发生和发展情况等。

(2)告知目前的治疗手段及其相关信息。告知患者或其家属等关于这种疾病的治疗方法有哪些,这些方法各有什么优缺点等。

(3)告知治疗建议。告知患者或其家属等根据患者的病情及各方面的条件(如身体素质、精神状态、经济能力等)及本医院的硬件设施等,建议患者可以选择哪种治疗方法、哪种手术方案等。

(4)告知接受手术或不接受手术可能会出现的风险,如症状可能加重、可能引起严重的并发症、可能使疾病迁延不愈、可能导致死亡等。

(5)告知手术过程中及手术后可能会出现的风险。

1)手术过程中可能会出现的风险,如麻醉意外、难以控制的大出血、药物过敏、术中呼吸心搏骤停、情况变化导致术中改变手术方式等。

2)手术后可能会出现的风险,如切口感染、切口愈合不佳或需长期换药等;如果卧床时间较长可能导致肺部感染、泌尿系统感染、压疮、深静脉血栓、肺栓塞、脑栓塞等;术后病理提示恶性肿瘤,可能需要再次手术;临床症状改善不明显甚至恶化等。

(6)告知治疗后大致的康复过程和预后。

(7)告知大致的治疗费用。

二、术前谈话技巧

术前谈话技巧运用的好坏关系到本次谈话的成功与否。谈话成功的表现:患者或其家属等同意手术;对手术医师充满信任;对手术的成功或失败均能表示理解;医患纠纷少等。谈话不成功的表现:患者或其家属等可能不同意手术,或对手术医师不够信任;术中或术后出现任何问题都有可能导致医疗纠纷等。那么,进行术前谈话时应该注意哪些方面的技巧呢?

(1)谈话者首先要做自我介绍,表明自己是患者的主治医师或参与手术的主要人员等,以便让患者知道给自己做手术的医师是谁,并配合整个谈话过程。一般情况下,术前谈话的医师应该是患者的主治医师。危重患者或重大、复杂的手术应由科主任主持,必要时须有医院业务领导共同参加。谈话医师在谈话前必须认真准备,应做到非常熟悉患者的病情、掌握本学科知识和最新进展、了解患者及其家属的知识文化背景和社会关系情况等。

(2)正式谈话前应先明确谈话对象是否能承担法律责任,否则可能使本次谈话失败,如谈话对象不能做主同意手术、拒绝在谈话记录单上签字等。如果患者是成年人,对意识清楚的患者应该与患者本人谈话；如果患者要求医生与其亲属谈话，那患者应该提交委托书给医生；对意识不清楚的或无行为能力的患者，医生应该与其配偶、子女、父母或其他能负法律责任的人谈话。值得注意的是，如果谈话对象为患者子女，而患者有两个或两个以上的子女，谈话时最好请所有子女都到场，确实无法到场的子女应该委托能到场的子女行使知情同意权。如果患者是未成年人，医生应该与患者父母或其他法定监护人谈话。

（3）注意保护性医疗制度。谈话时应该注意保护患者的隐私，选择合适的地点单独进行谈话，其他人员能否旁听必须征得患者或其家属等的同意。

（4）谈话的语言要通俗易懂，少用医学术语，要尽量让患者及其家属明白手术的目的、必要性以及存在的风险；态度要真诚，讲解要耐心细致，要能给患者适当的人文关怀，尽量减少患者及其家属对手术的恐惧心理。

（5）谈话者要能解释该手术在国内外的情况，以及本医院能做这个手术，且做得很好，以便让患者能安心地在本医院做手术。

（6）应充分尊重患者的知情同意权和选择权，避免强迫患者或其家属选择手术或某个治疗方案（即选择权应掌握在患者或家属手中，医生应尽量多地解释利弊，让患者及其家属充分理解和知情）。

感谢：以上内容的编写得到了浙江大学医学院附属第一医院翁南川医生的指导和帮助，特此表示衷心的感谢！

附一：关于手术同意书

由于手术同意书的格式没有统一规定，各个医院的手术同意书的格式也不尽相同，但其基本内容是一致的。一般都有以下几项内容：①患者的基本情况。②术前诊断。③拟实施的手术方案。④术中、术后可能出现的并发症和意外。⑤医患双方签字。

附二：医患沟通（手术前谈话）的评估（表 9-1）

表 9-1　医患沟通（手术前谈话）的评估

	评估条目	完成	未完成
沟通内容	1. 介绍病情，告知疾病诊断并予以适当解释		
	2. 告知目前的治疗手段及其相关信息		
	3. 告知治疗建议		
	4. 告知接受手术或不接受手术可能会出现的风险		
	5. 告知手术过程中及手术后可能会出现的风险		
	6. 告知手术后大致的康复过程和预后情况		
	7. 告知手术费用		

	评估条目	完成	未完成
沟通技巧	1.患者的主治医师或谈话者要作自我介绍,讲明自己是患者的主管医生或参与手术的主要人员等		
	2.正式谈话前应先明确谈话对象,是否能承担法律责任(患者、配偶、子女、父母等)		
	3.注意保护性医疗制度(指隐私保护)		
	4.谈话的语言要通俗易懂,态度耐心细致,能给患者或家属适当的人文关怀		
	5.能解释该手术在国内外的情况及本院能做这个手术,且做得很好		
	6.应充分尊重患者的知情同意权和选择权,避免强迫患者或其家属选择手术或某个治疗方案(即:选择权应掌握在患者或其家属手中,医生应尽量多地解释利弊,让患者及其家属充分理解和知情)		

注意:沟通过程中要耐心细致,尊重关爱患者。

（石淑文）

第六节　坏消息告知过程中的医患沟通

在临床工作中,患者享有知情权,告知病情是医师的义务。坏消息告知是医生面临的最具挑战性的医患沟通内容之一,如何恰当、有效地告知坏消息,以保障患者的知情权,尊重患者的自主权,让患者顺利接受、勇敢地面对坏消息,是构建和谐医患关系的前提,也是避免医患矛盾和纠纷的重要环节。

一、坏消息的定义

凡是与当事人的根本愿望完全相反或者是当事人不愿意看到的消息均称为坏消息。因此,坏消息只是一种相对的概念,它取决于患者和家属的理解、接受程度和应对状况。在医疗工作中,坏消息并非仅限于癌症,对于任何一名患者,很多诊断都可能是需要特别传递的坏消息,当其对患者身心健康的发展不利、患者和家属难以接受时,便被认为是坏消息。例如:

(1)可能会严重损害患者功能的疾病和创伤,如脑卒中、心肌梗死、多发性硬化、帕金森病和严重的创伤等。

(2)可能会影响认知、情感功能的疾病,如痴呆症、双相情感障碍和抑郁症等。

(3)常见但需要长期服药、无法根治、可能出现严重并发症的疾病,如糖尿病、高血压等。

(4)累及患者同时影响患者亲人的疾病,如流产、性传播疾病等。

二、坏消息告知模式

告知患者坏消息是一项具有挑战性的工作。研究表明，医生通过学习、掌握有效的坏消息告知模式，并将其应用于临床实践，可以增强医生的自信心，从容不迫地应对患者和家属的情绪和问题，减轻患者的压力，也能减轻医生自身的焦虑感。

世界卫生组织（WHO）提出了医生告知坏消息的策略：①医生应有预先计划；②告知病情时应留有余地，让患者逐步接受现实；③分多次告知；④在告知病情的同时，应尽可能给患者以希望；⑤不欺骗患者；⑥告知过程中，应让患者有充分宣泄情绪的机会，并及时给予安抚；⑦告知病情后，应与患者共同制订未来的生活和治疗计划，并保持密切的医患联系。

目前，坏消息告知有多种实践模式，但每一种模式都强调了同一个重点：医生必须设法了解患者对坏消息的看法。

Walter F. Baile 提出的 SPIKES 模式，将坏消息告诉患者及其家属分为 6 个步骤：安排会面（Setting，Setting up the interview，S）、评估患者感知（Perception，Assessing the patient's perceives，P）、获取患者请求（Invitation，Obtaining the patient's invitation，I）、给予相关的知识和信息（Knowledge，Giving knowledge and information to patient，K）、以同理心来满足患者的情感需求（Empathy，addressing the patient's emotions with empathic responses，E）、给予策略并总结（Strategy，Summary and strategy for follow up，S）。Rabow 和 McPhee 提出的 ABCDE 模式，将坏消息告知总结为 5 个步骤：事先准备（Advance preparation，A）、构建良好的治愈性环境和医患关系（Build a therapeutic environment/relationship，B）、良好的沟通（Communicate well，C）、处理好患者及其家人的反应（Deal with the patients and family reactions，D）、鼓励和确认情绪表达（Encourage and validate emotions，E）。

Buckman 提出的以患者为中心的五步法坏消息告知模型也是一种较好的模式，因为它同时强调了如何应对患者听到坏消息后的理性和感性反应。为了帮助记忆，在这五步中，以患者为中心的步骤是第三步，它是该模式中最重要的步骤，也就是说，在以患者为中心的模式中，患者处于核心位置。

以患者为中心的五步式坏消息告知法如下：第一步是预先计划；第二步是预先声明有一个坏消息，然后把坏消息告诉患者；第三步是患者的情绪、看法、待议事项以及是否愿意讨论下一步计划；第四步是为患者提供信息，包括决策辅助工具的使用；第五步是医患达成共识，即协定一个方案，确认患者理解方案，确定方案切实可行，阐明双方的责任。

1. 预先计划

众所周知，安排患者检查和检查结果出来之间不会间隔太长的时间，因此，在为患者安排化验或检查操作时就应该安排何时复诊，并开始预先计划如何告知坏消息，因为检查结果有可能是坏消息。医生最好在检查之前询问患者谁会陪同他（她）复诊，而不是等到做完化验或检查操作后再打电话问患者他们的配偶或亲人能否陪他们一起复诊，因为后者会增加患者的恐惧感。

在患者复诊或在告知坏消息之前,医生要确保自己做好准备:阅读并明确患者的检查结果;与做该检查的医生交流;与可能会接管该病例的主管医师讨论一下患者的病情;想一想患者会提出哪些问题,而自己又该如何回答。比如患者经常问的一个问题是:"您确定吗?有没有可能弄错?"要想更好地回答这个问题,您最好事先打电话咨询做检查的医生。

2.把坏消息告诉患者

(1)了解患者是否知情:在医生告知前,许多患者会从其他医师那里听说一些信息,或者自己事先已经看过结果。因此,医生应该首先了解患者是否知情,除非患者一上来就问"医生,结果怎么样?"如果知道患者对结果的猜测或者对之前听到的消息有哪些反应,有助于医生选用一个最佳的方案将坏消息告诉患者。

(2)预先声明有一个坏消息:对于很多患者来说,突如其来的坏消息是最令人措手不及的。预先声明的目的是让患者在听到坏消息前做好心理准备,即使时间很短促。预先声明可以很简单,医生可以说"很遗憾,我有一个坏消息要告诉您"。

(3)将坏消息告诉给患者:当患者做好"心理准备"后,医生应该以简明的方式将坏消息告诉患者,并确保用词准确,以防产生误解。医生应该根据自己对患者的了解选择患者可以理解的词语。词语应简洁明了、浅显易懂,避免使用专业术语(如淋巴瘤可用癌症代替,因为癌症更容易理解)。

如果患者的诊断和治疗皆不利,最好同时告诉患者,例如医生可以说"很抱歉,咨询外科医生后,我们要告诉您一个坏消息,您确实患有胃癌,需要尽快手术治疗。"如果相对诊断而言,治疗措施不会太打击患者(但仍会让患者难过),那么可以留到"信息共享"一步时再说。

坏消息的本质就是坏。患者会立即意识到情况不妙,不管你的言语是否出于好意,都不会消除患者的痛苦。医生应该避免使用委婉的词语或术语,因为它们可能会掩盖真实的信息,比如医生不能说:"您长了一个严重的肿瘤或增生。""病理报告示您患有霍奇金病。""您的血液化验结果显示您患有亚临床型人类免疫缺陷病毒感染。""从检查结果来看,您父亲现在的问题是由多发脑梗性认知功能缺失造成的。"相反,您应该将情况清清楚楚地告诉患者,这样不仅可以让患者面对现实,也有助于患者应对坏消息:"您摸到的那个肿块是乳腺癌。""报告显示您患有一种淋巴结癌症,叫作霍奇金病。""您感染了艾滋病病毒。""您父亲的意识模糊,又称作痴呆,是由多次发生小中风引起的。"

将残酷的消息以简明的方式告诉患者后,您就完成了坏消息告知环节,并进入下一环节:倾听患者的感受,注意患者对坏消息的特殊反应。

3.患者的情绪、看法、待议事项以及是否愿意讨论下一步计划

在告知坏消息之后,医生最好运用一系列的沟通技巧将重心转移到患者的反应和需求上。要达到这一目的,医生可以运用多种方法的不同组合。这些方法包括:

(1)沉默:对于成人患者,医生的沉默(虽然不经常使用)代表的是尊重,即医生知道患者听到消息后需要时间考虑,而且在沉默的同时,医生也给患者提供了反应的机会。

医生在沉默时也可作一些非言语性暗示，以表示自己正在等待患者的反应，比如身体稍前倾、抚摸一下患者的手臂、轻轻地推一下纸巾盒等。

（2）提供指引：医生也可以在告知消息后紧接着指引患者，例如，可以说"在给您讲解您的病情和治疗之前，我想先听听您对这个消息的第一反应"。说完这句话后，您可能需要沉默更长时间。

（3）对患者的感受表示认同：例如，医生可以说"我想您听到这个消息后肯定很难过"或者"在这种情况下，人们通常会非常难过，但是并非每名患者都有相同的感受。您是什么样的感受？"由于种种原因，有少数患者可能极其痛苦，但由于个人或文化原因隐瞒自己的感受，此时不愿意谈及自己的感受。在这种情况下，虽然患者主动提出让医生继续说，但是医生仍旧应该给患者一个明确的表露自己感受的机会。医生应该尊重患者一再的请求，并向患者表示，愿意以后再谈对方的感受。例如，医生可以说"我知道您这个时候更想知道一些治疗方面的信息，对此我很理解。大多数人在接受治疗的过程中会出现这种或那种的深刻感受。如果到时候您确实出现这种感受，我希望您找我谈一谈。我很愿意帮您解决这类问题，随时都可以。"当患者开始流露自己的真实感受时，医生应该给患者递纸巾，适时抚摸患者，并给患者时间。

（4）采取主动聆听法：患者的有些情绪和担忧可能属于难言之隐，他们经常使用一些"暗示性话语"或陈述向医生透露这些感受，这意味着他们有更加难以言表的苦衷。医生可以采用主动聆听技巧探究这些难言的苦衷。

（5）引导患者说出自己的观点和感受：了解患者的所知所想，并探究患者一直以来对所患疾病的感受。了解患者对当前疾病的个人感受有助于指导下一步的交谈。

（6）确定进行下一步交谈的最佳方式：在继续交谈之前，先确认以下几个问题：患者是否愿意听取更多的信息？患者对信息详细程度的要求？进行这一交谈的最佳时间（或许以后再进行）？其他人是否应该在场？

4.将详细信息告诉患者

（1）确定待议事项：在分享信息之前，医生先确认患者的问题和待议事项。待议事项包括患者所关注的问题和担忧的事项，其中包括在探究患者的感受和看法时（第三步）发现的问题和顾虑，以及当前发现的其他问题。以下是对所要阐述的问题进行的总结：①描述患者的病情（按患者要求的详细程度描述）；②预后（其详细程度按照上述步骤 3 的要求而定）；③可采取的治疗方案，以及每种治疗方案的优缺点；④治疗意见，即制订一个符合患者的价值取向、兴趣以及期望值的治疗方案；⑤每位患者所独有的待议事项。

（2）采用询问—讲解—询问的方案：①询问（关于自己的病情，患者已经知道哪些信息）；②讲解（根据患者的需要，详细解释他们的病情）；③询问（对刚刚听到的信息，患者有何理解）。

（3）讲解：医生听完患者的理解之后，就可以将必要的信息告诉患者，其中需要提到一些关键的医学术语（用浅显易懂的词语对这些术语进行解释），在提供信息时应不时地停顿，以确保患者能够听懂，或者询问患者是否能理解讲解的内容。

（4）解释问题时采用辅助工具，或采用辅助工具帮助患者做决定：信息分享过程是否有效,在于患者能否很好地理解和利用这些信息。凡是能在紧要关头提高成人学习能力的辅助工具,均鼓励采用。医生可以采取一些方法帮助患者学习和理解相关知识,其中包括:①如前所述,了解患者的理解能力和待议事项;②一图抵千言。您可以引用一些相关的临床材料或者借助相关的疾病图片或解剖图谱;③决策辅助工具。在分享一般信息和重要信息时,探索或开发决策辅助工具会派上大用场。一些近期研究表明,使用带有大量图片的流程图作为决策辅助工具可帮助患者记住有用的信息。另外,研究显示,当患者面临复杂的情况时,决策辅助工具也可以帮助他们作决定。

5.达成共识

达成共识是指医患双方对实际情况有一个共同的认识,而且彼此能够理解对方的价值取向和利益。当达成共识后,医患双方能够制订一个共同的计划,可有针对性地解决患者的需求。要想达成共识,并非易事,大多数患者(但并非所有患者)想参与决策的制定,有很多种策略可以帮助医患双方达成共识。

(1)采用决策分析法:是指医生将相关的决策全部列出来,为患者详细讲解每种决策的优缺点。决策分析法比较符合大多数医疗决策的性质,即通常要求患者权衡利弊,最后取一个折中方案。在交谈或协商过程中,医生应该引导患者说出自己的看法,并分享自己的经验;比较各种决策的短期和长期影响;对比各种决策的优势、成本和缺点。

(2)将患者的价值取向纳入决策制定过程中:患者的价值取向可以在多个方面影响决策的制定。探究患者对以下问题的想法和感受:①短期生存相对于长期生存(甚至是以增加短期致病率和死亡率为代价);②减除疼痛和不适的重要性;③与家人的关系;④患者的疾病对其家人有何影响;⑤宗教信仰;⑥患者及其家人在经济方面的考虑;⑦"从容生活"的重要性。

体现这些价值取向的最佳方法是全面系统地探究患者的价值取向和信仰,例如,医生可以问患者:"您能谈一谈……对您的重要性吗?"

(3)找出矛盾之处,确立决策标准:某些患者的决策既清楚又明确。例如,有些患者可能会不顾一切痛苦、不惜一切代价维持每天的生存。与此相反,某些患者则拒绝一切可以延长寿命的治疗。拿积极治疗与个人舒适相比,不同的患者有不同的感受。患者的心情通常很复杂,告诉患者这一点会有助于交谈。如果患者确实很矛盾,那么您可以通过设定一些标准帮助患者分析矛盾的两个方面。比如,患者可能会选择接受某些治疗,但同时明确指出,接受治疗的前提是这项治疗必须达到一定的疗效标准。医患双方应对这些标准进行讨论。

(4)总结:当找到一个医患双方均比较满意的治疗方案后,医生最好对治疗决策做一个总结。在总结中,不仅要谈到当前的治疗决策,还应告诉患者将来方案若有更改,应遵循什么标准。总结时应确认患者理解谈话内容,确定方案切实可行,阐明双方的责任。①确认患者理解谈话内容:有两种方法可用于检查患者是否理解谈话内容。一种方法是问一个封闭式问题,例如,医生可以问患者"您听懂了吗?"虽然这种方法看似简单而且也许不会让患者难堪,但很多患者会说自己能够听懂,实际上并没听懂。另一种方法则更好一些,即询问患者"有关您的病情和治疗方案,您听懂了哪些?"这是"询问—讲解—

询问"法中的第二个"询问"。一项近期研究表明，当评估患者的理解程度时，医生会问"您听懂了哪些？"或"您听懂了吗？"但是当问及患者更喜欢哪一种问法时，他们强烈表示，他们更喜欢第一种。另外，患者也喜欢让医生在交谈开始时提醒他们谈话结束后会有一个"提问环节"。②确定方案切实可行：若要检查方案是否可行，医生应该问一个开放性问题，比如"您觉得怎么样？"然后认真倾听和观察患者的言语和非言语回答。如果患者流露出丝毫的不确定，您一定要弄清患者担心方案哪些部分不可行。③阐明双方的责任：最后，再次确认患者在解释方案时阐明自己的责任、时间安排以及您的责任。

三、实践问题

1. 是否把坏消息说得好听一些？

医生应不应该在最初告知坏消息时添加一些"打气的话"，比如"您确实患有癌症，但是它可以治疗"。医生试图用一些积极的消息缓和一下坏消息，这是人之常情，可以理解，这样做的本意是体谅患者，而且有时候符合当时的情形，医生提及有效的治疗方法会让患者撇开自己的个人感受去谈具体的治疗问题，引发患者提问有关治疗方面的问题。

但是医生这样传达信息可能会造成误解，让患者以为自己不应该太伤心，如此一来，患者可能不会出现应有的情绪反应。建议医生先不要告诉患者好消息，而是等他们反应过来后再说。

2. 如何让患者保持希望？

让患者保持希望的重要性是什么？医生如何既能如实地将坏消息告诉患者又能保持患者的希望（以便能使患者作出一个独立、明智的决定）？

虽然很多患者都希望医生能够多给他们一些"希望"，但是这并不意味着患者想让医生歪曲事实。说到希望，显然没有患者想听到这样的回答"我真的无能为力。"因为这不仅令人绝望，而且几乎等同于放弃。

当被问及自己的未来前景时，很多临终患者都会一字不差地说"没有治愈的希望"。在这种情况下，医生应该说"您已经提到，就您现在的病情来说，减轻您的痛苦和维持您的尊严是非常重要的事情。""我保证，只要您需要，我会随时提供帮助，我会尽全力减轻您的痛苦。"在大多数患者看来，医生的这一回答虽然承认了患者现在处于疾病晚期，但仍然令他们充满了希望和慰藉。

3. 如何应对家属的要求"不要告诉我母亲"？

如果患者的家人在病房内找到医生，说"我知道我母亲的肝脏活检结果很快就出来了，但是经我们兄弟姐妹几个商量后，我们都一致同意，如果我母亲患的是癌症，我们不想让她知道，因为她的姐姐（妹妹）也死于癌症，实在是很可怕。因此，我们家人想请您不要告诉我母亲她得了癌症。"医生该怎么办？

在中国文化中，这种情况会比较多见。有关中国肿瘤患者的一些调查研究结果表明，是否告知真实病情在中国各城市地区间有差异。低于50%的受调查患者想知道实际的癌症病情，同时家属有强烈的对患者保密的意愿。而参与此项研究的肿瘤专家中有 2/3 承认经常对患者透露诊断结果,14% 承认有时候会告诉患者,10% 从来不告诉患者。参与调查者在"谁是最佳的决定治疗与否的人选"这一问题上同样有分歧,其中 1/3 认为应该由患者决定,1/3 认为应该由家庭决定,剩余的 1/3 认为应该由医生决定。参与调查者认为,关于真实诊断的最大交流障碍是家庭对于治疗预后不切实际的期望。

无害原则、分配公正、行善以及为人准则是东西方人生观的相同原则,实话实说以及重视个人自主权被认为是西方伦理学的基本和核心。而在儒家文化背景下的中国伦理学,采用的是一种不同的自主原则。和谐社会始于家庭而非个人,家庭高于个人,自我决定成为集体而非个体的问题。往往当一个患者诊断为癌症时,第一个知道的不是患者,而是家庭的领头人,可能是父亲、丈夫或兄弟。享有知情同意权的不只是患者还有家庭。医生不了解患者以及家庭的偏好会导致不良后果的出现,包括不听从治疗推荐、与患者及其家属的冲突、长期的悲伤,甚至法律纠纷。因此,医学伦理原则需要考虑文化敏感性和合乎不同文化的观点。

按照我国现行法律规定,为了避免患者不利后果,医生可以将病情告知患者的家属,而不告知患者本人。因此,解决这个矛盾的关键是在医生进行告知之前首先要明确患者与家属之间的关系模式、弄清患者本身的意愿、家庭内部谁是决策者,掌握以家庭为基础的共享决策权的和谐模式,从而确定以何种方式告诉患者关于疾病治疗的情况。

4.医生的建议与患者自己的主张

医生应该充分尊重患者自己的主张。但是如果一名患者问您"您在这种情况下会怎么做?"或者"您觉得我该怎么做?"以您的观点,您会如何回答?

首先,医生要确保给患者提供建议时不会违背"自主"原则。对于那些从来没有经历过这种情况或者从来没有作过医疗决策的患者来说,他们通常会向自己信任的医生寻求意见,而且会尊重医生的意见。虽然患者持有最终决定权,但是医生很有必要为患者提供一个周全的建议。

一些学者认为,医生应该先了解患者价值取向对目前的决策有哪些影响,然后再给患者一个回答,只有这样才最为合理。当弄清楚患者的价值取向和信仰后,医生可以说:"您刚才给我说了一些您比较看重的因素,结合这些因素,我向您推荐……作为您实现这些目标的最佳方案。"这样一个方案不仅参照了医生的经验,也合乎患者的观点和价值取向。

(陈周闻)

第七节　临终关怀中的医患沟通

世人面对死亡多数是回避,不知所措,临终者无法和别人讨论对死亡的想法、情绪,难于沟通是一种磨难和煎熬。临终者面对死亡会产生恐惧、焦虑、抑郁、悲伤、愤怒、痛苦等情绪，如何开口与治疗无望的患者及其家属谈论死亡将至和启动临终关怀程序，是一项十分困难的任务。年轻医师可通过学习成功经验，提高自己的医患沟通能力。

一、定义

临终关怀是针对没有希望被治愈，预期生命不到6个月的临终患者提供的包括控制疼痛、日常护理和心理支持的一项整体护理。临终关怀和姑息治疗协会（HPNA）将临终关怀定义为：一个跨学科的团队共同合作为处于生命尽头的患者和他们的家庭提供护理，同时注重患者身体、心理、情感和精神层面的需求。还有一种比较具体的概念是：临终关怀是指对那些毫无康复希望的临终患者，运用各种医疗护理手段，最大限度地减轻他们心理和躯体上的痛苦，使他们在有生的日子里过得更舒服和更有意义，帮助他们在人生旅程的最后阶段安详地离开人间，并帮助患者的家属尽快适应将要失去亲人这一事实，减少他们的痛苦和压力。其目的是使临终患者身体舒适、无痛，给予患者和家属感情和精神上的支持，提高临终患者的末期生活质量。

二、临终患者在心理层面对临终关怀的需求

临终患者对临终关怀有生理、安全感、归属与爱以及自我实现各个层次上的要求。心理学家库布勒·罗斯（Kubler Ross）提出了临终患者五个心理反应阶段，即"死亡经历五阶段"理论，该理论认为，人们临死时必然会经历否认、愤怒、讨价还价、沮丧、接受这五个过程。由此，当意识到自己不久于人世，首先会不愿意接受，认为那不是事实（否认）；当发现自己真的面临死亡，就会变得愤慨，或指责老天为什么这样对自己（愤怒）；接下来不遗余力地继续寻求推迟死亡的方法，心存幻想，盼望能有奇迹出现（讨价还价）；而后意识到正在向死亡迈进，就会悲伤不已（沮丧）；最终理解死亡不可抗拒，便不悲不喜，平和地接受（接受）。库布勒·罗斯同时也指出，这五个阶段不一定按顺序发展，也不一定互相衔接，有时交错、有时缺失；各阶段时间长短也不尽相同。总之，临终患者心理过程的各个阶段可以依个体差异而有所变化。

临终关怀小组的目的就是在对患者进行疼痛管理以减轻其生理上痛苦的同时，尽量在患者进入危机阶段和垂死阶段等特殊阶段时帮助患者最大程度减轻其心理负担，改变各个阶段的持续时间。

Schoenberg列出医疗人员在处理晚期患者的死亡问题时应该努力实现的五个工作目标：

（1）让患者在临终前尽量地享受最温暖的家庭与社会关系。患者在临终前渴望亲情和爱护，正如古语所说"人之将死，其言也善"。

（2）尽量为他们争取福利并鼓励与医疗人员合作。对于晚期患者这一特殊群体，我们应更侧重于舒适度的保证，尽量减少治疗时的痛苦。

（3）帮助他们在既有的环境下，获得最后的人生乐趣及满足，可以和他们聊聊他们年轻时期的辉煌。

（4）减少患者在临终前不必要的痛苦与烦恼。晚期患者有着巨大的心理与身体压

力,从某种程度上说,痛苦的治疗一方面摧残着他们的身体,同时也考验着他们的意志。

（5）让患者保有健全的自我概念,有尊严地离开人世。

三、临终关怀中医患沟通的实践

医护人员在医疗介入时应根据临终者不同阶段的心理反应,及时提供合理的临终服务,随时注意临终者的心理变化,理解临终者,并给予安慰,同时也对临终者的家属给予情感支持。因此,沟通技巧在临终关怀中显得尤为重要。熟练运用沟通技巧能极大地提高服务质量。

（一）实践要点

在临终关怀过程中与患者进行有效沟通的目的是帮助患者应对并适应当前不能改变的现状和环境,克服心理障碍。在整个沟通过程中,真诚、尊重和移情是3个要点。

（1）真诚:在沟通过程中,医护人员应该以一个真实的自我去和病人相处,要发自内心地去帮助患者。

（2）尊重:医护人员不仅要从心理上尊重患者,更要从沟通的过程中表现出对患者的尊重。

（3）移情:移情与同情不同,同情是对他人困境的自我情感的表现,而移情是从他人的角度去感受和理解对方的感情,也就是说,医护人员要用换位思考的方法与患者交谈,无条件地接受、肯定患者的内心感受。

（二）实践过程

1.坏消息告知

与临终患者沟通过程的初始阶段,如同坏消息告知,Linda Brixey 将如何与临终患者沟通分为以下6个阶段:

（1）好的开头:做好一切准备工作:合适的地点,谁将要参与讨论;

（2）了解患者知道了多少信息;

（3）了解患者还想知道哪些信息;

（4）让患者一起参与制订疾病的诊断治疗计划,了解预后情况等;

（5）要对患者的感受做出相应的反应;

（6）制订计划并执行,与患者在治疗计划上达成一致意见后共同遵循。

2.临终关怀实践中的沟通技巧

（1）尊重:包括三个最基本的方面:态度上的尊重、尊重患者知情权、尊重患者自决权。

①态度上的尊重:态度的友善、诚恳、耐心等都是对患者尊重的表现。工作过程中要尽量用舒缓、平和的声音向患者解释在做什么,语气的舒缓、平和以及较轻的声音或者音调都有助于缓解患者的焦虑情绪,让患者感受到医护人员的耐心和关怀;在必要的时候为患者及其家属或朋友留下独处的空间,这些都属于态度上的尊重。

②尊重患者知情权:有关临终患者的事件或决定,临终患者都有知情权,临终关怀

医护人员应该尊重患者的知情权，及时告之，有利于患者及时了解自己的情况。

③尊重患者自决权：临终关怀小组会为临终患者制订一些计划或提供一些建议，在计划实施之前要尊重患者自决权，争取患者的同意。患者同意是计划执行的先决条件。

（2）专注：主要通过医护人员与患者的面对、目光接触、回应三个方面来实现。如医护人员的坐姿可以让患者看到整个身体，而不至于产生压迫感。目光交流表明医护人员能够专注地倾听患者的叙述，望着患者的眼睛，患者能感受到医护人员的专注、友善、关切和鼓励；医护人员在认真倾听的基础上作出回应，轻声问，并专注于谈话。

（3）倾听：指倾听临终患者的经验、行为和感受。在交流过程中，倾听是一种开放和接纳的态度。听是用耳朵听，倾听是用心听，耳朵只能听到声音，用心才可以达到完整的倾听。完整的倾听包括：临终患者的经验，他们所经历的发生在他们身上的事；临终患者的行为，他们所做或者未做的事情；临终患者的感受，其经验与行为引发的感觉或者情绪。医护人员要调整坐姿，表情放松，耐心倾听患者的诉说，给患者较多的时间，让他们充分表达和倾诉内心的感受，通过重复、重申患者的观点来表明自己已经理解，这样他们会感到很舒适。

（4）引导：引导的对象包括临终患者和临终患者的家属或朋友。引导的方式包括询问形式的直接引导：询问、暗示和提建议的方式。询问的方式：如通过开放式提问和封闭式提问来了解患者已经知道的和想要知道的信息。暗示的方式：如医护人员了解到患者平时喜欢到公园去，告诉他公园的一些吸引人的地方，试图调动其积极性；建议式引导：如医护人员为患者的家属和朋友提供建议，引导他们陪伴患者，以及如何与患者作最后的告别。

（5）行动代替话语：通过行动上的表达向临终患者传达关怀和关心。临终关怀患者和普通患者不一样，临终关怀是一项综合型的照料，医护人员与临终患者有大量的时间在一起，而且不仅仅局限于谈话。很多情况下，行为比语言的力量更强大，比如帮助患者调整舒适的体位、扯平被子等行为都默默传递着医护人员的关怀和真诚，比语言更能抚平患者狂躁的情绪。

（三）与不同心理反应时期患者的沟通策略

在与晚期患者的沟通过程中，方法至关重要。对各种不同情况的患者，在不同的时机选择采用不同的方法，才可能取得良好的沟通效果，对患者的心理也能起到稳定和慰藉的作用。可以根据患者的体质、情绪、接受能力等情况综合考虑，选择一种或几种沟通方法综合应用，还可以辅以音乐、体态语言等协助沟通，以增强沟通的效果。

1.与否认期患者沟通的策略

否认是防止精神受伤的一种自我防御机制。临终关怀工作人员不必破坏患者的这种心理防卫，不必揭穿他，可以顺着患者的思路和语言，例如可以说"你这病是挺重的，但也不是一点希望都没有"，耐心地倾听患者诉说，不要急于解决问题。适当的时候，给予一些引导。

2.与愤怒期患者沟通的策略

愤怒是患者的一种健康的适应性反应，对患者是有利的。临终关怀工作人员在沟通时要忍让、宽容患者的一切粗暴言辞,表达自己对患者的理解和同情,如"得了这种病,谁都会心里不痛快,你就痛痛快快地发泄出来,也许会好受一些"。倾听仍然是好的沟通策略,但要注意适时地回应,不要回避患者。

3.与协议期患者沟通的策略

处在这一阶段的患者都能很好地与医护人员合作,配合治疗。临终关怀工作人员要抓住这个契机,进行必要的健康教育,如关于如何配合治疗,争取最好结果的健康教育,以及关于死亡观念的指导和教育,同时,倾听患者的诉说和宣泄,运用触摸等技巧表达对患者的关爱、理解和支持。

4.与忧郁期患者沟通的策略

此时患者的忧郁和沉默会对沟通产生消极影响,临终关怀工作人员要注意不必打断患者的沉默,也不要机械地破坏这种沉默。忠实的倾听是这一阶段最好的沟通方法。

5.与接受期患者沟通的策略

患者做好了一切准备去迎接死亡,此时,临终关怀工作人员要经常陪伴在患者身边,运用一切可能的沟通技巧表达对患者的慰藉,如适当地触摸会使患者体会到来自人间的温暖。晚期患者会有其特殊的生理和心理表现,尤其是在心理方面的特征,更值得临终关怀工作人员注意。在没有更好的治疗手段能够延长患者生命的时候,良好的沟通就是一剂慰藉患者心灵的良药。

(四)避免沟通障碍

在临终关怀沟通实践中有下列情形可能阻碍沟通:

(1)临终关怀人员总是否认病情的严重性,总以"没事""好好休息""别太伤心"作为托词。

(2)改变或避开与死亡相关的话题。

(3)对晚期病人的沟通意愿充耳不闻,继续手中既有的工作。

(4)强调正在进行的事务,以拖延或避开需要回答的问题。

(5)故意制造幽默或轻松的气氛,以试图减轻病人的悲伤。

(6)回避病人,除非万不得已,否则不见病人。

临终关怀人员应经常提醒自己避免一些错误的行为,随时做好准备,做一个良好的沟通者,善于应用各种方法策略与病人沟通。

总之,医护人员只有掌握了临终患者的身心特点及适当的沟通技巧,根据患者的个体差异灵活地运用这些技巧,才能把临终关怀工作做得更周到、更完善,也才能最大限度地体现对临终患者的尊重,体现职业的神圣和高度人性化。

(陈周闻)

参考文献

[1]陈红.中国医学生临床技能操作指南[M].2版.北京:人民卫生出版社,2014.

[2]陈孝平,汪建平.外科学[M].8版.北京:人民卫生出版社,2013.

[3]陈新.黄宛临床心电图学[M].6版.北京:人民卫生出版社,2008.

[4]崔焱.护理学基础[M].北京:人民卫生出版社,2001.

[5]丰有吉,沈铿.妇产科学[M].2版.北京:人民卫生出版社,2010.

[6]格鲁博.米勒麻醉学:第9版:简装版:全五卷[M].邓小明,黄宇光,李文志,主译.北京:北京大学医学出版社,2022.

[7]黄天中,史宝欣.生命的尊严与临终护理:生命关怀[M].重庆:重庆出版社,2007.

[8]黄选兆.实用耳鼻咽喉头颈外科学[M].2版.北京:人民卫生出版社,2007.

[9]姜安丽.新编护理学基础[M].2版.北京:人民卫生出版社,2012.

[10]姜保国,陈红.中国医学生临床技能操作指南[M].3版.北京:人民卫生出版社,2020.

[11]孔维佳.耳鼻咽喉科学[M].北京:人民卫生出版社,2001.

[12]李凤鸣.中华眼科学[M].3版.北京:人民卫生出版社,2014.

[13]李建民.护理学基础技术操作常规[M].北京:人民卫生出版社,2008.

[14]李小寒,尚少梅.基础护理学[M].7版.北京:人民卫生出版社,2022.

[15]马克思,霍克伯格,瓦尔斯.罗森急诊医学:第7版[M].李春盛,主译.北京:北京大学出版社,2012.

[16]美国心脏协会.高级心血管生命支持实施人员手册[M].美国心脏协会,译.杭州:浙江大学出版社,2021.

[17]美国心脏协会.基础生命支持实施人员手册[M].美国心脏协会,译.杭州:浙江大学出版社,2021.

[18]彭南海,高勇.临床营养护理指南[M].南京:东南大学出版社,2012.

[19]沈守荣.临床技能学[M].北京:人民卫生出版社,2011.

[20]王惠琴,金静芬.护理技术规范与风险防范流程[M].杭州:浙江大学出版社,2010.

[21]谢幸,苟文丽.妇产科学[M].8版.北京:人民卫生出版社,2013.

[22]谢幸,苟文丽.妇产科学学习指导及习题集 M].2版.北京:人民卫生出版社,2013.

[23]于学忠,吕传柱.急诊医学[M].2版.北京:人民卫生出版社,2024.

[24]余震.医学生临床技能实训手册[M].北京:人民卫生出版社,2011.

[25]张春舫,王博玉.护士岗位技能训练50项考评指导[M].4版.北京:人民军医出版社,2017.

[26]张文武.急诊内科学[M].5版.北京:人民卫生出版社,2023.

[27]张悦怡.急重症救护新概念与新技术[M].杭州:浙江大学出版社,2009.

[28]郑树森.外科学[M].2版.北京:高等教育出版社,2011.

[29]中华医学会.临床技术操作规范:呼吸病学分册[M].北京:人民军医出版社,2008.

[30]中华医学会.临床技术操作规范:眼科学分册[M].北京:人民军医出版社,2007.

[31]朱婉儿.医患沟通基础[M].杭州:浙江大学出版社,2009.